Octave DOIN ET FILS, Éditeurs, 8, place de l'Odéon, Paris, 6ᵉ.

NOUVELLE BIBLIOTHÈQUE

DE

L'ÉTUDIANT EN MÉDECINE

PUBLIÉE SOUS LA DIRECTION

DE

L. TESTUT

Professeur à la Faculté de médecine de Lyon.

PAR MM. LES PROFESSEURS ET AGRÉGÉS

ANCEL (de Nancy), ARNOZAN (de Bordeaux), AUGAGNEUR (de Lyon),
BOISSON (de Lyon), BORDIER (de Lyon),
BOULUD (de Lyon), BOURSIER (de Bordeaux), CADE (de Lyon),
CARLE (de Lyon), J. CARLES (de Bordeaux), CASSAET (de Bordeaux),
CAUSSE (de Lyon), J. CLUZET (de Lyon),
COLLET (de Lyon), J. COURMONT (de Lyon), P. COURMONT (de Lyon),
DENUCÉ (de Bordeaux), DUBREUILH (de Bordeaux), M. FAVRE (de Lyon),
FORGUE (de Montpellier), GALLAVARDIN (de Lyon), GANGOLPHE (de Lyon),
HÉDON (de Montpellier), HERRMANN (de Toulouse),
HUGOUNENQ (de Lyon), L. IMBERT (de Marseille), JACOB (du Val-de-Grâce),
LAGRANGE (de Bordeaux), LAMARQUE (de Bordeaux), LANGLOIS (de Paris),
LANNOIS (de Lyon), LE DANTEC (de Bordeaux), J. LÉPINE (de Lyon),
LESIEUR (de Lyon), LYONNET (de Lyon), MAYGRIER (de Paris),
MONGOUR (de Bordeaux), MOREAU (de Lyon), A. MOREL (de Lyon),
C. MOREL (de Toulouse), NOVÉ-JOSSERAND (de Lyon), PATEL (de Lyon),
PAVIOT (de Lyon), PIC (de Lyon), PIÉCHAUD (de Bordeaux),
M. POLLOSSON (de Lyon), PONT (de Lyon), POUSSON (de Bordeaux),
RÉGIS (de Bordeaux), RICHE (de Montpellier), RIEUX (de Lyon), SCHWAB (de Paris),
TESTUT (de Lyon), THOINOT (de Paris), TOUBERT (de Paris),
TOURNEUX (de Toulouse), VERDUN (de Lille), VIALLETON (de Montpellier),
WEILL (de Lyon).

Cette bibliothèque est destinée avant tout, comme son nom l'indique, aux étudiants en médecine : elle renferme toutes les matières qui, au point de vue théorique et pratique, font l'objet de nos cinq examens de doctorat.

Les volumes sont publiés dans le format in-18 colombier (grand in-18), avec cartonnage, toile et tranches de couleur. Ils comporteront de 400 à 1.300 pages et seront illustrés de nombreuses figures en noir ou en couleurs.

Le prix des volumes variera de 6 à 12 francs.

La Nouvelle Bibliothèque de l'Étudiant en Médecine comprend actuellement (le nombre pourra en être augmenté dans la suite) soixante-cinq volumes, qui se répartissent comme suit :

VOLUMES PARUS :

Anatomie descriptive (Précis d'), par L. TESTUT, professeur d'anatomie à la Faculté de médecine de Lyon, 8ᵉ édit., 1 vol. de 840 pages.   9 fr.

Anatomie pathologique (Précis d'), par G. HERRMANN et C. MOREL, professeurs à la Faculté de médecine de Toulouse. 2 vol. formant 1.520 p. avec 412 fig. en noir et en couleurs dans le texte.   18 fr.

Anatomie topographique (Précis d'), par L. TESTUT, professeur d'anatomie à la Faculté de médecine de Lyon, et O. JACOB, médecin-major de l'armée, professeur au Val-de-Grâce, 4ᵉ édition, 1 vol. de 560 pages. . . . . 7 fr.

Art de formuler (Précis de l'), par B. LYONNET, médecin des hôpitaux de Lyon, et B. BOULUD, pharmacien des hôpitaux de Lyon. 1 vol. de 400 pages . . . . 6 fr.

Auscultation et de Percussion (Précis d'), par E. CASSAËT, professeur agrégé à la Faculté de médecine de Bordeaux, médecin des hôpitaux, 2ᵉ édition, 1 vol. de 800 pages avec 208 figures, dont 104 en couleurs, dans le texte. . . . . 10 fr.

Bactériologie (Précis de), par J. COURMONT, professeur d'hygiène à la Faculté de médecine de Lyon, médecin des hôpitaux, 4ᵉ édition. 1 vol. de 1.150 pages avec 449 figures, dont 104 en couleurs, dans le texte. . . . . 12 fr.

Chimie physiologique et pathologique (Précis de), par L. HUGOUNENQ, professeur de chimie à la Faculté de médecine de Lyon, 3ᵉ édit. 1 volume de 620 pages, avec 113 figures dans le texte et 8 planches chromolithographiques hors texte. . . . . 9 fr.

Chirurgie d'armée (Précis de), par J. TOUBERT, professeur agrégé au Val-de-Grâce, 1 volume de 550 pages, avec 234 graphiques ou figures dans le texte, dont 104 tirés en couleurs . . . . . . 8 fr.

Chirurgie infantile (Précis de), par T. PIÉCHAUD, 2ᵉ édition revisée par M. DENUCÉ, professeur de clinique chirurgicale infantile et orthopédie à la Faculté de médecine de Bordeaux, chirurgien des hôpitaux, 1 vol. de 1.050 pages avec 219 figures dans le texte. 10 fr.

Chirurgie journalière (Précis de), par M. PATEL, professeur agrégé à la Faculté de médecine de Lyon, chirurgien des hôpitaux. 1 vol. de 775 pages, avec 400 figures dans le texte . . . . 10 fr.

Consultations médicales (Précis de), par X. Arnozan, professeur de clinique à la Faculté de médecine de Bordeaux, médecin des hôpitaux. 1 volume de 480 pages. . . . . 7 fr.

Dermatologie (Précis de), par W. Dubreuilh, professeur agrégé à la Faculté de médecine de Bordeaux, médecin des hôpitaux, 3ᵉ édition, 1 volume de 550 pages, avec figures dans le texte. . . . . 7 fr.

Diagnostic médical et de Séméiologie (Précis de), par Paviot, professeur agrégé à la Faculté de médecine de Lyon, médecin des hôpitaux, 2ᵉ éd. 1 vol. de 1.300 pages avec 57 fig. dans le texte. 12 fr.

Dissection (Précis de), (Guide de l'étudiant aux travaux pratiques d'Anatomie), par P. Ancel, professeur d'anatomie à la Faculté de médecine de Nancy, 1 volume de 330 pages avec 71 figures dans le texte, dont 47 en couleurs. . . . . 6 fr.

Embryologie humaine (Précis d'), par F. Tourneux, professeur d'histologie à la Faculté de médecine de Toulouse, 2ᵉ édit. 1 volume de 600 pages, avec 248 figures dans le texte, dont 59 tirées en couleurs . . . . 9 fr.

Gynécologie (Précis de), par A. Boursier, professeur de clinique des maladies des femmes à la Faculté de médecine de Bordeaux, chirurgien des hôpitaux. 2ᵉ édition, 1 vol. de 1.160 pages avec 311 figures dans le texte . . . . 12 fr.

Hématologie et de Cytologie (Précis d'), par Rieux, médecin major de l'armée, professeur agrégé au Val-de-Grâce. 1 vol. de 950 pages, avec 157 figures dans le texte et 8 planches en couleurs hors texte 10 fr.

Histologie (Précis d'), par F. Tourneux, professeur d'histologie à la Faculté de médecine de Toulouse, 2ᵉ édition. 1 volume de 1.050 pages, avec 537 figures, dont 99 en couleurs, dans le texte . . . 12 fr.

Hydrologie médicale (Précis d'), par X. Arnozan, professeur à la Faculté de médecine de Bordeaux et Lamarque, ancien chef de clinique à la même faculté. 1 vol. de 700 pages avec 136 figures dans le texte et une carte . . . . 8 fr.

Hygiène publique et privée (Précis d'), par J.-P. Langlois, professeur agrégé à la Faculté de médecine de Paris, 4ᵉ édition. 1 vol. de 650 pages avec 79 figures dans le texte . . . . 8 fr.

Législation et d'Administration militaires (Précis de), par le docteur A. Boisson, médecin-major à l'Ecole du service de santé militaire à Lyon. 1 volume de 672 pages, avec 26 figures dans le texte et une planche chromolithographique hors texte. . . 8 fr.

Maladies du cœur et de l'aorte (Précis des), par P. Gallavardin, médecin des hôpitaux de Lyon. 1 vol. de 900 pages avec 203 figures, dont une partie en couleurs, dans le texte. . . . . 10 fr.

Maladies de l'estomac et de l'intestin (Précis des), par Cade, médecin des hôpitaux de Lyon, 1 volume de 1.020 pages, avec 162 figures dans le texte et 2 planches en couleurs hors texte. 12 fr.

Maladies du foie (Précis des), par Ch. Mongour, professeur agrégé à la Faculté de médecine de Bordeaux. 1 volume de 636 pages avec 75 figures dans le texte. . . . . **8 fr.**

Maladies des oreilles, du nez, du pharynx et du larynx (Précis des), par R. Lannois, professeur adjoint à la Faculté de médecine de Lyon, médecin des hôpitaux, 2 vol. formant 1.700 pages avec 445 figures dans le texte. . . . . **18 fr.**

Maladies des reins (Précis des), par Jacques Carles, médecin des hôpitaux de Bordeaux. 1 volume de 660 pages, avec 93 figures dans le texte et 4 planches en couleurs hors texte . . . . **8 fr.**

Maladies vénériennes (Précis des), par V. Augagneur, ancien professeur de clinique des maladies cutanées et syphilitiques, et M. Carle, chef de laboratoire de la clinique des maladies cutanées et syphilitiques de la Faculté de médecine de Lyon, 2e édition, 1 vol. de 850 pages avec 60 figures dans le texte et 16 planches chromolithographiques hors texte . . . . **12 fr.**

Maladies des vieillards (Précis des), par A. Pic, professeur à la Faculté de médecine de Lyon, médecin des hôpitaux et S. Bonnamour, chef de laboratoire à la Faculté de Médecine de Lyon, 1 vol. de 900 pages avec 80 figures dans le texte. . . . . **10 fr.**

Maladies des voies urinaires (Précis des), par A. Pousson, professeur à la Faculté de médecine de Bordeaux, chirurgien des hôpitaux, 3e édition, 1 volume de 1.120 pages, avec 318 figures dans le texte dont 25 tirées en couleurs . . . . **12 fr.**

Matière médicale (Précis de), par H. Causse et B. Moreau, professeurs agrégés à la Faculté de médecine de Lyon. 1 vol. de 800 pages avec 150 figures dans le texte et 4 planches en couleurs hors texte . . . . **9 fr.**

Médecine infantile (Précis de), par E. Weill, professeur de clinique des maladies des enfants à la Faculté de médecine de Lyon, médecin des hôpitaux, 3e édition. 2 volumes formant 1.500 pages, avec 100 figures en noir et en couleurs dans le texte et 16 planches en couleurs hors texte. . . . . **18 fr.**

Médecine légale (Précis de), par L. Thoinot, professeur à la Faculté de Médecine de Paris, 2 volumes formant 1600 pages avec 56 planches, contenant 101 figures, hors texte. . . . . **20 fr.**

Médecine opératoire (Précis de) (Manuel de l'Amphithéâtre), par M. Pollosson, professeur de médecine opératoire à la Faculté de médecine de Lyon, 3e édition, 1 volume de 420 pages, avec 157 figures dans le texte . . . . **6 fr.**

Obstétrique (Précis d'), par Ch. Maygrier, professeur agrégé à la Faculté de médecine de Paris, accoucheur de la Charité, et A. Schwab, ancien interne des hôpitaux, ex-chef de clinique

d'accouchement à la Faculté de médecine de Paris, 1 volume de
1.325 pages avec 326 figures, dont une partie en couleurs, dans le
texte . . . . 12 fr.

Opérations d'urgence (Précis des), par M. GANGOLPHE, professeur
agrégé à la Faculté de médecine de Lyon, chirurgien en chef de
l'Hôtel-Dieu, 1 volume de 450 pages, avec 138 figures en noir et
en couleurs dans le texte. . . . . 7 fr.

Ophtalmologie (Précis d'), par F. LAGRANGE, professeur agrégé à la
Faculté de médecine de Bordeaux, chirurgien des hôpitaux, 3ᵉ édit.
1 vol. de 870 pages, avec 310 figures en noir et en couleurs dans
le texte et 5 planches en couleurs hors texte . . . . . . 10 fr.

Orthopédie (Précis d'), par NOVÉ-JOSSERAND, professeur agrégé à la
Faculté de médecine de Lyon, chirurgien des hôpitaux, 1 vol.
de 600 pages avec 266 figures dans le texte et 8 planches en pho-
togravure hors texte. 8 fr.

Parasitologie humaine (Précis de) (parasites animaux et végétaux,
bactéries exceptées), par P. VERDUN, professeur de zoologie médicale
et pharmaceutique à la Faculté de médecine de Lille, 2ᵒ édit. 1 vol.
de 950 pages, avec 444 fig. et 4 pl. en couleurs hors texte . . 10 fr.

Pathologie exotique (Précis de), par A. LE DANTEC, professeur de
pathologie exotique à la Faculté de médecine de Bordeaux, 3ᵉ édition entièrement revisée, 2 volumes formant 1.850 pages. avec 234
figures, dont une partie en couleurs, dans le texte et 3 planches
en couleurs hors texte. . . . . 18 fr.

Pathologie externe (Précis de), par E. FORGUE, professeur de clinique
chirurgicale à la Faculté de médecine de Montpellier, 5ᵒ édition,
2 volumes formant 2.300 pages avec 789 figures en noir et en
couleurs dans le texte. . . . . 24 fr.

Pathologie générale (Précis de), par Paul COURMONT, professeur agrégé
à la Faculté de médecine de Lyon, médecin des hôpitaux. 2ᵉ édition,
1 volume de 1 200 pages, avec 121 figures dans le texte . 12 fr.

Pathologie interne (Précis de), par F.-J. COLLET, professeur à la Faculté
de médecine de Lyon, médecin des hôpitaux. 6ᵒ édition. 2 volumes
formant 1.840 pages avec 256 figures, dont 46 en couleurs dans le
texte et 4 planches en couleurs hors texte. . . . . 18 fr.

Physiologie (Précis de), par E. HÉDON, professeur de physiologie à
la Faculté de médecine de Montpellier, 6ᵉ édition, 1 volume de
729 pages, avec 198 figures dans le texte. . . . . 8 fr.

Physique biologique (Précis de Manipulation de) (Guide de l'étudiant aux travaux pratiques de physique biologique), par H. BORDIER.
1 volume de 325 pages, avec 82 figures dans le texte . . . . 5 fr.

Physique médicale (Précis de), par J. CLUZET, professeur de physique médicale à la Faculté de médecine de Lyon, 1 vol. de 680 p.,
avec 393 figures dans le texte et 10 planches hors texte. dont une
en couleurs . . . . 8 fr.

Psychiatrie (Précis de), par E. Régis, professeur de clinique psychiatrique, à l'Université de Bordeaux, 5ᵉ édition. 1 volume de 1.230 pages, avec 98 figures dans le texte et 7 planches, dont 5 en couleurs, hors texte. . . . . 12 fr.

Technique chimique (Précis de), à l'usage des Laboratoires médicaux (Guide de l'étudiant et du praticien dans les recherches de chimie, de physiologie et de clinique), par A. Morel, professeur agrégé à la Faculté de médecine de Lyon. 1 vol. de 800 pages avec 160 fig. dans le texte et 2 planches hors texte. . . . . 9 fr.

Technique histologique et embryologique (Précis de) (Guide de l'étudiant aux travaux pratiques d'histologie), par L. Vialleton, professeur d'histologie à la Faculté de médecine de Montpellier, 2ᵉ édit. 1 vol. de 480 pages, avec 86 figures dans le texte et 12 planches en couleurs hors texte. . . . . 9 fr.

Thérapeutique (Précis de), par X. Arnozan, professeur de clinique médicale à la Faculté de médecine de Bordeaux, médecin des hôpitaux et Ch. Moncour, chargé du cours de thérapeutique à la Faculté de médecine, médecin des hôpitaux de Bordeaux. 4ᵉ édit., 2 vol. formant 1.320 p., avec fig. dans le texte. . . . . 15 fr.

Thérapeutique chirurgicale (Précis de), par L. Imbert, professeur de clinique chirurgicale à l'École de médecine de Marseille, 1 volume de 950 pages avec 292 figures dans le texte . . 10 fr.

VOLUMES EN COURS DE RÉDACTION OU D'IMPRESSION

Chirurgie opératoire (Précis de), par E. Forgue, professeur à la Faculté de médecine de Montpellier et V. Riche, professeur agrégé à la même Faculté . . . . 1 vol.

Consultations chirurgicales (Précis de), par E. Forgue, professeur de clinique chirurgicale à la Faculté de médecine de Montpellier . . . . 1 vol.

Consultations gynécologiques (Précis de), par X. . . . . . . 1 vol.

Déontologie médicale (Précis de), par L. Thoinot, professeur à la Faculté de médecine de Paris. . . . . 1 vol.

Maladies de l'appareil respiratoire (Précis des), par F.-J. Collet, professeur à la Faculté de médecine de Lyon, médecin des hôpitaux. 1 vol. (*sous presse*).

Maladies des Dents et de la Bouche (Précis des), par Pont, directeur de l'École dentaire de Lyon . . . . 1 vol.

Maladies du système nerveux (Précis des), par J. Lépine, professeur à la Faculté de médecine de Lyon . . . . 2 vol.

Médecine journalière (Précis de), par X. . . . . 1 vol.

Microscopie clinique (Précis de), par Lesieur, professeur agrégé à la Faculté de médecine de Lyon et M. Favre, médecin des hôpitaux de Lyon . . . . 1 vol. (*sous presse*).

ANATOMIE PATHOLOGIQUE

TOME I

PRÉCIS

D'ANATOMIE

PATHOLOGIQUE

PAR

G. HERRMANN et CH. MOREL

Professeur
à la Faculté de Médecine
de Toulouse

Professeur
à la Faculté de Médecine
de Toulouse

TOME PREMIER

Avec 213 figures en noir et en couleurs dans le texte.

PARIS

OCTAVE DOIN ET FILS, ÉDITEURS

8, PLACE DE L'ODÉON, 8

1914

PRÉFACE

Entraînée dans le courant créé par les progrès rapides de l'Étiologie et de la Pathologie humorale, l'Anatomie pathologique a cessé d'occuper la situation prédominante qu'elle avait tenue jusqu'à l'avènement de la Microbiologie et se trouve aujourd'hui en pleine voie de transformation.

À la vérité, les faits anatomiques bien établis n'ont rien perdu de leur valeur et constituent toujours la base indispensable à la compréhension des processus morbides. Mais, d'une part, l'emploi de méthodes techniques plus pénétrantes, les contributions importantes fournies par la Médecine expérimentale, ont singulièrement élargi le champ d'observation des anatomo-pathologistes ; d'autre part, et surtout, l'interprétation des lésions matérielles constatées chez le vivant ou sur le cadavre, diffère beaucoup, sur bien des points, de ce qu'elle a été dans le passé. D'anatomo-clinique qu'il était, le raisonnement médical est devenu de plus en plus physiologique. Qu'il se place

au point de vue de la Science ou à celui de l'Art, le médecin se préoccupe avant tout de la perturbation fonctionnelle, plus importante à ses yeux que l'altération anatomique qui souvent lui est subordonnée, plus accessible
aussi à l'intervention thérapeutique. Même pour l'appréciation des lésions matérielles, il est bien des cas où les
constatations d'ordre chimique ou physico-chimique
doivent primer l'étude des modifications purement morphologiques.

Virchow disait dès 1847 que les données anatomiques et
cliniques ne représentaient que des travaux d'approche
destinés à nous conduire à la physiologie pathologique
qui est le centre même de la médecine scientifique.

Aussi ne saurait-on se dissimuler que le cadre classique
de l'Anatomie pathologique, débordé de toutes parts,
devra subir des remaniements considérables pour pouvoir
s'adapter à l'état actuel de nos connaissances. Pour s'en
convaincre, il suffit de se reporter, par exemple, au chapitre traitant des *dégénérescences*.

Il résulte de tout cela que la rédaction d'un livre élémentaire offre, à l'heure présente, de sérieuses difficultés.

Nous nous sommes efforcés de tenir compte, dans la
mesure du possible, des tendances nouvelles et d'indiquer
tout au moins sommairement, l'évolution des idées sur les
questions les plus en vue. Nous avons été amenés ainsi à
faire de fréquents appels à la Pathogénie et à la Physiologie pathologique, notamment en ce qui concerne la partie
générale : la Pathologie de la cellule et l'Histopathologie.

Nos matériaux ont été complétés en puisant dans les ouvrages les plus autorisés, tant anciens que récents ; nous ne citerons ici que les noms de CRUVEILHIER, LEBERT, CORNIL et RANVIER, COYNE, VIRCHOW, BIRCH-HIRSCHFELD, RIND-FLEISCH, von RECKLINGHAUSEN, ZIEGLER, THOMA, SCHMAUS, ASCHOFF, GIERKE ; RIBBERT, BORST ; MAXIMOW.

Nous avons emprunté aux mêmes sources et aux principaux recueils et monographies un certain nombre de figures choisies parmi les plus démonstratives. Les micro-photographies tiennent une assez large place dans nos illustrations originales : reproduisant fidèlement l'aspect des coupes, elles corrigent ce que les dessins peuvent avoir de trop schématique et acheminent le lecteur vers l'interprétation directe des préparations microscopiques. Pour les lésions macroscopiques, nous avons donné une série de réductions des belles gravures de CRUVEILHIER, LEBERT, etc.

Nous espérons que, malgré ses imperfections, notre résumé atteindra le but que nous nous sommes proposé : être utile aux élèves pour grouper et pour compléter les notions acquises aux cours et aux exercices pratiques ; servir de guide à toute personne cherchant à s'orienter rapidement dans les questions d'Anatomie pathologique.

Il nous reste à remplir l'agréable devoir d'exprimer notre gratitude à tous ceux qui nous ont prêté leur bien-veillant concours, en particulier à notre ami le Dr Georges LAFOSSE, à nos collègues VERDUN, CURTIS, TAPIE, DALOUS, ARGAUD.

Une mention toute spéciale est due à notre assistant le Dr Bassal, dont l'habileté technique nous a été d'un grand secours ; la plupart de nos figures originales ont été reproduites d'après ses préparations. La collaboration de M. A. Nanta, interne des hôpitaux, nous a été précieuse pour la partie hématologique.

Nous n'aurons garde d'oublier les remerciements dus à nos éditeurs, MM. Doin et fils ainsi qu'à notre imprimeur M. Hérissey, tant pour la patience dont ils ont fait preuve au cours de la longue parturition de notre manuscrit que pour le soin apporté à l'exécution matérielle du Précis.

G HERRMANN   CH. MOREL

Toulouse, le 17 septembre 1913.

PRÉCIS

D'ANATOMIE PATHOLOGIQUE

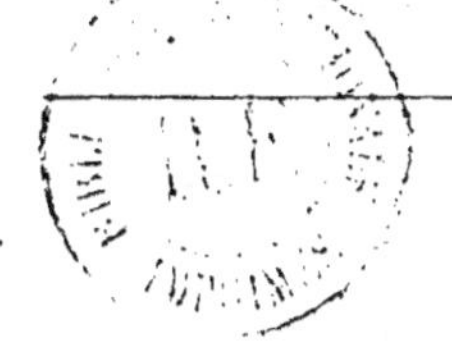

PROLÉGOMÈNES

Avant d'aborder l'étude de l'Anatomie pathologique, il y a lieu de définir exactement son objet et de fixer la place qu'elle occupe dans le cadre des sciences médicales. C'est dans ce but que nous donnons ici :

1º Des notions générales sur la maladie et sur la pathologie ;

2º La définition de l'Anatomie pathologique ;

3º Un exposé des rapports qu'affecte cette science, avec l'étiologie et avec la physiologie pathologique ;

4º La division de l'anatomie pathologique en deux parties.

§ 1. — NOTIONS GÉNÉRALES

1º **La maladie.** — Les manifestations vitales de tout ordre résultent du concours de deux facteurs : *l'être vivant* et son *milieu*.

Pour que l'organisme puisse se maintenir à l'état de santé, parcourir sans secousses les phases successives de son évolution, il faut qu'il soit normalement constitué et placé dans un milieu approprié à ses besoins.

Le monde extérieur étant soumis à des changements incessants, l'observation nous montre que la courbe d'évolution la plus normale n'est jamais d'une régularité mathématique. Chez l'homme le mieux portant, les diverses fonctions (respiration, circulation, thermogénèse, etc.) oscillent constamment autour d'une normale idéale, et chaque espèce vivante se trouve ainsi adaptée héréditairement à des variations d'une amplitude déterminée, ne dépassant pas ce qu'on est convenu d'appeler la *limite physiologique*.

Si les conditions du milieu viennent à se modifier dans un sens défavorable, il survient des écarts plus prononcés, et la puissance d'accommodation de l'organisme peut se trouver débordée. La marche habituelle des fonctions est troublée, et l'état de santé tend alors à faire place à l'état de maladie. Le malade n'est autre chose qu'un organisme qui réagit d'une façon particulière à des influences inaccoutumées.

« La maladie est l'ensemble des phénomènes qui se produisent dans un organisme subissant l'influence d'une cause morbifique et réagissant contre elle (BOUCHARD).

2° La pathologie, ses grandes divisions. — En partant de cette définition, il est facile de voir que dans tout état morbide il y a trois termes à considérer : *l'organisme*, la *cause morbifique*, et les *modifications pathologiques*, tant matérielles, que fonctionnelles, qui se produisent dans l'organisme sous l'influence de cette cause.

L'organisme étant supposé connu (anatomie et physiologie normales), la pathologie, science des maladies, comprendra trois branches principales :

1° L'étude des causes : *étiologie* ;

2° L'étude des altérations matérielles : *anatomie pathologique* :

3° L'étude des troubles fonctionnels, qui se divise, au point de vue pratique, en *symptomatologie* s'occupant de la description clinique des manifestations extérieures de la maladie et en *physiologie pathologique* scrutant le mécanisme intime de ces manifestations.

§ 2. — L'ANATOMIE PATHOLOGIQUE,
SON OBJET, SA TECHNIQUE

L'anatomie pathologique, prise dans son sens le plus général, est la branche des sciences médicales qui étudie les *altérations matérielles* se produisant dans l'organisme sous l'influence des agents nocifs.

Portant aussi bien sur les parties *solides* que sur les *liquides* de l'économie, ces altérations sont de divers ordres.

La plupart se traduisent par des changements morphologiques, et leur étude est du ressort de l'*anatomie* et de l'*histologie pathologiques*. D'autres ne peuvent être décelées qu'en utilisant les ressources de la *physique* et de la *chimie pathologiques*. Quelques-unes enfin échappent à nos procédés d'investigation, et, faute de pouvoir préciser leur nature intime, nous les considérons comme étant purement *moléculaires ;* elles répondent à ce qu'on appelait autrefois les *maladies sine materia*, dont le nombre, déjà fort réduit, tend à diminuer de jour en jour, à mesure que se perfectionne la technique.

Les diverses lésions pathologiques ne peuvent être déterminées que par comparaison avec l'état normal. L'anatomie pathologique suppose donc la connaissance préalable de l'anatomie normale macroscopique et microscopique, dont elle emprunte couramment les méthodes d'investigation et de description.

Les altérations anatomiques des organes et des tissus doivent être appréciées tout d'abord d'après leurs caractères macroscopiques. La simple dissection montre la topographie des lésions, les changements de forme, de volume, de couleur, de consistance, de structure, de situation et de rapports des organes ; elle fait constater les solutions de continuité ainsi que les soudures, les adhérences ; elle révèle la présence de formations étrangères à la composition normale des parties : néoplasies, corps étrangers, gros parasites, etc.

Les modifications structurales n'apparaissent souvent qu'imparfaitement à la surface des organes ; pour les bien saisir, il est nécessaire de pratiquer de larges incisions, des coupes, dont on examine la section à l'œil nu ou à la loupe. On arrive ainsi à choisir les points sur lesquels il y a lieu de prélever des fragments en vue de l'analyse microscopique ou physico-chimique, dont la technique ne saurait trouver place ici.

Pour les liquides, on s'attache à déterminer leur quantité, leur siège, leurs qualités physiques (couleur, degré de transparence, de viscosité, réactions spectroscopiques, densité etc.), les corps qu'ils peuvent tenir en suspension, leur composition chimique, etc.

Le domaine de l'anatomie pathologique ne se borne pas aux seuls renseignements tirés de l'inspection cadavérique. Bien des altérations matérielles peuvent être constatées directement sur le vivant (dermatoses, etc.). D'autres sont rendues visibles grâce à l'emploi de l'ophtalmoscope, du laryngoscope, des rayons X, etc.

Enfin, nos connaissances concernant la nature exacte et l'évolution des lésions histologiques ont été acquises en grande partie grâce au concours de la *pathologie expérimentale*.

Ainsi la pratique des autopsies, l'observation clinique, et les recherches de laboratoire contribuent simultanément à édifier l'anatomie pathologique telle qu'elle doit être comprise et enseignée à notre époque.

§ 3. — L'ANATOMIE PATHOLOGIQUE CONSIDÉRÉE DANS SES RAPPORTS AVEC L'ÉTIOLOGIE ET LA PHYSIOLOGIE PATHOLOGIQUE, LES PROCESSUS MORBIDES.

La description exacte et méthodique des lésions de tout ordre ne représente que la première partie de la tâche qui incombe à l'anatomie pathologique.

Les données anatomiques n'acquièrent leur véritable signification que lorsqu'on les considère conjointement avec la cause pathogène et qu'on les met en parallèle avec les désordres fonctionnels.

Pour établir ces rapprochements, il ne suffit pas d'envisager la maladie prise dans son ensemble; il faut se reporter aux *processus* qui la constituent, analyser leur mécanisme et en déterminer la succession.

1° Les processus morbides. — On donne le nom de *processus* à des groupes bien caractérisés de troubles élémentaires, tant matériels que fonctionnels, qui se retrouvent avec les mêmes traits essentiels dans les états morbides les plus variés : tels sont la fièvre, la congestion, l'inflammation, la nécrose, etc. C'est ce que GALIEN appelait *les maladies simples et premières, éléments des autres.*

Toute entité morbide ou maladie se décompose ainsi en un certain nombre de processus qui ne sont pas associés au hasard, mais au contraire hiérarchiquement subordonnés les uns aux autres, échelonnés en série continue, de telle sorte que chacun des termes est commandé par celui qui le précède.

2° Division des processus en primitifs et consécutifs. — Il y a donc lieu de distinguer un *processus primitif* et des *processus consécutifs* (secondaires, tertiaires, etc.) et d'étudier les lésions propres à chacun d'eux.

A. DÉBUT DE LA MALADIE. — a. *Processus et lésions primaires.* — Les lésions appartenant au processus primitif se produisent sous l'influence immédiate de la cause pathogène.

Tout comme les excitants physiologiques, l'agent nocif, quel qu'il soit, impressionne d'abord la substance vivante en la modifiant dans sa constitution matérielle : seulement cette modification, par sa nature, son intensité ou sa durée, dépasse la limite des stimulations normales et provoque une réaction affectant un caractère pathologique.

b. *Pathogénie.* — Déterminer la nature de l'impression morbifique et le mécanisme en vertu duquel elle suscite les réactions organiques, tel est le but de la *Pathogénie.*

En découvrant qu'un germe microbien, cause d'une maladie donnée, agit par les poisons solubles qu'il déverse dans l'économie; en reproduisant, par l'injection expérimentale de ses toxines, les lésions et les accidents caractéristiques, nous mettons en évidence le lien qui rattache l'effet à la cause et nous établissons ainsi *la pathogénie* du processus primitif.

c. *Localisation des lésions, foyers pathologiques.* — En général la lésion initiale affecte *un siège* déterminé. Même lorsqu'une action nocive porte pour ainsi dire d'emblée sur l'ensemble de l'économie, les désordres anatomiques qu'elle engendre se cantonnent dans des territoires limités. La distribution des altérations organiques dans l'intoxication saturnine, la formation d'abcès dans la pyémie, nous offrent des exemples de cette tendance à la localisation.

Ce n'est que dans des cas exceptionnels qu'on observe, dès le début, des altérations plus ou moins généralisées : telles sont certaines intoxications et les infections à forme septicémique qui produisent à bref délai des dégénérescences s'étendant à un grand nombre d'organes.

Le plus souvent, les lésions débutent sous la forme de *foyers* circonscrits. Tantôt il n'y a qu'un seul foyer plus ou moins volumineux (pneumonie lobaire), tantôt on en observe un certain nombre disséminés dans un même territoire (pneumonies lobulaires).

B. EXTENSION DE LA MALADIE : PROCESSUS ET LÉSIONS SECONDAIRES PHYSIOLOGIE PATHOLOGIQUE. — Mais, dans la suite, il est fréquent de voir d'autres parties de l'économie, primitivement indemnes, s'altérer à leur tour. Cette extension de la maladie peut se faire par trois mécanismes bien distincts : 1° par *propagation de la cause ;* 2° par *action de voisinage* de la part de la lésion initiale ; 3° par *retentissement* de cette lésion sur des organes associés fonctionnellement à celui qui a été affecté en premier lieu.

a. *Propagation.* — L'extension de lésions par propagation de la cause pathogène peut reconnaître plusieurs modes. Elle s'opère :

α) Par continuité : infections du pharynx nasal gagnant l'oreille moyenne par la trompe d'Eustache, gonocoque progressant de l'urètre vers le testicule ;

β) Par contiguïté : inflammation passant du feuillet viscéral d'une séreuse au feuillet pariétal ;

γ) Par transport métastatique : embolies microbiennes et néoplasiques; lorsque les foyers métastatiques sont disséminés en très grand nombre, on dit qu'il y a *généralisation* (tuberculose, cancer) ;

δ) Par transport le long des nerfs : virus rabique.

Les foyers nouveaux dus à la propagation sont des colonies du foyer primaire et par conséquent de même nature que lui, (suppuration, tuberculose, néoplasmes).

Pourtant, il importe de se rappeler que des lésions de même origine étiologique peuvent revêtir des formes anatomiques différentes. C'est ainsi qu'on voit le pneumocoque produire une inflammation fibrineuse dans le poumon, une pleurésie purulente, des abcès multiples dans les muscles ; que le bacille de Koch peut occasionner, outre les granulations tuberculeuses typiques, des lésions banales, telles qu'une pleurésie séro-fibrineuse, des arthrites, etc...

Ces variations dépendent en partie de l'influence du terrain, en partie du degré de nocivité des microbes et des modalités diverses que peut affecter leur virulence.

Lors même que l'action directe de la cause morbifique demeure confinée dans le foyer primitif, le reste de l'organisme n'en est pas moins mis en souffrance, par l'intervention des deux autres facteurs signalés ci-dessus.

b. *Actions de voisinage*. — Ces actions sont d'ordre mécanique. Telles sont les gênes fonctionnelles et les lésions résultant de la *compression* de troncs vasculaires importants, de nerfs ou de conduits glandulaires, par des noyaux néoplasiques, des abcès ou des anévrismes.

c. *Retentissement fonctionnel*. — Les grandes fonctions physiologiques s'accomplissant en général par le concours de plusieurs organes parfois fort éloignés les uns des autres, il suffit que l'un de ceux-ci se trouve lésé pour que la perturbation dont il est le siège retentisse sur le fonctionnement des parties qui lui sont associées. Telle est le plus souvent l'origine des processus morbides et des lésions *secondaires*, subordonnés au processus primaire et pouvant à leur tour en susciter d'autres.

Les modalités d'après lesquelles s'effectue ce retentissement sont de trois sortes : il se fait

α) Par les *relations vasculaires* : une affection valvulaire ou une sclérose des poumons amène une dilatation du cœur droit ; la stase qui en résulte dans les veines sus-hépatiques produit l'altération connue sous le nom du foie muscade ; par suite de l'insuffisance hépatique, il passe dans la circulation des produits incomplètement élaborés qui irritent les reins et provoquent la dégénérescence du parenchyme rénal.

β) Par les *sécrétions internes* : l'insuffisance thyroïdienne, par exemple, engendre le myxœdème.

γ) Par les *communications nerveuses* : les lésions des centres moteurs entraînent la dégénérescence descendante des voies nerveuses et l'atrophie des muscles auxquelles elles aboutissent. Réciproquement, la suppression des muscles (amputation) est suivie d'atrophie des neurones correspondants.

Les lésions qui prennent naissance par action de voisinage ou par retentissement fonctionnel, répondent à des *processus secondaires* et peuvent différer entre elles aussi bien que de celles du foyer primitif.

Ainsi interprétées à la lumière de la physiologie pathologique, les organopathies multiples relevées à l'autopsie représentent autant de jalons qui indiquent les étapes successives parcourues par la maladie. En utilisant les données physiologiques et symptomatiques, l'anatomie pathologique arrive à saisir l'enchaînement des troubles, tant morphologiques que fonctionnels : elle en établit la filiation et permet de suivre pas à pas l'évolution morbide tout entière.

3º Affinités entre agents morbifiques et tissus. — Les causes qui déterminent les localisations pathologiques demeurent problématiques dans bien des cas.

C'est ainsi, par exemple, que le virus de la rage se fixe avec prédilection dans les centres nerveux ; que l'infection ourlienne d'abord cantonnée dans la parotide, porte ensuite son action sur les glandes génitales ; que certains cancers forment des métastases en grand nombre dans le squelette, etc...

Il faut admettre qu'il peut y avoir entre les agents pathogènes et les territoires où ils vont s'établir, des affinités spéciales, d'ordre biologique, dont le mécanisme nous échappe jusqu'ici et qui conditionnent ces prédispositions locales.

4º Lésions matérielles et troubles fonctionnels. — Le rapport entre les lésions matérielles et les perturbations dynamiques ne se présente pas sous les mêmes apparences dans tous les cas.

L'action nocive initiale est souvent assez intense pour produire d'emblée des lésions bien évidentes dans les processus primaires.

Dans les processus secondaires, au contraire, ce sont habituellement les troubles fonctionnels qui ouvrent la scène (surmenage, etc.). Au début, les modifications matérielles qui les accompagnent sont d'ordre purement moléculaire ; les lésions visibles ne surviennent que plus tard, et il est alors exact de dire que les phénomènes dynamiques ont précédé les altérations anatomiques.

Une fois établies, ces altérations peuvent engendrer à leur tour d'autres anomalies fonctionnelles, qui souvent persistent après que la cause étiologique a disparu. Ainsi, dans les organopathies secondaires, les troubles des fonctions sont réellement sous la dépendance des modifications morphologiques.

Celles-ci ont souvent un caractère accommodatif ; elles témoignent d'un effort de l'organisme qui tend à rétablir l'équilibre des fonctions en s'adaptant de son mieux aux conditions d'existence anormales créées par la maladie (hypertrophies de travail, etc... voy. p. 182).

Ces considérations préliminaires indiquent dans quel esprit a été conçue la rédaction du Précis. L'anatomie pathologique ne saurait être traitée comme une science purement statique. Nous nous sommes efforcés de montrer l'organisme réagissant activement aux agressions du dehors, de vivifier nos descriptions par des aperçus de physiologie pathologique et de pathogénie.

§ 4. — DIVISION DE L'ANATOMIE PATHOLOGIQUE EN DEUX PARTIES

Comme toutes les branches de la biologie, l'anatomie pathologique se divise en deux parties, l'une *générale*, l'autre *spéciale*.

1...

La première décrit *les altérations communes à toutes les parties du corps* (altérations générales des cellules, des tissus et des humeurs).

La seconde envisage séparément *les diverses lésions que peut présenter chaque organe* en particulier (ordre anatomique), ou encore les données nécropsiques propres à chaque maladie (ordre pathologique).

Nous avons adopté, suivant l'usage, l'ordre anatomique, examinant successivement et autant que possible selon un plan uniforme, les altérations des différents organes rangés par appareils.

Il n'a été fait d'exception que pour le livre I de la deuxième partie, qui donne un aperçu d'ensemble des altérations les plus caractéristiques se rencontrant dans les principales infections générales.

PREMIÈRE PARTIE

ANATOMIE PATHOLOGIQUE GÉNÉRALE

L'anatomie pathologique générale s'occupe des altérations qui sont communes à toutes les parties du corps et qui se présentent avec les mêmes caractères essentiels, quels que soient l'endroit où elles siègent et la maladie au cours de laquelle elles se produisent.

Elle est fondée sur l'anatomie générale et repose, par conséquent, sur la notion de *cellule* et sur la notion de *tissu*. Mais la manière dont doit être utilisée cette base anatomique demandait à être précisée à plusieurs égards. En effet, si la conception classique du corps vivant en tant que fédération cellulaire demeure indispensable au point de vue didactique, elle ne peut être acceptée pourtant qu'avec les restrictions voulues pour sauvegarder *l'unité* de l'organisme. De son côté, le tissu tel que l'envisage la pathologie générale, est un tout complexe dont nous ne pouvions nous dispenser d'indiquer la composition et la valeur.

C'est à l'exposé de ces notions fondamentales qu'est consacré le livre premier qui ainsi sert en quelque sorte d'introduction à ceux qui suivent.

L'anatomie pathologique générale décrit les *lésions élémentaires* des solides et des liquides de l'économie, et les désordres plus complexes qui répondent aux *processus morbides locaux*.

Conservant dans la mesure du possible les divisions habituellement usitées, nous avons réparti les matières de cette première partie en six livres traitant :

Le livre premier : De l'anatomie, de la physiologie et de la pathologie générales des cellules et des tissus ;

Le livre II : Des *altérations régressives ;*
Le livre III : Des *modifications progressives :*
Le livre IV : Des *troubles de la circulation ;*
Le livre V : Des *inflammations ;*
Le livre VI : Des *tumeurs.*

LIVRE PREMIER

PRINCIPES D'ANATOMIE, DE PHYSIOLOGIE ET DE PATHOLOGIE GÉNÉRALES DE LA CELLULE ET DES TISSUS

Pour qu'il puisse y avoir des altérations générales et en quelque sorte ubiquitaires, se retrouvant dans n'importe quel organe, dans n'importe quel tissu, il faut nécessairement que les diverses parties du corps, si dissemblables qu'elles puissent paraître à première vue, offrent cependant, dans leur constitution anatomique, des traits qui leur soient communs.

Cette unité de constitution se révèle, en effet :

1º Dans la *composition cellulaire* des tissus et des organes ;

2º Dans leur agencement tissulaire ou histologique (*terrain anatomique*).

Afin de préciser ces notions fondamentales, nous donnons tout d'abord un aperçu des faits d'anatomie et de physiologie générales qui nous serviront de base. Cet aperçu comprend deux chapitres, dont l'un est consacré à la *cellule*, l'autre au *tissu* ou *terrain anatomique.*

ARTICLE PREMIER

LA CELLULE

(RÉSUMÉ DE BIOLOGIE ET DE PATHOLOGIE CELLULAIRES)

Le corps tout entier est formé par des cellules et des dérivés cellulaires (fibres, substances amorphes, humeurs). La cellule représente donc l'élément anatomique fondamental, siège des réactions vitales, tant normales que pathologiques.

En conséquence, l'étude des lésions matérielles qui se produisent dans l'économie sous l'influence des agents nocifs, doit être poursuivie jusque dans les éléments anatomiques. Cette recherche exige la connaissance préalable des faits les plus essentiels de la biologie et de la pathologie cellulaires.

Nous en donnons ci-après un résumé succinct en quatre paragraphes : 1° *constitution matérielle de la cellule* ; 2° *physiologie de la cellule* ; 3° *la cellule-organisme* ; 4° *pathologie de la cellule.*

§ 1. — Constitution de la cellule

La constitution de la cellule doit être étudiée au point de vue *anatomique, physique* et *chimique.*

1° Anatomie. — Les cellules sont formées d'une substance semi-liquide, plus ou moins diffluente, le *protoplasma* (Mohl) ou *sarcode* (Dujardin). Toute cellule se compose d'un *corps cellulaire* renfermant un *noyau*. A l'aide d'une *technique* appropriée, on peut, en outre, y déceler diverses *particularités structurales.*

a. *Corps cellulaire.* — Le protoplasme ou corps cellulaire (*cytoplasme*) se présente comme une masse hyaline qui tantôt paraît tout à fait homogène, tantôt semble être constituée par des parties figurées et par une substance amorphe.

Suivant les objets soumis à l'examen, et suivant la technique employée, la substance figurée peut montrer une structure *filamenteuse, réticulée, alvéolaire* ou *granulaire*. L'aspect le plus répandu est celui d'une fine charpente réticulée (le *spongioplasme*), constituée par de la *plastine*, et englobant dans ses mailles une matière amorphe, le *suc cellulaire.*

A la périphérie du cytoplasme, on remarque une *membrane*, ou tout au moins une zone superficielle plus ou moins distincte du reste, l'*ectoplasme.*

b. *Noyau.* — La structure du noyau est assez analogue à la

précédente. Son protoplasma, le *caryoplasme*, se compose d'un réseau achromatique de *linine*, sur les travées duquel sont fixés des corpuscules de *chromatine* (*caryosomes*), et d'un *suc nucléaire* amorphe. Il renferme ordinairement un ou plusieurs

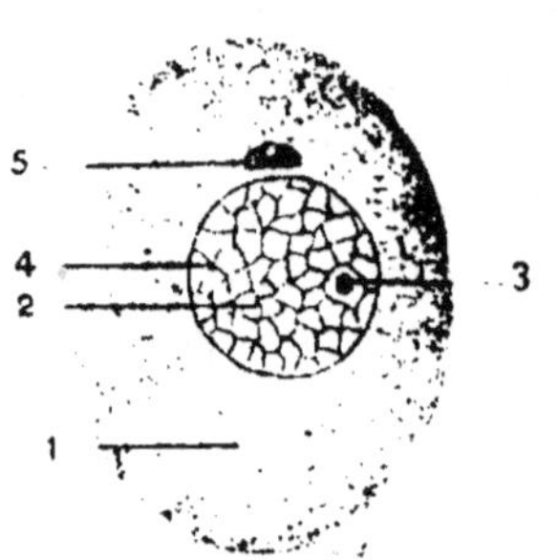

Fig. 1. — Schéma
de la cellule.

1, cytoplasme montrant le réseau spongioplasmique. — 2, noyau. — 3, nucléole. — 4, un point nodal du réticulum nucléaire. — 5, paranucleus.

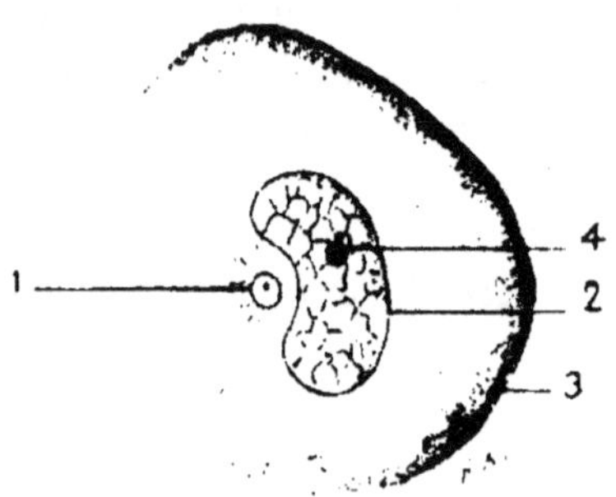

Fig. 2. — Cellule montrant l'appareil centrosomique (schéma).

1, appareil centrosomique logé dans une dépression du noyau et montrant le centrosome entouré de la sphère d'attraction. — 2, membrane nucléaire. — 3, cytoplasme. — 4, nucléole.

corps particuliers, les *nucléoles*, et il est entouré d'une *membrane nucléaire*.

Près du noyau se trouve très généralement, du moins en ce qui concerne les cellules animales, un corps plus petit, le *corps central* ou appareil centrosomique. Cet appareil se compose d'un très petit grain, le *centrosome* (il y en a souvent deux ou trois), situé au milieu d'un espace arrondi, clair, la *centrosphère*, d'où partent des filaments irradiés (*aster* ou *astrosphère*). On sait que cette auréole à filaments rayonnés, souvent appelée *sphère d'attraction*, est surtout apparente lors des phénomènes de la segmentation.

c. Technique : méthodes de fixation et de coloration. — Les méthodes de fixation et de coloration jouent un grand rôle lorsqu'il s'agit de mettre en évidence ces divers détails de structure et d'en étudier les altérations. Nous ne pouvons que les mentionner brièvement ici, renvoyant pour les détails aux ouvrages spéciaux de technique microscopique et de cytologie.

Le noyau se colore surtout par le carmin ammoniacal, l'hématoxyline, la safranine, les anilines basiques (violet de gentiane, brun de Bismarck, vert de méthyle), qui se portent sur la chromatine.

La substance des nucléoles, qui sont ou oxyphiles ou basophiles, ainsi que celle de la membrane nucléaire (*amphipyrénine*) possèdent des caractères histochimiques particuliers.

Le cytoplasme a, en général, plus d'affinité pour les substances tinctoriales acides (éosine, acide picrique, etc.). Mais les granulations, paranucléi, etc., qu'il renferme, se comportent différemment suivant les cas : c'est ainsi que les granulations des leucocytes sont tantôt oxyphiles, tantôt basophiles ou neutrophiles.

La coloration des centrosomes et des sphères attractives exige la mise en œuvre de procédés spéciaux (emploi de la fuchsine acide, de l'orange, etc.).

d. *Particularités de structure : enclaves cellulaires et protoplasma différencié.* — Indépendamment de la structure générale esquissée ci-dessus, on peut trouver dans les cellules des parties qui se distinguent du reste du cytoplasme par leur aspect et par leurs réactions et dont les unes répondent à des *enclaves cellulaires*, les autres à du *protoplasma différencié*.

Les enclaves ou inclusions (abstraction faite des objets phagocytés) sont des *produits d'élaboration* figurés, tels que des cristaux, des cristalloïdes, des grains d'amidon ou d'aleurone, des granulations pigmentaires ou zymogènes, des gouttes de graisse, des globes ou des blocs de glycogène, de matière colloïde, etc.

Parmi les apparences structurales correspondant à des *différenciations fonctionnelles* du cytoplasme il en est qui n'ont été étudiées de près que dans ces dernières années. Il s'agit de formations qui se présentent tantôt comme des grains, des virgules ou des bâtonnets courts (*mitochondries*), isolés ou réunis en chainettes (*chondriomites*), tantôt comme des filaments homogènes, plus ou moins longs et flexueux (*chondriocontes*), épars ou enchevêtrés en un *mitome* péri-nucléaire ou situé près de la surface libre.

Désignés sous le nom générique de *chondriosomes*, ces corps dont l'ensemble forme l'appareil mitochondrial ou *chondriome*, sont accessibles à certaines colorations vitales ; après fixation, ils se teintent vivement par des réactifs spéciaux, tels que l'hématoxyline ferrique.

Les chondriosomes subissent diverses évolutions en rapport

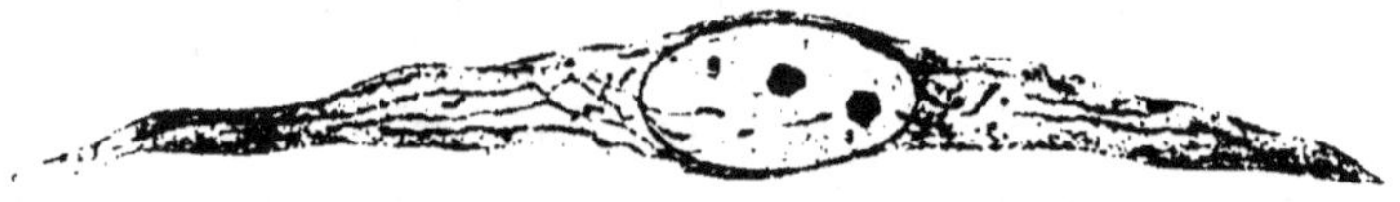

Fig. 3. — Chondriosomes représentant les rudiments des myofibrilles dans un myoblaste embryonnaire (d'après J. Duesberg, 1910).

direct avec les fonctions des cellules. C'est d'eux que dérivent aussi bien des organites transitoires, tels que les grains de sécrétion, que des formations permanentes, comme les fibrilles musculaires ou nerveuses.

On peut grouper provisoirement sous les noms d'archoplasme, d'ergastoplasme ou de protoplasma supérieur (Prenant, Garnier) les parties spécialement structurées, d'aspect très variées, qui ont été décrites par les auteurs : chondriomes, stries basales de certains épithéliums, réseaux endo-cellulaires imprégnés d'après la méthode de Golgi, granula, etc.

Les *granula* (Altmann) peuvent être considérés comme des organes élémentaires affectés à des opérations bio-chimiques variées. Ils représentent les *supports albuminoïdes* chargés de fixer les graisses, les pigments, le fer, etc., et ils interviennent aussi dans les fonctions sécrétoires.

On a pu suivre la genèse et l'évolution des *grains de sécrétion* dans diverses glandes (glandes salivaires, glandes lacrymales, pancréas), où ils proviennent d'éléments prézymogènes dérivés des mitochondries.

Divers observateurs ont constaté sur les cellules en sécrétion, l'issue de matières nucléaires et tout semble indiquer que la substance de l'ergastoplasme peut être tirée en partie du noyau, soit directement, soit par l'entremise des amas paranucléaires.

Dans les cellules fatiguées par une sécrétion prolongée, les noyaux sont notablement appauvris en chromatine, et l'on peut penser que les matériaux d'origine nucléaire qui contribuent à l'édification de l'ergastoplasme proviennent principalement des composés riches en phosphore (nucléines).

On peut ainsi établir, dans quelques cas, un véritable parallèle entre les modifications structurales et les phénomènes biochimiques.

Les plasmocytes nous offrent un exemple de formations centrosomiques et mitochondriales bien développées (MALGREX, 1911).

La figure 3 donne une représentation un peu schématisée de ces particularités structurales, d'après des plasmocytes traités par la méthode d'Altmann-Schridde, dans le stroma d'un cancer du sein.

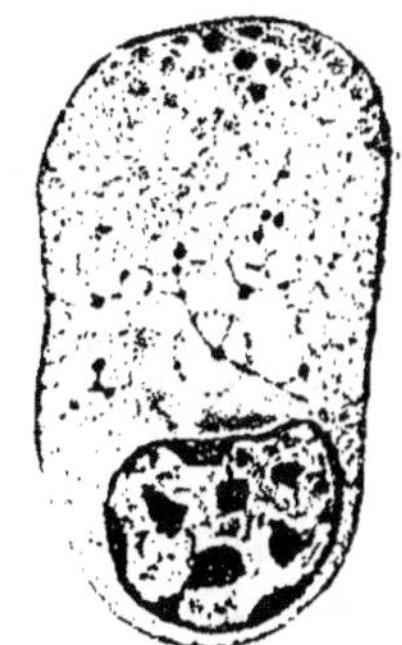

Fig. 4. — Plasmocyte (stroma d'un cancer du sein). Gr. 1500/1.

Au centre d'une aire transparente juxtanucléaire (sphère d'attraction), on aperçoit un centrosome autour duquel rayonnent des filaments grêles. Ceux-ci sont en continuité avec une sorte de réticulum délié dont les points nodaux sont occupés par des grains (mitochondries) et qui semble se perdre dans les cloisons du spongioplasme circonscrivant les vacuoles dont est criblé le corps de la cellule.

Dans certaines circonstances, les granula peuvent présenter les réactions histo-chimiques spéciales des corps qu'ils ont fixés. Les figures 5 et 6 montrent des granula et des réseaux ergastoplasmiques sur lesquels la présence de graisses et de composés ferriques est rendue apparente par des colorations appropriées (d'après ARNOLD).

L'appareil centrosomique pourrait être considéré comme un organite archoplasmique affecté à la fonction de reproduction.

Par contre, il semble qu'on doive distraire du groupe ergastoplasmique les *paranucléi* ou noyaux accessoires (*Nebenkerne*) qui ne présentent pas les mêmes propriétés et semblent jouer un rôle purement nutritif.

2° Constitution physique. — Il n'est pas de question plus actuelle que celle des applications de la physique moléculaire à la biologie et à la médecine. A cet égard, les phénomènes de dissociation, d'ionisation, l'osmose, et surtout les propriétés de

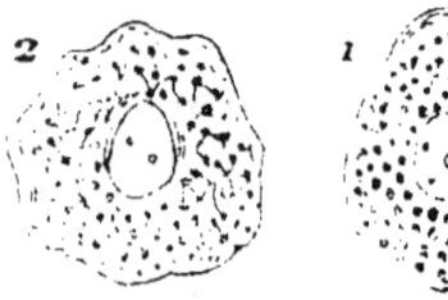

Fig. 5. — Cellules sidérofères (d'après Arnold, 1900). Fixation des sels de fer par les granules et les filaments (mitochondries) du cytoplasme.

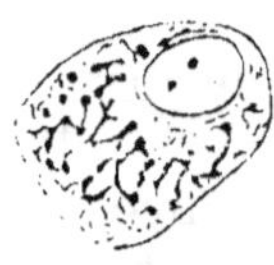

Fig. 6. — Cellule montrant la synthèse de la graisse par les granula et les filaments (mitochondries) du cytoplasme (d'après Arnold, 1901).

la matière à l'état colloïdal, ont acquis un intérêt de premier ordre. Envisagé au point de vue physique, le protoplasma n'est à proprement parler ni liquide, ni solide ; il nous apparaît comme *un complexus de substances colloïdales*, tant albumineuses que lipoïdes, et dont l'équilibre instable se prête à une foule de réactions, se passant, soit entre les colloïdes, soit entre ceux-ci et les électrolytes.

Ces notions nouvelles nous mettent à même de pénétrer plus avant dans la compréhension des mutations incessantes dont la matière vivante et le milieu intérieur sont le siège. Elles nous font entrevoir, sur bien des points, des explications plus simples et plus satisfaisantes que celles fournies par la chimie seule. On peut citer sous ce rapport : la coagulation du sang, les réactions d'immunisation, la catalyse, l'adsorption, les dégénérescences, etc.

Dans l'étude de ces phénomènes élémentaires, il est souvent difficile de faire le départ de ce qui doit revenir respectivement à la physique des molécules et à la chimie proprement dite, d'où la dénomination de *chimie physique* sous laquelle on a coutume de grouper les faits de cet ordre.

3° Composition chimique. — Le protoplasma se présente, à l'analyse chimique, comme un mélange complexe de substances variées, dans la composition duquel entrent les principes immédiats de tous nos aliments. On y trouve des albumines, des hydrates de carbone, des graisses, des sels minéraux et 80 à 85 p. 100 d'eau. Sa réaction est neutre ou faiblement alcaline.

La partie la plus constante et la plus essentielle du protoplasma est représentée par les *albuminoïdes* et par leurs dérivés.

Les albuminoïdes sont des composés chimiques des plus complexes. Parmi les corps simples qu'ils renferment, on retrouve constamment les cinq suivants : carbone, hydrogène, azote, soufre, oxygène.

Leurs molécules, formées d'un grand nombre d'atomes, sont très volumineuses et par suite non dialysables (état colloïdal) ; mais elles sont dissociables par hydrolyse en molécules similaires plus petites et deviennent alors solubles (peptones).

Les plus importantes d'entre elles et les plus élevées en organisation sont les *protéides*, et en particulier les *protéides phosphorées*, parmi lesquelles un rôle prépondérant doit être attribué aux *nucléo-protéides* contenues dans le noyau et renfermant les *nucléines*. Celles-ci sont des combinaisons d'albumine basique et d'*acide nucléique*, qui résistent à l'action dissolvante de la digestion peptique.

L'acide nucléique, en se décomposant, donne de l'acide phosphorique et des *bases xanthiques*, grâce auxquelles il représente la source principale de la désassimilation azotée (acide urique, peut-être aussi urée). Celle-ci est donc surtout d'origine nucléaire, et provient de la destruction de la chromatine qui renferme les plus fortes proportions d'acide nucléique.

Les phospho-protéides du corps cellulaire (*cyto-protéides* ou *nucléo-albumines*) sont moins riches en phosphore et dépourvues de bases xanthiques.

Les nucléines et nucléo-albumines, les protéides du réseau nucléaire achromatique (lining), des nucléoles, des corps paranucléaires etc., tiennent la première place dans le chimisme cellulaire.

Les autres substances, telles que la cholestérine, la lécithine, les sels minéraux, etc., ne sont que des parties accessoires de la molécule albuminoïde à laquelle elles sont en quelque sorte surajoutées.

Elles répondent à des matières nutritives pouvant s'accumuler pour constituer des réserves d'énergie, à des déchets destinés à être éliminés, et à des produits spéciaux élaborés au sein du protoplasma (hémoglobine, pigments, etc.).

§ 2. — PHYSIOLOGIE DE LA CELLULE

Le protoplasma vivant manifeste son activité sous trois formes : 1° *activité chimique* ; 2° *activité énergétique* ; 3° *activité formatrice*. Après les avoir analysées successivement, nous compléterons cette esquisse physiologique en examinant la vie de la cellule prise dans son ensemble, la *cellule organisme*.

1° Chimisme de la cellule. — Nous ne possédons encore que des connaissances bien incomplètes sur la constitution de la substance vivante et sur les réactions complexes dont elle est le siège. Il ne faut pas oublier, en effet, que l'analyse chimique ne s'applique qu'au protoplasma *mort* dont l'état moléculaire est profondément modifié par suite de la cessation du mouvement vital.

Pourtant, l'observation microscopique, aidée de l'emploi des colorants dont plusieurs peuvent agir sur la cellule vivante, vient suppléer dans une certaine mesure à l'insuffisance de la chimie.

Nous résumons brièvement ci-dessous les données positives que l'on possède sur ce sujet et les hypothèses qui s'y rattachent.

a. *Aperçu du travail chimique de la cellule.* — Les réactions chimiques accomplies par le protoplasma se répartissent en deux séries : les unes, extra-cellulaires, ont pour but l'appropriation préalable des aliments (*nutrition externe*), qui chez les animaux supérieurs, est dévolue en majeure partie aux sucs digestifs ; les autres, intra-cellulaires, constituent la nutrition proprement dite (*nutrition interne*), et sont représentées par les phénomènes intimes de synthèse et de décomposition qui entretiennent le double mouvement de l'assimilation et de la désassimilation.

La synthèse, dont le mécanisme nous échappe en grande partie, aboutit à l'édification des molécules les plus élevées en organisation, celle des protéides. Elle est endothermique, absorbe du calorique et accumule de l'énergie potentielle.

La décomposition, qui s'opère par dédoublement, hydratation, oxydation, etc., a pour derniers termes l'eau et l'acide carbonique. Elle est exothermique, et met en liberté de la force vive, dont une fraction est employée à la reconstruction assimilatrice ; le reste sert à alimenter les manifestations vitales de la cellule, il est dépensé pour produire des mouvements, de la chaleur, de l'électricité, etc.

b. *Instruments chimiques du protoplasma.* — La facilité apparente avec laquelle s'effectuent ces mutations si multiples et si compliquées s'explique jusqu'à un certain point

α) Par la grande complexité de la molécule albuminoïde. Grâce au grand nombre et à l'arrangement stéréo-chimique des radicaux qui la constituent, cette molécule possède un grand nombre d'affinités libres et peut se prêter ainsi à une multitude de réactions chimiques.

β) Par le dynamisme spécial des actes fermentaires. Une grande partie des transformations bio-chimiques s'accomplit, en effet, à l'aide de ferments solubles qu'élabore le protoplasma. Parmi ces ferments, les uns (les *diastases*) sont déversés dans le milieu ambiant et servent à la nutrition externe ; les autres (les *zymases*) demeurent confinés dans l'intérieur des cellules et interviennent dans les mutations intra-cellulaires.

Le protoplasma ne saurait être considéré comme une masse homogène : autant de fonctions chimiques diverses, autant d'organes chimiques élémentaires représentés par des groupes atomiques spécifiques (radicaux) et par les ferments qui dérivent de certains d'entre eux (GAUTIER, DUCLAUX).

c. *Caractères particuliers des actions fermentaires.* — Il y a lieu d'insister ici sur quelques caractères particuliers propres aux réactions des diastases. Les ferments solubles fournissent un travail chimique considérable, eu égard à la grande masse de substance fermentescible qui peut être transformée par une très petite quantité de ferment.

Mais, d'autre part, chaque diastase considérée individuellement, ne produit que des modifications peu profondes : dédoublement, addition ou soustraction d'oxygène ou d'eau, etc...

En outre, l'action des ferments est très spécialisée ; en effet, elle ne s'exerce qu'à la condition qu'il y ait entre la diastase et les corps qu'elle doit modifier, une correspondance exacte de la structure stéréo-chimique, concordance que l'on a comparée à celle qui doit exister entre une serrure et sa clef (FISCHER).

Or, l'assimilation et la désassimilation s'accomplissent l'une et l'autre par une longue série de mutations échelonnées ; et les réactions préparatoires de la nutrition externe sont également très nombreuses en raison de la grande diversité des matières alimentaires à transformer.

Chaque ferment ne pouvant fournir qu'un travail très étroitement déterminé, il faut que le protoplasma ait un grand nombre de ces agents à sa disposition pour faire face aux multiples exigences de son chimisme. Effectivement, on a trouvé dans les cultures d'Aspergillus niger plus de vingt diastases différentes ; la cellule hépatique est capable d'en fournir à peu près autant. Ces deux exemples nous montrent que le mécanisme de la chimie vivante est le même à tous les degrés de l'échelle organique. Mais ces ferments ne sont pas tous en activité au même moment : l'Aspergillus, par exemple, selon la composition du terrain sur lequel il est cultivé, sécrète précisément les diastases aptes à modifier ce terrain et à le rendre assimilable.

Il faut noter, encore, que l'action des ferments peut être empêchée par des anti-ferments et que, dans certains cas, elle est *réversible* : lorsque les produits de décomposition atteignent un certain degré de concentration, une diastase dédoublante peut faire en quelque sorte machine arrière et opérer la recomposition des molécules qu'elle avait scindées lorsque le milieu était à l'état de dilution.

d. *Polydynamisme chimique du protoplasma.* — Il y a donc, au point de vue physiologique, ce fait remarquable que l'offre n répond à la demande non seulement pour la quantité, mais aussi pour la qualité des ferments solubles, l'activité zymogène de la cellule se modifiant suivant les conditions du milieu ambiant.

Or, il est une foule d'autres manifestations vitales du protoplasma qui se laissent ainsi modifier, exalter ou supprimer au gré de l'expérimentation : telles sont la chromogenèse, la virulence, la production de lumière, etc.

e. *Fonctions contingentes et fonctions essentielles.* — Mais tous les modes d'activité du protoplasma ne présentent pas ce caractère d'instabilité.

Si nous examinons à ce point de vue les diverses manifestations vitales, nous constatons qu'elles sont de deux ordres : les unes *spéciales*, éminemment modifiables suivant les conditions ambiantes et dont la suppression n'empêche pas la continuation de la vie ; les autres, plus stables, *générales* et essentielles (la nutrition, l'évolution autant qu'elle est commandée par des influences héréditaires, la reproduction) indispensables à la vie et à la durée de l'espèce.

f. *Schéma de la molécule vivante.* — Il est naturel de penser qu'ici encore le substratum matériel doit varier suivant la fonction. Pour fixer les idées, on peut concevoir qu'il y a dans les molécules compliquées de la substance vivante deux parties d'importance inégale :

1° Un groupement moléculaire principal et constant (énergide, biogène, etc.), siège des attributs essentiels de la vie, et dont l'intégrité est liée à celle du tout cellulaire ;

2° Des groupements subalternes et contingents, spécialisés en vue d'une fonction déterminée, et dont certains (diastases, zymases) conservent leurs propriétés lorsqu'ils sont séparés de la cellule où ils ont pris naissance.

La formation de ces derniers groupes dépend de l'action directrice du groupe principal qui leur donne naissance suivant les besoins du moment. C'est donc ce groupe central qui gouverne toutes les réactions chimiques du protoplasma, de même que dans une industrie le même moteur peut actionner plusieurs machines différentes.

Chacune des fonctions spéciales peut être modifiée ou même

supprimée sans que l'accomplissement des autres soit entravé ; (c'est ainsi, par exemple, qu'on peut atténuer et même supprimer la virulence ou les propriétés chromogènes du bacille pyocyanique, sans que sa puissance de végétation en soit amoindrie). Mais si le groupe directeur vient à être lésé, l'activité des groupes subalternes s'épuise à bref délai, le mouvement entier se trouve arrêté.

g. Collaboration du noyau et du corps cellulaire dans le chimisme. — En complétant ces données par celles qui résultent des observations faites sur des noyaux et sur des corps cellulaires artificiellement isolés, on peut se faire une idée de la tâche qui revient à chacune des deux parties composantes de la cellule, au point de vue des mutations biochimiques. Celles-ci sont de trois ordres : les unes sont spécialement nucléaires, comme la synthèse de la nucléine : d'autres sont accomplies par le cytoplasme : par exemple, l'amylogénèse qui persiste sur des fragments de cellule dépourvus de noyau ; d'autres encore exigent l'intervention simultanée du noyau et du cytoplasme : telle est la sécrétion des membranes d'enveloppe formées de cellulose, de mucus, de calcaire, sécrétion qui fait défaut aussi bien sur les noyaux isolés que sur les cellules énucléées.

La conclusion est que les échanges nutritifs ne peuvent s'effectuer au complet que par la coopération de substance nucléaire et de substance cytoplasmique (VERWORN).

2° Manifestations énergétiques *(motilité et impressionnabilité, amiboïsme, chimiotaxisme, migration cellulaire, propriétés digestives, phagocytose.* — Parmi les diverses manifestations physiques de l'activité du protoplasma (travail mécanique, émission de chaleur, de lumière, d'électricité), ce sont les *réactions motrices* qui sont les plus importantes pour nous et les plus faciles à étudier. Les mouvements des cellules se produisent, soit en vertu de la contractilité générale du protoplasma (amiboïsme), soit à l'aide d'organes spéciaux, tels que cils, flagelles, myofibrilles.

A l'étude de l'amiboïsme se rattache encore celle de la *sensibilité tactile* et des *facultés digestives.*

a. *Motilité amiboïde*. — C'est surtout la *motilité amiboïde* qui doit attirer notre attention. Très répandue chez les êtres inférieurs, elle s'observe également sur les leucocytes et en général sur les cellules migratrices (amibocytes) des animaux supérieurs.

La contractilité du protoplasma se traduit : intérieurement par des courants intra-cellulaires, par les mouvements des vésicules pulsatiles, par des déformations du noyau, etc. ; extérieurement, par des changements de forme et par des déplacements de la cellule.

Sphérique à l'état de repos, l'amibocyte qui entre en activité émet et retire alternativement des expansions protoplasmiques ou *pseudopodes* : ceux-ci sont tantôt épais et arrondis, tantôt lamelleux ou filiformes, et varient beaucoup comme nombre et comme dimensions. Le corps de la cellule présente ainsi des modifications incessantes de sa forme extérieure, et il peut également changer de place, soit par une sorte de reptation, soit en nageant librement en milieu liquide. L'amiboïsme n'est pas l'apanage exclusif des globules blancs ; on l'observe aussi sur les chromoblastes, les cellules du tissu cornéen, etc. Il se manifeste sur la plupart des cellules jeunes et sur beaucoup d'éléments adultes quand ils sont irrités.

b. *Impressionnabilité des cellules en général*. — L'étude de la motilité des cellules montre que ces éléments sont sensibles à l'influence de divers agents mécaniques, physiques ou chimiques. Les mouvements des leucocytes sont arrêtés par le froid, par divers poisons (morphine, sulfate de quinine, iodoforme, etc.), par la privation d'oxygène ; ils sont activés par la chaleur (jusqu'aux environs de 40°), par l'oxygénation, et par l'action de certaines substances, telles que des toxines microbiennes (on sait, par exemple, que l'amiboïsme est très prononcé chez les cellules blanches des écoulements provenant de catarrhes des voies urinaires).

Les incitations motrices, quelle que soit leur nature, suivent la loi générale de l'excitabilité : tout excitant manifeste son maximum d'efficacité à un degré d'intensité déterminé, répondant à ce que l'on appelle son *optimum*. Trop faible, l'excitation est sans effet ; trop forte, elle paralyse au contraire le protoplasma. Suivant la dose, le même agent peut agir comme stimulant ou comme stupéfiant : telle l'eau salée, qui favorise la motilité à 0,75 p. 100 et l'empêche à 1,5 p. 100 (THOMA).

Les amibocytes se dirigent naturellement vers l'optimum de chaleur, de lumière, d'oxygénation, etc.

c. *Sensibilité chimiotactique*. — Diverses substances ont la propriété d'influencer à distance les cellules mobiles, de façon à les attirer ou à les repousser. Cette forme de sensibilité a reçu le nom de *chimiotaxisme* ; le chimiotaxisme est *positif* (attractif) ou *négatif* (répulsif). Les phénomènes de cet ordre ont été décrits en premier lieu chez les organismes inférieurs : on a vu que les bactéries, les infusoires, les myxomycètes étaient attirés par l'oxygène ; les anthérozoïdes des fougères, par l'acide malique : ceux des mousses, par le sucre de canne, etc. Ces êtres unicellulaires se dirigent en foule vers des tubes de verre capillaires contenant les corps attractifs, et s'y accumulent (STAHL, PFEIFFER, ENGELMANN, etc...). Or les leucocytes se comportent de même : ils sont attirés par l'oxygène, par beaucoup de sécrétions microbiennes, par les produits de désintégration des tissus normaux ou malades, les détritus cellulaires, la gélatine, etc. On peut ainsi les faire affluer en grand nombre dans des corps poreux, des tubes ou des chambres de verre, de celloïdine, etc., introduits sous la peau ou dans les cavités séreuses et faisant l'office de *pièges* (LEBER, PEKELHARING, MASSART et BORDET). D'autres substances ont au contraire une action répulsive, l'acide lactique par exemple.

La sensibilité protoplasmique intervient également dans l'acte de la fécondation, dans la division indirecte ainsi que dans les phénomènes histogéniques.

d. *Migration cellulaire*. — Ainsi sollicitées par des influences attractives, les cellules mobiles sortent des vaisseaux (voy. Diapédèse, p. 303) pour se répandre dans les fentes interfasciculaires du tissu conjonctif où l'on en trouve toujours un certain nombre. Il en est qui peuvent s'y fixer et remplir des fonctions sécrétoires particulières (clasmatocytes, mastzellen, voy. p. 332, 352).

D'autres émigrent à travers les parois des glandes et des

muqueuses et sont déversées à l'extérieur avec les sécrétions ; ce phénomène est surtout marqué au niveau des organes lymphoïdes superficiels (plaques de Peyer, amygdales). Elles traversent facilement les membranes séreuses au niveau des lignes de juxtaposition des lamelles endothéliales, s'insinuent dans les couches épithéliales tant simples que stratifiées, etc., prenant les formes les plus variées, et souvent les plus inattendues, pour s'accommoder aux espaces interstitiels dans lesquels elles circulent.

e. *Sensibilité tactile, englobement.* — Les amibocytes manifestent, d'autre part, une sensibilité tactile qui les porte à s'accoler à la surface des corps avec lesquels ils se trouvent en contact (RANVIER), et à englober les petits corpuscules qu'ils rencontrent sur leur passage. Les particules colorées introduites dans la circulation (grains de charbon, de carmin, granulations mélaniques, etc.) sont abondamment incorporées dans les globules blancs, dont le cytoplasme en est souvent farci au point que le noyau se trouve masqué. L'englobement peut être observé directement sous le microscope.

f. *Phénomènes de transport.* — Les poudres inertes ainsi ramassées par les leucocytes, sont transportées par eux dans la rate et dans les ganglions lymphatiques, où elles forment des dépôts pigmentaires. Elles peuvent aussi être véhiculées à l'extérieur par les cellules blanches rejetées avec certaines sécrétions (colostrum, etc.).

g. *Digestion intra-cellulaire, phagocytose.* — S'il s'agit au contraire de substances organiques, les parcelles introduites dans le cytoplasme sont dissoutes et assimilées par les cellules mobiles qui ont reçu de ce chef le nom de *phagocytes*. C'est une absorption de nourriture solide, suivie d'une véritable digestion intra-cellulaire, s'effectuant par un mécanisme identique à celui qui préside à l'alimentation des protozoaires et des protophytes. Les corps étrangers sont liquéfiés dans des vacuoles dont le contenu a souvent une réaction acide, à l'aide de diastases protéolytiques ou *cytases* (METCHNIKOFF), élaborées par les cellules et analogues aux ferments digestifs. Les phagocytes s'emparent non seulement des corps étrangers accidentellement introduits dans les tissus (poussières, microbes), mais encore des cellules usées ou mortes (globules rouges âgés ou extravasés), des éléments en voie d'involution ou lésés par maladie (cellules dégénérées, etc.), des détritus organiques variés qui se produisent au cours des processus régressifs.

Parmi les corpuscules placés à leur portée, les phagocytes des diverses variétés exercent un choix déterminé par leur sensibilité chimiotactique spéciale. Les leucocytes polynucléaires (*mi-*

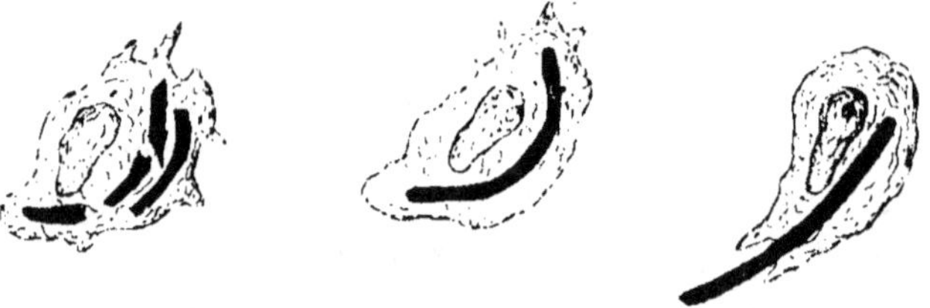

Fig. 7. — Phagocytose de la bactéridie charbonneuse (METCHNIKOFF).

crophages) s'emparent de préférence des bactéries banales et de celles qui causent les infections aiguës ; ils saisissent les microbes tant morts que vivants et les liquéfient dans leur protoplasma, à l'aide d'un ferment particulier, la *microcytase*. Toutefois les bactéries très virulentes peuvent faire périr les cellules, même après que celles-ci les ont englobées. Les grands mononucléaires (*macrophages*) sont attirés principalement par les cellules animales, les débris organiques, et par certains microbes, tels que les bacilles de la tuberculose et de la lèpre, les débris d'hématozoaires du paludisme et de trypanosomes ; il les digèrent au moyen d'une *macrocytase* (METCHNIKOFF).

h. *Digestion paracellulaire.* — Les corps trop gros pour être englobés ne sont pas soustraits pour cela à l'action destructive des amibocytes ; ceux-ci s'accolent à leur surface, les érodent et les liquéfient progressivement en déversant sur eux leurs sécrétions protéolytiques. C'est ainsi par exemple que la substance osseuse est résorbée par de grands éléments multinucléés dits *ostéoclastes*.

i. *Phagocytose par les cellules fixes.* — La fonction phagocytaire peut aussi être exercée sur place par beaucoup de cellules fixes, notamment par celles de la pulpe splénique, des tissus médullaire et lymphoïde, par les endothéliums vasculaires, par des cellules conjonctives, etc., plus rarement par les éléments épithéliaux ou par le sarcoplasme musculaire.

j. *Signification de la phagocytose.* — La phagocytose ne joue pas un rôle bien appréciable dans l'alimentation des animaux supérieurs. Chez eux, les phagocytes de tout ordre nous apparaissent comme les agents dépurateurs du milieu intérieur, chargés d'amener la résorption et l'évacuation des déchets et des corps étrangers qui ne pourraient être solubilisés directement dans les plasmas.

L'action des phagocytes, qui s'exerce discrètement à l'état physiologique, devient beaucoup plus apparente et acquiert une importance de premier ordre au cours d'un grand nombre de processus pathologiques (voy. Inflammation, p. 344).

Nous verrons d'ailleurs que ce n'est là qu'un des côtés du rôle complexe dévolu aux cellules mobiles.

3° Activité formatrice. — La mise en jeu de la puissance formative des cellules se traduit : 1° par la multiplication, l'*hyperplasie* de ces éléments ; 2° par l'élaboration des *dérivés cellulaires* qui entrent dans la composition des tissus.

a. *Hyperplasie.* — Dans la production des cellules nouvelles qui est le phénomène essentiel des néoplasies de tout ordre, c'est le noyau qui tient la place la plus importante. C'est lui qui, avec le centrosome, représente l'organe spécialement chargé de la conservation de l'espèce à travers la série des générations, et qui semble renfermer les *plasmas germinatifs* porteurs des influences héréditaires.

Il y a lieu d'insister aussi sur la grande généralité du phénomène de la *division indirecte* ou *karyokinèse* (voy. p. 153), qui se retrouve avec les mêmes caractères essentiels chez la plupart des animaux et des végétaux, dans toute l'échelle des êtres.

Pourtant le noyau ne saurait remplir à lui seul la fonction génératrice. A la vérité, les noyaux expérimentalement séparés du corps cellulaires peuvent encore se segmenter ; mais ils ne sauraient refaire le cytoplasme, ni, par conséquent, donner naissance à des cellules complètes et viables. Leur survie d'ailleurs est très limitée dans ces conditions.

b. *Activité plastique.* — L'activité plastique, se manifestant par la production des dérivés cellulaires, est surtout le fait du cytoplasme; mais elle exige également le concours du noyau, comme toutes les opérations de synthèse morphologique (voy. p. 24). Suivant les tissus, elle affecte des modalités diverses, dont on trouvera la description sommaire au livre III.

Remarque. — La distinction que l'on a coutume d'établir entre les phénomènes chimiques, le travail fonctionnel et l'activité formative des cellules est indispensable pour donner un exposé méthodique de la biologie de ces éléments. Mais il importe d'observer que le chimisme est intéressé dans tous les actes de la vie cellulaire, car tout surcroît de dépense énergétique, tout accroissement de la substance vivante, implique une suractivité des réactions chimiques, et souvent aussi des modifications qualitatives du protoplasma.

§ 3. — La cellule organisme

Nous terminons cette esquisse de biologie cellulaire en examinant la cellule considérée comme un tout, en tant qu'unité vitale.

Non divisible en parties adéquates plus petites, la cellule n'est pas homogène, mais présente au contraire une différenciation très accusée au triple point de vue chimique, morphologique et physiologique. Elle nous apparaît ainsi comme un véritable organisme en miniature, dans lequel des parties fort dissemblables sont agencées en un tout bien harmonisé.

Afin de compléter les notions précédemment acquises en ce qui concerne le fonctionnement de cet organisme, nous parlerons ici de son *irritabilité*, du *mécanisme des réactions protoplasmiques*, enfin de l'*unité*, de l'*individualité cellulaire*.

1° De l'Irritabilité. — La vie de relation de la cellule procède de son *irritabilité*. On désigne sous ce nom, à la suite de Glisson, la faculté qu'a tout élément vivant de réagir aux influences du milieu. Nous devons dire ici comment cette notion d'un principe d'activité partout identique à lui-même peut se concilier avec les différences de composition que la chimie constate entre les protoplasmes de diverses provenances, avec l'infinie variété des manifestations propres à la nature animée.

1° Les réactions vitales présentent un certain nombre de caractères constants à tous les degrés de l'échelle organique. Nous rappellerons à ce point de vue la grande généralité des phénomènes essentiels de la nutrition, des actions fermentaires, de la karyokinèse, qui s'observent dans toute la série, depuis les êtres les plus simples jusqu'à l'homme.

Il semble bien que la différenciation physiologique ne crée de toutes pièces aucune qualité nouvelle, qu'elle se borne à développer l'une ou l'autre des facultés inhérentes en puissance à tout protoplasma.

2° A ces présomptions en faveur d'un dynamisme primordial commun à tous les éléments vivants, CLAUDE BERNARD a ajouté une sorte de contre-épreuve expérimentale. Il a montré que les anesthésiques suspendent tous les phénomènes vitaux dans le protoplasma soit animal, soit végétal. En effet, l'éther, le chloroforme, etc., abolissent la sensibilité nerveuse et la contractilité musculaire, paralysent les mouvements des cils vibratiles, des spermatozoïdes aussi bien que ceux de la sensitive, arrêtent la germination des plantes et l'activité fermentaire des levures.

Tenant compte de ces faits, on est porté à admettre que les dissemblances de constitution ne portent que sur des groupements atomiques d'importance secondaire, et qu'il est certaines dispositions fondamentales de l'édifice moléculaire qui ne varient point (*noyau chimique* de la molécule albuminoïde). D'après ce qui a été dit plus haut, ces dispositions doivent appartenir en propre au groupe central, au *biogène*.

A cette conception d'un protoplasme foncièrement *un*, répond nécessairement celle d'un dynamisme qui est toujours le même, et dont les manifestations variées de la vie ne représentent que des modalités particulières.

Ainsi comprise, l'irritabilité embrasse l'ensemble des réactions vitales qui relèvent du conflit incessant entre l'organisme et son milieu.

2° Mécanisme des réactions protoplasmiques. — Dans ce conflit, la substance animée se comporte à nos yeux comme un appareil à transformation de forces. Elle amasse de l'énergie et la dépense ensuite en actes variés, déterminés par les irritations du dehors d'une part, et par les influences héréditaires de l'autre.

Nous avons signalé plus haut les conditions particulières suivant lesquelles ces transmutations et ces émissions de force s'effectuent dans la machine vivante à laquelle s'applique rigoureusement la loi de la conservation de l'énergie.

Le travail cellulaire offre encore deux caractères généraux qui méritent de retenir notre attention : *l'inégalité entre l'excitation et la réaction*, et *l'intermittence*.

a. *Inégalité entre l'excitation et la réaction.* — On observe dans le fonctionnement du protoplasma une disproportion souvent très frappante entre l'intensité de l'excitation et celle de la **réaction** organique. Une stimulation très faible peut mettre en liberté une quantité très notable de force vive, prise sur la réserve que la cellule tient emmagasinée.

Ce déclanchement instantané de potentiel a été comparé à celui que fournissent les *matières explosives*. La décomposition brusque des grosses molécules albuminoïdes libère, sous forme de chaleur, de travail mécanique, etc., la forte charge d'énergie latente accumulée par la synthèse endothermique.

Ces molécules possédant une haute tension intérieure, grâce aux vibrations très prononcées des atomes qui les constituent, sont très instables et détonnent, pour ainsi dire, au moindre choc. Il s'agirait d'une véritable combustion alimentée par l'oxygène qui, suivant PFLÜGER, existe en forte proportion dans les molécules, et qui provient de la respiration, ainsi que des phénomènes de réduction reconnus par A. GAUTIER au sein des tissus.

La *physique moléculaire* joue également un rôle important. C'est ainsi que la décomposition des molécules protéiques en molécules plus simples, plus petites et plus nombreuses, entraîne une augmentation de la pression osmotique. Celle-ci, lorsqu'elle est rapide, se traduit, sur les cellules pourvues d'une membrane, par des phénomènes de turgescence tels que ceux qui président à certains mouvements des végétaux ; plus lente, elle intervient dans l'issue des produits de sécrétion du cytoplasme (PRENANT).

b. *Intermittence du travail.* — La théorie de l'explosivité rend compte aussi de l'*intermittence* qui est une autre caractéristique du dynamisme cellulaire. Le protoplasme, épuisé par une série de décharges (muscles, organes électriques, etc.), ne répond plus aux excitations et a besoin d'une période de repos pour se recharger, de façon à récupérer son irritabilité.

La *fatigue* exagérée ou trop souvent répétée, aboutit au *surmenage* qui finit par altérer la nutrition et représente un facteur important de lésions pathologiques.

3° Unité cellulaire, rôle du noyau. — L'harmonie qui règne dans le fonctionnement des différentes parties de la cellule devait faire naître l'idée d'un organe directeur, et l'on sait que CL. BERNARD avait attribué ce rôle au noyau.

Cette hypothèse n'est corroborée que dans une mesure assez limitée par les faits exposés ci-dessus. Nous avons reconnu, en effet, que certaines réactions chimiques peuvent s'accomplir encore en l'absence du noyau et l'on sait qu'il en est de même des mouvements amiboïdes, du battement des cils, etc... Par contre, il est hors de doute que le noyau joue un rôle prépondérant dans la segmentation, et, d'une façon générale, dans les opérations de synthèse morphologique, telles que la production des membranes cellulaires, etc. Ce rôle est prédominant, mais non exclusif, car l'activité formatrice elle-même ne donne que des résultats incomplets sans le concours du cytoplasme.

L'action des irritants nous montre aussi des différences dans la manière dont se comportent les deux principaux composants de la cellule. Bien des agents qui lèsent plus ou moins profondément le corps cellulaire n'empêchent pas le noyau de vivre et de se segmenter : en exposant des œufs fécondés au froid, au vide, aux vapeurs de chloroforme ou d'ammoniaque, la karyokinèse se poursuit pendant quelque temps, alors que la division cellulaire ne se fait plus. De même, les mouvements nucléaires peuvent persister dans des leucocytes dont le cytoplasme est immobilisé par les narcotiques.

Par contre, le noyau est plus sensible aux irritations galvaniques, à l'asphyxie par l'acide carbonique, à la privation de chaux et de magnésie.

Il est d'ailleurs d'autres parties de la cellule qui peuvent ainsi manifester des susceptibilités spéciales vis-à-vis des influences du milieu ; tel est le cas pour les cils, les vacuoles pulsatiles, etc.

Rien n'autorise, en fait, à assigner au noyau une place à part d'où il exercerait une sorte de domination sur le reste de la cellule.

La cytologie expérimentale, tout en confirmant la prépondérance du noyau au point de vue de la conservation de l'espèce et des caractères ancestraux, nous montre qu'il ne représente pas en réalité le centre administratif des fonctions cellulaires envisagées dans leur ensemble. Ce centre, nous ne pouvons le localiser nulle part, et nous ignorons par quel procédé se maintient la synergie fonctionnelle dans la cellule. Tout ce que nous pouvons affirmer à cet égard, c'est que le cytoplasme et le noyau ne sauraient se passer l'un de l'autre et que chacun d'eux ne survit que peu de temps lorsqu'on vient à les séparer.

Quant aux particules contenues dans le cytoplasme (granula, etc.), elles n'ont que la valeur d'*organites* adaptés à des fonctions spéciales.

Ce n'est qu'avec restriction qu'on peut qualifier de *vivants* certains dérivés cellulaires, les substances amorphes et les plasmas. « Les humeurs ne sont que ce que les cellules les font » (BOUCHARD).

Seule, la *cellule entière* représente la véritable unité anatomique et physiologique ; seule, elle offre au complet les attributs de la vie.

Ce qui vient d'être dit s'applique également à la substance vivante non divisée en cellules distinctes, aux *plasmodes* et aux *syncytes* multinucléés (voy. Cellules géantes, p. 160) au sein desquels les réactions vitales s'effectuent de même par la coopération d'éléments cytoplasmiques et d'éléments nucléaires.

§ 4. — Notions sur la pathologie de la cellule

1° La théorie de Virchow. — La notion de la composition cellulaire de l'organisme, établie par Schwann en 1838, n'a été mise en valeur au point de vue médical que vingt ans plus tard. C'est en proclamant, avec les embryologistes, que la cellule se reproduit en série ininterrompue par segmentations successives (*omnis cellula e cellula*), et en lui attribuant l'*irritabilité* glissonienne, que Virchow a édifié sa *Pathologie cellulaire* (1858).

Jusqu'à ce moment, les doctrines humorales et neuro-pathologiques s'étaient partagé la faveur du monde médical, et l'on n'accordait à l'action propre des tissus qu'un rôle bien effacé. Sous la plume du professeur de Berlin, la connaissance du véritable élément anatomique devint le point de départ d'une orientation toute nouvelle.

La *cellule* possédant au complet les caractères essentiels de la vie, capable de se nourrir, d'évoluer, de se reproduire et de réagir à sa façon aux impressions du dehors, acquit une importance et une autonomie à peine soupçonnées jusque-là par quelques rares précurseurs (Goodsir, Küss).

Les principes fondamentaux de la théorie de Virchow peuvent se résumer en quelques lignes. Virchow range les lésions élémentaires en deux grandes catégories :

1° *Les altérations passives, régressives,* impliquant une diminution dans l'énergie vitale des cellules ;

2° *Les modifications actives, progressives,* répondant à un redoublement d'activité de la part de ces éléments, à une exaltation de leur vitalité.

Il répartit ensuite en trois groupes les réactions pathologiques des cellules, suivant que celles-ci se trouvent à l'état d'*irritation nutritive, fonctionnelle* ou *formative.*

2° Les réactions pathologiques rattachées aux trois

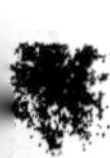

modes de l'activité cellulaire. — Ces divisions ne répondent qu'en partie à celles que nous avons adoptées ci-dessus. Mais il est facile de rattacher à l'activité chimique, énergétique et formatrice de la cellule l'indication sommaire des questions de pathologie cellulaire qui se rapportent aux sujets traités dans le Précis.

A. Troubles du chimisme et du physico-chimisme :

α) Nous devons citer ici, en premier lieu, les faits pathologiques dont l'interprétation relève de la comparaison avec l'activité des groupes fonctionnels du protoplasma, et en particulier avec les phénomènes de sécrétion. Telles sont : 1º les *altérations atrophiques* et les *dégénérescences* qui répondent à des lésions partielles de la nutrition ; 2º l'incorporation chimique, dans le protoplasma, des matières étrangères ou nocives, des substances pathologiques, tant solides que liquides, charriées par la circulation : *infiltrations minérales, pigmentaires*, etc., *fixation des poisons*.

β) De la connaissance des produits solubles, des actions fermentaires et du polydynamisme chimique de la cellule, découlent : 1º les notions concernant l'action des substances *coagulantes* et *anticoagulantes*, etc., ainsi que le rôle joué par les *lysines* dans les phénomènes de *résorption* pathologique ; 2º les théories actuelles sur la nature et la production des *anti-corps* et leurs rapports avec l'*immunité*. Ces corps comprennent des *substances agressives* (*lysines* et *toxines*), et des *substances empéchantes* (*antilysines, antitoxines*), s'opposant à l'action des premières.

En raison de l'analogie fondamentale du chimisme des microbes pathogènes avec celui de nos propres cellules, les procédés d'attaque et de défense sont sensiblement les mêmes de part et d'autre.

La constitution géminée des lysines (sensibilisatrice et cytase, BORDET), et des toxines (EHRLICH), a été rapprochée de celle des ferments digestifs protéolytiques (protéase pancréatique et entérokinase, PAVLOW) ; de même, la spécialisation des sensibilisatrices peut être mise en parallèle avec celle des diastases.

Grâce à ces analogies, les processus agressifs et la mise en jeu des défenses reçoivent une interprétation conforme aux données générales de la biologie. La *force médicatrice* de l'organisme relève désormais de réactions en tous points comparables à celles qui président aux mutations physiologiques de la nutrition.

γ) Aux troubles généraux du métabolisme, aux anomalies héréditaires ou acquises de la nutrition, se rapportent les *auto-intoxications* et les *diathèses*, conformément aux vues émises par le professeur BOUCHARD.

B. IRRITATION MOTRICE. — La pathologie des réactions motrices éclaire le mécanisme des *migrations cellulaires* et de la *phago-cytose*. Celle-ci met en jeu tout à la fois la motilité des éléments et leurs propriétés digestives, et son étude vient corroborer l'assimilation des procédés de défense aux actes de la nutrition.

C. IRRITATION FORMATIVE. — L'irritation formative suscite la répétition, sous l'influence des agents nocifs, des phénomènes normaux de multiplication et d'activité plastique.

C'est à l'étude du développement cellulaire et de l'histogenèse que l'on doit recourir pour trouver l'explication des *anomalies de la différenciation*, des *néoformations atypiques* (hétéroplasie et métaplasie, voy. p. 186).

En l'absence de données étiologiques bien établies, c'est aussi l'histogenèse qui sert de base à la *classification* des néoplasies de nature inconnue, des *tumeurs*.

Quoique bien sommaire, cette énumération suffit à donner une idée du domaine qu'embrasse la *pathologie de la cellule*, et à montrer comment la science contemporaine assiste enfin aux premiers développements de cette *cytologie pathologique*, qui n'était guère contenue qu'en germe dans la doctrine de VIRCHOW.

ARTICLE II

LE TISSU (TERRAIN ANATOMIQUE)

Les notions exposées dans cet article ont trait : 1° à la *division du travail* dans l'économie et à la *différenciation histolo-*

gique; 2° à l'*organisation fédérative du corps humain* et aux *trois liens assurant son unité fonctionnelle;* 3° à la *définition du terrain anatomique;* 4° à la signification de ce *terrain au point de vue pathologique.*

1° Division du travail et différenciation histologique. — Si toutes nos cellules offrent ainsi, dans leur constitution et dans leur dynamisme vital, un certain nombre de *caractères généraux,* on constate, d'un autre côté, qu'il existe entre elles des différences très notables. Ces différences sont l'expression de la *division du travail* qui s'est opérée dans l'économie; elles sont d'autant plus prononcées qu'on s'élève davantage dans l'échelle des êtres.

De même que dans une cellule on voit des parties différemment constituées, en raison des fonctions spéciales propres à chacune d'elles, de même la multitude des unités anatomiques de notre corps se trouve répartie en groupes distincts ou *systèmes* dont chacun est adapté à l'accomplissement de certains actes physiologiques déterminés. Il est à remarquer que le mode d'activité dévolu particulièrement à l'un des groupes se trouve affaibli, en proportion, dans tous les autres : on dirait que chaque espèce de cellule, en développant d'une façon prépondérante l'une (ou quelques-unes) de ses qualités natives, ait en même temps cédé aux cellules d'espèces différentes la plus grande part de ses autres propriétés, ne conservant de celles-ci que le minimum indispensable à l'entretien de sa vie.

Avec la spécialisation fonctionnelle, marche de pair la différenciation morphologique : chaque élément anatomique présente des particularités de forme et de structure, autrement dit des *caractères spéciaux* qui permettent souvent de reconnaître à première vue quel est le groupe dans lequel il doit être rangé.

Ces analogies et ces différences se retrouvent nécessairement à l'état de maladie. Parmi les lésions élémentaires qui siègent dans les cellules, les unes portent sur les caractères généraux, les autres sur les caractères spéciaux.

Les premières se présentent sous des aspects identiques dans quelque point de l'économie qu'on les envisage, et relèvent de *l'anatomie pathologique générale*.

Les secondes appartiennent en propre à tel ou tel groupe : elles rentrent dans les altérations particulières aux divers systèmes et organes, dont la description est du ressort de *l'anatomie pathologique spéciale*.

2° Organisation fédérative; les trois liens assurant l'unité fonctionnelle de l'organisme. — La différenciation entraine, au point de vue anatomique et fonctionnel, des conséquences qu'il faut examiner de plus près.

Chaque système anatomique, dans sa spécialité, travaille non seulement pour son propre compte, mais aussi pour celui de tout le reste du corps. Il en résulte que les différents groupes ne peuvent pas se passer les uns des autres.

Comme dans tout organisme social, chaque individu a abdiqué une partie de son autonomie au profit de la communauté : pour assurer la synergie fonctionnelle de l'ensemble, il est donc nécessaire que les divers groupements cellulaires soient maintenus dans un rapport intime et suivi.

Cette union se trouve réalisée par le concours de trois facteurs :

1° Le *milieu intérieur*, réparti à travers tout l'organisme par l'appareil circulatoire, et dont le rôle si bien mis en lumière par Cl. BERNARD, a pris encore plus d'importance de nos jours, avec la connaissance des sécrétions internes et des réactions sériques.

2° Le *système nerveux*, qui enregistre les impressions de tout ordre transmises par les nerfs centripètes, et les utilise pour équilibrer, avec une précision remarquable, par les voies centrifuges, les activités variées des appareils organiques ;

3° Les *influences mutuelles* qu'exercent les cellules les unes sur les autres, soit par contact ou par continuité directe (anastomoses), soit à distance, par les sécrétions internes qu'elles déversent dans la circulation. Certaines de ces sécrétions, appelées *hormones*, assurent une véritable *régulation humorale* de diverses fonctions, régulation qui s'opère parallèlement à celle du système nerveux, mais indépendamment de lui.

Les actions réciproques se passant entre les cellules et entre les tissus exercent en outre une influence directrice sur l'activité formatrice des éléments, influence qui intervient aussi bien pour le développement normal que pour celui des néoplasies pathologiques.

Grâce à cette organisation coopérative, le corps humain manifeste une grande force de résistance aux agents morbifiques. Pris individuellement, nos éléments anatomiques sont beaucoup plus fragiles que les êtres unicellulaires. Mais réunis, ils constituent un tout solidement agencé et fortement armé pour la lutte : car sitôt qu'une agression vient menacer un point quelconque de l'économie, celle-ci tout entière se met en défense.

Tenant compte de ces données, on est amené à reconnaître que les cellules, fortement enrégimentées dans la fédération organique, sont en réalité beaucoup moins indépendantes que l'avait admis Virchow. C'est le *tout* qui gouverne et les vies individuelles des éléments anatomiques lui sont étroitement subordonnées. Les amibocytes eux-mêmes n'échappent pas à la discipline : nous verrons par la suite quelle est l'influence des actions vaso-motrices sur la migration cellulaire et celle des humeurs sur la phagocytose.

3° Définition du terrain anatomique. — Si l'on passe de ces données théoriques à l'examen des faits concrets, il est facile de constater que les relations indispensables à l'harmonie fonctionnelle des divers systèmes anatomiques s'établissent par l'entremise du tissu conjonctif. C'est en effet ce tissu qui non seulement entoure les organes et les réunit entre eux, mais qui encore les pénètre sous forme d'une charpente subdivisée en cloisons et en travées de plus en plus ténues (stroma), dans l'épaisseur desquelles cheminent les ramifications vasculaires et nerveuses.

Bichat a parfaitement caractérisé le rôle des trois *systèmes généraux* (à savoir : le nerveux, le vasculaire et le conjonctif), *présents partout*, formant en quelque sorte le *canevas* de tous les systèmes spéciaux, de tous les appareils, et offrant à toutes les parties organisées une base commune et uniforme.

Ainsi l'organisation anatomique de l'ensemble, envisagée dans ses grandes lignes, se réflète fidèlement dans celle de chacune des parties composantes de l'économie. Les organes premiers des divers systèmes s'associent et se juxtaposent suivant un mode uniforme, et par suite les conditions générales de la nutrition se trouvent être les mêmes partout.

Le liquide nourricier que laissent transsuder les parois des capillaires sanguins et qui se répand dans les intervalles des éléments anatomiques, trouve ses voies d'écoulement les plus faciles dans la trame feutrée du tissu lamineux, dont il parcourt les espaces pour être repris ensuite par les radicules des vaisseaux efférents, veinules et lymphatiques (voy. fig. 8 et 50).

Ce plasma, dit aussi *lymphe des tissus*, baigne et imbibe les éléments cellulaires et autres, qui, pour la plupart, ne sont pas en contact direct avec le sang : c'est lui qui pourvoit à l'alimentation des tissus, qui remporte les déchets de la nutrition, et qui constitue, à proprement parler, le milieu intérieur ; il sert également de véhicule aux cellules migratrices qui jouent un rôle si important en pathologie.

On voit que le tissu conjonctif mérite pleinement, à cet égard, le nom d'*appareil intermédiaire de la nutrition* (RINDFLEISCH). Les voies plasmatiques interstitielles, interposées entre les capillaires sanguins (vaisseaux exhalants) et les lymphatiques (vaisseaux absorbants), répondent sensiblement aux *vaisseaux séreux (vasa serosa)* des anciens.

On peut, avec RINDFLEISCH, condenser dans une formule brève ces données d'histologie générale : 1° *Des cellules différenciées* en vue d'une besogne physiologique déterminée *(parenchyme)* et *des dérivés cellulaires* (fibres, substances amorphes) ; 2° *des réseaux vasculaires* dont les uns contiennent du *sang*, les autres de la *lymphe* ; 3° *des filets nerveux* ; 4° *un stroma conjonctif;* 5° enfin, *du plasma interstitiel* imprégnant les tissus et charriant des *cellules mobiles :* telles sont les parties dont nous désignons l'ensemble sous le nom de *terrain anatomique* et qui constituent essentiellement tous les organes de l'économie (fig. 8).

Ceux-ci présentent des différences structurales qui dépendent principalement de la forme et du mode de groupement des éléments parenchymateux. Mais, en dépit de cette variété, on retrouve partout une évidente analogie de composition.

Qu'on analyse, par exemple, un fragment de muqueuse, de

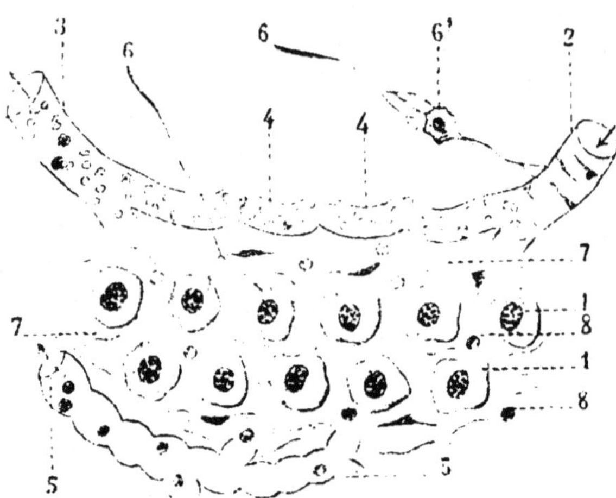

Fig. 8. — Schéma du terrain anatomique.

1, cellules différenciées (parenchyme). — 2, artériole. — 3, veinule — 4, capillaires sanguins. — 5, lymphatique. — 6, filets nerveux. — 6', cellule nerveuse périphérique. — 7, tissu conjonctif. — 8, cellules migratrices circulant dans le plasma interstitiel.

glande, de muscle, ou d'os, le complexus histologique demeure sensiblement le même et peut, sans difficulté, être rapporté au schéma ci-dessus.

La figure 9 nous montre, dans la texture du foie, un exemple concret du terrain anatomique, exemple qu'il est aisé de faire concorder avec le dessin théorique qui précède.

Par le fait de l'ubiquité des systèmes conjonctif, vasculaire et nerveux, la trame organique se montre composée partout des mêmes matériaux, assemblés suivant un même plan fondamental.

Le *terrain anatomique* [1], ainsi défini, répond à un fait presque

[1] Nous avons conservé le terme employé par RINDFLEISCH, en y ajoutant le qualificatif *anatomique* pour bien marquer que le mot *terrain*

aussi universel que la constitution cellulaire des organes. C'est le *tissu vivant* envisagé dans ce qu'il a de plus général, et d'une façon en quelque sorte impersonnelle.

4° Le terrain anatomique au point de vue de la pathologie : Histopathologie générale. — Offrant partout la même organisation, le terrain anatomique manifeste également, dans

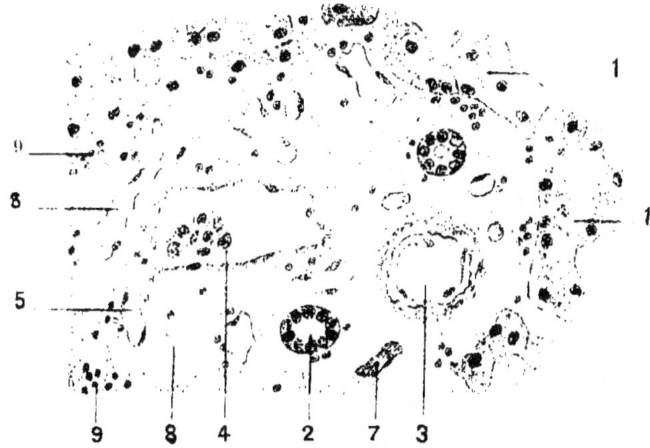

Fig. 9. — Exemple concret du terrain anatomique : espace de Kiernan (cancer du foie). Gr. 180/1).

1, 1, travées hépatiques. — 2, canalicule biliaire. — 3, artériole hépatique. — 4, veinule porte renfermant un groupe de cellules cancéreuses. — 5, capillaire sanguin. — 6, lymphatique. — 7, filet nerveux. — 8, tissu conjonctif riche en fines fibres élastiques. — 9, lymphocytes.

tous les points de l'économie, les mêmes réactions générales vis-à-vis des agents nocifs.

Tout naturellement, ces réactions sont complexes, et il en est de même des désordres anatomiques qui les accompagnent. Les lésions d'ensemble du terrain résultent de l'association des lésions élémentaires des solides et des liquides qui le constituent.

n'a pas ici la même signification que lorsqu'il est employé au point de vue clinique. En effet, dans ce dernier cas, il a trait aux particularités de la constitution individuelle (tares, diathèses) qui, chez un malade, impriment une modalité spéciale aux réactions pathologiques.

Les cellules présentent des changements de nombre, de forme, de volume et de structure, des bouleversements topographiques, des déplacements (migration). Les matières intercellulaires (substances amorphes), sont augmentées ou raréfiées, diversement modifiées dans leurs qualités physico-chimiques. Les troubles circulatoires se traduisent par des anomalies de répartition et par des altérations variées du milieu intérieur (sang, lymphe ; plasma interstitiel). Fréquemment aussi, on observe la présence de substances étrangères, de parasites.

On comprend que des modifications aussi disparates puissent se combiner de bien des manières. Suivant le degré et l'extension de chacune d'elles, suivant que c'est l'une ou l'autre qui prédomine, le tableau anatomo-pathologique offre des aspects fort dissemblables.

Mais, en dépit de cette diversité, il suffit d'un examen un peu attentif pour voir que les formes habituelles des *lésions de terrain* se rattachent toutes à un nombre restreint de types principaux.

Or, ces types répondent précisément aux *processus morbides localisés* qu'étudie la pathologie générale. L'histopathologie générale nous montre, en effet, que c'est le terrain anatomique pris en bloc, et non tel ou tel tissu en particulier, qui, suivant les cas, se transforme en foyer nécrosique, inflammatoire, néoplasique, etc.

Les processus généraux, dont il est le substratum matériel, correspondent à leur tour à certains des *syndromes* qui représentaient, dans l'ancienne médecine, les *éléments morbides* (au sens galénique du mot) [1].

On voit que la seule notion de la cellule et des altérations élémentaires ne fournirait qu'une base insuffisante à la pathologie générale. Pour établir la corrélation obligée entre les acquisitions de l'anatomie et de la physiologie pathologiques d'autre part, et les données traditionnelles de l'observation cli-

---

[1] Les altérations des différents tissus en particulier rentrent au contraire dans l'*Anatomie pathologique* spéciale et sont décrites dans le tome II du Précis.

nique d'autre part, il est nécessaire d'y ajouter celle du *terrain anatomique* et des processus localisés dont il est le siège.

De ce qui précède, on peut déduire une règle très simple pour l'étude de ces processus : il suffit de déterminer d'abord les lésions anatomiques et fonctionnelles que présente, dans un cas donné, chacune des cinq parties constituantes du terrain et de grouper ensuite dans une description d'ensemble les diverses anomalies que l'on a pu constater.

LIVRE II

ALTÉRATIONS RÉGRESSIVES DES CELLULES ET DES TISSUS

On trouvera dans ce livre la description de la nécrose suivie de celle des lésions atrophiques et dégénératives. Il convient, en effet, d'étudier les états dystrophiques conjointement avec la mort locale qui souvent en représente le dernier terme et en quelque sorte l'aboutissement naturel. Les matières de ce livre sont réparties comme il suit :

Chapitre I : *Mort locale, nécrose, gangrène.*

Chapitre II : *Atrophie simple.*

Chapitre III : *Modifications structurales, dégénérescences et infiltrations.*

Les altérations régressives sont toujours sous la dépendance d'un trouble de la nutrition.

A leur maximum de nocivité, les causes morbifiques produisent l'arrêt complet et définitif des échanges nutritifs : les parties sont frappées de mort : c'est la *nécrose.*

En présence d'une action pathogène moins intense, la nutrition continue de se faire, mais elle se poursuit dans des conditions anormales et défavorables. Les éléments sont malades, et, que le processus s'achemine vers la guérison ou vers une mort graduelle, la *nécrobiose,* ils traduisent leur état de souffrance par des altérations morphologiques variées.

Parfois il s'agit d'une lésion surtout *quantitative* : les éléments subissent une diminution de volume tout en conservant à peu près leur aspect habituel. Ce rapetissement constitue l'*atrophie simple* qui peut aller jusqu'à la disparition.

Plus souvent, la perturbation se manifeste par des altérations *qualitatives* : les éléments sont modifiés dans leur structure et fréquemment on y trouve des *substances étrangères* à leur composition normale. On dit alors qu'ils sont en *dégénérescence*.

Quelle signification faut-il attribuer à ces états dits dégénératifs ?

Nous avons vu (p. 16) que l'étude des formations ergastoplasmiques, des réactions colorantes des granula, etc., permet de suivre sous le microscope certaines phases des élaborations cellulaires : telle la production des grains d'amidon, des granulations zymogènes, des pigments.

C'est à ce même point de vue que l'on doit envisager les dégénérescences.

Par suite de pertubations affectant l'une ou l'autre des étapes chimiques qui se succèdent au cours de l'assimilation et de la désassimilation, certains produits transitoires du métabolisme organique peuvent devenir visibles. D'autres fois il s'agit de réactions insolites, de décompositions dans lesquelles les ferments lytiques semblent jouer un rôle, ou encore d'opérations de synthèse : de sécrétions particulières ou de combinaisons occasionnelles du protoplasma avec des corps en circulation, etc.

Nous trouvons, en effet, dans les transformations dites dégénératives, des apparences répondant à la fixation granulaire des graisses, du glycogène, du fer, des sels de chaux : nous y voyons le protoplasma ou les matières inter-cellulaires se remplir de globes, de blocs, de coulées de substances albuminoïdes anormales, véritables scories qui s'accumulent parce que les cellules malades ne sont plus capables de leur faire subir les mutations habituelles et de s'en débarrasser aussi rapidement que de coutume. Tous ces faits ne sont autre chose que l'expression tangible du chimisme pathologique du protoplasma.

Mais il est aisé de voir que la conception ancienne d'une *dégradation* des éléments, entraînant un état hypofonctionnel, ne saurait plus s'appliquer à toutes les apparences auxquelles il est fait allusion ici. Beaucoup d'entre elles sont au contraire l'indice d'une suractivité des cellules et traduisent, par exemple, des réactions de défense, etc... Si malgré cela nous les décrivons ici, conformément à la tradition, c'est parce que la signification réelle des lésions dégénératives nous échappe encore dans bien des cas.

Il ne faut pas oublier d'ailleurs que des modifications amenant l'usure rapide et la mort d'un certain nombre de cellules sont souvent l'expression de réactions utiles à l'ensemble de l'organisme malade.

Remarquons, enfin, que les cytologistes ont pris l'habitude de se servir du mot de dégénérescence pour désigner même certains produits de sécrétion *normaux* apparaissant au sein du cytoplasme. On comprend dès lors que ce terme, devenant ainsi commun à la physiologie et à la pathologie, doive tendre à s'éloigner de plus en plus du sens qui lui avait été attribué à l'origine.

A la suite de Virchow, l'usage s'est établi de faire une différence entre les *dégénérescences proprement dites* résultant d'une altération de la substance même des cellules, et les *infiltrations* dues à des corps charriés par la circulation et simplement déposés dans le protoplasme. Comme nous le verrons, cette distinction, justifiée en théorie, n'est guère facile à faire dans la pratique, car les matières infiltrées entrent, elles aussi, en combinaison avec les molécules vivantes. On a donc sous les yeux des composés à la constitution desquels les cellules et le plasma nutritif ont contribué tous deux, et cela est vrai également pour les produits de dégénérescence à situation extra-cellulaire. Pourtant, on se sert couramment du terme d'*infiltration* pour désigner certaines lésions dégénératives dans lesquelles le dépôt de matériaux empruntés au sang semble être le fait prédominant : telles sont notamment les incrustations minérales, les pigmentations hématiques, etc. Mais dans bien des cas les deux termes sont à peu près synonymes.

L'état incomplet de nos connaissances en cytologie pathologique ne permet pas de donner une classification rationnelle des lésions dystrophiques. Celles-ci constituent en réalité des séries très compliquées dont nous ne pouvons décrire actuellement que les termes les plus apparents. Pour les modifications structurales en particulier, dont l'appréciation est encore fort délicate, nous devrons nous borner à quelques indications sommaires.

Quant aux altérations régressives du milieu intérieur (plasma sanguin et liquide interstitiel), elles se manifestent surtout par des coagulations et leur étude se rattache logiquement à celle des troubles circulatoires et de l'inflammation.

CHAPITRE PREMIER

MORT LOCALE : NÉCROSE. GANGRÈNE

Le corps vivant peut subir des mortifications partielles plus ou moins étendues sans que son existence s'en trouve compromise, du moment que les fonctions centrales demeurent intactes.

La *nécrose* n'est autre chose que la *mort locale* des cellules et des tissus sur le vivant. Suivant les cas, elle n'atteint que des éléments isolés, des territoires circonscrits, où elle frappe au contraire des organes, des membres tout entiers.

§ 1. — ÉTIOLOGIE ET PATHOGÉNIE

La nécrose est causée :

α) Par des agents mécaniques, physiques ou chimiques. Les traumatismes (contusion, écrasement, commotion), les influences thermiques (congélation, brûlures), les rayons X, la lumière, l'électricité, les substances corrosives (acides, alcalis caustiques) etc., désorganisent directement le protoplasma vivant lorsqu'ils agissent avec une certaine intensité.

β) Par des poisons mêlés au sang. Ceux-ci arrivent aux tissus par la circulation plasmatique et manifestent souvent une action élective sur les éléments les plus délicats et les plus vulnérables : cellules du rein, du foie, cellules nerveuses. Tels sont le phosphore, le sublimé, l'acide chromique ; certains composés organiques comme les sels biliaires, l'acide urique ; et surtout les toxines, qu'elles soient déversées directement au contact des colonies microbiennes ou transportées à distance par la circulation.

γ) Par l'interruption de la circulation sous toutes ses formes. L'ischémie par compression, spasme ou obstruction des vaisseaux (ligature, thrombose, embolie) et la congestion passive, font l'une et l'autre mourir les éléments par privation de nourriture et d'oxygène et par accumulation des produits nuisibles de la désassimilation.

δ) Par des troubles de l'innervation (lésions des centres ou des nerfs périphériques). Dans les nécroses d'origine nerveuse, il est probable que les désordres vaso-moteurs, l'anesthésie entraînant l'abolition des réflexes défensifs, etc., jouent un rôle important à côté des phénomènes trophiques proprement dits, attribuables à l'action directe des nerfs sur la nutrition.

Dans beaucoup de cas, plusieurs des facteurs précités interviennent successivement ou conjointement pour amener la mort locale.

§ 2. — DESCRIPTION DES ALTÉRATIONS

Les altérations de la nécrose diffèrent notablement de celles qu'on observe au cours de la décomposition cadavérique. En effet, les parties nécrosées ne sont pas abandonnées passivement aux influences délétères du milieu cosmique ; elles demeurent au contraire en connexion intime avec l'organisme, au moins pendant quelque temps. A la vérité, les vaisseaux qui les desservaient sont généralement oblitérés par thrombose, mais les échanges interstitiels n'en persistent pas moins dans une certaine mesure entre le territoire mortifié et les tissus vivants qui l'avoisinent (KUSSMAUL a montré que l'iodure de potassium injecté en solution concentrée dans la plante du pied sur un membre gangrené, apparaît dans l'urine au bout de quatre à cinq heures). Le drainage opéré par ce reste d'irrigation plasmatique au sein de la substance nécrosée, tend à évacuer progressivement les parties solubles de celle-ci. Il se produit, en outre, une affluence de cellules migratrices qui contribuent à la liquéfaction, en même temps qu'elles s'emparent des particules non dissoutes et les transportent (phagocytose). Ces deux facteurs ont une part non négligeable dans les transformations ultérieures et dans la résorption des éléments détruits.

La résorption des parties mortes s'accomplit d'autant plus

facilement que le liquide qui les imprègne est plus abondant et moins coagulable. Elle remplit un rôle utile en déblayant le terrain ; mais, d'autre part, elle peut porter préjudice à l'organisme en introduisant dans le torrent circulatoire les substances toxiques que renferment les foyers de gangrène.

Après ces prémisses, nous étudierons successivement les

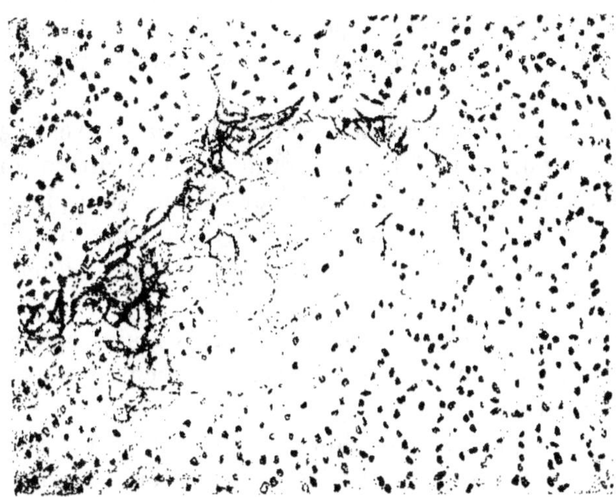

Fig. 10. — Foyer de nécrose (foie, éclampsie) montrant les cellules hépatiques mortifiées, claires et homogènes et des filaments de fibrine (GIERKE, in ASCHOFF, 1909).

lésions élémentaires, les *altérations d'ensemble* et les *terminaisons* de la nécrose, ainsi que les *métastases* à forme nécrosique.

1° Lésions élémentaires. — Sur les préparations microscopiques, les tissus mortifiés se différencient à première vue des parties voisines : leurs affinités électives pour les matières colorantes n'existent plus, de sorte qu'ils sont incolores ou teintés faiblement et d'une manière diffuse. La structure histologique paraît confuse, comme effacée ; les noyaux, en particulier, sont très pâles ou même tout à fait invisibles.

En effet, la chromatine nucléaire disparaît des cellules nécrosées, soit qu'elle se décompose sur place, soit qu'elle se dissolve et qu'elle diffuse dans le liquide interstitiel (chromatolyse). Souvent les trabécules du réseau chromatique s'agglomèrent d'abord en blocs irréguliers plus ou moins volumineux et fixant énergiquement les substances colorantes ; mais cette hyperchromatose n'est que le prélude de l'effritement et de la dissolution finale. Les parties achromatiques s'altèrent également, ainsi que la membrane nucléaire ; celle-ci peut se rompre et donner issue aux amas de chromatine qui alors se répandent dans le protoplasma ambiant.

De son côté, le corps cellulaire prend le plus souvent l'aspect d'un bloc homogène ou finement granuleux, à réfringence mate, dans lequel les détails de structure normale ne sont plus reconnaissables. Cette transformation est attribuée à une coagulation du protoplasma, d'où le nom de *nécrose de coagulation* (WEIGERT).

D'autres fois, la cellule se remplit de gros grains opaques, ou encore elle se condense et se dessèche en même temps que le noyau se ratatine (pycnose).

A ces formes qu'on peut qualifier de *sèches*, il y a lieu d'opposer les *nécroses colliquatives* dans lesquelles le protoplasma s'imbibe de liquide et paraît alors gonflé, parsemé de gouttes et de vacuoles qui souvent diffluent à l'extérieur. Dans ce cas, l'élément tout entier finit par se résoudre en un amas granuleux au sein duquel se trouvent en nombre variable des corpuscules donnant souvent les réactions de la graisse.

Il peut se produire également des coagula fibrineux ou fibrinoïdes dans les espaces inter-cellulaires (fig. 10). Ainsi toute la masse du tissu prend un aspect trouble et opaque : tantôt on ne distingue plus les contours des cellules qui semblent fusionnées, tantôt ces éléments se présentent comme des blocs hyalins qui subissent une fragmentation progressive. Telles sont du moins les apparences le plus communément observées. Car il faut ajouter qu'aux étapes successives de la désorganisation, la structure et la colorabilité des diverses parties de la cellule et du noyau peuvent se modifier de bien des façons.

En outre, l'aspect des éléments varie notablement suivant

leur constitution propre, suivant la cause de la mort, suivant
que celle-ci est survenue rapidement ou d'une façon plus lente.
Lorsque la cellule ne périt qu'à la suite d'une agonie prolongée,
que la vie s'y éteint graduellement après une période de lutte,
ce phénomène prend le nom de *nécrobiose*, par opposition à la
nécrose directe, immédiate.

La mortification peut aussi atteindre des éléments déjà
malades, frappés de dégénérescences variées, et dont les
cadavres présentent alors des altérations plus complexes que
s'ils avaient été tués en pleine santé.

2° Description d'ensemble. — L'aspect macroscopique des
parties mortifiées dépend, pour une part, de leurs qualités physiques : certains tissus opposent une résistance prolongée à la
destruction (squelette), tandis que d'autres tombent presque
immédiatement en déliquescence (encéphale).

A. PARTIES DURES, SÉQUESTRES. — Les portions d'os nécrosées,
séquestres osseux, conservent sensiblement leur apparence normale. Leur surface reste lisse et polie comme celle d'un os
qu'on a fait macérer, et cet aspect est d'autant plus frappant
qu'il contraste avec celui des parties adjacentes, hérissées d'ostéophytes et dans lesquelles les bords du séquestre sont souvent
comme enchâssés. On sait pourtant que cette intégrité de la
texture n'est qu'apparente et que les cellules osseuses, ainsi que
la moelle et les vaisseaux, sont profondément altérés.

De même, des fragments de cartilage mortifié persistent
parfois un temps fort long, avant que leur substance fondamentale, devenue translucide et rougeâtre, se ramollisse et
subisse la fonte muqueuse.

B. PARTIES MOLLES. — Pour les tissus mous, c'est surtout le
degré de richesse en liquide qui influe sur les caractères extérieurs des foyers de nécrose. Les troubles de l'irrigation sanguine et plasmatique jouent un rôle prépondérant à cet égard
et imposent la distinction classique en formes sèches et en
formes humides.

Deux facteurs principaux sont à considérer dans la genèse des formes sèches : la *dessiccation* (VIRCHOW) et la *coagulation* (WEIGERT).

a. *Momification, gangrène sèche.* — Au niveau des téguments mortifiés, l'eau des tissus peut se perdre par *évaporation* directe à l'air, et il se forme alors des croûtes généralement noirâtres parce qu'elles sont imprégnées de pigment d'origine hématique. C'est ainsi que se présentent, par exemple, les *escarres* de cautérisation.

Dans les parties profondes, la privation de liquide se fait par *résorption* graduelle, et il en résulte une véritable *momification* comme celle qu'on observe pour les fœtus retenus dans l'abdomen en cas de grossesse extra-utérine, pour les parasites (trichines, helminthes). Les tissus momifiés, les muscles en particulier, peuvent conserver très longtemps leur structure histologique.

Les deux processus interviennent concurremment dans la *gangrène sèche* dont le type est représenté par la gangrène dite *sénile*, suite de lésions artérielles et d'affaiblissement du cœur. Débutant habituellement par les orteils, elle peut s'étendre au pied et même à la jambe. Le membre paraît ratatiné, sec et brunâtre, de consistance ligneuse : l'aspect est celui d'un pied de momie.

b. *Nécroses de coagulation.* — C'est principalement dans les nécroses d'origine thermique, toxique ou ischémique, qu'on observe des phénomènes de coagulation dans le protoplasma et dans le liquide interstitiel. La précipitation intra-cellulaire de substance albumineuse à l'état solide est le facteur dominant dans les parenchymes (rein, foie, rate, organes lymphoïdes). Les infarctus anémiques du rein, de la rate ou du myocarde, en sont des exemples typiques : ils tranchent sur les parties saines par leur coloration blanche ou jaunâtre ; à la coupe, leur masse, de forme souvent conique, est dense et homogène, plus consistante que le tissu normal.

Abstraction faite des infarctus hémorragiques (v. page 267), la coagulation extra-cellulaire est surtout prononcée lorsque la mortification s'effectue en présence d'un exsudat inflammatoire riche en substances fibrinogéniques.

Tel est le cas pour les fausses membranes des muqueuses (diphtérie, etc.) et, à un moindre degré, pour les *foyers caséeux* tuberculeux ou syphilitiques, qui représentent une des formes les plus fréquentes et les plus caractéristiques de la nécrose de coagulation. Les éléments morts, encore reconnaissables ou à l'état de débris, sont inclus par places dans un réticulum de matière fibrineuse ou fibrinoïde.

Les foyers paraissent ternes, décolorés. Ils sont fermes et compacts lorsque la coagulation est complète et que le sérum resté liquide disparaît par résorption. Leur consistance et leur teinte jaune ou grisâtre rappellent celles de l'argile ou du fromage dur. Les plaques de Peyer et les ganglions tuméfiés des typhoïsants offrent des lésions analogues.

Si ce sont au contraire les influences anti-coagulatrices et peptonisantes qui prennent le dessus, si le territoire nécrosé s'imbibe abondamment de sérosité, on se trouve en présence d'un magma semi-liquide, crémeux, comparable à un fromage mou.

Il arrive assez souvent, d'ailleurs, que l'état physique varie aux diverses phases d'un même processus. C'est ainsi que la coagulation ou la dessiccation peuvent se montrer secondairement dans un foyer d'abord mou et succulent (pus concret) : réciproquement on voit des masses primitivement solides se ramollir plus tard.

c. *Nécrose colliquative.* — La liquéfaction des tissus morts, des exsudats coagulés, etc..., quand elle s'effectue sans odeur ni fermentation, constitue le *ramollissement simple* ou *colliquatif* tel qu'on l'observe, par exemple, à la suite des oblitérations artérielles dans les centres nerveux. La substance cérébrale nécrosée, très avide d'eau, s'hydrate aux dépens du liquide transsudé des réseaux vasculaires adjacents; ses éléments propres, fibres et cellules, se fragmentent et se dissolvent progressivement, formant une sorte de bouillie opaque qui tient en suspension des gouttelettes graisseuses et des détritus cellulaires libres ou inclus dans des leucocytes (corpuscules de Glüge).

Les tissus des fœtus qui ont macéré longuement dans le

liquide amniotique, les foyers de nécrobiose des tumeurs riches en cellules, peuvent présenter des transformations de même ordre. C'est une déliquescence aseptique, ou dans laquelle les micro-organismes ne jouent en tout cas qu'un rôle tout à fait effacé.

d. Gangrène humide, sphacèle. — Tout au contraire, la gangrène humide est caractérisée par la *putréfaction* des tissus nécrosés. Elle se montre surtout dans les parties les plus accessibles aux germes du dehors : la peau, les muqueuses, les poumons. La stase veineuse et l'œdème en favorisent la production et l'extension.

Un membre atteint de sphacèle est flasque et tuméfié, de consistance pâteuse au toucher ; sa coloration, d'abord livide et violacée, passe ensuite à une teinte brunâtre, tirant sur le vert ou presque noire, selon que les tissus renferment plus ou moins de sang. La peau se soulève bientôt en vésicules et en bulles qui crèvent, donnant issue à un écoulement d'*ichor* ou de *sanie gangréneuse* extrêmement fétide. La liquéfaction gagne progressivement le tissu cellulo-graisseux et les muscles qui se convertissent en un putrilage brunâtre ou d'un gris sale. Toutes les parties molles, même les nerfs, finissent par se détruire et par se détacher, ne laissant que les os et les cartilages, avec les tendons et les ligaments qui y sont fixés.

La paroi de l'utérus en état de sphacèle offre un aspect à peu près analogue ; celle de l'intestin prend une couleur feuille morte toute spéciale ; les foyers pulmonaires sont représentés par un magma noirâtre, etc...

La *gangrène blanche* (QUESNAY) ou *jaune* est une forme rare qui s'observe de préférence dans les régions où le tissu cellulaire sous-cutané est abondant et très lâche (scrotum) ainsi qu'aux membres inférieurs. La peau mortifiée, absolument exsangue, ressemble à celle d'un cadavre (d'où le terme de *cadavérisation* employé par CRUVEILHIER). Cet aspect répond simplement parfois à la phase initiale d'une gangrène ordinaire, sèche ou humide.

L'odeur repoussante qui se dégage des tissus en décomposition est des plus caractéristiques et provient des produits volatils tels que l'ammoniaque, le sulfure d'ammonium, les acides butyrique, valérianique, caprylique, l'hydrogène sulfuré ou phosphoré.

L'étude histologique des lésions montre que les éléments cellulaires se détruisent rapidement, ainsi que les globules rouges dont la matière colorante imprègne d'une manière diffuse les parties mortifiées. Les fibres conjonctives se gonflent par hydratation, se dissocient et se dissolvent. Les vésicules adipeuses laissent échapper leur graisse qui se répand de toutes parts, se mêlant à la sanie gangréneuse. Plus un tissu est lâche, mou, gorgé de sucs, plus il offre un terrain favorable au sphacèle. Les éléments élastiques sont les seuls qui se retrouvent plus ou moins intacts.

La sanie, examinée au microscope, contient des granulations protéiques, des gouttelettes graisseuses, des cristaux gras, des tables de cholestérine, de la leucine, de la tyrosine, du phosphate ammoniaco-magnésien, du carbonate de chaux, du chlorure de sodium, des grains pigmentaires dérivés de l'hémoglobine et un grand nombre de bactéries ; traitée par l'acide nitrique, elle prend une coloration rosée (Virchow).

Parmi les produits qui résultent de la fermentation putride, il en est de toxiques. Tels sont notamment les alcaloïdes cadavériques, les *ptomaïnes* (Selmi, Gautier, Brieger) dont la résorption pourrait occasionner un empoisonnement général de l'économie

C'est à tort pourtant qu'on a voulu rapporter simplement à l'*intoxication putride* les accidents septiques liés à la gangrène. En effet, tous les cas de sphacèle ne sont pas dus à l'invasion de tissus déjà morts par les microbes vulgaires de la putréfaction. Il y a des bactéries qui sont capables de produire par elles-mêmes la nécrose et la septicémie ; ce sont surtout des espèces anaérobies, dont le rôle est bien évident en ce qui concerne, par exemple, les gangrènes dites foudroyantes, gazeuses, etc... Dans ces formes, on observe un dégagement de gaz très abondant au sein des tissus infectés qui deviennent emphysémateux et crépitent sous le doigt.

3° Modes de terminaison de la nécrose. — Des cellules

frappées de mort isolément ou par petits groupes, sont simplement desquamées ou résorbées et il est pourvu à leur remplacement suivant le mode physiologique.

Le travail de réparation est plus compliqué quand il s'agit de territoires d'une certaine étendue.

a. *Inflammation limitante, résorption, cicatrisation.* — L'effet habituel de la nécrose, même aseptique, est de susciter une réaction inflammatoire de la part des tissus voisins. Le foyer se trouve environné d'une zone de tissu conjonctif jeune et très vasculaire qui bourgeonne activement et tend à l'envahir de proche en proche. Finalement, les parties nécrosées sont résorbées et remplacées par un noyau cicatriciel. C'est ce qui arrive le plus souvent pour les infarctus viscéraux.

b. *Enkystement.* — Parfois la résorption fait défaut : le territoire mortifié est simplement entouré par une capsule cicatricielle qui l'isole du reste de l'organisme et à l'abri de laquelle il persiste à l'état de masse caséeuse sèche et compacte ; celle-ci subit fréquemment l'incrustation calcaire.

Dans les foyers encéphaliques, les détritus de la substance nerveuse sont généralement résorbés, grâce surtout à l'activité des phagocytes, en même temps qu'il se constitue à la périphérie une mince membrane conjonctive et névroglique. Il en résulte la formation d'un kyste rempli d'un liquide transparent.

Ce mode de terminaison ne se voit qu'exceptionnellement dans les autres organes.

c. *Élimination.* — En cas d'infection bactérienne (foyers septiques, contact de l'air), l'inflammation limitante prend la forme suppurative et tend à l'élimination des parties mortes qui font l'office d'un corps étranger.

Ainsi l'on voit se détacher le bourbillon du furoncle, les escarres superficielles, les doigts atteints de gangrène sèche, parfois même toute la jambe. Il reste une plaie qui se ferme par deuxième intention.

d. *Ulcération.* — Fréquemment aussi la plaie demeure stationnaire, ou la nécrobiose poursuit son cours au niveau de la perte de substance causée par la chute d'une escharre ou par la destruction moléculaire d'une portion de tégument. Il en résulte une *ulcération* souvent fort lente à se réparer ou qui tend à s'agrandir en dépit d'une réaction inflammatoire insuffisante. Tels sont les ulcères phagédéniques des vénériens, les escarres de décubitus, l'ulcère rond de l'estomac et du duodénum. Il est des formes épidémiques, comme la pourriture d'hôpital, ou endémiques, comme le noma ; d'autres qui sont liées à des lésions nerveuses : mal perforant du pied, gangrène symétrique des extrémités, ulcération de la cornée consécutive à la section du trijumeau.

Ces cas relèvent généralement d'une pathogénie complexe ; les actions mécaniques, les troubles circulatoires ou nerveux s'unissent aux influences microbiennes pour affaiblir la résistance des tissus et pour entraver le travail de régénération. Souvent aussi il y a lieu d'incriminer le mauvais état de la nutrition générale : on sait par exemple avec quelle facilité la moindre lésion devient gangréneuse chez les diabétiques.

4° Métastases. — Lorsque des thrombus veineux sont envahis par des microbes très virulents et qu'ils deviennent le point de départ d'embolies septiques, on peut observer des foyers métastatiques gangréneux, en particulier dans les poumons.

CHAPITRE II

ATROPHIE SIMPLE

Une partie du corps est dite *atrophiée* lorsqu'elle a subi une réduction appréciable de son volume et de sa masse.

1° L'atrophie en général. — Le rapetissement d'un organe ne peut être que l'expression macroscopique de l'atrophie individuelle des éléments anatomiques qui le constituent, ou de la disparition d'un certain nombre d'entre eux. Habituellement, les deux modes sont associés, le processus régressif, pour peu qu'il soit accentué, entraînant presque toujours la destruction complète des éléments les plus atteints.

Les dérivés cellulaires, tels que les substances amorphes de l'os et du cartilage, par exemple, peuvent s'atrophier comme les cellules elles-mêmes.

L'atrophie purement *quantitative*, atrophie *simple*, n'embrasse plus aujourd'hui qu'un domaine de plus en plus restreint. À mesure que se perfectionnent les moyens d'investigation, on arrive à reconnaître que la décroissance pathologique des éléments et des organes est généralement liée à des altérations structurales : il y a donc à la fois modification qualitative et quantitative, et les atrophies *dégénératives* (Voir ci-après) sont de beaucoup les plus fréquentes. Cependant nous nous conformerons à l'usage en continuant de décrire parmi les atrophies simples les cas où les altérations sont peu prononcées et où la diminution de volume constitue le fait le plus saillant.

Une partie vivante devient plus petite toutes les fois que l'apport ne suffit plus à compenser les pertes et que la désassimilation l'emporte sur l'assimilation. Ce processus élémentaire est la caractéristique de l'atrophie vraie, laquelle ne se traduit pas toujours par un changement corrélatif dans les dimensions extérieures des parties.

C'est ainsi que la grosseur de la rate peut varier notablement suivant le degré de la réplétion sanguine et sans qu'il y ait aucune modification du tissu splénique. Un os atteint d'ostéoporose semblerait souvent parfaitement intact ; le poumon emphysémateux est même tuméfié, et pourtant l'un et l'autre ont subi une raréfaction de leur substance propre : il y a une atrophie prononcée, au sens exact du mot.

Il faut remarquer aussi que dans les divers organes la régression frappe surtout les éléments les plus différenciés, cellules glandulaires et nerveuses, fibres musculaires, etc. Concomitamment, le stroma conjonctif, le tissu adipeux, la névroglie, manifestent plutôt une tendance à l'hyperplasie. Une prolifération abondante de ces tissus accessoires peut masquer, à un examen superficiel, les pertes subies par les éléments essentiels ; dans certains cas même, les organes malades sont plus gros que normalement (*pseudo-hypertrophies*, voir p. 185).

L'atrophie est due essentiellement, soit à une modification du protoplasma qui devient incapable d'assimiler d'une façon normale, soit à un apport insuffisant de substances nutritives.

Les causes qui mettent en jeu l'un ou l'autre de ces facteurs et les conditions dans lesquelles ceux-ci exercent leur action sont très variées. Aussi est-ce surtout en se fondant sur la pathogénie qu'on a pu tenter d'établir une classification des états atrophiques.

2° Les diverses formes. — Nous allons passer en revue les diverses formes décrites par les auteurs :

a. *Atrophie physiologique, atrophie sénile.* — Remarquons tout d'abord qu'il se produit normalement une rupture de l'équilibre nutritif dans les éléments qui sont arrivés à la période de sénescence et dont l'activité assimilatrice se ralentit peu à peu avant de s'éteindre définitivement. C'est là le mécanisme des involutions graduelles qu'on observe : 1° au cours du développement, sur les organes transitoires tels que les vaisseaux ombilicaux, le canal artériel, le canal veineux, le corps de

Wolff, le thymus ; 2° chez l'adulte, sur les organes à fonction intermittente : régression de l'utérus après l'accouchement, des mamelles après la lactation ; 3° chez le vieillard, sur la plupart des tissus. Mais, bien qu'elle soit dans une certaine mesure le résultat naturel de l'affaiblissement général inhérent à la vieillesse, il faut rappeler que l'atrophie sénile s'accompagne souvent de véritables altérations organiques (artériosclérose, etc.) A ce titre, elle se trouve en quelque sorte à la limite des phénomènes de décroissance d'ordre physiologique et de ceux qui sont dus à des influences morbides.

Elle est surtout apparente sur le tégument externe (substance amorphe du derme, pannicule adipeux) qui paraît aminci et ridé, et sur ses dépendances (follicules pileux), mais elle affecte également le squelette, les organes lymphoïdes (ganglions, amygdales). le cerveau. et certains viscères : cœur, reins, foie. glandes génitales.

b. *Atrophie par inanition.* — L'insuffisance générale de la nutrition résultant, soit de la privation d'aliments (famine, cancers du tractus digestif, etc...), soit d'une assimilation défectueuse (consomption fébrile, marasme, cachexies) se traduit par un amaigrissement qui porte pour la majeure partie sur la graisse, le sang et les muscles, puis, à un moindre degré, sur le foie et les autres viscères. Le cœur et les centres nerveux ne sont atteints qu'en dernier lieu, car ils se nourrissent par autophagie aux dépens du reste de l'organisme, jusqu'à l'extrême limite où l'émaciation cesse d'être compatible avec la vie.

L'insuffisance *locale* de la circulation occasionne surtout les dégénérescences et la nécrose, et l'on peut se demander s'il existe en réalité des atrophies purement ischémiques (sténose des artères du cerveau, du rein, etc...) ? L'influence de la congestion veineuse paraît mieux démontrée ; une cyanose de longue durée peut causer l'amoindrissement tant individuel que numérique des éléments parenchymateux (foie cardiaque).

c. *Atrophie par compression.* — Une pression prolongée et assez modérée pour ne pas entraîner la mortification, est généralement suivie d'atrophie. Les sillons scléreux de la face antérieure du foie, consécutifs à l'usage du corset, en sont un exemple. Toutes les scléroses contribuent ainsi à l'atrophie des parenchymes qui en sont affectés.

On peut citer encore ici l'*usure* (par résorption) des os au contact des corpuscules de Pacchioni, des kystes du cuir chevelu, des anévrismes, des tumeurs. La pression excentrique, due, par exemple, à la formation d'une collection liquide, peut aboutir

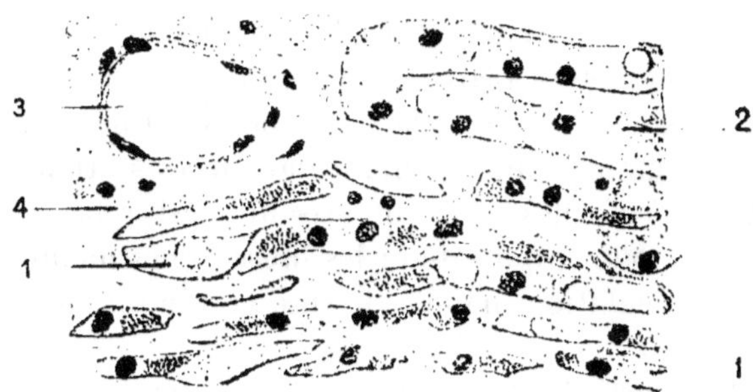

Fig. 11. — Cellules du foie en voie d'atrophie,
au voisinage d'un noyau cancéreux. Gr. 400/1.

1, 1, cellules hépatiques aplaties et atrophiées par compression. — 2, cellules hépatiques normales. — 3, veinule. — 4, Tissu de sclérose avec lymphocytes.

au même résultat : atrophie rénale dans l'hydronéphrose ; atrophie des organes au pourtour des kystes de toute nature.

d. *Atrophie par inactivité.* — La nutrition se trouvant en corrélation intime avec la fonction, les organes s'atrophient lorsqu'ils sont mis hors d'usage et devenus incapables, pour quelque cause que ce soit, de remplir leur rôle physiologique. C'est ce que l'on peut observer pour les muscles et même pour les os et les jointures d'un membre immobilisé d'une façon durable ; pour le rebord alvéolaire des maxillaires après la chute des dents ; pour l'intestin au-dessous d'un anus contre nature ; pour les glandes dont le conduit excréteur est oblitéré.

Quelques auteurs ont cru devoir aussi admettre une atrophie par surmenage. Nous n'en connaissons pas d'exemple bien net.

e. *Atrophie d'origine nerveuse.* — On sait que dans les tractus blancs du névraxe aussi bien que dans les nerfs périphériques, les fibres nerveuses dégénèrent lorsque leur continuité avec les cellules d'origine vient à être interrompue ou que ces cellules sont lésées : dans ces cas, l'atrophie, souvent systématisée, s'étend aux groupes musculaires correspondants.

Dans les mêmes conditions, on observe aussi dans les autres tissus, des altérations régressives dites *neuro-trophiques* ; la peau présente des taches pâles ou livides, parfois pigmentées : elle s'indure et se dessèche et finalement on voit s'atrophier les poils, les ongles, les glandes (trophonevroses diverses : sclérodermie, morphée, etc.). L'atrophie peut encore porter sur le squelette (lésions osseuses et articulaires du tabes), et même s'étendre à toute une région (hémiatrophie faciale après section du trijumeau). Une forme des plus intéressantes est représentée par l'atrophie dite *réflexe* qui atteint les muscles des membres avoisinant une articulation malade, les muscles intercostaux en cas de pleurésie, etc.

A côté de l'inertie fonctionnelle (muscles, glandes) et des troubles vaso-moteurs, on invoque généralement pour la pathogénie de ces altérations, la suppression d'une *action trophique* spéciale, liée à l'intégrité de l'innervation.

Réciproquement, il arrive que les fibres et les cellules nerveuses sont entraînées dans la destruction des parties qu'elles innervent : atrophie du nerf optique suivant celle de la rétine, atrophie des cellules motrices des cornes antérieures après amputation d'un membre.

f. *Atrophies d'origine inflammatoire.* — Les atrophies liées aux *inflammations* sont la conséquence des altérations subies par les éléments intéressés au cours du processus phlegmasique (atrophie testiculaire après orchite, etc.).

g. *Atrophie par intoxication.* — On voit des atrophies localisées se manifester sous l'influence de substances toxiques (atrophie des muscles de l'avant-bras dans le saturnisme) ou médicamenteuses (atrophie thyroïdienne par l'iode) et aussi sous celle des toxines microbiennes (diphtérie).

Ces corps agissent tantôt directement et sans doute en vertu d'affinités chimiques particulières, tantôt d'une manière indirecte parce qu'ils altèrent les nerfs se rendant aux parties intéressées.

h. *Atrophies sympathiques.* — Les atrophies dites sympathiques, comme celle qui atteint les mamelles après ablation ou destruction des ovaires, semblent devoir être attribuées à la suppression d'une sécrétion interne.

i. *Atrophies congénitales.* — Dans les états atrophiques congénitaux ou infantiles, la petitesse anormale des organes est le résultat, non d'une régression partielle, mais bien d'un développement incomplet (hypoplasie). La pathogénie de ces troubles de la croissance est obscure et sans doute très variée. Certains d'entre eux sont manifestement sous la dépendance de lésions encéphaliques : telle est l'*hémiatrophie infantile* qui porte sur une moitié du corps et sur la moitié de la face du côté opposé (atrophie croisée).

Il y a, non plus atrophie, mais *aplasie*, lorsqu'un organe ou une partie du corps fait entièrement défaut par suite d'une absence de développement.

CHAPITRE III

MODIFICATIONS DE STRUCTURE
DÉGÉNÉRESCENCES ET INFILTRATIONS

Ce chapitre est divisé en douze articles, savoir :

1° *Modifications structurales ;*
2° *Dégénérescence albumineuse ;*
3° *Infiltration et dégénérescence graisseuses ;*
4° *Infiltration et dégénérescence glycogènes ;*
5° *Dégénérescence muqueuse ;*
6° *Dégénérescence cornée ;*
7° *Dégénérescence colloïde ;*
8° *Corps concentriques. Globes hyalins intra-cellulaires ;*
9° *Dégénérescence hydropique, vacuolisation ;*
10° *Dégénérescences hyalines (hyalin et amyloïde) ;*
11° *Dégénérescence pigmentaire ;*
12° *Infiltrations minérale et uratique. Lithiase.*

ARTICLE PREMIER

MODIFICATIONS STRUCTURALES

La plupart des états régressifs s'accompagnent de changements
dans la structure des éléments anatomiques. Il est des cas où la
modification structurale constitue toute la lésion, sans qu'il y
ait en même temps ni atrophie, ni dégénérescence. Ces altérations de détail se voient surtout sur les cellules dont la différenciation morphologique est très accusée et souvent leur étude
exige l'emploi d'une technique spéciale.

C'est ainsi que l'on peut constater des bouleversements et un
effacement plus ou moins complet des parties figurées du cytoplasme : par exemple des filaments et des réseaux protoplasmi-

ques, des formations mitochondriales telles que les stries basales des cellules du rein et de certaines autres glandes, ou les granula d'Altmann, de la fibrillation des cellules malpighiennes dans l'épiderme, de la bordure en brosse garnissant l'épithélium des tubes contournés du rein, de la striation musculaire, etc... De même, les granulations de Nissl des cellules nerveuses s'atrophient et disparaissent sous l'influence de divers poisons et toxines, de la section des nerfs.

D'une façon générale, les éléments différenciés perdent leur structure caractéristique lorsqu'ils sont mis dans l'impossibilité de remplir leurs fonctions spéciales : c'est ce qu'on exprime parfois en disant qu'ils reviennent à un état embryonnaire, non différencié (anaplasie).

Dans les noyaux, on observe souvent l'hypo- ou l'hyperchromatose, la conglomération du réticulum nucléaire en amas irréguliers, etc.

Beaucoup de ces dégradations fines sont difficiles à différencier des modifications qui traduisent le fonctionnement physiologique et la simple fatigue des éléments. Elles ne prêtent pas à une description d'ensemble et il en sera fait mention à propos de chaque cas en particulier.

Outre les changements de type qui seront décrits à l'article *métaplasie*, il y a encore lieu de signaler des perturbations dans l'agencement régulier des cellules entre elles : telles sont la dislocation des travées hépatiques, la fragmentation du myocarde.

Les substances fondamentales présentent des faits de même ordre : c'est ainsi que la matière amorphe du cartilage prend un aspect strié, se fendille et subit une sorte de clivage dont le dernier terme est l'état *velvétique*.

ARTICLE II

DÉGÉNÉRESCENCE ALBUMINEUSE

GRANULEUSE, PARENCHYMATEUSE, TUMÉFACTION TROUBLE

Cette altération se traduit par l'apparition d'une multitude de granulations au sein du corps cellulaire. Le protoplasma

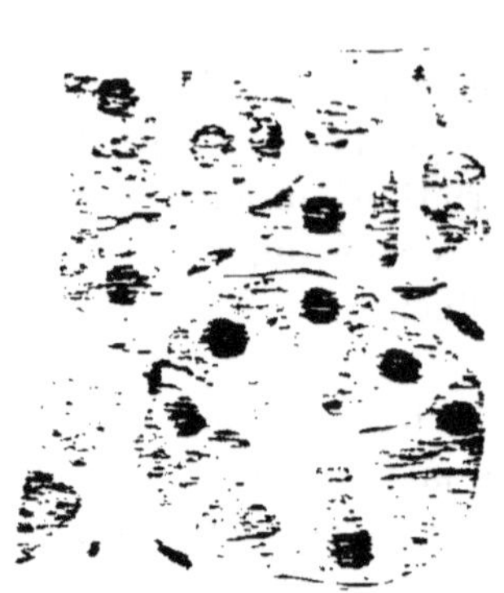

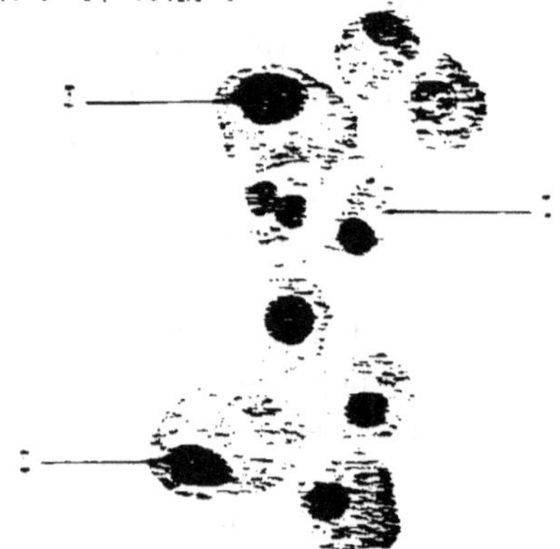

rein, sur les cellules nerveuses et sur le myocarde : mais elle atteint également les cellules des autres parenchymes, celles de la série conjonctive, les leucocytes.

Macroscopiquement, les organes sont un peu augmentés de volume, décolorés, de consistance pâteuse. Sur la coupe, le tissu parait mat et grisâtre, plus ou moins exsangue et peu succulent : dans les formes très accentuées, on dirait qu'il a été cuit.

La régression granuleuse s'observe à l'état de lésion localisée, sous l'influence de l'ischémie, du surmenage, au contact de substances irritantes.

On la trouve généralisée, à la suite des brûlures étendues, dans les stades avancés de l'inanition, dans certaines intoxications (phosphore, arsenic, chloroforme) : mais elle est surtout la lésion caractéristique des *toxi-infections* (fièvres éruptives, fièvre typhoïde, diphtérie, septicémies) et elle se montre constamment dans les *inflammations* des parenchymes.

VIRCHOW avait admis que la tuméfaction trouble était due à une exagération de l'attraction exercée par la cellule sur les substances assimilables du milieu ambiant : les éléments se gorgeaient de nourriture en vertu d'une *irritation nutritive*. Mais il a eu soin d'ajouter que ces cellules en état d'*hypertrophie aiguë* manifestaient une grande tendance à dégénérer.

Aujourd'hui on considère généralement cette altération comme l'expression d'une désorganisation partielle des albumines du protoplasma, consécutive à leur combinaison avec les toxines et entrainant la précipitation de certaines matières protéiques, en même temps que la cellule est gonflée par l'absorption d'une plus grande quantité de liquide.

Cependant nous aurons à relater plus loin (Inflammation, p. **324**) des observations probantes qui ont confirmé pleinement la conception de VIRCHOW en ce qui concerne l'hypertrophie aiguë des éléments conjonctifs et des endothéliums irrités. Même pour les cellules parenchymateuses, il peut y avoir au début, une phase d'hyperactivité fonctionnelle précédant les modifications régressives. Par contre, la nature dégénérative du processus est bien évidente dans les stades ultérieurs.

En effet, la métamorphose granuleuse, facile à reproduire

expérimentalement, n'est susceptible de réparation que jusqu'à une certaine limite, alors que les noyaux des cellules atteintes ne sont que légèrement modifiés. A un degré plus avancé, la chromatine nucléaire se fragmente et disparaît, en même temps que la décomposition du cytoplasme suit une marche progressive. Dans ces cas, le processus aboutit fatalement à la nécrobiose et à la destruction des éléments malades qui se résolvent en un amas granuleux. Fréquemment. cette évolution défavorable est annoncée par l'apparition de gouttelettes graisseuses parmi les grains du protoplasma tuméfié, et

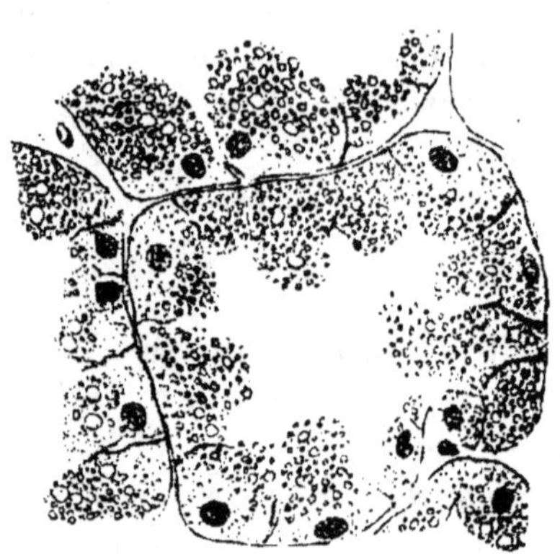

Fig. 14. — Tubes contournés du rein. Cellules en dégénérescence granulo-graisseuse. Gr. 400/1.

ainsi la dégénérescence granuleuse peut passer insensiblement à la transformation graisseuse ou se combiner avec elle.

ARTICLE III

INFILTRATION ET DÉGÉNÉRESCENCE GRAISSEUSES

Les trois paragraphes de cet article sont consacrés à l'étude de la *graisse normale* et à celle des états pathologiques caractérisés par la présence anormale de graisse dans les tissus (*infiltration et dégénérescence graisseuses*).

§ 1. — GRAISSE NORMALE

Nous examinerons ici : 1º la *répartition* de la graisse dans l'organisme ; 2º ses *réactions* ; 3º ses *modes de pénétration* dans les éléments anatomiques.

1° Répartition de la graisse. — On trouve normalement de la graisse :

α) dans l'épithélium intestinal au moment de l'absorption du chyle ;

β) dans les tissus spécialement chargés d'enmagasiner les réserves de matières grasses et de maintenir l'approvisionnement de l'organisme en combustible : cellules adipeuses, cellules du foie, des capsules surrénales ;

γ) dans les épithéliums des glandes dont les sécrétions contiennent des substances grasses : mamelle, glandes sébacées, glandes de Meibomius.

Le perfectionnement de la technique histologique a permis, en outre, de déceler des traces d'infiltration graisseuse dans les cellules du rein et du testicule ; dans les couches profondes de l'épiderme ; dans les glandes sudoripares, lacrymales, salivaires ; dans le pancréas ; dans les endothéliums ; dans les interstices du tissu conjonctif, etc.

En réalité, la propriété de fixer les corps gras est commune à la plupart des éléments anatomiques ; car l'analyse chimique retrouve de la graisse dans bien des parties où elle n'est pas visible au microscope.

2° Nature et réactions. — La graisse incluse sous une forme visible dans le protoplasma s'y montre à l'état de sphères de toutes grandeurs, depuis des granulations extrêmement fines jusqu'à des gouttes volumineuses mesurant de 1 à 2 dixièmes de millimètre. Elle est caractérisée par sa réfringence et par ses réactions micro-chimiques : insoluble dans l'acide acétique, soluble dans l'éther, la benzine, le chloroforme, elle se colore en noir par l'acide osmique, en bleu par le bleu de quinoléine, en rouge orangé par le sudan III, en rouge vif par l'écarlate R.

Au point de vue physiologique, on doit distinguer les *graisses de constitution*, intimement combinées aux albumines du protoplasma, de celles qui sont simplement *emmagasinées* dans celui-ci et qui, lâchement fixées, représentent des dépôts toujours disponibles et mobilisables pour les besoins de l'organisme.

Les réserves accumulées dans le tissu adipeux, le foie, etc., se composent principalement de graisses neutres, glycérides des acides oléique, stéarique et palmitique.

Mais on trouve aussi des savons et des lipoïdes plus complexes, renfermant de la lécithine, du protagon, de la cholestérine. Certains de ces composés, notamment ceux qui contiennent de la cholestérine, se distinguent des gouttes graisseuses ordinaires en ce qu'ils se colorent par le rouge neutre et qu'ils présentent le phénomène de la double réfraction à la lumière polarisée. On les désigne collectivement sous le nom peu précis de *myélines*.

3° Modes de pénétration. — On admet que les graisses peuvent entrer dans les cellules sous deux formes : 1° à l'état d'émulsion très fine (pénétration physique) ; 2° à l'état de dissolution. Les corps gras étant dédoublés et saponifiés par les ferments lipasiques (Hanriot), le protoplasma absorbe les composants, acides gras et glycérine, et reconstitue la graisse par synthèse. En employant la méthode d'Altmann et la coloration par l'acide osmique, on voit que les granula fuchsinophiles se teignent en noir d'une façon progressive, en commençant par leur périphérie. La substance grasse se combine à la matière azotée des granules qu'elle finit par imprégner dans toute leur épaisseur. Telle est l'origine des petites granulations graisseuses qui peuvent ensuite confluer en gouttelettes de plus en plus grosses ; 3° enfin, les gouttes libres peuvent aussi être englobées directement et transportées par les phagocytes ; c'est ce qu'on observe, par exemple, dans les ganglions mésentériques quand le chyle est chargé de graisse.

Dans le sang, les particules de graisse très finement émulsionnée sont visibles à l'ultra-microscope (*hémoconies*).

§ 2. — INFILTRATION GRAISSEUSE

Dans cette forme, la graisse charriée par le sang s'accumule en excès dans les tissus suivant le mode physiologique.

Il en résulte une surcharge graisseuse, qui ne reste pas limitée au foie et aux points où l'on trouve normalement du tissu adipeux (pannicule sous-cutané, épiploon, etc.), mais qui peut affecter toutes les parties du corps où il existe du tissu conjonctif lâche. L'infiltration s'étend de proche en proche, en suivant le réseau des cellules connectives anastomosées (cellules adipophores) ; elle les remplit les unes après les autres, sous la forme de gouttelettes qui, d'abord isolées, confluent peu à peu dans chaque élément en une grosse goutte sphérique. Le noyau est aplati et refoulé vers la surface, ainsi que le protoplasma qui se trouve réduit à une mince couche superficielle. Mais il n'y a aucun indice de dégénérescence : en cas d'amaigrissement, la goutte de graisse se fragmente en gouttelettes de plus en plus ténues qui sont résorbées et la cellule, qui semble n'avoir éprouvé qu'une gêne mécanique, reprend son aspect habituel.

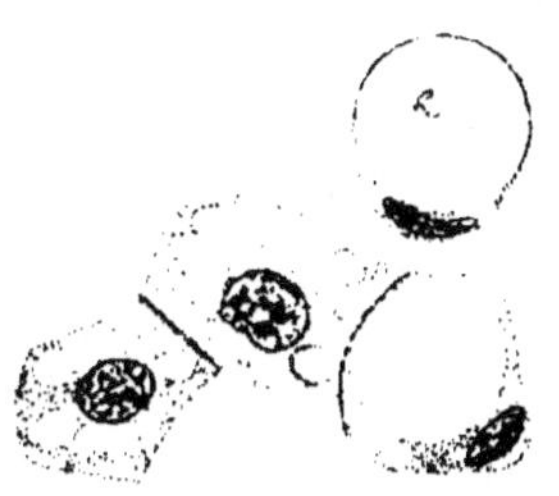

Fig. 15. — Infiltration graisseuse des cellules hépatiques (foie gras tuberculeux). Gr. 500 1.

Les vacuoles claires dessinent l'emplacement qu'occupaient les gouttes adipeuses.

L'augmentation du tissu adipeux peut être locale, et celui-ci semble alors jouer souvent le rôle d'une simple masse de remplissage prenant la place de parties parenchymateuses disparues : lipomatose périrénale en cas d'atrophie du rein, lipomatose de la mamelle en régression, du pancréas, des ganglions lymphatiques, etc. (*lipomatose e vacuo*).

Il y a des formes nerveuses, liées aux paralysies, aux lésions des nerfs, aux névroses. On peut encore citer ici les lipomes et pseudo-lipomes symétriques, l'adéno-lipomatose.

Plus ordinairement, l'infiltration est généralisée et se montre alors partout, jusque dans les cloisons conjonctives intra-musculaires, sous les séreuses, etc. Il n'y a d'exception que pour quelques régions : les paupières, les oreilles, le scrotum. Dans cet état, qui constitue l'obésité ou polysarcie, le poids du corps peut arriver à dépasser 300 kilos.

La surcharge graisseuse a surtout des conséquences graves pour le cœur lorsqu'elle pénètre dans les interstices des fibres du myocarde qui s'atrophient.

L'obésité, plus fréquente chez la femme, débute communément vers l'âge mûr. A un degré modéré, un certain embonpoint survenant à cette époque, est en quelque sorte un phénomène physiologique et ce n'est que lorsqu'il devient excessif que le processus d'engraissement constitue un état morbide.

Sa cause réside dans un vice de la nutrition générale dont le mécanisme est encore obscur (excès d'assimilation ou défaut de désassimilation). Elle est favorisée par une alimentation surabondante, par une vie sédentaire. Souvent elle débute à la suite de la ménopause, d'une grossesse, d'une infection et elle peut être activée aussi par des saignées répétées, par la castration. L'hérédité y joue un grand rôle (diathèse arthritique constatée dans plus de la moitié des cas) et peut la faire apparaître dès l'enfance.

C'est encore sous l'influence d'un trouble général de la nutrition que se produit l'infiltration graisseuse du foie chez les alcooliques, les tuberculeux. Le foie gras est augmenté de volume, sa coloration est jaunâtre et sa consistance plus molle ; la surface de section est onctueuse au toucher et présente un reflet mat.

Dans tous ces cas, la graisse ne s'est pas formée dans les points où nous la trouvons : elle provient d'ailleurs et a été importée en excès dans les éléments qui sont le siège de l'infiltration.

§ 3. — DÉGÉNÉRESCENCE GRAISSEUSE

1° Définition. — Contrairement à ce qui vient d'être dit pour l'infiltration simple, l'apparition des gouttelettes graisseuses est ici l'indice de l'altération des cellules : *les éléments dégénèrent*, en même temps qu'ils deviennent graisseux.

Si l'on s'en tenait à la définition donnée jadis par VIRCHOW, la graisse pathologique se formerait sur place, aux dépens du protoplasma décomposé : l'adipogenèse serait *autochtone*. En réalité, il s'agit dans la plupart des cas d'une fixation de matières grasses combinée à des modifications régressives du protoplasma lui-même (voir plus loin).

ᶜ C'est une lésion qui peut frapper la plupart des tissus. Elle est surtout fréquente dans les épithéliums sécréteurs, dans les éléments musculaires, dans l'endocarde et l'endartère. On l'observe régulièrement dans les parties en régression sénile ou morbide ainsi que dans les productions pathologiques en voie de désintégration, les thrombus, les exsudats, les tumeurs. Les éléments de l'utérus en involution en offrent un exemple physiologique.

2° Caractères microscopiques. — La dégénérescence graisseuse donne lieu à des aspects microscopiques assez variés.

a. *Description générale des altérations.* — Au microscope, on constate que les cellules se remplissent de granulations brillantes et de gouttelettes qui restent habituellement petites et séparées, montrant peu de tendance à se fusionner en gouttes plus volumineuses. En outre, il existe assez souvent des altérations du protoplasma et

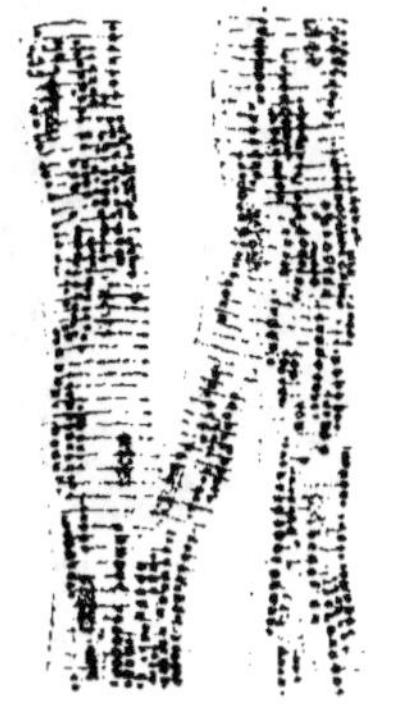

Fig. 16. — Dégénérescence graisseuse du myocarde. Gr. 300/1.

du noyau, analogues à celles qui ont été signalées à propos de la tuméfaction trouble. On sait d'ailleurs que ces deux processus sont fréquemment associés, mais non toujours : la dégénérescence peut être purement graisseuse.

Les cellules, au moins dans les premiers stades, sont manifestement gonflées et renferment parfois des vacuoles, ce qui semble dénoter une hydratation plus prononcée.

Les fines granulations graisseuses se montrent d'abord au voisinage du noyau. Dans les muscles striés, par exemple, elles occupent les fuseaux protoplasmiques qui entourent les noyaux et partent de là pour former ensuite de longues files parallèles à la direction des fibrilles. L'altération gagne progressivement toute l'épaisseur des faisceaux dont la striation normale devient de moins en moins distincte.

Dans les cellules hépatiques, la dégénérescence débute aussi au niveau de la zone péri-nucléaire. Les gouttelettes, de grosseur très variable, remplissent peu à peu le corps cellulaire, mais ne se réunissent qu'exceptionnellement en une goutte unique comme dans l'infiltration simple. Sur les préparations dont la graisse a été extraite par les réactifs (essences, alcool), les cellules présentent une structure aréolaire. Le protoplasma plus ou moins grenu, pauvre en pigment, se trouve réduit à un sys-

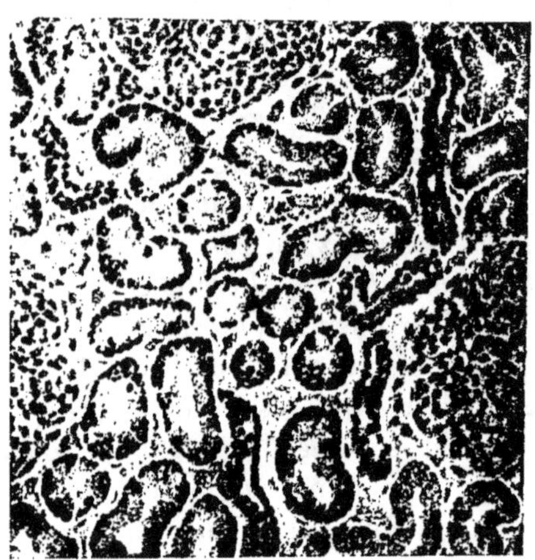

Fig. 17. — Dégénérescence graisseuse de l'épithélium des tubes contournés. Néphrite parenchymateuse. Gr. 240/1 (partie d'une figure de E. GIERKE, 1911).

tème de cloisons minces séparant des lacunes arrondies qui marquent l'emplacement des gouttes graisseuses.

Les éléments musculaires, quand ils sont très dégénérés, prennent de même un aspect fenêtré sur les coupes.

Dans les tubes du rein, l'altération commence par la partie basilaire des épithéliums. Bientôt les cils en brosse de la surface disparaissent; la cellule se tuméfie, fait saillie dans la lumière du tube, et la réplétion graisseuse peut s'étendre à la totalité du corps cellulaire, tout en restant généralement plus prononcée vers la base.

La dégénérescence se présente sous des aspects analogues dans les fibres musculaires lisses, les endothéliums vasculaires et séreux, les cellules osseuses et cartilagineuses, etc... Tous ces éléments se remplissent de fines gouttes brillantes. Les cellules de la tunique interne des vaisseaux conservent leur forme étoilée et figurent un réseau de granulations réfringentes jusqu'au moment où le tissu se désagrège (athérome).

On peut s'assurer par l'étude des dégénérescences expérimentales, que la lésion est réparable tant qu'elle n'est pas trop accentuée : les noyaux alors sont intacts et l'on peut même en rencontrer qui sont en karyokinèse. Le protoplasma se reconstitue et recouvre sa structure normale au fur et à mesure que la graisse est résorbée ou brûlée.

Dans les stades avancés, la réfection n'est plus possible et le processus prend le caractère d'une nécrobiose : les éléments atteints se désagrègent en un amas de granulations et de gouttelettes dont la plupart donnent les réactions des corps gras.

La phagocytose joue un rôle important dans la résorption des produits de la dégénérescence graisseuse. Elle s'exerce, par exemple, d'une manière très active dans les nerfs sectionnés et au niveau des foyers de ramollissement encéphaliques. En effet, grâce à sa richesse en corps gras phosphorés (lécithine, etc.), la myéline du tissu nerveux, lorsqu'elle a subi la coagulation et la fragmentation, met en liberté une grande quantité de gouttes graisseuses dont se chargent les cellules mobiles qui affluent vers le foyer de nécrose. On rencontre alors en foule des éléments phagocytaires dont le corps est entièrement farci de particules graisseuses, si bien qu'il semble constitué uniquement par un amas arrondi de gouttelettes réfringentes (corps granuleux, cellules et boules granulo-graisseuses). Dans la zone avoisinant les territoires nécrosés, les cellules fixes du tissu conjonctif, les endothéliums des capillaires, prennent part également à la phagocytose et englobent mécaniquement la graisse qui se trouve à leur portée.

D'ailleurs, toute cellule envahie par la graisse à l'état de gouttes nombreuses et menues peut prendre l'aspect dit de *corps granuleux*.

La dégénérescence affecte surtout les corps cellulaires ; pourtant on peut trouver parfois des particules graisseuses dans les noyaux. Enfin, les fibres du tissu conjonctif et les substances fondamentales (cartilage, cornée) y sont sujettes tout comme les cellules.

b. *Cristaux gras*. — Lorsque les détritus graisseux sont accumulés dans des cavités où ils séjournent un certain temps (foyers cérébraux, bouillie athéromateuse), il n'est pas rare de voir se déposer des cristaux, soit sous forme d'aiguilles disposées en faisceaux, en groupes sphériques ou pennés (cristaux dits de *margarine* — ils sont composés de stéarine et de palmitine), soit sous forme de tables rhombiques de *cholestérine*. Lorsqu'on traite ces dernières par l'acide sulfurique concentré et l'iode, leurs bords prennent une coloration dont la nuance varie du bleu au vert et au rouge violacé.

c. *Diagnostic microscopique*. — L'état de division de la graisse intra-cellulaire, le peu de tendance que manifestent les gouttelettes à se réunir en gouttes volumineuses, constituent un des caractères qui permettent généralement de différencier sous le microscope la dégénérescence confirmée de la simple infiltration. Pourtant ce critérium n'a qu'une valeur relative et l'on tombe parfois sur des cas litigieux : par exemple, quand il s'agit des cellules du foie, où la distinction est souvent peu nette, ou quand un élément déjà infiltré est, par surcroit, frappé de dégénérescence. Il est à remarquer, en outre, que la simple surcharge débute, elle aussi, sous forme de granulations discrètes, et que d'autre part, les grosses gouttes se fragmentent lorsque la résorption vient à se produire (amaigrissement).

Pour asseoir avec certitude le diagnostic de dégénérescence, on doit alors se fonder soit sur le siège de la lésion, si la graisse existe en quantité notable dans des éléments qui normalement en sont dépourvus ou n'en renferment que des traces, soit surtout sur la coexistence d'altérations protoplasmiques et nucléaires. En somme, il est rare qu'une analyse exacte des parties lésées ne parvienne pas à lever les doutes.

3° **Caractères macroscopiques**. — A l'œil nu, la dégénérescence graisseuse se reconnaît à la coloration gris jaunâtre, jaune paille ou même jaune foncé des parties atteintes. Elle ressort d'autant plus nettement que celles-ci sont normalement plus pâles et qu'elles contiennent moins de sang. Elle se présente rarement comme une teinte opaque uniforme, plus souvent sous l'aspect de taches, de marbrures, de traînées anastomosées, lesquelles sont entremêlées, dans certains cas, d'ecchymoses et de points hémorrhagiques.

Les organes sont habituellement mous, augmentés de volume et plus ou moins anémiés ; ce n'est que dans les phases ultimes, lorsque survient la résorption des tissus passés à l'état de détritus, qu'on constate un affaissement progressif et un rapetissement des parties.

4° Pathogénie. — La dégénérescence graisseuse est le plus répandu des processus régressifs. Elle accompagne couramment les atrophies séniles, affectant surtout les cartilages, la cornée (arc sénile), les parois artérielles, les cellules testiculaires. Dans ses formes franchement pathologiques, elle est locale ou générale, suivant les causes qui la font naître.

a. *Formes locales*. — Localisée, elle fait suite aux sections nerveuses, elle résulte du surmenage ou de l'inactivité des organes et surtout d'une insuffisance de l'irrigation sanguine ou de l'oxygénation (anémie locale, stase). On la trouve dans la plupart des inflammations, surtout dans les formes parenchymateuses. Les territoires ischémiés, les infarctus viscéraux, les foyers de nécrose des néoplasmes, contiennent habituellement une quantité de détritus graisseux qui sont résorbés directement par les veines et les lymphatiques ou phagocytés par les cellules migratrices.

b. *Formes généralisées*. — A l'état généralisé, la transformation graisseuse s'effectue sous l'influence de diverses causes parmi lesquelles il faut citer principalement l'*anoxhémie* (maladies qui entravent l'hématose dans les poumons ; anémies post-hémorrhagiques ; anémies chroniques, leucémie) ; l'*inanition ;* diverses *intoxications* (phosphore, arsenic, antimoine ; alcool, chloroforme ; oxyde de carbone) et *auto-intoxications* (urémie, ictère) ; les *toxi-infections* (fièvre typhoïde, diphtérie, choléra, tuberculose, etc.); les températures excessives (animaux sur-chauffés).

Les parties les plus atteintes sont les organes parenchyma-teux (surtout le foie et les reins), le myocarde, les parois des vaisseaux.

Le processus peut évoluer avec rapidité, en quelques jours (intoxications et phlegmasies aiguës) ou s'étendre au contraire sur des mois et des années (altérations séniles, maladies chroniques).

L'étiologie, comme l'anatomie pathologique, nous montre de nombreux points de contact entre la tuméfaction trouble et la dégénérescence graisseuse.

5° Dégénérescence myélinique. — Les lipoïdes bi-réfrin-gents se rencontrent dans les foyers d'athérome artériel, dans les reins des brightiques, les capsules surrénales, les poumons enflammés, dans certaines tumeurs, etc... L'étude de ces cas de *dégénérescence myélinique* offre de l'intérêt en raison du rôle qui est dévolu aux lipoïdes dans les réactions de défense.

6° Origine de la graisse. — La théorie ancienne, attribuant à la graisse de dégénérescence une origine autochtone, n'est plus guère soutenable. En effet :

α) La possibilité même d'une production intra-organique de graisse aux dépens de substances azotées peut être mise en doute (PFLÜGER).

β) La médecine expérimentale a montré que chez les animaux rendus maigres, *dégraissés* par un jeûne prolongé, on ne peut plus produire la transformation graisseuse du foie au moyen des poisons stéatogènes (phosphore, phloridzine, toxine diphtéri-tique, etc.), comme chez les sujets normaux. En restituant rapi-dement à ces mêmes animaux leur embonpoint par une abondante ingestion d'une matière grasse hétérogène (suif de mouton, huile de lin, de colza), ce sont ces graisses étrangères qui vont s'ac-cumuler en masse dans le foie gras obtenu par intoxication. ROSENFELD a trouvé 50 p. 100 de graisse de mouton dans le foie du chien, après deux jours de régime spécial.

γ) On a remarqué que la dégénérescence graisseuse exige, pour se manifester, la persistance des échanges interstitiels ; qu'elle fait défaut dans les tissus absolument privés de circulation. Dans les infarctus blancs, la zone marginale où pénètre le plasma des réseaux vasculaires voisins est la seule dont les éléments se chargent de graisse (RIBBERT, ISRAEL, FISCHLER).

δ) Enfin, on a fait valoir encore, en faveur d'une provenance exogène de la graisse de dégénérescence, le fait que celle-ci est fixée, ou élaborée, par les granula, suivant le mode physiologique (cellules du rein de grenouilles intoxiquées par le phosphore, cellules cancéreuses, LUBARSCH).

On ne saurait nier cependant que les corps gras incorporés au protoplasma puissent être mis en liberté, par décomposition physique ou chimique et devenir apparents au cours des processus pathologiques. Mais, si l'on tient compte de tous les arguments ci-dessus, il semble bien que le rôle le plus important soit dévolu à l'importation et que la distinction absolue établie jadis entre l'infiltration et la dégénérescence tende de plus en plus à s'effacer en ce qui concerne l'origine même de la graisse.

Malgré cela, à un point de vue plus général, la division classique conserve toute sa valeur. Dans la simple surcharge graisseuse, la substance des éléments qui sont le siège de l'infiltration ne subit qu'une modification nutritive légère et bénigne ; au contraire, le protoplasma envahi par la dégénérescence est profondément altéré dans sa constitution. Il s'agit donc de deux états morbides bien différents.

ARTICLE IV

INFILTRATION GLYCOGÈNE

Nous examinerons successivement dans le présent article : 1° les *localisations* du glycogène ; 2° ses *réactions;* 3° ses *formes pathologiques;* 4° sa *provenance.*

1° Localisations du glycogène. — On connaît le rôle important qui est dévolu, dans les combustions organiques, aux réserves de matière hydrocarbonée que représente le *glyco-gène*.

Ce corps, dont l'analyse chimique a pu déceler la présence dans la plupart des tissus, à l'exception des centres nerveux, n'existe à l'état figuré que dans certains éléments anatomiques. Normalement, on le trouve dans le foie (Cl. BERNARD), dans les muscles (zoamyline, ROUGET) dans le myocarde, dans les cellules cartilagineuses, dans l'épiderme, dans l'épithélium de quelques muqueuses (utérus) ; on peut en observer des traces dans les leucocytes, dans le sérum du sang et dans les interstices des tissus. Il y en a également dans les membranes de l'œuf, dans la caduque et il existe en grande quantité dans les organes et les tissus de l'embryon.

Le glycogène, semi-liquide pendant la vie, se précipite, après la mort, au sein du protoplasme sous la forme de grains et de globes visibles au microscope ainsi qu'à l'état d'imprégnation diffuse. Peu stable, il passe facilement à l'état de glucose : il disparaît du foie par le jeûne et des muscles par un travail prolongé, alors qu'il s'accumule dans ceux-ci par le repos et après section des nerfs. Chez un animal en inanition, les cellules du foie sont revenues sur elles-mêmes, opaques, finement grenues. Au contraire, quelques heures après un repas riche en matières féculentes ou sucrées, ces éléments paraissent gonflés, abondamment infiltrés de grains et de blocs arrondis, hyalins, à réfringence mate et peu accusée.

2° Réactions. — Le glycogène étant soluble dans l'eau, il faut fixer les pièces par l'alcool et les colorer à l'aide d'une solution gommeuse iodée (EHRLICH), ou de glycérine iodée (BARFURTH). Le glycogène se colore en rouge vif par le carmin de Best et prend sous l'action de l'iode une *teinte brun acajou* caractéristique. L'addition de l'acide sulfurique ne modifie pas cette coloration, comme il fait pour les substances amylacées et pour l'amyloïde.

Lorsqu'on examine les cellules dont le glycogène a été extrait par le contact de l'eau, le protoplasma se présente comme une masse spongieuse, creusée de vacuoles et de lacunes claires.

3⁰ Formes pathologiques de l'infiltration glycogène. — La présence du glycogène acquiert une signification pathologique lorsqu'il s'accumule en excès dans les points où il siège habituellement ou lorsqu'il apparaît dans des organes qui, normalement en sont dépourvus. C'est ainsi qu'on le trouve :

α) *Chez les diabétiques*, où l'on constate une surcharge considérable de glycogène dans le foie, dans les muscles, dans les leucocytes et dans le sérum sanguin. Les cellules hépatiques en sont remplies et l'on peut en observer jusque dans l'intérieur des noyaux. Il se montre en outre dans les reins, où l'épithélium des anses de HENLE est gonflé, vitreux, fortement infiltré ; dans le myocarde et dans plusieurs autres organes.

β) Dans la plupart des *leucocytoses* inflammatoires et infectieuses (suppurations, pneumonies, arthrites, blennorrhagie, érysipèle), dans la *leucémie* et dans diverses *cachexies*, de nombreux globules blancs du sang offrent la réaction caractéristique (leucocytes *iodophiles*, GABRITSCHEWSKY, CZERNY, SALMON).

Cette iodophilie s'obtient expérimentalement par la saignée, par l'extirpation du plexus cœliaque, par les injections de peptone, de cultures et de toxines microbiennes. Elle se montre dans la moelle des os en même temps que dans le sang.

Les leucocytes émigrés, les pyocytes, renferment aussi une proportion notable de glycogène (Voy. p. 350).

γ) Enfin, on trouve une infiltration glycogénique prononcée et parfois massive dans les cellules de certains *néoplasmes*, notamment celles des sarcomes et des carcinomes.

4° Provenance. — Le glycogène ainsi observé provient généralement des aliments ou des organes qui le tiennent en réserve (formation exogène, infiltration) ; il peut aussi être produit sur place, fait difficile à vérifier pratiquement, comme pour la graisse.

Dans l'un et l'autre cas, le protoplasma cellulaire intervient activement : le glycogène est fixé chimiquement à un support ternaire ou azoté mais cette combinaison lui laisse généralement sa solubilité et ses réactions colorantes.

Dans le diabète, la surcharge glycogénique résulte d'un trouble général de la nutrition qui influe principalement sur les mutations subies par les hydrocarbonés.

L'iodophilie des leucocytes dans les infections semble être l'expression d'une modification de ces éléments due à l'action des substances toxiques. Elle apparaît régulièrement après injection de toxine diphtéritique, mais non chez les sujets immunisés contre cette toxine (KAMINER).

Dans les tumeurs, le glycogène représente une provision de matière facilement oxydable et, comme chez l'embryon, il est l'indice d'une prolifération très active des éléments infiltrés (BRAULT).

ARTICLE V

DÉGÉNÉRESCENCE MUQUEUSE

Nous étudierons : 1º les *caractères* et le *siège anatomique* de la matière muqueuse ; 2º les *diverses formes* de la dégénérescence muqueuse.

1º Caractères et siège de la matière muqueuse. — La transformation muqueuse des cellules et des tissus est caractérisée par la présence d'une substance transparente, visqueuse et filante, donnant par l'alcool ou par l'acide acétique un précipité filamenteux de *mucine* qui ne se redissout pas dans un excès d'acide. Les mucines se gonflent dans l'eau et se dissolvent dans les solutions alcalines. En traitant les matières muqueuses par l'eau de baryte et en précipitant ensuite par l'acide acétique, on obtient une poudre blanche, amorphe, de mucine extrêmement hydratable à chaud.

La constitution chimique des mucines varie sensiblement suivant leur provenance ; elles renferment de l'azote et du soufre et donnent la réaction xanthoprotéique et celle de Millon. On les considère comme des *glycoprotéides* formées par l'adjonction à la molécule albuminoïde d'un groupe hydro-carboné (gomme animale, LANDWEHR) à la façon des matières albuminoïdes dites collagènes.

On trouve normalement de la mucine :

α) Dans les sécrétions des membranes et des glandes muqueuses, ainsi que dans la synovie des articulations, des coulisses et des bourses dites muqueuses ;

β) Dans la substance fondamentale des tissus conjonctifs, surtout dans les tendons et dans le tissu gélatineux du cordon ombilical (gelée de Wharton) et du corps de l'embryon.

À l'examen microscopique, la mucine est vitreuse, translucide ; elle se colore par la thionine, le rouge neutre et certains réactifs spéciaux : mucicarmin, mucihématéine.

Dans les cellules mucipares, on voit paraitre, au sein du protoplasme, des granules *mucinogènes* à l'élaboration desquels participent certains éléments constitutifs du noyau. Ces granules se gonflent, prennent les réactions colorantes caractéristiques et confluent finalement en une grosse goutte ovoïde qui distend le corps cellulaire et refoule à l'extrémité basilaire le noyau ainsi que la partie restante du protoplasma.

A ce moment la cellule offre le type dit *caliciforme* et se termine à son extrémité libre par un orifice arrondi, sorte de goulot par lequel le globe muqueux est déversé au dehors.

Le mucus de sécrétion résulte de la réunion des globes ainsi expulsés ; il montre au microscope des stries granuleuses et renferme en nombre variable des cellules arrondies, gonflées, transparentes, dites *corpuscules muqueux ;* ce sont en majeure partie des cellules mobiles qui ont traversé l'épithélium.

2⁰ Formes de la dégénérescence muqueuse. — En pathologie, il y a lieu d'étudier également la transformation muqueuse, d'une part dans les cellules, et d'autre part dans les substances inter-cellulaires.

A. Dégénérescence muqueuse des cellules. — Cette dégénérescence s'observe principalement dans les catarrhes, dans les cavités closes et dans les cancers muqueux.

a. *Catarrhes.* — Lorsque les muqueuses respiratoires, digestives, génito-urinaires, et autres sont à l'état d'inflammation catarrhale, le nombre des cellules caliciformes augmente dans leurs épithéliums tant superficiels que glandulaires. En même temps, on constate que souvent ces éléments subissent en entier la métamorphose muqueuse et se desquament en masse, accompagnés d'une multitude de corpuscules muqueux émigrés du chorion enflammé.

L'hypersécrétion du mucus peut être produite expérimentalement ; on la provoque, par exemple, sur la glande sous-maxillaire en excitant la corde du tympan, ou encore par injection sous-cutanée de pilocarpine.

b. *Cavités closes.* — Le mucus peut s'accumuler dans des cavités dont le conduit excréteur est obstrué, dans la vésicule biliaire, par exemple. Dans ce cas, il y a d'abord une période d'irritation et de sécrétion active d'où résulte une distension progressive de la paroi qui, à la longue, amène l'atrophie de l'épithélium. Quand celui-ci n'est plus capable d'exercer la fonction mucipare, la mucine elle-même finit par disparaître et le contenu de la poche kystique devient plus fluide et prend un aspect séreux.

On observe des phénomènes analogues dans les cavités des *tumeurs kystiques.* Pourtant, les matières semi-liquides remplissant les cavités néoformées ne sont pas toujours constituées par de la mucine, lors même que l'épithélium de revêtement présente le type caliciforme. Dans les kystes de l'ovaire, par exemple, on a trouvé des substances différentes de la mucine et qui ont reçu les noms de *pseudo-mucine* ou paralbumine, de *para-mucine*, etc.

c. *Néoplasmes.* — Les éléments des tumeurs malignes, épithéliomes, sarcomes, endothéliomes, sont atteints fréquemment de dégénérescence muqueuse. Lorsque celle-ci est très accentuée, les tissus morbides prennent, en tout ou en partie, un aspect gélatineux. Il arrive souvent, en particulier pour les cancers du tractus digestif, que les bourgeons épithéliaux néoplasiques subissent en totalité la fonte muqueuse ; le contenu des alvéoles n'est plus alors représenté que par un amas de mucus à stries concentriques, dans lequel flottent quelques cellules infiltrées de gouttes vitreuses et en voie de destruction. Il n'est pas rare que la métamorphose muqueuse s'étende également au stroma de la tumeur.

B. Dégénérescence des substances inter-cellulaires. — La transformation mucinique de la substance fondamentale s'observe dans le tissu conjonctif lâche, dans les cartilages, dans l'os préalablement décalcifié, et surtout dans les néoplasmes : chondromes, fibromes, sarcomes (myxo-sarcomes).

Tantôt les cellules conservent leur structure normale au sein de la substance molle et homogène qui les entoure, tantôt elles renferment également des globes muqueux intra-protoplasmiques, ou bien elles subissent la dégénérescence graisseuse ou vacuolaire et disparaissent par nécrobiose.

C'est aussi à la production d'une matière amorphe riche en mucine qu'est due la variété de *moelle* dite *gélatiniforme* qui se substitue au tissu graisseux du canal médullaire dans les os longs, chez les vieillards et dans certains états morbides.

A côté de ces formes localisées, il importe de mentionner le processus mucipare qui amène l'épaississement général du tégument externe dans le *myxœdème*.

Le mécanisme d'après lequel se forment les mucines interstitielles est bien moins connu que celui qui préside à la production intra-cellulaire de ces substances. Eu égard à ce que l'on sait concernant la sécrétion de la synovie, il est probable qu'elles sont également élaborées par les cellules.

La *dégénérescence mucinique* des matières amorphes dans des tissus tout formés ne doit pas être confondue avec la *néoplasie* d'un tissu conjonctif gélatineux semblable à celui de l'embryon, néoplasie qui donne naissance aux tumeurs appelées *myxomes*.

ARTICLE VI

DÉGÉNÉRESCENCE CORNÉE

Nous décrirons dans cet article : 1° le *processus de kératinisation*; 2° ses *formes pathologiques*.

1° Processus de kératinisation. — La couche cornée de l'épiderme doit ses qualités de solidité et d'imperméabilité à la présence de la *kératine*, substance albuminoïde très résistante, insoluble dans la plupart des réactifs et attaquée seulement par les alcalis caustiques en solution concentrée qui la convertissent en albuminates et en hémi-albumose.

Elle résulte d'une élaboration spéciale qui débute dans les cellules les plus superficielles du corps muqueux de Malpighi. A ce niveau (stratum granulosum) on voit apparaître au sein du protoplasma des granulations réfringentes (*kératohyalin*, WALDEYER ; *éléidine*, RANVIER) qui se colorent vivement par le carmin ou l'hématoxyline, et pour la formation desquelles le noyau cède peu à peu sa chromatine.

Dans l'assise de cellules aplaties superposée à la précédente, les granulations sont fusionnées et le carmin donne une teinte uniforme (stratum intermedium) ; la partie périphérique des cellules devient homogène, les noyaux s'atrophient ainsi que les ponts inter-cellulaires qui disparaissent.

La couche suivante (stratum lucidum), très mince et d'aspect vitreux, ne prend ni le carmin ni l'acide osmique.

Enfin la couche cornée proprement dite, de texture moins compacte, se colore en jaune par l'acide picrique. Les cellules lamelleuses qui la forment sont très adhérentes entre elles, sauf à la surface libre où elles se desquament peu à peu. La coloration de Gram y décèle de fines granulations kératiniques (ERNST), et dans leur partie centrale se trouve le noyau très ratatiné (RETTERER), avec un peu de matière grasse cireuse que noircit l'acide osmique.

Le processus de kératinisation peut être activé artificiellement, par exemple à l'aide des rayons X.

2° Formes pathologiques. — En pathologie, les irritations de tout ordre, mécaniques, parasitaires, bactériennes, peuvent occasionner une production exagérée de cellules cornées. Celle-ci se traduit, soit par un épaisissement localisé de l'épiderme (callosités, cors) pouvant aller jusqu'à la formation de véritables *cornes* cutanées, soit par une desquamation plus ou moins abondante, furfuracée ou écailleuse, notamment quand le derme est enflammé (trichophytie, lichen, psoriasis).

Il y a des formes neurotrophiques (mal perforant) et des formes généralisées (ichthyose).

L'épithélium des muqueuses dermo-papillaires (bouche. œsophage, trachée, voies génito-urinaires) peut subir accidentellement la dégénérescence cornée (*cutisation* de la muqueuse vagi-

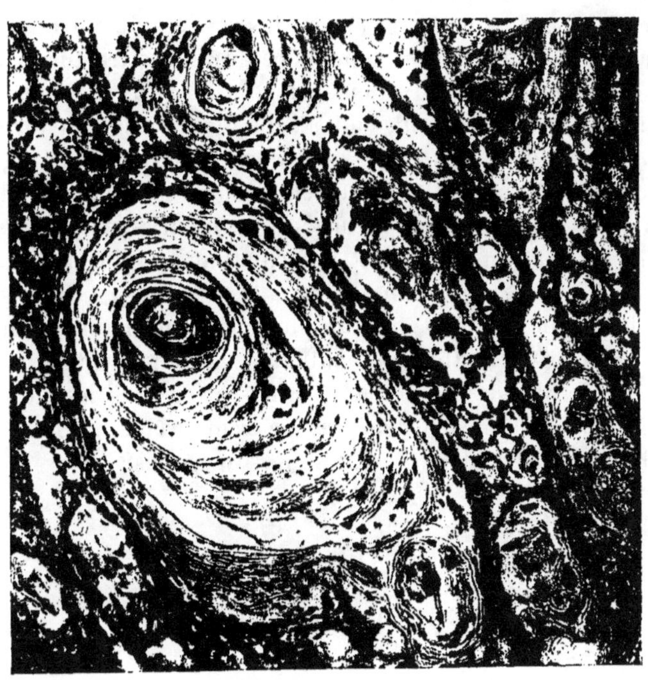

Fig. 18. — Perles cornées à structure concentrique
dans un cancroïde cutané. Gr. 200/1.

nale prolabée, etc.) et présenter même des hyperkératoses bien caractérisées : tels le psoriasis buccal, la langue pileuse.

C'est aussi une accumulation de cellules cornées qui constitue les *cholestéatomes* de l'oreille moyenne.

La kératinisation pathologique s'effectue souvent sans que les étapes initiales du processus histologique soient aussi nettement accusées que dans l'évolution normale. En particulier dans les tumeurs à type épidermique, les cancroïdes, on voit une cellule isolée, ou un groupe de deux ou trois cellules, prendre en bloc un aspect homogène et une certaine réfringence mate. Ces éléments se colorent d'une façon plus intense que les cellules voisines, perdent leur forme polyédrique et leurs filaments unitifs et figurent alors des corps ovoïdes, fortement teintés, au centre desquels on peut reconnaître encore les vestiges du noyau.

D'ordinaire ce sont les éléments centraux des tractus et des bourgeons épithéliomateux, ceux qui sont les plus éloignés des capillaires nourriciers, qui sont atteints par cette transformation *kérato-colloïde* (CHANTEMESSE et PODWYSSOTSKY).

Autour d'eux viennent ensuite s'imbriquer les cellules adjacentes qui à leur tour se kératinisent et s'aplatissent progressivement : c'est là un des modes de formation les plus habituels des *perles* ou *globes épidermiques* dans les tumeurs.

On observe des transformations plus ou moins analogues dans les corpuscules du molluscum contagiosum, dans la maladie du mamelon de Paget, etc... Les aspects variés sous lesquels se présentent les cellules dégénérées peuvent prêter à confusion avec des microparasites (coccidies, psorospermies).

ARTICLE VII

DÉGÉNÉRESCENCE COLLOIDE

Les matières *colloïdes* proprement dites sont des produits de sécrétion qui se déposent dans les cavités de certaines glandes. Elles sont incolores ou légèrement ambrées, de consistance gélatineuse, plus ferme que celle des mucines ; elles se coagulent et se condensent par l'action de l'alcool et de la plupart des liquides fixateurs, mais ne donnent pas de précipité filamenteux ou grenu. L'analyse chimique révèle un mélange de mucine avec des corps albuminoïdes spéciaux.

Le type des substances colloïdes est représenté par la sécrétion de la glande thyroïde, qui contient de l'iode en proportion notable. Sur les préparations, on voit les vésicules thyroïdiennes remplies par des blocs arrondis, homogènes, d'aspect vitreux, souvent creusés de vacuoles se montrant surtout au contact de l'épithélium, de sorte que la surface du globe colloïde paraît comme dentelée.

Le contenu colloïde des cavités se colore d'une manière va-

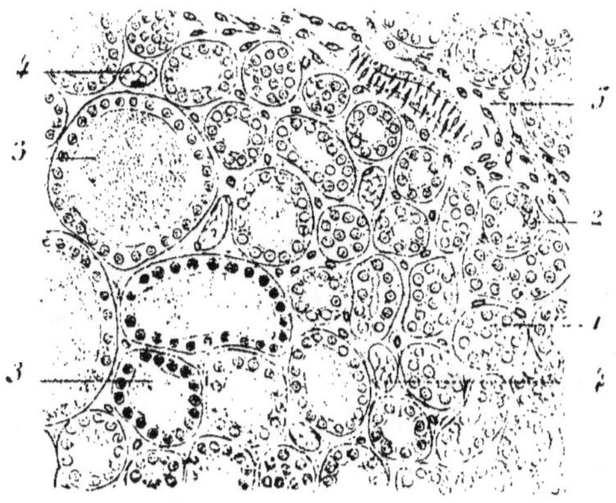

Fig. 19. — Goitre (ZIEGLER).

1, amas épithéliaux pleins. — 2, amas creusés d'une lumière centrale. — 3, vésicules remplies de substance colloïde. — 4, capillaires. — 5, tissu conjonctif.

riable par le carmin, par l'hématoxyline et par la plupart des couleurs d'aniline ; traité par la méthode de VAN GIESON, il prend une teinte jaune orangé ou rouge brunâtre, caractéristique (ERNST).

Les cellules épithéliales bordant les follicules renferment des grains qui sont un indice de leur activité sécrétoire ; parfois aussi des cellules entières subissent la transformation colloïde.

Dans les goitres, la substance colloïde peut se trouver en grande quantité ; les vésicules sont distendues et dilatées, l'épithélium et les cloisons de séparation elles-mêmes s'atrophient par compression et ainsi se forment les excavations kystiques qu'on rencontre fréquemment dans la thyroïde hypertrophiée.

On trouve une dégénérescence de même ordre dans la pituitaire, dans les capsules surrénales, dans les kystes ovariques et dans ceux du col utérin, dans les canalicules du rein et dans beaucoup de tumeurs glandulaires.

Il y a lieu de remarquer que le degré de consistance et les réactions par les colorants peuvent varier sensiblement, non seulement suivant les cas et l'âge des sujets, mais aussi dans les différents points d'une même préparation.

ARTICLE VIII

CORPS CONCENTRIQUES, GLOBES HYALINS

A l'étude des dégénérescences cornée et colloïde on peut rattacher celle des corps concentriques et celle des formations hyalines intra-cellulaires.

1º Corps concentriques. — Ces corps se distinguent surtout de ceux qui viennent d'être décrits par une particularité structurale dont on est frappé à première vue : comme les grains d'amidon et les globes épidermiques des cancroïdes, ils sont composés de couches stratifiées et emboîtées concentriquement les unes dans les autres.

Ils siègent de préférence dans les petites cavités glandulaires dont le contenu est stagnant ou ne s'évacue qu'avec difficulté. La plupart sont formés de cellules desquamées devenues lamelleuses et imbriquées les unes sur les autres autour d'un corpuscule central de nature variable : tantôt c'est une cellule dégénérée ou nécrosée, tantôt un petit amas de pigment hématique, une concrétion muco-albumineuse ou quelque particule étrangère introduite accidentellement (conioses).

Ces conglomérats cellulaires, toujours de faible dimension, s'imprègnent ensuite de matières albuminoïdes sécrétées ou directement fournies par le plasma interstitiel et dès lors le tout se présente comme un globe hyalin à striation concentrique et parfois aussi radiée. C'est un mode de production qui rappelle de près celui des concrétions calculeuses. Ils se colorent diversement par les réactifs et prennent volontiers des teintes métachromatiques par les couleurs d'aniline. Bon nombre d'entre eux offrent les réactions de la substance amyloïde (v. page 103), d'où la désignation impropre, quoique fréquemment employée, de *corpuscules amylacés*.

Ces corpuscules existent normalement chez les sujets âgés dans les culs-de-sac de la prostate où ils ont une teinte brunâtre, ainsi que dans le corps pinéal et en divers points du système nerveux central, surtout au voisinage de l'épendyme

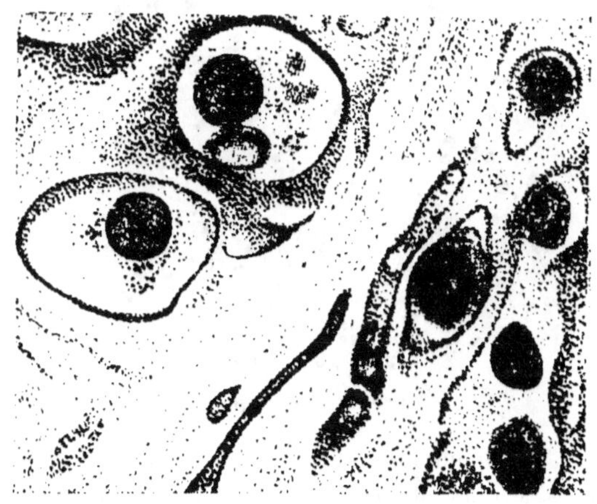

Fig. 20. — Corps concentriques dans la prostate.
(Partie d'une figure de GIERKE, in ASCHOFF. 1909).

ventriculaire. On les trouve dans les scléroses et les dégénérescences encéphaliques ; dans les poumons (inflammations chroniques, scléroses, foyers hémorragiques) ; dans les cavités kystiques de diverses glandes ; dans les tumeurs endothéliales et les *psammomes* où ils subissent l'incrustation calcaire. Ils sont alors situés, non dans des cavités, mais en plein tissu pathologique.

On rencontre parfois des corps de même aspect qui reconnaissent une origine différente. Lorsque les exsudats fibrineux des séreuses ont subi la métamorphose hyaline (v. page 249) l'action modelante des mouvements et des pressions auxquels ils sont soumis peut leur donner la forme de concrétions arrondies à structure stratifiée : les grains riziformes des gaines tendineuses représentent un exemple bien net de cette transformation.

Plusieurs auteurs admettent aussi que les hématies sont susceptibles, dans certaines circonstances, de s'agglomérer et de donner naissance à des corps hyalins concentriques.

En résumé, la stratification concentrique peut se montrer sur

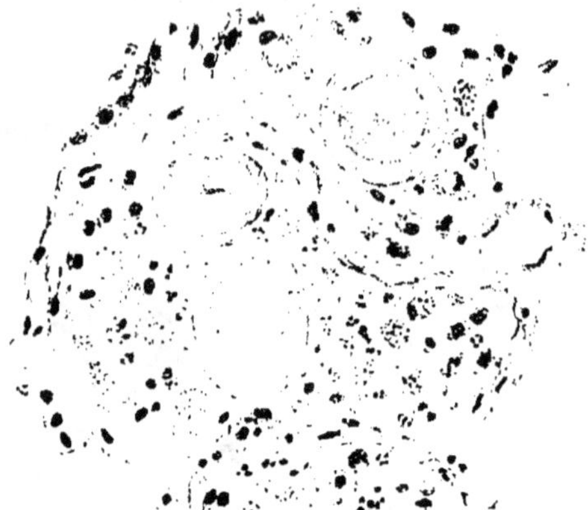

Fig. 21. — Broncho-pneumonie chronique. Gr. 160/1.

On voit dans les alvéoles : des endothéliums desquamés et diversement altérés (dégénérescences granulo-graisseuse, vacuolaire), des détritus cellulaires et nucléaires, des filaments de fibrine et trois concrétions hyalines, à structure concentrique, ne donnant pas les réactions des corps amyloïdes.

des concrétions de diverse provenance, du moment que se trouvent réalisées les conditions mécaniques qui semblent représenter le facteur essentiel pour la production de cette particularité structurale.

2° Corps hyalins intra-cellulaires. — Il n'est pas rare de trouver des productions *hyalines* dans l'intérieur des cellules sous la forme de grains, de blocs ou de globes homogènes.

Très variables sous le rapport du nombre et de la grosseur, ces globes dits hyalins ou colloïdes, se rencontrent aussi bien dans les épithéliums que dans les éléments mésodermiques, les endothéliums surtout. On les a signalés dans diverses inflammations ; dans les granulômes infectieux (rhinosclérome, tuberculose, syphilis, actinomycose) ; dans les tumeurs, notamment dans les sarcomes et les cancers où ils ont souvent été pris pour

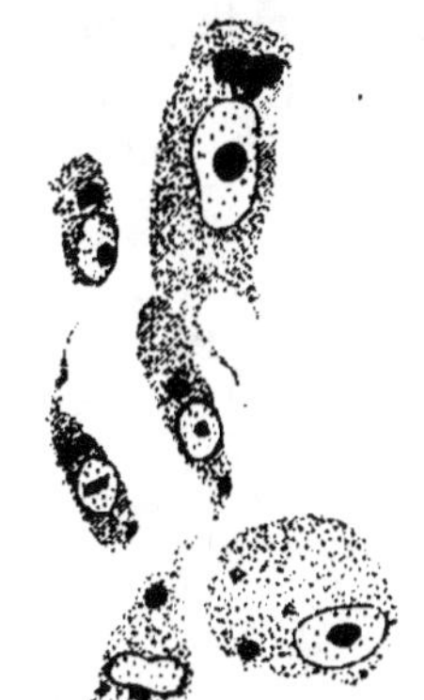

Fig. 22. — Cellules d'un
sarcome du cerveau
Gr. 500/1.

Noyaux vésiculeux à gros
nucléoles. Le cytoplasme renferme des corps hyalins prenant fortement la fuchsine.

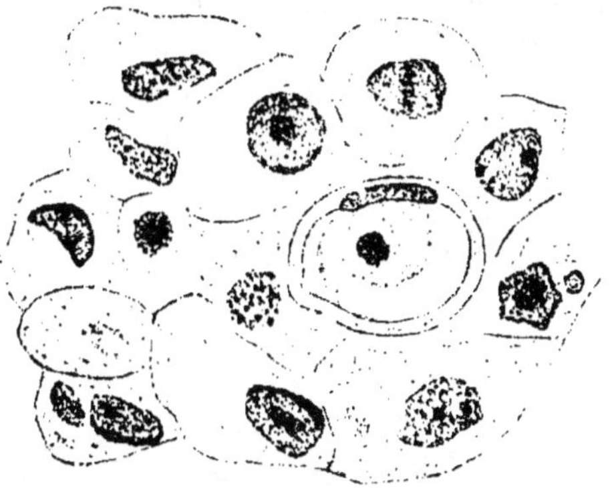

Fig. 23. — Groupe de cellules d'un épithéliome du sinus maxillaire. Gr. 700/1.

Dans la plupart des cellules, le cytoplasme, lâchement réticulé, montre un corps para-nucléaire homogène. Au centre de la figure se voit une cellule
granuleuse, arrondie, emboîtée dans une autre qui
est invaginée sur elle-même, offrant sur la coupe
l'aspect d'un anneau.

des sporozoaires ou des microphytes : tels les corpuscules dits

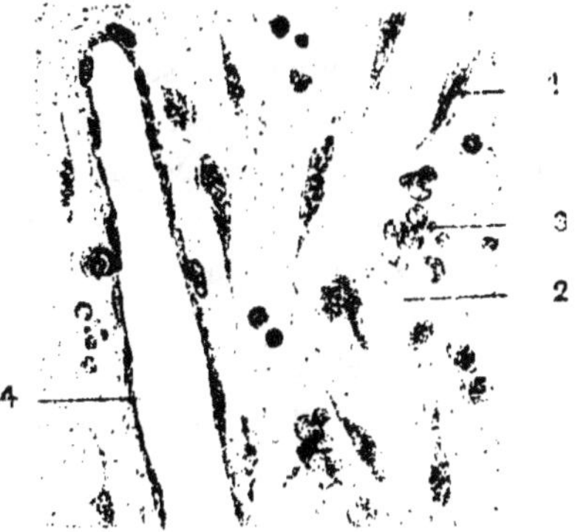

Fig. 24. — Tissu d'une végétation polypeuse du conduit auditif.
Gr. 200/1.

1, fibroblastes. — 2, substance fondamentale à texture fibrillaire lâche. — 3,
groupes de corpuscules de Russell. On voit, en outre, quelques lymphocytes et plasmocytes. — 4, capillaire.

fuchsinophiles de Russel, élaborés surtout par les plasmocytes.

D'aspect vitreux, ils offrent une grande résistance aux réactifs.

Leur nature chimique est loin d'être toujours identique à elle-
même, comme le prouvent les colorations variées qu'ils prennent
lorsqu'on les traite par la fuchsine, la méthode de GRAM, celle
de WEIGERT, etc. En réalité, ils n'ont de commun que leurs

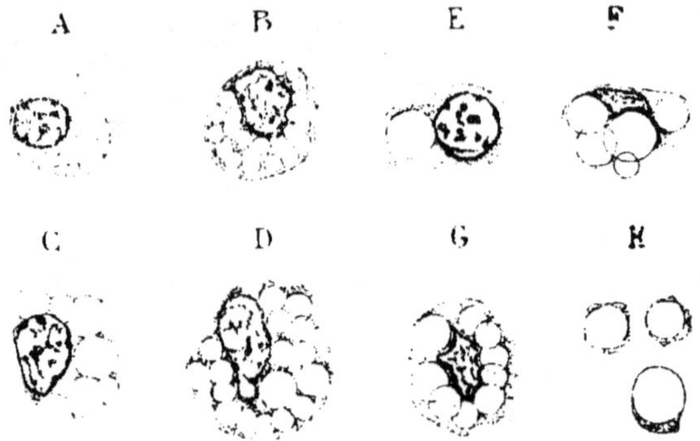

Fig. 23. — Formation de corpuscules de Russel
dans des plasmocytes. Gr. 1 000/1.

A, apparition des corpuscules sous forme de sphérules claires et incolores garnissant le corps du plasmocyte. — B, C, D, les corpuscules fixent la matière colorante et grossissent peu à peu. — E, cellule renfermant un seul corps de Russel. —
F, G, le noyau des cellules est comprimé et déformé par les corpuscules. — H, corpuscules devenus libres.

caractères physiques et optiques de solidité et d'homogénéité.
Ils représentent des produits de sécrétion et ne doivent pas être
confondus avec les matières englobées par phagocytose.

Les corps de Russel peuvent être mis en liberté par expulsion
ou excrétion ou encore lorsque les cellules qui les contiennent se
désagrègent ou s'atrophient. On les rencontre alors dans le tissu
conjonctif, isolés ou par petits groupes dans lesquels il est fréquent de trouver des restes du noyau du plasmocyte sécréteur
(fig. 24).

ARTICLE IX

DÉGÉNÉRESCENCE HYDROPIQUE,
VACUOLISATION

Lorsque le protoplasma s'imbibe d'une quantité exagérée de
liquide, cette hydratation peut affecter une forme diffuse. La

cellule paraît tuméfiée, plus globuleuse et plus claire; les granu-

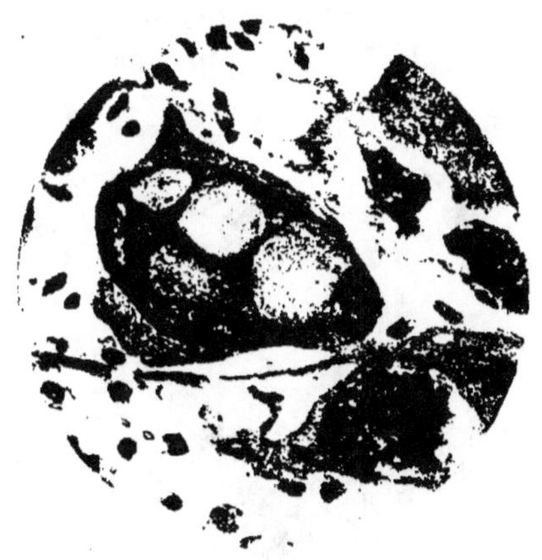

Fig. 26. — Cellule sarcomateuse à gros noyau
creusé de larges vacuoles (sarcome du cerveau). Gr. 300 1.

lations et les trabécules protoplasmiques sont plus espacées. Il

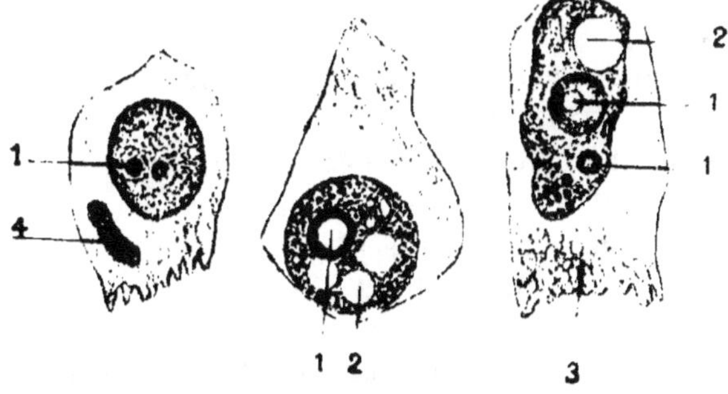

Fig. 27. — Trois cellules volumineuses (sarcome du cerveau)
montrant la vacuolisation des noyaux et des nucléoles. Gr. 400 1.
1, 1, nucléoles vacuolisés. — 2, 2, vacuoles nucléaires. — 3, cytoplasme réticulé.
4, corps para-nucléaire homogène.

semble qu'il y ait simplement dilution du paraplasme, avec
écartement des parties figurées (spongioplasme, granules).

Plus ordinairement, le liquide s'amasse en gouttelettes ou en gouttes plus grosses : tantôt le corps cellulaire est parsemé de petites vésicules et prend un aspect spumeux, tantôt il renferme en plus petit nombre des *vacuoles* plus spacieuses. Celles-ci peu-

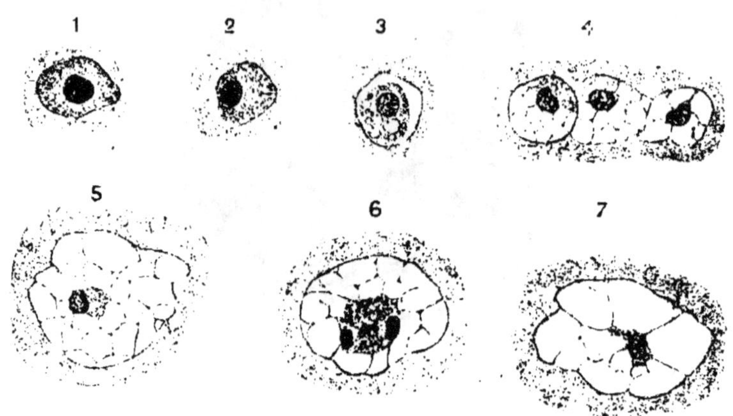

Fig. 28. — Vacuolisation cellulaire (Éléments d'un chordome malin sphéno-occipital). Gr. 500/1.

1, cellule jeune. — 2 à 6, stades successifs de la vacuolisation et de l'hypertrophie cellulaires. — 7, cellule très vacuolisée, dite physaliphore.

vent également se trouver dans l'intérieur des noyaux et même des nucléoles (fig. 26 et 27).

Quand elle est prononcée, la dégénérescence hydropique ou vacuolaire aboutit à la fonte du protoplasma et à la nécrobiose colliquative ; le noyau présente alors diverses altérations. Le contenu des vacuoles manifeste en général peu d'affinité pour les colorants.

Ces lésions s'observent dans l'œdème, dans les inflammations et les infections ainsi que dans les tumeurs. Elles frappent les épithéliums tant tégumentaires que glandulaires (épiderme dans la variole, le pemphigus, les brûlures : cellules du rein, du foie) ; les cellules conjonctives, les fibres musculaires, les cylindraxes du tissu nerveux central (œdèmes chroniques, infections). Les cellules nerveuses deviennent hydropiques dans l'inanition et au cours de plusieurs infections et intoxications (fièvre typhoïde, rage, tétanos, urémie) ; elles s'infiltrent alors de vésicules transparentes et présentent une chromatolyse très accusée avec état réticulé du protoplasma (méthode de Nissl).

Dans les éléments des cancers et des sarcomes, il n'est pas rare de voir des gouttes claires plus ou moins volumineuses (physalides, hyalosphères) occupant le corps cellulaire ou le noyau.

La vacuolisation est surtout très caractérisée dans les cellules du chordome (fig. 28).

Il est parfois difficile de distinguer les vacuoles de dégénérescence de celles qui se produisent autour des corpuscules phagocytés et en voie de digestion intra-cellulaire, tels que des bactéries (lèpre), autour des sporozoaires, etc...

On doit éviter aussi de les confondre avec les gouttes qui apparaissent dans les cellules au cours de la déliquescence cadavérique.

Notons enfin que la formation de vacuoles aqueuses peut se trouver associée à d'autres modifications régressives, en particulier aux dégénérescences muqueuse et graisseuse.

Les infiltrations liquides et les liquéfactions partielles des éléments répondent manifestement à des processus intimes très différents : tantôt il s'agit d'une imbibition séreuse, tantôt de sécrétions pathologiques ou encore d'altérations toxiques ou infectieuses amenant la diffluence de certaines parties du protoplasma.

ARTICLE X

DÉGÉNÉRESCENCES HYALINES

Les matières dites *hyalines* ont reçu ce nom à cause de l'aspect homogène, translucide et incolore qu'elles présentent à l'examen microscopique et aussi à l'œil nu, lorsqu'elles sont en assez grande quantité pour qu'on puisse les percevoir sans le secours des verres grossissants.

Ces qualités optiques sont communes à des corps trop différents au point de vue de leur provenance et de leur signification pathologique pour qu'on puisse les réunir tous dans une même description.

C'est pour cette raison que nous avons consacré un article spécial aux sphères hyalines intra-cellulaires et aux concrétions vitreuses d'origine sécrétoire (p. 94) ; que les thromboses hyalines sont décrites au Livre IV (p. 236 et 247) ; que les exsudats fibrineux homogènes trouvent tout naturellement leur place parmi les productions inflammatoires (p. 296 et 385) ; que la dégénérescence cireuse des muscles est étudiée à l'appareil de la locomotion (t. II).

Les substances hyalines dont nous avons à traiter ici sont celles qui siègent dans le tissu conjonctif qu'elles imprègnent sous forme de masses vitreuses parfois très considérables. Elles prennent naissance à la suite d'une altération des albumines du plasma interstitiel qui se déposent à l'état solide parce que les transformations incessantes que leur font subir les cellules des tissus ne s'opèrent plus suivant le mode habituel. A vrai dire, le mécanisme intime de cette sorte de précipitation est loin d'être élucidé.

Ces matières protéiques diffèrent sensiblement les unes des autres par leur composition chimique ; elles sont toujours peu solubles et très résistantes aux réactifs usuels.

En tenant compte de la manière dont se comportent ces substances vis-à-vis des colorants et des conditions dans lesquelles elles se produisent, il est d'usage de décrire deux formes de dégénérescence hyaline : 1° la *dégénérescence hyaline* proprement dite ; 2° la *dégénérescence amyloïde*. Cette distinction n'a d'ailleurs rien d'absolu, ainsi qu'on le verra plus loin.

1° Dégénérescence hyaline proprement dite. — Les matières hyalines interstitielles ne présentent pas toujours des caractères absolument identiques ; ce groupe est donc un peu artificiel.

a. *Description*. — La dégénérescence hyaline proprement dite, dont la première description d'ensemble est due à v. Reckling- hausen, se différencie de la dégénérescence amyloïde par le manque des colorations caractéristiques indiquées au paragraphe suivant. La matière hyaline est teintée d'une façon diffuse par l'éosine ; la coloration de VAN GIESON lui communique une couleur rouge vif qui permet de bien la mettre en évidence, au moins dans la plupart des cas.

La lésion procède ordinairement par foyers disséminés et de

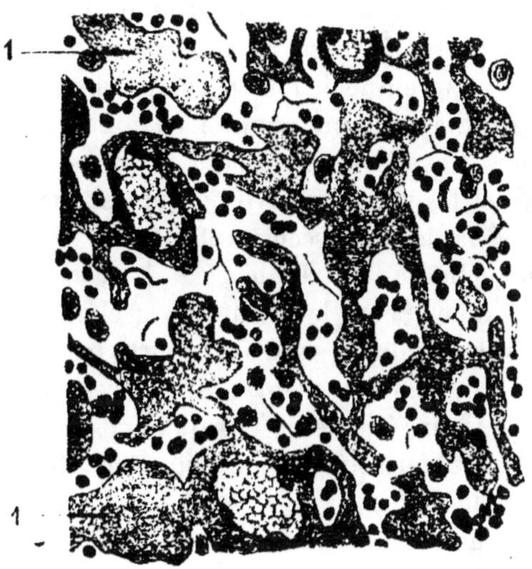

Fig. 29. — Ganglion lymphatique en dégénérescence hyaline. Gr. 350 1.

1, masses de substance hyaline englobant les vaisseaux et constituant une sorte de charpente informe. Entre elles, on aperçoit des trabécules minces, vestiges du réseau lymphoïde, ainsi que des lymphocytes et de grandes cellules d'origine endothéliale ou réticulaire.

petit volume. Elle atteint les formations conjonctives de tout ordre, qu'elles soient normales ou néoformées.

La matière homogène se dépose dans les espaces inter-fasciculaires, et les faisceaux connectifs eux-mêmes prennent un aspect vitreux. Leur structure fibrillaire disparaît ; en même temps ils paraissent gonflés et peuvent se fusionner en couches irrégulières, douées d'une réfringence assez prononcée.

Le siège de prédilection de cette dégénérescence est dans l'appareil vasculaire. Sur les artères, elle débute dans la membrane interne, constituant souvent des épaississements et des îlots de *sclérose* et s'étendant de là aux autres tuniques. Elle représente ainsi la lésion initiale de l'*athérome* où elle est habituellement suivie de la fonte graisseuse et de l'imprégnation calcaire (voir t. II).

Dans le cœur, elle se montre au niveau des indurations valvulaires ainsi que dans les foyers scléreux myocardiques.

Les petits vaisseaux dégénérés se reconnaissent à un épaississement parfois très accentué de leur paroi qui devient vitreuse et brillante : les capillaires sont comme engainés par des manchons homogènes. Sous cette forme, qui se voit surtout dans les centres nerveux et les ganglions lymphatiques, mais aussi dans les reins, la rate, la dégénérescence affecte une disposition rappelant beaucoup celle de l'amyloïde.

L'altération frappe encore le périnèvre, la charpente conjonctive des glandes (thyroïde), les parois propres (canalicules séminifères en involution sénile, acini mammaires en régression, tubes du rein), le tissu réticulé de la rate et des ganglions, dont les trabécules sont boursouflées au point qu'elles deviennent méconnaissables (fig. 29).

On la trouve également dans les inflammations chroniques des séreuses, des bourses muqueuses et des gaines des tendons (tuberculose), et elle prend une grande extension dans la peau des nouveau-nés affectés de *sclérème*.

Elle existe enfin dans le stroma des néoplasmes (tumeurs mixtes salivaires, cylindromes, angio-sarcomes, etc...) où elle est souvent combinée à la dégénérescence muqueuse.

b. *Pathogénie et étiologie*. — L'apparition de la substance hyaline est l'indice d'un trouble grave de la nutrition ; à celui-ci viennent s'ajouter la compression mécanique exercée par les dépôts et la gêne qu'ils apportent à la circulation tant sanguine que plasmatique. Ainsi s'explique la destruction progressive des éléments parenchymateux, la nécrobiose des tissus dans l'athérome, etc.

L'étiologie est des plus variées : on incrimine les états diathésiques, notamment le rhumatisme chronique ; l'hérédité (DIEULAFOY) ; l'alcool, le plomb, le régime carné ; les infections tant aiguës que chroniques : fièvre typhoïde, grippe, diphtérie, exanthèmes fébriles ; paludisme, syphilis (artères) ; les influences neuro-trophiques.

CHANTEMESSE a pu produire des foyers hyalins, artériels et myocardiques, chez le cobaye, au moyen d'injections répétées de toxine typhique.

2° Dégénérescence amyloïde. — Parmi les substances hyalines, la matière amyloïde est la plus anciennement connue et la mieux caractérisée.

a. *Réactions.* — Traitée par une solution iodo-iodurée, elle prend une couleur brun acajou qui tranche sur la teinte jaune clair des parties saines. Si l'on vient ensuite à faire agir avec précaution l'acide sulfurique, la coloration brune passe au violet et au bleu (MECKEL). C'est cette dernière réaction, analogue à celle que fournit l'amidon, et d'ailleurs inconstante, qui avait valu à la matière en question le nom d'*amyloïde* (VIRCHOW). Mais l'analyse chimique ne tarda pas à montrer que sa constitution la rapproche des albumines et non des hydro-carbonés (FRIEDREICH, KEKULÉ et autres).

Elle donne aussi des réactions métachromatiques très accusées avec la plupart des couleurs d'aniline (CORNIL, JÜRGENS) : par le violet de méthyle ou violet de Paris, les parties amyloïdes se colorent en rouge et ressortent vivement sur le fond violet formé par les tissus non dégénérés.

b. *Sièges anatomiques.* — La dégénérescence amyloïde est fréquente surtout dans la rate, les ganglions lymphatiques, les reins, le foie ; moins commune dans la muqueuse digestive, les capsules surrénales, le tissu adipeux, l'épiploon, elle a été signalée encore dans le cœur et les gros vaisseaux, la thyroïde, les glandes génitales, l'utérus. Elle est rare et toujours très discrète dans les poumons et dans les centres nerveux.

c. *Description des lésions.* — Dans les viscères où on l'observe le plus souvent, l'altération est tantôt massive et presque totale, tantôt limitée à certaines parties. Lorsqu'elle est très prononcée, les organes sont plus volumineux, plus lourds, plus consistants et moins élastiques qu'à l'état normal. Parfois ils acquièrent une

telle rigidité qu'on les dirait moulés en cire. Leur tissu est plus
ou moins exsangue, grisâtre, et présente sur la surface de section
un aspect homogène et demi-transparent avec un reflet particulier (dégénérescence *lardacée*, ROKITANSKY).

D'autres fois, on aperçoit au sein d'un parenchyme d'appa-

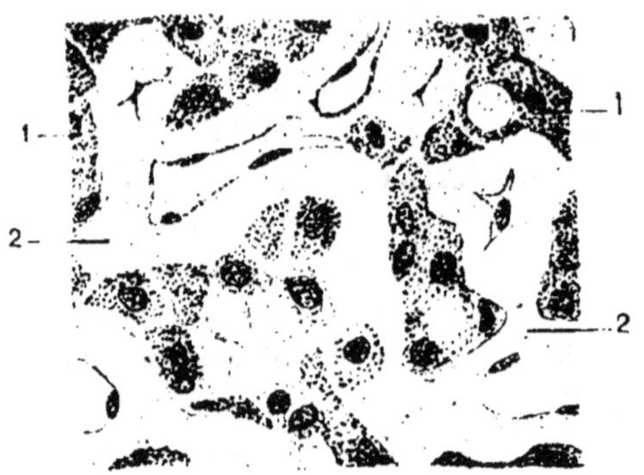

Fig. 30. — Dégénérescence amyloïde du foie. Gr. 300/1.
1, cellules hépatiques. — 2, coulées de substance amyloïde
engainant les vaisseaux capillaires.

rence normale, des ilots irréguliers ou des trainées vitreuses.
Dans la rate, il peut arriver que l'altération porte à peu près
exclusivement sur les corpuscules de Malpighi qui se présentent
alors comme des grains translucides comparables à du sagou
(*rate-sagou*, *sagomilz*). Les glomérules du rein se comportent
d'une façon analogue.

Pour assurer le diagnostic, surtout quand les foyers sont peu
étendus, on verse sur la surface de coupe préalablement débar-
rassée du sang par un lavage, la solution iodo-iodurée qui fait
apparaître la teinte brune caractéristique.

Au point de vue histologique, la matière amyloïde se dépose
dans le tissu conjonctif sous un aspect analogue à celui de la
matière hyaline ; les faisceaux se gonflent, perdent leur aspect
fibrillaire et ne tardent pas à se confondre avec la substance qui
les infiltre en une masse vitreuse, parfaitement homogène.

L'altération débute ordinairement par les petites artères et
les capillaires. Dans les artérioles, l'amyloïde apparaît entre les

f fibres musculaires de la tunique moyenne qu'elle écarte les unes
L des autres et dont elle amène ensuite l'atrophie. Sur les capil-
il laires, on voit se former immédiatement au-dessous de l'endo-
U thélium, une gaine hyaline qui s'épaissit rapidement sur ses
b deux faces, rétrécissant d'une part le calibre des vaisseaux et

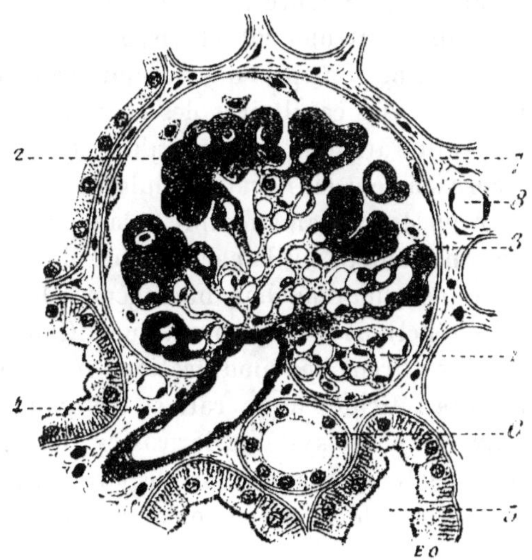

Fig. 31. — Glomérule du rein : dégénérescence amyloïde
au début. Gr. 250/1.

1, partie normale du glomérule montrant les sections des capillaires. — 2, portions amyloïdes ; on distingue encore par places les capillaires, à paroi dégénérée et
très épaissie. — 3, capsule de Bowmann dont l'épithélium est en partie desquamé.
— 4, artériole glomérulaire à paroi amyloïde. — 5, tube contourné dont l'épithélium a conservé sa structure normale. — 6, tube à épithélium aplati (la cavité ren-
fermait un cylindre hyalin). — 7, stroma conjonctif. — 8, vaisseau capillaire.

refoulant d'autre part les éléments péri-vasculaires. Bientôt la
lumière centrale se réduit à une fissure dans laquelle le revêtement endothélial peut se conserver assez longtemps ; lorsqu'il
vient à disparaître, il ne reste plus qu'un tractus hyalin de forme
irrégulière, couvert à l'extérieur de bosselures arrondies et
envahissant progressivement les tissus voisins.

Dans le système lymphatique, au contraire, les dépôts sont
intra-vasculaires. Les vaisseaux, reconnaissables à leur aspect
moniliforme, sont distendus par une masse solide, fortement

brunie par l'iode, comme si la lymphe qui les remplissait s'était figée sur place (MANASSE).

Sur des pièces convenablement colorées, il est facile de suivre la marche de la lésion dans les différents organes.

Dans le foie, c'est la zone moyenne des lobules qui souvent est atteinte la première; à mesure que les capillaires dégénèrent, les cellules hépatiques s'atrophient et disparaissent. Les vaisseaux inter-lobulaires ne sont pris que secondairement.

Dans les reins, les anses capillaires des glomérules se fusionnent en un bloc hyalin, arrondi, imperméable, et au sein duquel on distingue encore souvent les noyaux cellulaires. Les artérioles sont également frappées en grand nombre et la dégénérescence se montre aussi très nettement sur la paroi propre des tubes qui se trouve remplacée par un manchon homogène plus ou moins épais donnant les réactions métachromatiques. Comme dans le foie, les épithéliums offrent des modifications régressives.

La fine charpente réticulée de la rate et des ganglions lymphatiques se convertit en un système de grosses travées informes et bosselées dont l'extension amène la disparition progressive des éléments cellulaires de la pulpe splénique et du tissu adénoïde.

Les veines ne demeurent pas indemnes, mais les altérations y sont en général moins accusées et plus tardives que sur les artères.

Contrairement à ce que l'on avait cru il y a quelques années, les éléments parenchymateux ne subissent pas eux-mêmes la transformation amyloïde ; mais il paraît probable qu'ils émettent des produits de sécrétion qui se combinent aux albumines du plasma circulant et concourent avec elles à former les dépôts hyalins interstitiels.

d. *Formes généralisées.* — D'ordinaire, la dégénérescence existe simultanément dans plusieurs des viscères énumérés plus haut et se trouve alors sous la dépendance de certains états cachectiques, notamment de ceux qui résultent de suppurations prolongées. Telles sont : la tuberculose chronique, soit pulmonaire. soit articulaire ou osseuse, les pleurésies purulentes, les inflammations suppurées des voies urinaires, etc. Il faut citer encore ici la syphilis invétérée, le paludisme, et avec une moindre fréquence, la leucémie et le cancer.

On trouve cette lésion sous une forme analogue chez le cheval et chez les bovidés.

c. *Formes localisées*. — En dehors des formes généralisées, l'amyloïde se rencontre aussi à l'état d'altération locale dans les inflammations chroniques (conjonctive, voies respiratoires : adénites, néphrites), dans les foyers tuberculeux et syphilitiques, dans les cicatrices. Ici encore, l'origine infectieuse est bien évidente. Il n'en est plus de même lorsque l'amyloïde siège dans les tumeurs (fibromes, sarcomes) ou qu'il constitue des noyaux de dégénérescence autonomes dans le tissu conjonctif des paupières, de la langue, du larynx, etc.

Quoique très stable, la matière amyloïde est susceptible d'être résorbée quand elle n'existe qu'en faible quantité. Elle se comporte alors comme les autres corps étrangers peu solubles et provoque la formation de cellules géantes qui entourent les dépôts et les liquéfient lentement. La résorption a été constatée pour des fragments introduits dans le péritoine chez les animaux ; chez l'homme, on a vu disparaître des foyers amyloïdes de la paupière après qu'une ablation partielle eut permis d'assurer le diagnostic.

Mais, d'après ce qui a été dit plus haut, il est facile de voir qu'une infiltration viscérale étendue de cette substance pathologique, constitue une lésion irréparable aboutissant fatalement à la déchéance des organes qu'elle atteint.

f. *Parenté des dégénérescences hyaline et amyloïde*. — A l'examen des pièces présentant nettement la dégénérescence amyloïde, il n'est pas rare de rencontrer des points où la substance vitreuse infiltrant le tissu conjonctif, les parois propres des glandes, etc., ne donne pas les réactions spécifiques par les colorants ou ne les donne que très faiblement. Réciproquement, on voit parfois les foyers hyalins subir, par places, la transformation en amyloïde.

D'autre part, au cours des observations faites sur la résorption de la matière amyloïde, on a vu que celle-ci, avant de se dissoudre, perdait son affinité spéciale pour l'iode et pour les couleurs d'aniline. Elle se comporte alors exactement comme la substance hyaline dont il a été question ci-dessus, et ne peut plus en être distinguée. Il arrive également que dans les corps concentriques hyalins, certaines couches seulement prennent la teinte métachromatique, les autres se montrant réfractaires.

Il y a donc une parenté indéniable entre les deux produits de dégénérescence, et les dépôts hyalins peuvent représenter simplement une substance amyloïde imparfaite destinée à se compléter plus tard. La chimie a donné l'explication de ces faits en montrant que les colorations spécifiques de l'amyloïde sont dues à la présence d'un corps particulier se combinant à la matière hyaline, l'acide chondrotino-sulfurique qui existe normalement dans le cartilage et dans le tissu élastique (ODDI, KRAWKOW).

Nous n'en conclurons pas, cependant, que la dégénérescence hyaline doive être considérée dans tous les cas comme répondant à une prophase de l'amyloïde : la parenté chimique des deux corps ne suffit pas à effacer les différences si marquées qu'on observe souvent dans la localisation anatomique des lésions et dans leur pathogénie.

g. *Étiologie, formes expérimentales.* — On attribue la dégénérescence amyloïde à l'influence de produits solubles, principalement de toxines bactériennes, déversés dans le torrent circulatoire.

On a réalisé expérimentalement des altérations plus ou moins similaires, en injectant aux animaux (lapin, poule) des agents pyogènes (staphylocoques, térébenthine), des toxines, des ferments (KRAWKOW, BOUCHARD et CHARRIN, CZERNY, LUBARSCH, SCHEPILEWSKY). Mais ces dégénérescences artificielles n'offrent qu'incomplètement les caractères de l'amyloïde et elles évoluent bien plus rapidement.

ARTICLE XI

DÉGÉNÉRESCENCE PIGMENTAIRE

Les pigments normaux ou pathologiques se présentent soit sous la forme de corpuscules figurés (grains, bâtonnets, cristaux), soit comme des matières dissoutes imprégnant d'une façon diffuse les parties qu'elles colorent. Ils sont *endogènes*, c'est-à-dire formés dans l'organisme, ou *exogènes*, importés du dehors.

§ 1. — PIGMENTS ENDOGÈNES

Les pigments pathologiques les plus importants sont *endogènes*. Ils se divisent en trois classes :

1º Les pigments *hématogènes* qui proviennent directement de l'hémoglobine du sang ;

2º Les pigments *biliaires*, élaborés par les cellules hépatiques et dérivés indirectement de l'hémoglobine ;

3º Les pigments *autochthones*, produits sur place par les cellules qui les contiennent, aux dépens de matériaux incolores fournis par le plasma nutritif.

A. — PIGMENTATION HÉMATOGÈNE

L'altération des globules rouges est la condition première de ce mode de pigmentation. Elle se produit localement dans les points où le sang se trouve soustrait à la circulation, notamment *dans les foyers hémorragiques* et dans les thrombus d'un certain volume. Elle peut aussi s'effectuer dans le torrent circulatoire sous l'influence des agents nocifs qui attaquent les hématies (*hématolyse*).

1º Chromogénèse locale dans les foyers hémorragiques. — Le pigment prend naissance au niveau des foyers hémorragiques par une décomposition graduelle de la matière colorante du sang.

A. DIFFUSION ET DÉCOMPOSITION DE L'HÉMOGLOBINE. — Les hématies extravasées, du moment qu'elles ne sont pas reprises à bref délai par la circulation, abandonnent pour la plupart leur hémoglobine qui se répand dans le plasma interstitiel, ainsi que dans les substances fondamentales et dans les cellules elles-mêmes, imbibant ainsi les tissus avoisinants qui prennent un aspect sanguinolent.

L'hémoglobine passe ensuite par une série de transformations régressives qui se traduisent à l'œil par la succession des teintes variées que présentent les foyers cérébraux ainsi que les suffusions sanguines dans les régions superficielles (ecchymoses sous-cutanées). Les derniers vestiges du sang épanché sont figurés par les taches brunâtres ou ardoisées qui marquent, à l'inspection anatomique des viscères, l'emplacement des foyers anciens.

B. Les deux sortes de pigments dérivés de l'hémoglobine. — Au microscope, le processus de décomposition se révèle par la formation de dépôts pigmentaires grenus ou cristallins, constitués, non plus par de l'hémoglobine, mais par des corps plus simples dérivés de celle-ci : d'une part, l'*hémosidérine* et d'autre part, l'*hématoïdine* et les *mélanines hématogènes*.

α) L'hémosidérine, pigment ocre ou rubigine, contient du fer, comme l'hémoglobine ; mais, contrairement à celle-ci, elle donne les réactions micro-chimiques qui caractérisent les sels ferriques. Elle bleuit quand on la traite par le ferrocyanure de potassium et l'acide chlorhydrique (formation de bleu de Prusse) ; elle noircit par le sulfure d'ammonium (formation de sulfure de fer). Elle imprègne les tissus à l'état de dissolution et précipite ensuite sous forme de grains et d'amas insolubles dans l'eau ; ces corps, jaunes ou bruns, ont une teinte d'autant plus foncée qu'ils sont plus anciens.

β) L'hématoïdine est une substance très voisine de la bilirubine. Elle est dépourvue de fer et donne la réaction de Gmelin (Virchow) ; insoluble dans l'eau et dans l'alcool, elle est soluble dans le chloroforme, dans le sulfure de carbone et dans les alcalis. Elle peut se déposer en grains et en blocs irréguliers ; souvent elle cristallise en aiguilles et en tables rhombiques. Sa couleur varie du jaune brunâtre au rouge rubis.

γ) Les mélanines hématogènes sont des pigments noirs ne donnant pas habituellement les réactions du fer.

C. HISTOLOGIE PATHOLOGIQUE DE LA CHROMOGÉNÈSE. — L'étude histologique des foyers hémorragiques montre un certain nombre de faits intéressants en ce qui concerne la production du pigment et sa destinée ultérieure.

La décomposition de l'hémoglobine diffusée peut s'accomplir, soit dans les cavités closes (séreuses) ou dans les interstices des tissus, soit à l'intérieur des cellules.

D'autre part, dans les points où l'irrigation plasmatique est peu abondante, une partie des globules rouges extravasés peut se détruire sur place et se fragmenter en blocs et en grains jaunâtres. Les cellules amiboïdes qui affluent vers le foyer hémorragique englobent ensuite, non seulement les particules de pigment qu'elles rencontrent, mais aussi des hématies entières ou fragmentées qui subissent la transformation pigmentaire au sein de leur protoplasma (cellules érythrophages).

Les nombreux phagocytes ainsi chargés de corpuscules pigmentaires, sont en majorité des globules blancs émigrés; mais le même rôle peut être rempli par des éléments fixes mobilisés ou par les cellules jeunes qui en dérivent. C'est ainsi que dans les stases chroniques et dans l'induration brune des poumons, l'expectoration renferme des cellules farcies de grains foncés et qui sont en partie des leucocytes diapédésés, en partie des endothéliums alvéolaires desquamés.

L'hémosidérine se forme surtout dans la zone périphérique des foyers hémorragiques, sous l'influence des cellules vivantes et d'un apport suffisant d'oxygène. L'hématoïdine se dépose plutôt dans les parties centrales où se trouvent réalisées des conditions tout opposées (QUINCKE, NEUMANN, THOMA). On sait que cette substance existe aussi en quantité notable, sous forme cristallisée, dans le sang et les tissus des fœtus macérés.

D. VARIATIONS DANS LA CONSTITUTION DES PIGMENTS. — On a remarqué souvent que les sidérines ne donnent les réactions du fer qu'avec une certaine lenteur, ce qui tient à ce que le métal s'y trouve combiné à un support organique.

L'étude cytologique des cellules *sidérofères* tend également à prouver que le fer est fixé par les granules du cytoplasme (ARNOLD) : il y a donc élaboration active de la part de celui-ci et non simple infiltration mécanique d'une substance minérale dans le corps cellulaire.

Du reste, les dénominations d'hémosidérine, d'hématoïdine, de mélanine, ne répondent pas à des corps toujours identiques à eux-mêmes. Il s'agit en réalité de groupes comprenant chacun un certain nombre de substances qui sont proches parentes au point de vue chimique, mais dont la composition n'est pas absolument constante.

L'hémosidérine devient plus foncée en vieillissant et, après un certain temps, elle perd tout le fer qu'elle contenait. C'est ce que l'on constate en suivant les phases successives de la dégradation de l'hémoglobine sur du sang qui a séjourné dans les sacs lymphatiques de la grenouille (P. SCHMIDT) ou dans le tube digestif de la sangsue (P. CARNOT). Ainsi s'explique, pour une partie, la présence, dans les extravasats sanguins, de grains brunâtres ne donnant plus les réactions ferriques.

D'autre part, lorsque le fer est très intimement incorporé aux substances protoplasmiques, les réactions usuelles ne se produisent que si l'on a détruit préalablement la combinaison organique, par exemple au moyen de l'ébullition dans l'eau régale (WALLACH). Tel est le cas pour l'hémoglobine et aussi pour certains pigments pathologiques.

On peut trouver aussi des albuminates de fer *incolores* et qui ne deviennent apparents que si l'on a recours aux procédés micro-chimiques (QUINCKE).

On s'explique ainsi les incertitudes qui règnent encore dans la détermination chimique des pigments.

Note. — Sous l'influence des réactifs fixateurs, il peut se produire des cristallisations *artificielles* de matières colorantes issues du sang. C'est ainsi qu'on rencontre assez souvent sur les pièces conservées dans l'alcool, plus rarement sur les organes frais, des cristaux qui ressemblent aux cristaux d'hémoglobine et qui répondent à une modification insoluble de cette substance (parhémoglobine).

Dans les tissus imprégnés d'hémosidérine ou ayant séjourné

dans des récipients en fer, on a signalé des faisceaux et des groupes rayonnés de phosphate ferreux cristallisé, passant au bleu par l'oxydation à l'air (vivianite, FRIEDREICH, BOETTCHER).

Il convient donc d'user de réserve dans l'interprétation des formations cristallines qu'on rencontre dans les préparations.

E. MÉTASTASES RÉGIONALES. — La coloration produite par le dépôt pigmentaire, tant libre qu'intra-cellulaire, ne reste pas toujours localisée au foyer sanguin et à la zone qui l'avoisine. Les cellules mobiles, infiltrées de grains brunâtres, émigrent en suivant le cours de la lymphe, et ainsi la pigmentation se propage le long des vaisseaux blancs et gagne les ganglions les plus proches. Elles peuvent s'y accumuler dans les sinus en assez grand nombre pour donner à ces organes une teinte ocreuse ou noirâtre plus ou moins persistante. En général le pigment se dépouille de son fer et peut finir par disparaître entièrement.

D'autre part, l'hémoglobine diffusée et ses dérivés solubles sont aussi entraînés en partie dans la circulation. Lorsqu'elles sont en petite quantité, ces substances ne causent aucun trouble apparent : comme l'hémoglobine provenant de la destruction physiologique des globules vieillis, elles sont simplement transformées dans le foie et excrétées sous forme de bilirubine et d'urobiline, ou bien l'organisme les conserve et les utilise à nouveau pour l'hématopoïèse (rate, moelle des os) ou pour d'autres usages.

2º Pigmentations étendues à la suite d'hémolyse et d'hémoglobinémie. — Les phénomènes sont plus complexes lorsque les hématies sont détruites en grande quantité et que le sang vient à renfermer une proportion notable d'hémoglobine et de déchets globulaires. C'est ce qu'on observe :

α) Lorsqu'il y a une résorption très abondante à la suite des grandes extravasations sanguines (notamment dans les séreuses) et dans les maladies à hémorragies multiples et répétées (maladie de WERLHOF, etc.).

β) Dans les états morbides qui s'accompagnent d'une hémolyse intra-vasculaire très prononcée : empoisonnements (chlorate de potasse, hydrogène arsénié, morille, venin des serpents) ; infections (paludisme, cachexies) ; anémie pernicieuse ; cancer ; certains diabètes et certaines cirrhoses hépatiques.

γ) Dans les brûlures superficielles étendues, où le sang charrie en masse des globules altérés et des débris globulaires.

Il se produit alors des pigmentations plus étendues tantôt

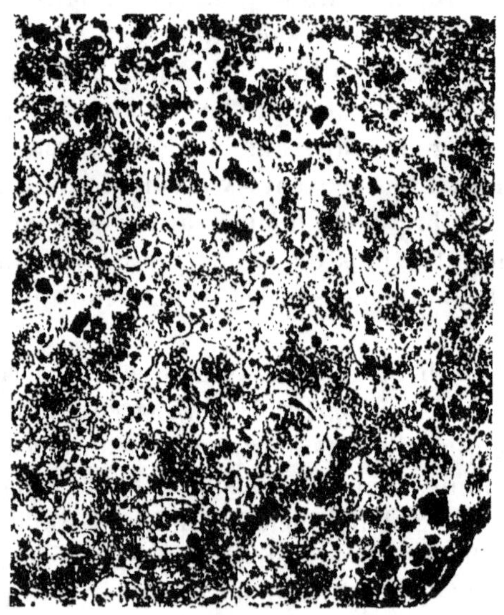

Fig. 32. — Cirrhose pigmentaire du foie. Gr. 150/1.
Traînées de granulations hémosidériques contenues dans les cellules
et dans le tissu conjonctif interstitiel.

hémosidériques, tantôt dues à des substances dépourvues de fer.

A. HÉMOSIDÉROSES. — L'hémoglobinémie a pour premier effet une exagération de la sécrétion biliaire. Quand elle est excessive et que la fonction hépatique se trouve débordée, le surplus est en partie excrété directement par les reins (hémoglobinurie, méthémoglobinurie) ; une autre partie est résorbée et l'on voit se former dans divers organes des dépôts colorés, dans lesquels prédomine en général l'hémosidérine.

Le pigment se montre en première ligne dans le foie, infiltrant les leucocytes en circulation ainsi que les éléments fixes : endothéliums, cellules de Kupffer, cellules connectives du stroma, cellules hépatiques. Il s'accumule principalement dans les espaces de Kiernan et dans la partie périphérique des lobules. Dans certains cas, le parenchyme hépatique prend une teinte jaune brunâtre ou jaune ocre des plus caractéristiques.

C'est par le même mécanisme que s'effectue la pigmentation des éléments tant mobiles que sédentaires de la rate, de la moelle osseuse, des ganglions lymphatiques. Quand l'hémosidérose est très accentuée, on la constate également dans le pancréas, les glandes salivaires et sudoripares, les reins. Dans ces derniers, outre les cellules endothéliales, c'est surtout l'épithélium des tubes contournés qui donne abondamment la réaction du bleu de Prusse. Une certaine quantité de fer se trouve ainsi excrétée avec les urines, la salive, etc.

Les dépôts pigmentaires exercent une irritation chronique qui aboutit à la sclérose des organes (atrophie brune du foie, du poumon).

Expérimentalement, on a reproduit l'hémoglobinémie et l'hémosidérose chez les animaux par injection de sang dans le péritoine (QUINCKE, LAPICQUE et AUSCHER), par injection intra-veineuse de sang défibriné (QUINCKE) ou de poisons hémolytiques, tels que le toluilène-diamine (NAUNYN et MINKOWSKI).

B. PIGMENTATIONS NE DONNANT PAS LES RÉACTIONS DU FER. — Nous citerons, comme exemples de ce genre de colorations pathologiques, les mélanémies, la mélanose arsenicale et l'hémochromatose. L'ictère hématique est décrit à la page 120.

a. *Mélanémies.* — La mélanémie est caractérisée par la formation de pigments foncés dans le sang. Elle peut être le résultat d'une intoxication ; c'est ainsi que le sulfure et l'oxysulfure de carbone (C. SCHWALBE) détruisent les globules avec production de fines granulations mélaniques dépourvues de fer.

La *mélanémie des paludéens* représente une forme bien spéciale de chromogenèse pathologique d'origine sanguine. Les plasmodies de la malaria élaborent aux dépens de l'hémoglobine des globules rouges dans lesquels elles se développent, des granulations et des sphères de *mélanine* qui sont mises en liberté au moment où s'opère la dissociation des corps en rosace. Phagocytés par les leucocytes et les endothéliums, les grains mélaniques s'amassent principalement dans la rate, le foie, le cerveau, la moelle osseuse et les ganglions. Lorsqu'ils sont abondants ils occasionnent des embolies pigmentaires des capillaires les plus fins (reins, cerveau). Les organes prennent une couleur noirâtre et présentent des lésions irritatives et des dégénérescences variées.

Il se forme simultanément une quantité notable de *pigment ocre* ferrique.

b. *Mélanodermie arsenicale*. — C'est également à une action érythrolytique que l'on a coutume de rapporter certaines colorations cutanées d'origine toxique ou médicamenteuse, dont la plus connue est la *mélanose arsenicale*. Les taches dues à une absorption prolongée des préparations arsenicales surviennent plus ou moins tôt, suivant les prédispositions individuelles. Elles ont une teinte qui rappelle celle de la maladie bronzée aux premiers stades, mais elles n'affectent jamais les muqueuses et s'effacent rapidement lorsqu'on supprime la médication qui les a causées.

c. *Hémochromatose*. — Sous ce nom, v. Recklinghausen a décrit des pigmentations viscérales pouvant prendre une grande extension et dues à une hyperproduction d'un pigment dépourvu de fer (*hémofuscine*), élaboré principalement par les fibres musculaires lisses : le tractus digestif, surtout dans la couche des fibres longitudinales, prend une couleur de rouille, ainsi que les vaisseaux, les uretères, la vessie. L'origine hématique de l'hémofuscine est douteuse et plusieurs auteurs tendent à la rapprocher des lipochromes.

C. Pseudo-mélanose. — On sait que sur le cadavre les parties imbibées d'hémoglobine dissoute prennent, sous l'influence de l'hydrogène sulfuré, une coloration d'un vert sale ou noirâtre (formation de méthémoglobine sulfurée). Celle-ci est surtout prononcée sur le tractus digestif, principal foyer de production de composés sulfhydriques, et sur les viscères abdominaux avec lesquels il est en contact.

Selon NEUMANN, la pseudo-mélanine en grains peut se former *post mortem* par l'action de l'hydrogène sulfuré sur de l'hémosidérine déposée pendant la vie. C'est par les fermentations bactériennes que s'explique en partie la genèse des granulations de même nature qu'on rencontre dans les inflammations putrides, les foyers de gangrène, etc.

B) — PIGMENTATION BILIAIRE, ICTÈRE

A l'état normal, l'hémoglobine provenant de l'érythrolyse physiologique est décomposée par les cellules hépatiques qui la transforment en matières pigmentaires dépourvues de fer et dont la principale est la *bilirubine* $C^{32}H^{36}Az^4O^6$. Ces matières sont ensuite excrétées par la bile.

L'ictère n'est autre chose qu'une coloration pathologique des tissus due au passage des pigments biliaires dans la circulation.

Il peut être produit : 1° par un *obstacle mécanique* à l'écoulement de la bile ; 2° par des *lésions de la cellule hépatique;* 3° par des *troubles de l'érythrolyse.*

1° Ictère par rétention de la bile. — L'ictère par rétention résulte de l'obstruction des gros conduits biliaires. Ses causes les plus ordinaires sont l'angiocholite, les calculs, la compression (tumeurs, cicatrices), les troubles de la circulation intra-hépatique. On l'obtient expérimentalement par la ligature du cholédoque. Par suite de l'engorgement des voies d'excrétion, les matières biliaires sont résorbées par les lymphatiques et par les veines, et se répandent dans le milieu intérieur. C'est l'ictère cholurique ou orthopigmentaire. Les fèces sont décolorées, grisâtres, souvent fétides.

La coloration ictérique apparaît d'abord dans les urines qui deviennent brunâtres et donnent la réaction de Gmelin, puis sur les téguments où elle débute par la conjonctive oculaire et la muqueuse sublinguale, pour s'étendre bientôt à toute la peau.

D'abord jaune, elle peut passer plus tard au vert jaunâtre et au vert olive. A l'autopsie, on la constate surtout sur le foie et les reins, ainsi que sur la membrane interne des vaisseaux, les séreuses, les tissus conjonctifs, la graisse. Les exsudats, les thrombus n'en sont pas exempts. C'est sur les cartilages et le système nerveux qu'elle est le moins accusée.

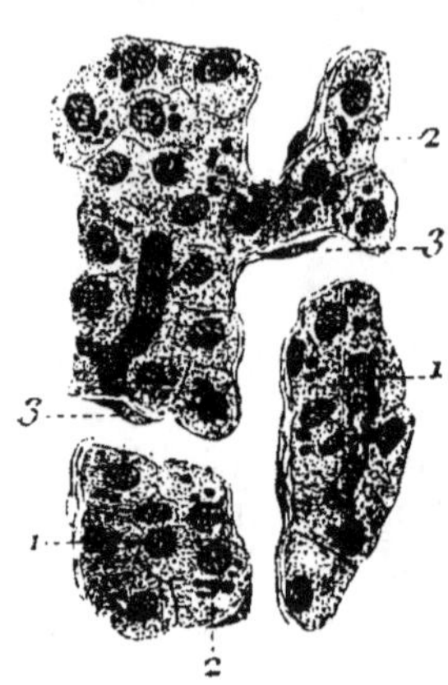

Fig. 33. — Travées hépatiques montrant l'accumulation de pigment biliaire. Gr. 300/1.

1, dans les capillaires biliaires inter-cellulaires. — 2, dans les canalicules intra-cellulaires. — 3, endothélium des capillaires sanguins.

Les tissus sont d'abord simplement imbibés de plasma chargé de bilirubine dissoute et teintés d'une manière diffuse. Il se forme ensuite des grains et des petits blocs d'un jaune verdâtre plus ou moins foncé, qui, d'une part, se précipitent dans le sang et dans les espaces plasmatiques d'où les cellules mobiles les transportent dans la rate, dans la moelle des os et dans les ganglions lymphatiques, et qui, d'autre part, se déposent dans les éléments fixes des viscères et des tissus.

C'est surtout dans le foie que l'infiltration est précoce et très accusée. La bile, ne pouvant plus se déverser, s'accumule dans les petits canaux collecteurs ainsi que dans les capillaires biliaires intra-lobulaires, qui sont bientôt distendus, et comme injectés en certains endroits par du pigment concrété. Peu à peu les cellules hépatiques limitant les canalicules se trouvent écartées les unes des autres et ainsi les dépôts font irruption dans la trame conjonctive et même dans les capillaires sanguins.

Les cellules hépatiques elles-mêmes renferment des grains et des amas de bilirubine solide, et il peut s'en trouver également dans les endothéliums et dans les cellules étoilées de Kupffer. Fréquemment le protoplasma de ces éléments présente en même temps des altérations dégénératives et nécrobiotiques.

Dans les reins, c'est surtout le parenchyme cortical qui est atteint : les épithéliums contiennent des grains verdâtres et sont desquamés par places ; les cylindres hyalins qui se forment dans les tubes peuvent aussi être farcis de pigment.

Macroscopiquement, la pigmentation est toujours plus apparente dans le foie que dans les autres viscères. Elle est due en partie à des dépôts hémosidériques qui accompagnent le plus souvent les matières biliaires et qui sont également très abondants dans les organes hématopoïétiques.

2° Ictères par altération des cellules hépatiques. — Moins intenses que ceux d'origine mécanique, ces ictères reconnaissent pour cause des altérations de la cellule hépatique, de nature toxique ou infectieuse.

Plusieurs théories ont été proposées pour en expliquer la genèse :

1° Hypersécrétion simple (*polycholie*), avec résorption exagérée des matières pigmentaires au niveau de l'intestin.

2° Sécrétion d'une bile surchargée de pigment et qui est résorbée en partie dans le foie, parce qu'elle est visqueuse et ne peut s'écouler que difficilement (*hypercholie pigmentaire*, épaississement de la bile).

3° Modification *qualitative* des pigments.

Les cellules malades n'opèrent plus qu'une transformation incomplète de l'hémoglobine (HAYEM) et l'on voit apparaître en proportion variable dans le sang et dans l'urine, des substances colorantes autres que celles de la bile normale : l'urobiline et son chromogène, la bilirubidine, etc., d'où les noms d'*ictère acholurique, métapigmentaire*.

Pourquoi cette bile imparfaitement élaborée est-elle résorbée alors que la coloration persistante des matières fécales démontre la perméabilité des voies d'excrétion dans la plupart des cas ? HANOT a expliqué cette anomalie par la *dislocation des travées cellulaires* du foie, conséquence de la tuméfaction trouble des éléments sécréteurs ; et sa manière de voir s'est trouvé corroborée par les recherches cytologiques de BROWICZ, de MINKOWSKI, etc. Ces recherches, en effet, ont montré que les cellules dégénérées et tuméfiées se déplacent les unes sur les autres, et qu'ainsi la texture si régulière du lobule hépatique est profondément bouleversée. Le système de vacuoles et de fins canalicules intra-protoplasmiques par lequel les cellules déversent la bile dans les capillaires biliaires, perd ses connexions normales avec ces derniers ; par suite, les matières biliaires sont détournées de leur voie habituelle et passent dans la circulation avec le sucre et l'urée (NAUWERCK).

3° Ictère par hémolyse. — Contrairement à l'opinion qui avait cours il y a peu d'années, il est prouvé que la décomposition de l'hémoglobine dans la circulation et dans les tissus, peut occasionner des ictères locaux ou généraux, indépendamment de toute perturbation des fonctions hépatiques.

a. *Ictère hémolytique local.* — En injectant du sang ou de l'hémoglobine sous la peau, on constate, après quelques jours, la formation de deux sortes de grains pigmentaires : les uns, jaunes, sont analogues aux matières colorantes de la bile, les autres, plus foncés, sont hémosidériques.

On sait que la teinte jaune des ecchymoses superficielles en voie de résorption peut diffuser autour du foyer hémorrhagique, figurant ainsi un véritable *ictère local*, susceptible de s'étendre à tout un membre à la suite de morsure de vipère, par exemple.

Une imbibition analogue des membranes séreuses, avec transformation de l'hémoglobine en hématoïdine ou bilirubine et urobiline peut se produire dans l'hémothorax, dans les pleurésies et les méningites hémorragiques (GUILLAIN et TROISIER).

b. *Ictères hémolytiques généralisés.* — Ces ictères comprennent des types cliniques fort variés : l'ictère congénital de l'adulte (CHAUFFARD); — les ictères hémolytiques acquis (WIDAL), d'origine infectieuse (streptococcies, paludisme, syphilis, tuberculose), parasitaire (ankylostome, bothriocéphale), toxique (plomb, chloroforme), ou liés aux anémies, aux leucémies, à certaines cirrhoses ; — l'ictère simple des nouveau-nés où l'on trouve des dépôts de bilirubine cristallisée, principalement sous forme d'infarctus pigmentaires dans les tubes du rein.

Si l'on fait abstraction des intoxications par des poisons directement globulicides, tous les faits de biligénie extra-hépatique semblent devoir être rapportés à l'action dissolvante d'*hémolysines*, les unes exogènes (microbes, helminthes, serpents), les autres endogènes, élaborées par l'organisme lui-même. En effet, l'examen du sang circulant ou extravasé permet presque toujours de constater, soit la présence d'*hémolysines libres* (ictères hémolysiniques), soit, et plus ordinairement, l'existence d'une *fragilité globulaire* plus ou moins accusée, due à ce que les hématies ont été impressionnées par une sensibilisatrice hémolytique. Grâce à ces notions nouvelles, on peut se rendre un compte plus exact des rapports pathogéniques qui existent entre les anémies, les hémoglobinuries et les ictères.

Remarque. — La décomposition de l'hémoglobine fournit souvent en même temps de l'hémosidérine et un pigment dépourvu de fer : la *bilirubine* dans le foie, l'*hématoïdine* dans les foyers hémorragiques, l'*hémofuscine* dans les hémochromatoses, une *mélanine* hématogène dans le paludisme. Pourtant, dans bien des cas, l'une ou l'autre des deux sortes de substances pigmentaires se présente isolément à l'observation.

4° Ictères mixtes. — D'après ce qui précède, une notable partie des ictères métachromatiques, attribués jusqu'alors à des lésions du foie, doit rentrer en réalité dans la classe des ictères hémolytiques. Il ne faudrait pas, cependant, vouloir établir une distinction absolue entre les états ictériques hépatogènes et les hématogènes. En effet, une hémoglobinémie plus ou moins durable pourra retentir secondairement sur le foie ; d'autre part, dans les ictères par résorption biliaire, il y a lieu de faire entrer en ligne de compte, l'action globulicide des sels de la bile, en particulier du taurocholate de soude. A côté des types cliniques nettement hépatiques ou hématiques, on doit faire une place aux *formes mixtes* relevant d'un double mécanisme pathogénique (GUILLAIN et TROISIER).

C) — PIGMENTATIONS AUTOCHTONES

On désigne sous ce nom les colorations pathologiques résultant d'une production excessive des pigments autochtones normaux, lesquels se répartissent en deux catégories : 1° La *mélanine*, pigment oculaire et cutané (qui existe aussi dans les méninges) ; 2° les *lipochromes* et les *pigments propres* de divers éléments viscéraux et glandulaires. D'une façon générale, les pigments autochtones sont *intra-cellulaires*.

1° **Mélanine** :

a. *Caractères chimiques et anatomiques.* — Les mélanines se présentent sous forme de grains et de courts bâtonnets de couleur foncée, bruns ou noirs, offrant des mouvements browniens. Elles contiennent du carbone, de l'hydrogène, de l'azote et jusqu'à 10 p. 100 de soufre, ne donnent pas ordinairement les réactions micro-chimiques du fer, et offrent une résistance très marquée aux agents chimiques. Très peu solubles, les grains ne sont attaqués que lentement par le chlore, l'acide sulfurique, l'eau oxygénée.

A la fois épithéliale et conjonctive, la mélanine cutanée siège d'une part dans la partie profonde de l'épiderme (couche génératrice et portion adjacente du corps muqueux de Malpighi) et, d'autre part, dans des cellules étoilées du derme, les *chromoblastes, chromatophores* ou *mélanoblastes*, anastomosés en réseau et poussant des prolongements dans les interstices des cellules épidermiques.

Très abondante chez les nègres et chez les animaux au pelage foncé, où elle peut s'étendre même aux viscères, la pigmentation mélanique n'est bien accusée, chez les hommes de race blanche, que dans le système pileux et dans les régions colorées du tégument, telles que les organes génitaux, l'aréole du mamelon.

b. *Principales formes de mélanose.* — La coloration de la peau peut augmenter localement sous l'influence de la lumière et des agents atmosphériques (hâle, éphélides), ainsi que dans la grossesse (chloasma utérin, vergetures).

Elle présente des anomalies par excès ou par défaut qui tantôt relèvent d'un vice de développement qui peut être héréditaire, (*albinisme*), tantôt sont liés à des troubles nerveux (*morphée, vitiligo*). Les *nævi pigmentaires* plats ou verruqueux sont souvent congénitaux, mais peuvent apparaitre aussi à un âge assez avancé.

A côté de ces états plus ou moins bénins, nous trouvons en pathologie des formes graves de pigmentation mélanique.

L'une d'elles répond à une altération de la nutrition générale : c'est la teinte *bronzée* que prend la peau dans la *maladie d'Addison*. Elle débute par les parties normalement plus colorées, les cuisses, les organes génitaux, se montre sous forme de taches sur la muqueuse des lèvres, de la bouche, puis s'étend à tout le tégument : les malades ressemblent à des mulàtres. La mélanodermie est due à une hypergenèse du pigment normal dans l'épiderme et dans le réseau constitué par les mélanocytes ramifiés du derme. Sur les coupes histologiques, l'aspect est analogue à celui d'une peau de nègre.

Les addisoniens succombent à une cachexie progressive et présentent à l'autopsie des lésions des capsules surrénales, du sympathique (ganglion semi-lunaire) et de la moelle. Lorsqu'il y a des rémissions dans la marche de la maladie, la coloration bronzée s'atténue parallèlement aux autres symptômes.

En second lieu, il faut citer les *tumeurs mélaniques*, dont la teinte varie du gris de fumée au noir le plus foncé et qui ont leur point de départ soit dans les membranes de l'œil, soit dans les régions colorées de la peau ; souvent aussi, elles se développent sur d'anciens *nævi*. Comme dans ces derniers, les grains mélaniques sont contenus en partie dans des cellules conjonctives semblables à des chromoblastes, en partie dans des éléments polygonaux, d'aspect endothélial, réunis par groupes dans un stroma alvéolaire.

Ce sont des néoplasmes malins, envahissant rapidement les ganglions et montrant une grande tendance à se généraliser.

On les avait considérés comme des sarcomes, mais dans ces dernières années, nombre de dermatologistes ont admis, à la suite d'Unna, qu'ils étaient de nature épithéliale (Voy. p. 524).

Chez les animaux (chevaux), on observe fréquemment des *mélanomes bénins*, sous forme de masses noirâtres, occupant les téguments des organes génitaux et entraînant une simple pigmentation métastatique des ganglions, des viscères, des séreuses, etc., sans qu'il y ait formation de véritables foyers néoplasiques secondaires.

Nous mentionnerons enfin ici, l'*ochronose* (VIRCHOW), altération rare, portant sur les cartilages, les tendons, les ligaments, l'endocarde et l'endartère, les ganglions lymphatiques, la peau. Les tissus prennent une couleur d'encre, et leur substance fondamentale laisse reconnaître, tout à la fois, une infiltration granuleuse et une imbibition diffuse par du pigment dissous. On est peu renseigné sur la nature et la provenance de cette pigmentation (origine autochtone ou hématique ?) que VIRCHOW considérait comme due à une exagération de la coloration brunâtre que présentent souvent les cartilages à l'état sénile.

Dans le cancer mélanique généralisé, surtout lorsqu'il atteint le foie, ainsi que dans l'ochronose, il peut se produire de la *mélanurie* : les urines, claires à l'émission mais chargées de *mélanogène* (acide homogentisique), brunissent au contact de l'air ou par l'addition d'acide nitrique ou d'acide chromique. Dans un cas d'ochronose, on a vu ce phénomène persister pendant dix-huit ans (HANSEMANN).

2° Lipochromes et autres pigments autochtones non mélaniques ou indéterminés. — Divers éléments anatomiques renferment, soit à l'état de dissolution, soit sous forme de grains, des *pigments propres*, jaunâtres, et généralement moins foncés que la mélanine (au moins chez l'homme). Les *lipochromes*, solubles dans l'alcool bouillant, se trouvent dans le tissu adipeux, dans les corps jaunes de l'ovaire.

C'est aussi à des substances lipoïdes qu'on attribue la teinte jaune du *xanthelasma* des paupières et la coloration verdâtre des *chloromes* (ARAN), qui prennent naissance dans le périoste des os du crâne et de la face et qui sont considérés comme une forme particulière de lymphosarcomes. Dans ces deux sortes de tumeurs, on trouve la matière colorante combinée à des gouttelettes graisseuses intra-cellulaires.

Les granulations jaunes ou brunâtres, de nature indéterminée, qui existent dans les éléments nerveux et musculaires ainsi que dans les épithéliums de la plupart des glandes (foie, rein, surrénales, testicule et voies séminales), ne prennent une signification pathologique que lorsqu'elles se multiplient au cours de certains états régressifs. Ces *atrophies pigmentaires* sont surtout fréquentes dans les cellules hépatiques et dans le myocarde, et se trouvent plus rarement dans les muscles striés de la vie de relation et dans les autres parenchymes. Elles sont caractérisées par une multiplication des granules pigmentaires marchant de pair avec la disparition graduelle du protoplasma ou de la substance contractile.

L'*hémofuscine* des fibres musculaires lisses et de quelques glandes rentre dans le même groupe.

La *nigritie linguale*, langue pileuse noire ou verte, est due à un allongement des papilles avec kératinisation de l'épithélium qui s'imprègne en même temps d'une matière pigmentaire de nature inconnue.

C'est également à des substances mal déterminées qu'est due la coloration foncée que présentent parfois les sécrétions cutanées : *sueurs colorées, séborrhée noire.*

3° Remarques sur l'origine des pigments endogènes. — La division des pigments en hématogènes et en autochtones a été l'objet de controverses qu'il convient d'indiquer brièvement.

Divers observateurs ont soutenu que la mélanose cutanée était produite aux dépens de l'hémoglobine du sang par les chromoblastes péri-vasculaires, et charriée ensuite vers l'épiderme, soit par une sorte de circulation du pigment à travers le réseau des *mélanophores* étoilés du derme, soit par une immigration directe des cellules pigmentées mobiles dans le corps muqueux de Malpighi (QUINCKE, KARG, EHRMANN).

D'autres auteurs continuent d'admettre que le pigment épidermique est élaboré sur place (JARISCH, SCHWALBE, POST, KROMAYER).

Les expériences faites en greffant des lambeaux d'épiderme noirs sur des peaux blanches ou inversement (KARG, P. CARNOT) ont permis de constater que le transport du pigment s'opère aussi bien du derme vers l'épiderme qu'en sens opposé ; mais elles ne nous renseignent pas d'une façon définitive sur l'origine première des grains mélaniques.

L'étude du développement des granulations pigmentaires chez l'embryon et chez les animaux à sang incolore semble bien démontrer qu'elles apparaissent d'une manière autonome et indépendamment des vaisseaux.

Ce qui a surtout contribué à ébranler les notions anciennes, c'est que la réaction ferrique ne peut plus servir de critérium pour contrôler la provenance des pigments, puisque l'hémosidérine vieille se dépouille de son fer et, qu'en outre, ce métal peut être masqué dans les combinaisons, comme il l'est dans l'hémoglobine.

Mais il serait pour le moins prématuré de prendre argument de ces incertitudes pour attribuer une origine hématique à la presque totalité des pigments, et la division classique doit être conservée jusqu'à nouvel ordre.

C'est ainsi que nous avons décrit deux sortes de mélanines, les unes hématiques, les autres autochtones, bien que cette distinction ne soit corroborée actuellement par aucun caractère chimique.

4° Défaut de pigmentation. — A l'histoire des pigments autochtones se rattache l'étude des cas où la pigmentation fait défaut, soit par anomalie congénitale (*albinisme* total ou partiel), soit par suite d'une décoloration pathologique (*leucodermie*, *vitiligo*, *canitie*).

§ 2. — PIGMENTATIONS EXOGÈNES

Les matières colorantes exogènes sont importées dans l'organisme soit à l'état solide, soit à l'état de dissolution; elles pénètrent, tantôt par des blessures du tégument, tantôt par les voies respiratoires ou par les muqueuses digestives.

1° Tatouage. — Le tatouage consiste à pratiquer sur la peau des piqûres ou des scarifications dans lesquelles on introduit ensuite, par frottement, des corps finement pulvérisés, tels que le charbon, le vermillon. Les grains s'infiltrent dans le derme qu'ils colorent et vont aussi, en partie, s'accumuler dans les ganglions lymphatiques les plus voisins.

2° Conioses. — L'inhalation de poussières produit dans les poumons les modifications caractéristiques des *pneumoconioses*. La plus commune de celles-ci est l'*anthracose* : les particules de

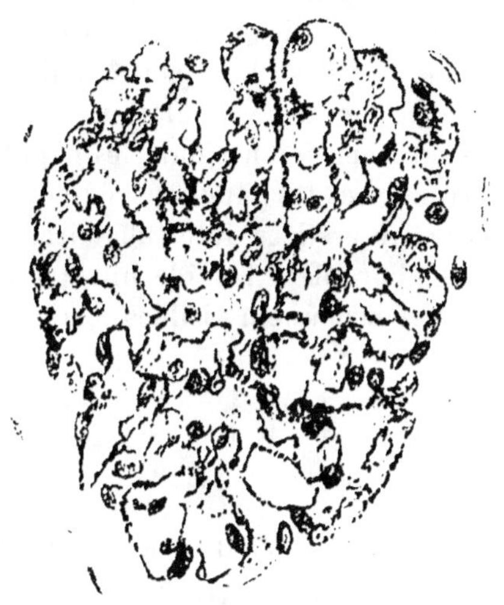

Fig. 34. — Argyrose du rein. Gr. 356 1. (Schmaus, 1907).
Parois des capillaires glomérulaires imprégnées d'un abondant dépôt
de fines granulations argentiques.

charbon sont, pour une part, rejetées par expectoration et se montrent dans les crachats où elles sont souvent incluses dans des cellules migratrices (*cellules à poussière*). Le reste séjourne dans les acini d'où il pénètre directement, ou par transport phagocytaire, dans les cloisons inter-alvéolaires. Charrié par les lymphatiques, le charbon se répand dans toute la charpente conjonctive du poumon, et arrive jusqu'aux ganglions bronchiques. Toutes ces parties prennent une teinte noire plus ou moins intense. Le charbon arrive aussi en petite quantité dans le sang et va se déposer dans la rate, dans le foie et dans la moelle des os. Pour les altérations consécutives, la sclérose, etc., voy. p. 285.

Des états analogues résultent de l'inhalation de poussières métalliques (*sidérose*), pierreuses (*calicose*), etc.

3° Argyrie. — L'argyrie est l'exemple le plus connu des pigmentations par absorption intestinale de matières dissoutes. Chez les sujets soumis à une médication prolongée par les sels d'argent, la peau peut acquérir une teinte grise ou brunâtre qu'il ne faut pas confondre avec celle que produit l'application externe des préparations argentiques. Le métal s'infiltre dans le tissu conjonctif, sous forme de fines granulations noires (albuminate d'argent), qui siègent de préférence dans les papilles dermiques, les villosités intestinales et les ganglions mésentériques, la rate, les glomérules et les interstices intertubulaires du rein, l'endartère, les plexus choroïdes. L'acide nitrique fort fait disparaître les grains qui redeviennent visibles en ajoutant du sulfure d'ammonium.

ARTICLE XII

INFILTRATIONS MINÉRALE ET URATIQUE
LITHIASE

Il nous reste à décrire les dépôts pathologiques résultant de la précipitation des sels minéraux qui circulent dans l'économie ou de certains produits de désassimilation ou de sécrétion. Tantôt ces dépôts sont infiltrés dans l'épaisseur même des tissus et font corps avec eux (foyers d'*incrustation*, de *pétrification*, etc.), tantôt ils forment des masses indépendantes, logées dans les cavités naturelles ou accidentelles de l'organisme (*concrétions, calculs*).

§ 1. — INCRUSTATIONS

Constituées par des sels insolubles, les incrustations pathologiques sont de deux sortes suivant que les sels sont de nature minérale (*sels calcaires et magnésiens*) ou de nature organique (*dépôts uratiques*).

1° Incrustation minérale, pétrification. — Ces incrustations sont habituellement formées de phosphate tribasique et de carbonate de chaux, auxquels s'associent souvent, en moindre proportion, les sels correspondants de magnésie. Il s'agit donc principalement d'une infiltration calcaire, d'une *calcification*.

A. CARACTÈRES ANATOMIQUES ET HISTOLOGIQUES. — A l'œil nu, les tissus calcifiés présentent une coloration blanche ou jaunâtre et au toucher, ils paraissent transformés en une matière tantôt grumeleuse, comme du sable mouillé ou du mortier, tantôt compacte et dure, d'une consistance comparable à celle de la craie ou de la pierre (état crétacé, pétrification). Ils sont imperméables aux rayons X.

A l'examen microscopique, le dépôt calcaire débute sous forme d'un semis de granulations anguleuses ou arrondies, d'inégale grosseur, qui infiltrent suivant les cas, soit la substance fondamentale et les interstices des tissus, soit, plus rarement, les cellules elles-mêmes. Les grains se distinguent par une réfringence très accusée et par leur solubilité dans les acides : l'acide nitrique les fait disparaître avec un dégagement de bulles gazeuses d'autant plus abondant qu'ils renferment une plus forte proportion de carbonate ; l'acide sulfurique les dissout avec production de fines aiguilles cristallines de sulfate de chaux, disposées en groupe rayonnés. L'accumulation des corpuscules calcaires rend le tissu opaque à la lumière transmise, blanc et brillant à la lumière réfléchie ; lorsqu'ils sont très nombreux et serrés, ils peuvent se fusionner en une seule masse, et la calcification homogène, succédant ainsi à l'état grenu, restitue aux parties un certain degré de transparence sur les coupes.

Ces phénomènes élémentaires présentent une grande analogie avec ceux qu'on observe dans les cartilages dits d'ossification, pendant la période du développement du squelette. Comme pour l'ostéogénie normale, il faut se garder de confondre, en pathologie, la *calcification* qui n'est qu'une modification régressive d'un tissu préexistant, avec l'*ossification* qui implique une néoformation d'os véritable avec sa structure caractéristique.

Les parties simplement calcifiées se trouvent dans un état

analogue à celui des corps pétrifiés qu'étudie la géologie. Leur texture primitive est conservée et on la voit reparaître plus ou moins nettement, lorsqu'on les traite par les acides, de façon à les débarrasser de la matière minérale dont elles sont incrustées.

Les fibres musculaires à l'état d'imprégnation calcaire peuvent conserver leur striation. Les fibres lisses, notamment dans les artères de moyen calibre, ne s'infiltrent que peu à peu, le noyau demeurant longtemps visible.

Lorsque les cellules nerveuses des centres se calcifient, à la suite de commotions, de fractures du crâne, le protoplasma se remplit progressivement de granulations réfringentes qui finissent par masquer le noyau ; les prolongements en sont farcis comme le corps lui-même, et présentent souvent des renflements occupés par une concrétion sphérique plus volumineuse.

Les matières organiques en voie d'imprégnation minérale sont manifestement modifiées dans leur constitution chimique et présentent des réactions particulières vis-à-vis des colorants. Le cartilage d'ossification acquiert, à partir du moment où débute l'infiltration calcaire, une affinité marquée pour l'hématoxyline, le violet de gentiane et divers autres réactifs. De même, les épithéliums du rein, sur lesquels d'ordinaire le carmin d'indigo n'a qu'une action très faible, prennent très vivement ce colorant si on les décalcifie après qu'ils ont été pétrifiés à la suite d'ischémie ou autrement (LITTEN).

B. SIÈGE ANATOMIQUE DES FOYERS. — L'état crétacé des cartilages du larynx et des côtes chez les vieillards fait en quelque sorte la transition entre les infiltrations physiologiques et les formes morbides de la calcification.

Ces dernières constituent une lésion très répandue, pouvant atteindre la presque généralité des tissus normaux ou pathologiques. On rencontre en effet l'incrustation calcaire dans les cartilages, dans les valvules du cœur et dans les parois des vaisseaux, dans la peau, les muqueuses et les séreuses, dans les muscles tant lisses que striés, dans les tendons, les appendices épiploïques ; dans la charpente conjonctive du poumon et des glandes (rein, foie), dans le placenta.

En général, la localisation anatomique est déterminée par des altérations antécédentes. C'est ainsi qu'on voit s'imprégner de sels minéraux les valvules sclérosées, les parois artérielles en dégénérescence hyaline (athérome), les fausses membranes anciennes des séreuses, les infarctus et les thrombus incomplètement organisés ; les foyers caséeux (tubercules, gommes) ; les parois des parasites enkystés (hydatides, cysticerques, trichines) ; les enveloppes fœtales dans la grossesse extra-utérine. Les tumeurs ne sont pas indemnes et il n'est pas rare de trouver des foyers de pétrification dans les chondromes, les fibromes, et parfois aussi dans les épithéliomes, les lipomes, les sarcomes, les ostéo-sarcomes en particulier. Les psammomes doivent leur nom à la présence de nombreux corpuscules concentriques et de tractus calcifiés.

Dans l'arbre artériel, les dépôts constituent, sur l'aorte et sur les gros troncs, des *plaques* cohérentes, blanchâtres ou jaunâtres, d'étendue variable et souvent multiples. L'incrustation occupe principalement la tunique interne épaissie et la tunique moyenne, déformant les vaisseaux dont les parois deviennent rigides et qui prennent l'aspect de tubes irréguliers, tour à tour dilatés ou rétrécis. La bouillie athéromateuse contient en abondance des grains et des grumeaux calcaires.

Dans la plèvre, les plaques sont discrètes ou bien elles forment à la surface du poumon des plastrons, des coques plus ou moins épaisses, siégeant dans les fausses membranes ou dans la trame même de la séreuse altérée par l'inflammation. Cette dernière disposition se voit surtout sur la plèvre costale où l'adhérence des lames crétacées est beaucoup plus intime qu'au niveau du feuillet viscéral.

Des lésions analogues se rencontrent sur le péricarde ainsi que sur les bourses muqueuses péri-articulaires.

Dans les poumons, la calcification peut être diffuse, produisant une induration plus ou moins prononcée du parenchyme ; d'autres fois elle donne naissance à des masses circonscrites et compactes, en forme de lamelles, de baguettes, de travées irrégulières. Fréquemment aussi il se produit des concrétions calculeuses qui seront décrites plus loin.

Nous signalerons enfin la pétrification qui peut atteindre les foyers de nécrose graisseuse du pancréas.

C. Pathogénie. — La calcification est un processus secondaire dans la pathogénie duquel interviennent, d'une part, des altérations préalables des tissus et d'autre part des modifications du milieu intérieur.

a. *État des tissus.* — L'incrustation calcaire porte généralement, soit sur des parties mortifiées, telles que les foyers de nécrose, les fœtus et les parasites morts, ou des masses de fibrine, soit sur des tissus à faible vitalité, dont la nutrition est abaissée par la sénilité ou par des lésions d'origine inflammatoire, toxique ou ischémique.

Dans les tissus conjonctifs, l'état scléreux et fibroïde avec dégénérescence hyaline est, par excellence, l'altération qui prédispose à la pétrification (endartère, membranes séreuses). Dans les néoplasmes, c'est d'ordinaire l'insuffisance de la vascularisation qui prépare le terrain à l'imprégnation minérale.

Les dépôts intra-cellulaires font suite aux dégénérescences parenchymateuses causées par les phlegmasies ou les intoxications. On les observe principalement sur les épithéliums du rein (empoisonnement par le sublimé, le plomb), les cellules nerveuses (foyers hémorragiques et emboliques, commotion), les fibres musculaires striées (au pourtour des arthrites chroniques, etc.), les fibres lisses (artères athéromateuses).

La médecine expérimentale a fourni, de son côté, quelques données intéressantes. Sous l'influence d'intoxications appropriées (sous-nitrate de bismuth, aloïne, iodoforme, toxine du choléra) ou d'une ischémie temporaire (pincement de l'artère pendant une à deux heures), le rein du lapin devient en peu de jours le siège d'une infiltration très abondante de phosphate de chaux. Le sel se dépose dans les épithéliums nécrosés ou simplement lésés dans leur nutrition (Litten).

L'ischémie permanente par ligature de tous les vaisseaux du hile est également suivie d'une pétrification étendue, ce qui prouve qu'il suffit d'une irrigation plasmatique très faible pour amener des quantités notables de calcaire. Quand la circulation n'a pas été interrompue trop longtemps, les cellules reviennent à l'état normal et les sels de chaux sont résorbés en deux ou trois semaines (WERRA). Cette observation montre que, dans le domaine des dégénérescences minérales, tout ne se borne pas à une sorte de fossilation lente et définitive de parties mortes ou sur le point de mourir. L'infiltration peut survenir rapidement (FRIEDLANDER l'a constatée sur les cellules du cerveau treize jours après un traumatisme) et elle est susceptible de réparation dans certains cas.

On est arrivé de même à produire la calcification des cellules hépatiques.

Sur des lapins empoisonnés par la naphtaline, Kolinski a trouvé des cristaux de phosphate de chaux dans la cornée et dans le cristallin.

b. *État des humeurs.* — On a admis que, dans certains cas, les crétifications locales pouvaient être simplement la conséquence d'une minéralisation excessive du sang et du plasma nutritif. L'influence d'une *dyscrasie calcaire* apparaît surtout nettement lorsqu'il y a des destructions étendues du squelette (caries, cancers généralisés des os) et que les sels de chaux désassimilés en grande quantité viennent encombrer le torrent circulatoire. On voit alors se produire, notamment s'il existe en même temps quelque entrave à l'excrétion urinaire, des *dépôts calcaires métastatiques* (VIRCHOW) qui siègent dans le tissu conjonctif des pyramides ainsi que dans l'épithélium et dans la lumière des canalicules du rein (infarctus intra-tubulaires), dans les parois artérielles, dans la muqueuse gastrique et dans les poumons.

Dans le même ordre d'idées, on a invoqué la richesse du sang en substances minérales pour expliquer les pétrifications massives des tubercules chez les bovidés (pommelière).

Plusieurs auteurs ont émis aussi l'hypothèse d'une *dyscrasie qualitative* due à des changements défavorables dans les conditions de solubilité auxquelles sont soumis les sels au sein des liquides organiques : diminution de l'acide carbonique libre qui tient en dissolution les sels neutres, transformation des lactates, des glycéro-phosphates, des saccharates, en sels moins solubles.

c. *Conclusions.* — Si les variations de composition des humeurs jouent certainement un rôle dans le processus de calcification, il semble bien que ce rôle soit assez effacé. Il faut reconnaître en effet que la surcharge du sang en calcaire fait défaut dans la plupart des cas, et que d'autre part elle peut exister à un haut degré sans qu'il se forme aucun dépôt, comme le prouve l'exemple de l'ostéomalacie.

Chez les lapins dont le sang a été sursaturé artificiellement par des injections de chlorure de calcium, la pétrification expérimentale des reins est à la vérité plus prononcée que de coutume, mais elle ne s'effectue que s'il existe en même temps une lésion du parenchyme (Kossa).

Si donc c'est l'altération préalable des tissus qui représente la cause déterminante, il y a lieu de se demander en vertu de quel mécanisme elle exerce son action ?

Pour l'infiltration du protoplasma vivant, on admet généralement que le calcaire est retenu parce que les éléments lésés ne peuvent plus le désassimiler aussi rapidement qu'à l'état normal. Mais pour les parties complètement dégénérées ou nécrosées, on peut supposer que la matière organisée, en s'altérant, donne naissance à des corps possédant à l'égard des composés calciques une affinité assez marquée pour attirer et fixer les sels en circulation.

Bien des faits plaident, en effet, en faveur d'une influence prédominante de la constitution chimique du terrain. C'est ainsi que dans les cellules de Purkinje du cervelet, l'infiltration calcaire est limitée aux prolongements protoplasmiques dirigés vers la périphérie, le cylindraxe demeurant indemne.

Il est possible aussi que des modifications dans l'état physique des colloïdes ou des actions fermentaires spéciales interviennent dans les phénomènes de calcification et de décalcification tant normaux que pathologiques.

D. SIGNIFICATION ET CONSÉQUENCES DE L'INCRUSTATION MINÉRALE. D'une façon générale, on considère l'infiltration calcaire comme représentant la phase ultime de certains processus nécrobiotiques impliquant une annihilation fonctionnelle plus ou moins complète des organes affectés. Beaucoup de parties pétrifiées sont en effet de véritables corps étrangers qui n'ont plus aucune part directe aux échanges nutritifs.

L'activité spéciale des éléments nerveux et musculaires est abolie ou notablement abaissée ainsi que celle des cellules glandulaires ; les milieux réfringents de l'œil perdent leur transparence, les parois artérielles leur élasticité ; le jeu des valvules du cœur est entravé. Par contre lorsqu'il s'agit de productions morbides, la calcification a souvent des effets favorables pour l'organisme : elle tend à arrêter l'évolution des parasites (bacilles tuberculeux) et peut opposer une barrière efficace à l'invasion des bactéries septiques dans les fœtus morts, les tumeurs utérines, etc. Celles-ci sont même expulsées parfois spontanément (pierres de l'utérus).

Dans quelques cas pourtant, la calcification se produit très rapidement et peut rétrocéder ensuite sans laisser aucune trace.

2⁰ Dépôts uratiques. — Ces dépôts s'observent dans la goutte et dans le saturnisme et sont constitués par de l'urate de soude, associé d'une manière inconstante et en proportions variables, aux urates de chaux, de magnésie, d'ammoniaque, à l'acide urique libre, au phosphate et à l'oxalate de chaux.

Lorsqu'on les traite par les acides, l'acide urique se sépare sous forme de cristaux rhombiques ou de tables hexagonales. L'évaporation à chaud, en présence de l'acide nitrique, donne un résidu qui prend une coloration pourpre sous l'influence de l'ammoniaque (réaction de la *murexide*).

A l'examen microscopique des parties infiltrées, on trouve des granulations très petites figurant une sorte de poussière, des grains arrondis et réfringents, et des aiguilles déliées d'urate de soude disposées en groupes rayonnés.

Les dépôts uratiques ont leur siège de prédilection dans les articulations et apparaissent en premier lieu sur les cartilages qui présentent, vers leur centre et aux environs des insertions ligamenteuses, des taches crayeuses, opaques, semblables à des éclaboussures de plâtre. Sur les coupes histologiques, on voit que l'infiltration occupe la zone superficielle des disques cartilagineux. Elle est formée de précipités grenus et d'un enchevêtrement de fines aiguilles d'urate de soude ; elle débute dans les cellules, d'après Charcot et Cornil, dans la substance fondamentale, d'après Zalesky, dans les deux indifféremment, d'après Ebstein.

Les taches, primitivement lisses et unies, de tardent pas à s'étendre et à devenir saillantes et rugueuses. Plus tard surviennent des érosions du cartilage qui se fendille, se creuse et peut subir une destruction progressive : la synovie prend alors l'aspect d'une bouillie crayeuse, en même temps que les foyers d'incrustation, sous forme de nodules et de traînées, envahissent les franges synoviales, la capsule et les tissus péri-articulaires, les ligaments, les tendons et leurs coulisses, les bourses séreuses.

Autour des parties malades, les tissus sont œdématiés et enflammés : à la périphérie des cartilages, les cellules prolifèrent donnant naissance à des ecchondroses, pendant que la portion centrale se désagrège ; dans le voisinage, il se fait une néoplasie conjonctive plus ou moins abondante et renfermant souvent des cellules géantes.

Généralement, les petites jointures du pied (gros orteil) et de la main sont atteintes les premières ; elles se déforment et finissent par s'ankyloser : le genou, le cou de pied ne sont pris que rarement et plus tard et présentent alors des altérations plus profondes.

Dans les régions péri-articulaires et en divers points du tégument, particulièrement sur le pavillon de l'oreille, les urates constituent des nodosités pouvant atteindre la grosseur d'un pois ; ces *tophus*, de même que les bourses séreuses malades, s'ulcèrent volontiers et suppurent, donnant lieu à des fistules qui laissent écouler un pus mélangé de substance crayeuse.

Les reins des goutteux présentent les lésions de la néphrite interstitielle et montrent souvent, dans l'épaisseur des pyramides, des lignes blanchâtres ou jaunâtres, répondant à des dépôts d'urate de soude ou d'acide urique qui siègent, soit dans l'intérieur des tubes droits, soit dans le tissu conjonctif intercanaliculaire. Il n'est pas rare d'y trouver, en outre, des kystes dus à la dilatation des tubes et contenant des cristaux uratiques.

Ce n'est qu'exceptionnellement qu'on rencontre des incrustations dans les autres lésions viscérales des goutteux : on en a signalé toutefois dans les parois des bronches, dans les valvules du cœur et la tunique interne des vaisseaux, dans les villosités intestinales, les méninges.

Sans entrer dans l'exposé des diverses théories concernant la pathogénie de la goutte, nous rappellerons simplement qu'on a émis, pour expliquer la production des dépôts, des hypothèses analogues à celles qui ont été mentionnées plus haut au sujet de l'infiltration calcaire.

En effet, on a incriminé, d'une part, des modifications générales du sang et des plasmas (uricémie, conditions de solubilité moins favorables), et d'autre part des dyscrasies locales ou des altérations des tissus qui détermineraient la précipitation des urates.

Il paraît d'ailleurs de plus en plus probable que la production excessive des composés uriques et les dépôts qu'ils forment dans l'organisme ne représentent qu'un épiphénomène dans le processus morbide dont elles sont la manifestation la plus caractéristique. Ils ne sont pas la cause des lésions variées qu'on observe chez les goutteux, et ils dépendent au même titre que celles-ci, d'un trouble général de la nutrition dont le mécanisme n'est pas connu.

La *goutte saturnine* se distingue anatomiquement par la multiplicité des arthrites dès la première période et par la rareté des tophus.

Les *infarctus uratiques des reins chez les nouveau-nés* sont fréquents dans les deux premières semaines qui suivent la naissance. On les reconnaît à la présence de stries opaques, blanchâtres ou rougeâtres, occupant la portion terminale des pyramides de Malpighi ; ils sont constitués par des grains et des sphérules d'acide urique, accumulés dans les tubes collecteurs.

Des *dépôts uratiques expérimentaux* ont été réalisés chez les oiseaux par la ligature des uretères ou par des intoxications

8.

amenant la dégénérescence des épithéliums du rein (ZALESKY, EBSTEIN, etc.).

§ 2. — CALCULS ET CONCRÉTIONS

L'histoire des calculs se rattache de près à celle des incrustations. Seulement, les dépôts ne se font pas, ici, dans le milieu intérieur ni dans l'intimité des tissus[1] ; ils se forment dans les cavités muqueuses ou glandulaires aux dépens des *liquides de sécrétion*. On ne doit pas en conclure, cependant, que le processus lithogène se ramène simplement à des phénomènes d'ordre physico-chimique : nous verrons, au contraire, qu'il résulte toujours, en dernier ressort, d'une perturbation des fonctions vitales de désassimilation et de sécrétion.

Consacré principalement à l'étude des lithiases urinaire et biliaire, ce paragraphe est divisé comme il suit : 1° *description des calculs ;* 2° *formation et accroissement des calculs ;* 3° *pathogénie de la lithiase ;* 4° *lésions concomitantes.*

1° Description des calculs. — Nous avons à décrire : 1° les *caractères macroscopiques* des calculs ; 2° leur *structure intime.*

A. CARACTÈRES CHIMIQUES ET MACROSCOPIQUES. — Nous envisagerons tout d'abord les calculs urinaires.

a. *Calculs urinaires.* — La lithiase urinaire se manifeste sous forme de sable, de graviers ou de calculs d'un certain volume. Il n'est aucun point des voies urinaires où l'on ne puisse rencontrer de ces productions pathologiques, depuis les tubes du rein jusqu'au méat uréthral ; il peut même s'en trouver dans le cul-de-sac préputial lorsque l'urine y reste stagnante (phimosis).

Les calculs vésicaux sont habituellement solitaires ou en petit nombre : exceptionnellement on en a observé plusieurs centaines. Leur grosseur varie en moyenne de celle d'une noisette à celle

---

[1] Il faut, en effet, distinguer des vrais calculs, les concrétions pierreuses qui prennent naissance, par exemple, dans des ganglions caséeux ou dans des veines ectasiées (phlébolithes).

d'un œuf ; pourtant on en a signalé d'énormes, pesant plusieurs
kilogrammes. Ils sont généralement arrondis ou ovoïdes, à surface lisse ou inégale, parfois couverts d'aspérités ; lorsqu'il y en
a plusieurs, ils s'aplatissent aux points de contact et présentent
des facettes qui leur donnent, dans certains cas, des formes
d'une régularité géométrique. Quand ils ont pour noyau un

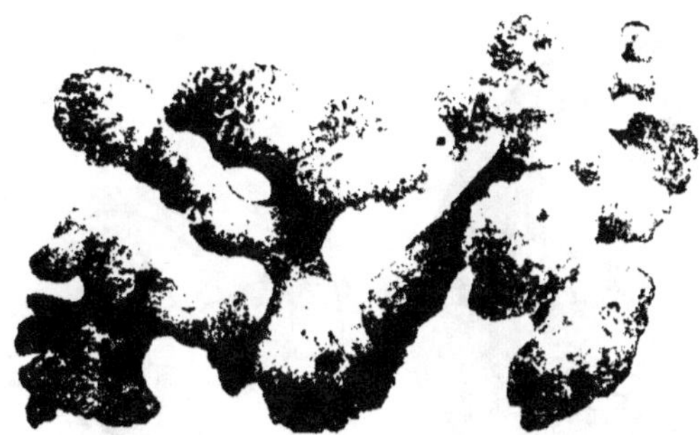

Fig. 35. — Calcul coralliforme (Pousson).

corps étranger, ils revêtent la forme de celui-ci, tant que la
couche d'incrustation n'a pas dépassé une certaine épaisseur.
Les plus grands se moulent sur les parois de la cavité qui les renferme, ce qui s'observe principalement dans le bassinet (fig. 35).

Ce sont des pierres dures, qu'on ne peut couper qu'à la scie.
La composition chimique est le plus souvent mixte et suivant les
sels qui prédominent, on distingue plusieurs variétés :

Les calculs *uratiques* sont formés surtout d'acide urique et
d'urate de soude, accessoirement d'urates de magnésie, de chaux,
d'ammoniaque (surtout chez les enfants). De taille moyenne,
de coloration fauve, ces pierres sont dures, à cassure grenue
ou homogène, montrant une stratification concentrique. Fréquemment il y a association avec des phosphates ou des oxa-
lates, soit que les couches uratiques alternent avec des couches
minérales, soit que l'une des substances forme le noyau et
l'autre l'écorce. L'acide urique, quand il est seul, donne des
concrétions petites, de couleur orangée, offrant la réaction de la
murexide.

Les calculs *phosphatiques* contiennent du phosphate ammoniaco-magnésien et du phosphate de chaux ; plus friables que les précédents, de couleur grisâtre, ils offrent une texture cristalline dans les points où prédomine le phosphate double. Chauffés, ils fondent en dégageant de l'ammoniaque.

Ces caractères s'effacent quand il y a une forte proportion de phosphate de chaux : les concrétions sont plus consistantes, à

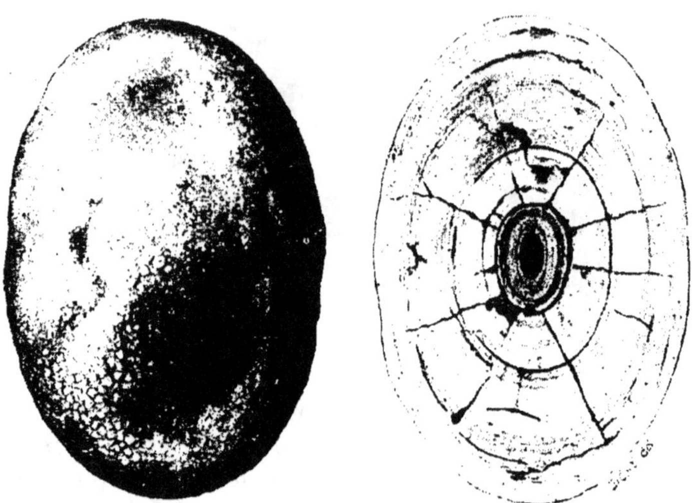

Fig. 36. — Calcul urinaire à surface unie, à structure stratifiée sur la coupe (Poussson).

cassure homogène et infusibles. Comme élément accessoire, on peut y trouver du carbonate de chaux.

Les calculs d'*oxalate de chaux* se voient surtout chez les sujets jeunes. Ils sont extrêmement durs : les petits sont lisses, brun clair, pareils à des graines de chènevis ; les gros sont d'une teinte foncée, de structure cristalline et se reconnaissent à leur surface inégale, hérissée d'aspérités.

On signale encore de petits calculs de *cystine*, légers, jaunâtres, d'aspect ou de consistance cireuse, ou de *xanthine*, lisses, rougeàtres, tous deux inflammables et fort rares ; enfin des concrétions d'indigo et d'urostéalithe.

On désigne sous le nom d'*infarctus tubulaires*, des dépôts uratiques grenus ou cristallisés qui se font dans la cavité des canalicules droits et dans le tissu connectif de la substance médullaire du rein où ils se présentent à l'œil comme des stries rougeâtres ou jaunâtres. Ils sont fréquents chez le nouveau-né et constitués par des urates de soude et d'ammoniaque.

b. *Calculs biliaires.* — On peut trouver des concrétions dans les conduits biliaires de tout calibre, mais c'est la vésicule qui est leur siège de prédilection.

Elles se montrent soit sous la forme de *sable*, de *boue* ou de *gravelle* biliaire, soit sous celle de *calculs* proprement dits dont la dimension moyenne est à peu près celle d'un gros pois. Les plus petits sont comme des grains de chènevis, les plus volumineux atteignent la grosseur d'un œuf.

Solitaires, ils sont arrondis ou ovoïdes, à surface lisse ou mamelonnée ; multiples, ils se compriment réciproquement et présentent des angles et des facettes, de façon à figurer des cubes, des pyramides, etc.

On a pu en compter jusqu'à sept mille dans une vésicule. La couleur et la densité varient suivant la composition.

Ils sont constitués principalement par de la *cholestérine*, des *pigments* et des *sels de chaux.*

Les calculs de cholestérine pure sont opaques ou translucides, d'un blanc grisâtre ou jaunâtre, d'aspect cireux, onctueux au toucher, rayés par l'ongle et faciles à écraser, très légers, très inflammables, solubles dans l'alcool bouillant, dans l'éther. La surface de section est cristalline, à disposition radiée autour d'un noyau pigmenté.

Les concrétions pigmentaires sont plus petites, plus denses, et plus foncées, verdâtres ou brunâtres : la bilirubine et la biliverdine y sont combinées à la chaux.

Les pierres calcaires sont lourdes, dures, de dimension moyenne ; elles sont rares et formées surtout de carbonate de chaux.

La grande majorité des cholélithes est de composition *mixte*, à prédominance de cholestérine. Sur la coupe, on y trouve : 1° un noyau central, représenté le plus souvent par un amas de mucus incrusté de bilirubinate de chaux, parfois aussi par un caillot fibrineux ou par un corps étranger (amas de bactéries, lombric, etc...); 2° une zone moyenne, épaisse, de cholestérine cristallisée en rayons ; 3° une écorce formée de couches minces superposées, alternativement claires et foncées, et dont la coloration varie suivant la nature des principes constitutifs.

b. *Calculs divers*. — Les concrétions *pancréatiques* et *salivaires* se présentent tantôt sous forme de sable, tantôt comme de véritables calculs. Ceux-ci sont le plus souvent uniques ou en petit nombre dans les glandes salivaires, multiples dans le pancréas, et se trouvent logés dans les conduits excréteurs qu'ils dilatent plus ou moins. De consistance assez variable, ils sont habituellement de couleur grisâtre et composés principalement de phosphate et de carbonate de chaux en couches stratifiées.

Les calculs salivaires (*ptyolithes*) siègent de préférence dans le canal de Warthon; ils ont un noyau constitué par un amas d'épithéliums, de mucus concrété, de bactéries, etc., quelquefois par un corps étranger de provenance alimentaire ou autre.

Le *tartre dentaire*, les *concrétions des cryptes amygdaliennes* et celles des *glandules palatines* ont une composition analogue. Il en est de même des *dacryolithes*, des *rhinolithes*, des *otolithes* et des calculs qui se forment exceptionnellement dans les conduits mammaires et dans les voies spermatiques.

Les *calculs intestinaux* sont aussi rares chez l'homme qu'ils sont communs chez les animaux. Ils sont constitués par du mucus concret, des résidus de la digestion, etc., incrustés de carbonate et de phosphate de chaux, souvent avec un mélange de phosphate ammoniaco-magnésien. L'absence de cholestérine permet de les différencier des calculs biliaires qu'on rencontre beaucoup plus fréquemment dans l'intestin et dans l'appendice que les vrais entérolithes. La lithiase intestinale se manifeste encore par des émissions de sable souvent liées à l'entérite muco-membraneuse (DIEULAFOY).

Les *calculs prostatiques* (autochtones et non urinaires) se forment par imprégnation calcaire des concrétions brunes azotées que renferme constamment la prostate à partir de l'âge mûr.

Les calculs provenant de l'appareil respiratoire et parfois

rejetés en grand nombre avec l'expectoration (phtisie calculeuse) peuvent prendre naissance soit dans les bronches, souvent ectasiées (*broncholithes*), soit dans des cavernes pulmonaires de faible dimension (*pneumolithes*). Ces pierres ne doivent pas être confondues avec celles qui s'introduisent par perforation dans l'intérieur des bronches et qui proviennent de ganglions caséeux ou de foyers lobulaires calcifiés.

B. STRUCTURE INTIME DES CALCULS. — Dans la description qui précède, nous avons eu surtout en vue les composés cristallins, minéraux ou organiques, qui constituent la masse principale des calculs. C'est en effet à ces composés, disposés tantôt en lames stratifiées, tantôt en couches granulées ou homogènes, que les pierres doivent leurs caractères physiques les plus apparents.

Nous n'avons fait que mentionner brièvement jusqu'ici un autre élément qui pourtant est loin d'être négligeable, à savoir *la partie organique*, non cristallisable, qu'on aperçoit souvent au centre des calculs sous forme de détritus épithéliaux, d'amas de mucus, de sang, de fibrine, etc., mais dont rien ne dénote la présence dans les cas assez nombreux où il n'y a pas de noyau distinct à l'œil nu.

Dès longtemps, l'analyse chimique des concrétions avait révélé l'existence d'une certaine proportion de matière animale, qu'on comparait à une sorte de ciment liant entre elles les particules cristallines. Les recherches exactes d'EBSTEIN (1884) nous ont fait connaître plus complètement la disposition de cette *gangue* organique.

Cet auteur a montré, en effet, qu'après dissolution des corps cristallins (cholestérine, urates, phosphates, etc.) par des réactifs appropriés, il reste constamment une matière molle et glaireuse, un peu jaunâtre, une sorte de flocon délicat, conservant à peu près la forme et les dimensions primitives du calcul.

Sur les coupes microscopiques, ce squelette albumineux, d'aspect homogène, laisse voir une striation concentrique et un système de fentes et de lacunes qui rayonnent irrégulièrement à partir du centre souvent occupé par une cavité. Parfois aussi, on trouve simplement une masse d'apparence spongieuse, sans stratification bien accusée.

Il y a donc, dans toute l'étendue du calcul, une trame de substance protéique intimement associée aux dépôts cristallins.

2° Formation et accroissement des calculs. — Il y a deux ordres de faits qui interviennent parallèlement dans la formation des calculs : les uns ont trait à la précipitation des matières cristallisables; les autres se rapportent à l'agglomération des dépôts en masses cohérentes constituant les pierres.

a. *Sédimentation lithogène.* — Les corps cristallisables dissous dans les humeurs se précipitent lorsqu'ils sont en solution trop concentrée ou lorsqu'il survient dans la composition du liquide des modifications qui en affaiblissent le pouvoir dissolvant.

La sursaturation résulte, soit d'une sécrétion excessive de substance précipitable, soit d'une insuffisance dans la quantité du liquide servant de véhicule.

Quant à l'influence exercée par les changements de composition, il est facile d'en donner une idée en citant quelques exemples :

α) *Dans l'urine*, les phosphates terreux sont dissous grâce à l'acidité du milieu ; ils se déposent quand celui-ci devient alcalin, comme il arrive lorsqu'il s'établit une fermentation ammoniacale (infections microbiennes). Souvent il se produit en outre, du phosphate ammoniaco-magnésien également insoluble.

Qu'au contraire l'acidité normale vienne à s'exagérer, qu'il y ait notamment insuffisance de phosphates basiques, l'acide urique et les urates sont précipités, de même qu'ils le sont *in vitro* lorsqu'on traite l'urine par les acides.

On comprend ainsi que sur un calcul uratique, par exemple, il se dépose une croûte de phosphates quand l'urine devient alcaline, et qu'il puisse y avoir formation de couches alternativement uratiques et terreuses en cas de changements répétés dans la réaction.

β) *Dans la bile*, la cholestérine est maintenue en solution grâce à l'alcalinité du milieu et à la présence des cholates alcalins et des savons formés par des acides gras combinés à la soude et à la potasse.

Il y aura précipitation si le contenu de la vésicule devient acide, et, en fait, cette acidité a été constatée dans la lithiase.

Le résultat sera le même si la teneur en bases alcalines, en acides gras ou en acides biliaires vient à s'abaisser outre mesure : si par exemple il y a un excédent de chaux, cette base s'emparant alors des acides pour former des sels insolubles.

En résumé, l'équilibre moléculaire de solutions aussi complexes est forcément peu stable et nous sommes loin d'être clairement renseignés sur toutes les actions pathologiques susceptibles d'en amener la rupture.

b. *Agglomération des sédiments par la gangue organique ; édification et accroissement des calculs.* — Les modifications d'ordre physico-chimique que présentent les humeurs peuvent expliquer la production des divers sédiments cristallins qui entrent dans la composition des calculs. Il nous reste à voir par quel mécanisme les dépôts s'agrègent en masses calculeuses au lieu d'être simplement excrétés à l'état de sable.

Ici le premier rôle est dévolu aux éléments non cristallisables, c'est-à-dire à la gangue albumineuse.

On avait pensé tout d'abord que le noyau, quelle que fût sa nature (concrétion muqueuse ou hématique, corps étranger, parasite) se recouvrait d'une couche d'incrustation en vertu d'un phénomène purement physique, à la façon d'un objet qui se trouve plongé dans une fontaine pétrifiante. L'attraction exercée par le noyau central était ainsi le facteur principal dans la formation des *calculs nucléés* dits *secondaires*, tandis que la genèse des *calculs primitifs*, dépourvus de noyau, relevait exclusivement d'une altération des humeurs.

Ces derniers, d'ordinaire uriques ou oxaliques, jouent du reste fréquemment le rôle de noyaux dans l'édification des calculs secondaires, généralement phosphatiques.

Cette théorie est à peu près abandonnée aujourd'hui. Les matières incrustantes ne sont pas seulement déposées dans les interstices et à la surface du stroma protéique, mais elles en infiltrent la substance même.

On sait du reste que le blanc d'œuf, introduit dans une solution d'un sel calcique, a la propriété de précipiter le calcaire à l'état de carbonate. De même, c'est la gangue organique qui, en vertu d'une affinité spéciale, d'ordre chimico-physique (état colloïdal, Ord), effectue l'agrégation des molécules cristallines.

Dans la vessie, les corps étrangers ne deviennent lithogènes qu'à la condition de produire *une irritation* et de se recouvrir d'un enduit glaireux sécrété par la muqueuse, enduit au sein duquel se font ensuite les dépôts.

A cet égard, les calculs dits primitifs ne diffèrent en rien des secondaires. En effet, Ebstein a mis en évidence la présence d'une trame azotée dans des calculs de toute nature, et jusque dans les minuscules *sphérolithes* des canalicules du rein.

De même, l'accroissement des pierres est réglé par celui du stroma : l'apposition d'une nouvelle assise cristalline est subordonnée à la formation préalable d'une couche de revêtement albumineuse autour des concrétions.

C'est encore à leur gangue que les pierres doivent un certain degré de perméabilité par lequel s'expliquent, d'une part, leur dessiccation progressive après qu'elles ont été extraites, et la perte de poids qui en résulte, et d'autre part, les remaniements intérieurs qui se produisent dans leur substance : on constate, par exemple, que la cavité centrale des calculs biliaires peut se creuser par redissolution du bilirubinate calcaire et se trouver comblée plus tard par un dépôt cholestérique effectué après coup. Anciennement, on avait assimilé ces changements aux phénomènes de *métamorphisme* que présentent les roches.

3° Pathogénie. — Les sécrétions qui se déversent dans les conduits et dans les réservoirs glandulaires n'étant pas normalement lithogènes, il nous faut examiner comment elles peuvent le devenir.

Le processus lithogénique exige le concours de deux facteurs agissant simultanément : la précipitation de matières cristallisables et la sécrétion de substances colloïdes propres à remplir l'office de stroma.

Les causes capables de produire ce double effet sont d'ordre général ou d'ordre local.

D'une part, en effet, la lithiase a été considérée comme étant une des expressions les plus caractéristiques des états diathésiques. On connaît depuis longtemps les relations intimes de la gravelle urique avec la goutte ; mais la théorie dyscrasique des affections calculeuses s'est amplifiée et s'est précisée avec la conception du ralentissement des échanges dans l'économie et de l'hyperacidité organique (BOUCHARD). Le même vice fondamental de la nutrition devient ainsi, dans ses diverses modalités, la source d'une production excessive d'acide urique, d'acide oxalique et probablement aussi de cystine et de xanthine ; à ce même groupe embrassant toutes les lithiases primitives, se rattache également la gravelle biliaire.

D'autre part, on invoque, pour expliquer la production des calculs secondaires, des causes locales telles que la présence de corps étrangers, la stagnation des humeurs, l'inflammation des voies d'excrétion et des réservoirs. Dès 1818, MECKEL avait émis la théorie du *catarrhe lithogène* fournissant un produit de sécrétion capable de provoquer la précipitation et l'agglutination des substances dissoutes. Pour les calculs biliaires, cette manière de voir a été corroborée dans une large mesure par les découvertes bactériologiques qui ont mis en évidence la nature microbienne des angiocholites et des cholécystites, et la présence des bactéries au centre des concrétions où elles perdent peu à peu leur virulence et leur végétabilité (DUPRÉ, GALIPPE, HANOT, GILBERT). C'est surtout le bacille typhique et le coli-bacille qu'on y rencontre, et l'on a pu obtenir, chez les animaux, des calculs en infectant la vésicule biliaire par des cultures médiocrement virulentes de ces microorganismes (GILBERT et FOURNIER, MIGNOT).

L'histologie pathologique montre, de son côté, que la paroi de la vésicule enflammée contribue à l'édification des calculs, non seulement par la sécrétion muqueuse et la desquamation épithéliale, mais aussi par une production plus abondante de calcaire.

Ainsi s'est édifiée sur une base positive la pathogénie microbienne de la cholélithiase, résumée par NAUNYN dans les trois termes de : stagnation biliaire, infection et cholécystite calculeuse. La formation des pierres serait un acte de défense de l'organisme contre l'infection cavitaire (GILBERT).

On a pu également déceler des bactéries dans les calculs urinaires. De plus, l'expérimentation a prouvé que les corps étrangers introduits dans la vessie n'entraînent la lithiase que s'ils sont septiques et s'ils provoquent la fermentation ammoniacale (TUFFIER).

Est-ce à dire que toutes les lithiases sont d'origine microparasitaire et que toutes les autres causes invoquées jusqu'ici, tant générales que locales, ne représentent que des facteurs adjuvants ?

Une théorie aussi exclusive serait difficile à concilier avec les données de l'observation clinique affirmant l'influence de l'hérédité, des diathèses, du régime alimentaire, etc., ainsi qu'avec celles de l'anatomie pathologique montrant que toute inflammation n'est pas lithogène et que souvent les pierres existent sans qu'il y ait un état catarrhal bien évident.

Elle n'est plus soutenable aujourd'hui que l'on connaît le rôle de l'hypercholestérinémie dans la production des calculs biliaires formés de cholestérine (CHAUFFARD, ASCHOFF), alors que les concrétions dues à l'infection sont surtout pigmentaires.

De plus, on a réussi à provoquer expérimentalement une lithogenèse rigoureusement aseptique. En faisant absorber quotidiennement à des chiens quelques grammes d'oxamide, cette substance forme, au bout de six semaines, des dépôts et des concrétions pouvant occuper toutes les parties des voies urinaires, depuis le rein jusqu'à l'urètre (EBSTEIN et NICOLAIER, TUFFIER). Ces calculs sont vierges de tout microbe, mais ils présentent un stroma de matière albumineuse qui doit son origine aux lésions catarrhales légères occasionnées au niveau du parenchyme rénal par l'excrétion de l'oxamide.

Des lésions semblables accompagnent les dépôts uratiques, et ces faits ont éclairé d'un jour nouveau la pathogénie du groupe des lithiases urinaires primitives, dyscrasiques (calculs uriques, oxaliques). Ils prouvent que le processus lithogène peut être initié par des agents de provenance diverse, toxines microbiennes, poisons exogènes ou organiques, du moment que ces substances ont pour effet d'amener la précipitation des corps cristallins et la sécrétion d'un stroma propre à fixer les sédiments.

4° Lésions concomitantes. — Les pierres sont souvent bien tolérées dans les réservoirs ; d'autres fois elles s'accompagnent d'une réaction inflammatoire plus ou moins intense. Si l'inflammation peut engendrer la lithiase, réciproquement l'irritation mécanique exercée par les calculs, favorise l'infection et amène des altérations prononcées de la paroi : ulcérations, dilatations et sténoses. Tel est surtout le cas pour les conduits excréteurs où les lésions de canalisation sont de règle et où le passage des concrétions suscite des contractions extrêmement douloureuses (coliques néphrétiques, hépatiques, spermatiques, etc.). Une des conséquences les plus graves est la perforation (appendicite, pyléphlébite calculeuse). Dans la vessie, les pierres sont parfois enchatonnées, logées dans une cellule pariétale ou dans un diverticule qu'elles dilatent en s'accroissant : plus rarement elles sont adhérentes, fixées par des fongosités inflammatoires ou par des formations villeuses qui ont été le point de départ de la lithogenèse.

Des processus analogues s'observent dans la vésicule biliaire.

Dans l'intérieur des parenchymes, l'obstruction calculeuse des canalicules entraîne la production de petits kystes et l'atrophie des éléments sécréteurs (rein, foie, pancréas). Voir la description des diverses lithiases dans le tome II.

LIVRE III

MODIFICATIONS PROGRESSIVES
DES CELLULES ET DES TISSUS

Dans le livre précédent, nous avons vu les éléments anatomiques altérés dans leur structure, et souvent aussi atteints dans leur nutrition ainsi que dans leur puissance fonctionnelle et reproductrice, sous l'influence des agents morbifiques.

L'étude des modifications progressives va nous montrer, au contraire, les cellules réagissant contre les stimulations pathologiques par des manifestations plus énergiques de leur vitalité.

Les changements morphologiques par lesquels se traduit ce redoublement de l'activité cellulaire sont de trois ordres, suivant que les agents nocifs mettent en jeu l'une ou l'autre des trois modalités fondamentales de l'irritabilité.

L'*irritation fonctionnelle* suscite des manifestations variées parmi lesquelles nous devons retenir surtout les plus générales, qui ont trait à la motilité amiboïde et à certaines élaborations chimiques. Elles font partie intégrante du processus inflammatoire et seront étudiées au livre V.

L'*irritation nutritive* consiste en une exagération de l'assimilation entrainant l'*hypertrophie* des éléments anatomiques.

L'*irritation formative* a pour résultat :

1º De provoquer la multiplication, l'*hyperplasie* des cellules ;

2º De stimuler leur *activité plastique* qui aboutit à une néoformation des dérivés cellulaires, tels que *les fibres et les substances amorphes* propres à certains tissus, les fibrilles musculaires, etc.

Les trois sortes d'irritation coexistent fréquemment. En particulier, l'hypertrophie et l'hyperplasie se trouvent presque toujours réunies dans les néoplasies pathologiques dont l'étude constitue essentiellement l'objet du présent chapitre.

Dans l'article premier, nous décrirons les *phénomènes néoplasiques* les plus *élémentaires* et les plus généraux, *communs à toutes les cellules*.

Dans l'article II, nous envisagerons les *modifications variées qui président à la néoformation des différents tissus*.

L'article III traitera de la néoformation pathologique dans son ensemble, au point de vue de ses différentes *modalités histogéniques*, de ses *causes* et de sa *pathogénie*.

ARTICLE PREMIER

MODIFICATIONS PROGRESSIVES
DES ÉLÉMENTS ANATOMIQUES

Ces modifications se ramènent : 1° à l'*hypertrophie cellulaire*; 2° à l'*hyperplasie cellulaire*.

§ 1. — HYPERTROPHIE DES CELLULES

L'hypertrophie est le plus souvent liée à l'hyperplasie dont elle constitue en quelque sorte le prélude obligé. Toute cellule qui se prépare à la division assimile avec plus d'énergie et présente communément une augmentation de volume facile à constater.

Il est cependant un certain nombre de cas où les éléments s'agrandissent sans manifester de tendance à la prolifération. Les fibres lisses de l'utérus gravide nous offrent un exemple physiologique bien connu d'hypertrophie fonctionnelle. Mais le même fait peut s'observer sur tous les éléments auxquels est imposé un surcroît de travail : telle est, par exemple, l'hypertrophie des faisceaux myocardiques consécutive aux lésions valvulaires du cœur.

On sait aussi que les éléments migrateurs fixés dans les tissus acquièrent des dimensions considérables lorsqu'ils se transforment en clasmatocytes (RANVIER).

Enfin il faut citer l'*hypertrophie aiguë* de certaines cellules sous l'influence de l'irritation inflammatoire : les cellules connectives et endothéliales, les cellules du cartilage et du périoste, etc... montrent une augmentation simultanée de leur noyau et de leur protoplasma, deviennent globuleuses et turgescentes et se chargent de granulations protéiques. Ces phénomènes sont prémonitoires de la mobilisation de ces éléments et de leur préparation à la phagocytose et ne doivent pas être confondus avec la tuméfaction trouble de nature dégénérative.

§ 2. — HYPERPLASIE DES CELLULES

Dans la vie normale, les phénomènes de multiplication cellulaire atteignent leur maximum d'intensité au cours de la période de développement, alors que l'élément primordial, représenté par l'ovule fécondé, produit, par une longue série de segmentations successives, tous les éléments anatomiques du corps. Une fois que la croissance est achevée, les cellules de l'organisme adulte n'ont pas épuisé entièrement leur puissance formatrice. Il y a d'abord les éléments caducs, tels que les globules du sang, les épithéliums, pour lesquels la néoformation se poursuit pendant toute l'existence ; et même dans les tissus où l'activité reproductrice semble complètement arrêtée, les cellules n'en tiennent pas moins en réserve une certaine quantité d'énergie génératrice. Celle-ci persiste à l'état latent et peut se réveiller sous l'influence de causes diverses et notamment sous celle des agents morbifiques.

Les hyperplasies cellulaires s'effectuent dans le domaine pathologique d'après un mécanisme identique à celui qu'on observe en histogénie normale. Comme dans celle-ci, le rôle essentiel est dévolu au noyau et l'on peut distinguer deux formes générales de la segmentation : la division *directe* et la division *indirecte*. Nous nous contenterons d'en rappeler très sommairement les traits essentiels, renvoyant pour plus de détails au *Précis d'Histologie* de F. TOURNEUX.

1° Division directe. — La division directe ou amitotique, *amitose* s'annonce par un étirement du noyau qui s'allonge, s'étrangle en bissac à sa partie moyenne et finalement se sépare en deux parties. Le corps cellulaire suit les changements de forme du noyau et se segmente suivant le même plan que lui : il en résulte la formation de deux cellules filles qui sont à peu près de même grandeur.

Ce mode était le seul qui fût connu anciennement. Relégué à l'arrière-plan à la suite de la découverte de la karyokinèse, il a été réhabilité dans une large mesure par les recherches de ces dernières années.

2° Division indirecte. — Dans la division indirecte, *karyokinèse* ou *mitose*, les différentes parties composant le noyau, ainsi que les centrosomes, passent par une série de modifications

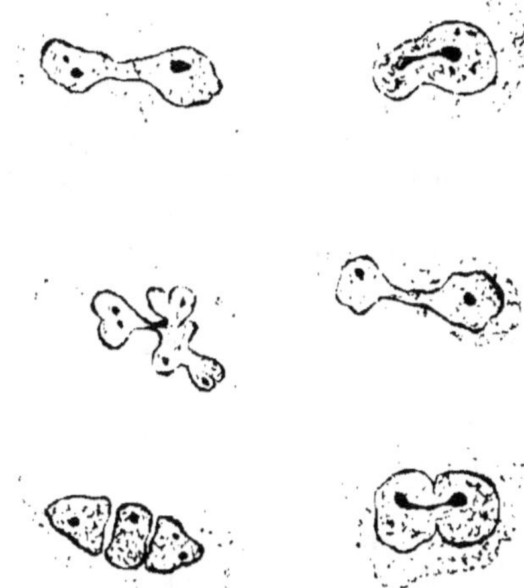

Fig. 37. — Cellules sarcomateuses en division directe. (Figure schématisée.)

très caractéristiques qui se répartissent sur trois phases successives :

A. PHASE PRÉPARATOIRE :

a. *Chromatine.* — La chromatine du noyau présente une augmentation notable, puis on voit s'effacer les fines trabécules anastomotiques du réseau chromatique qui se transforme en un (ou plusieurs ?) long filament pelotonné dit *spirème*.

Ce filament se raccourcit, s'épaissit et se divise en un certain nombre de segments ou *chromosomes*.

Les chromosomes se coudent, formant des *anses* qui se ran-

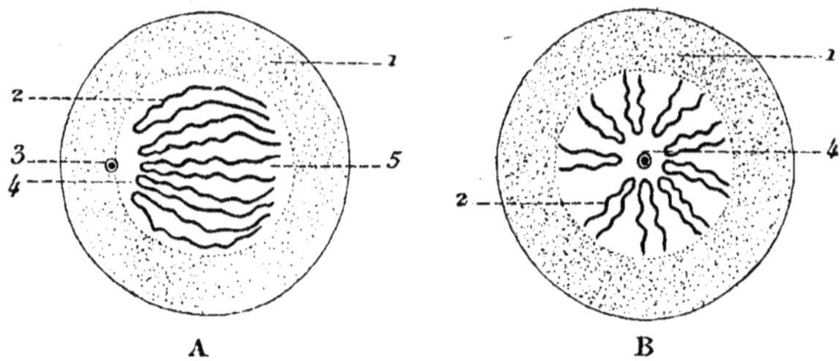

A   B

Fig. 38. — Premier stade de la division indirecte (schéma). Groupement des anses chromatiques au pourtour de la sphère d'attraction (d'après Tourneux).

A. vue latérale. — B, vue de face, sur le champ polaire. — 1, corps cellulaire. 2, anses chromatiques. — 3, sphère d'attraction. — 4, champ polaire.

gent dans un même plan, les sommets convergeant vers le

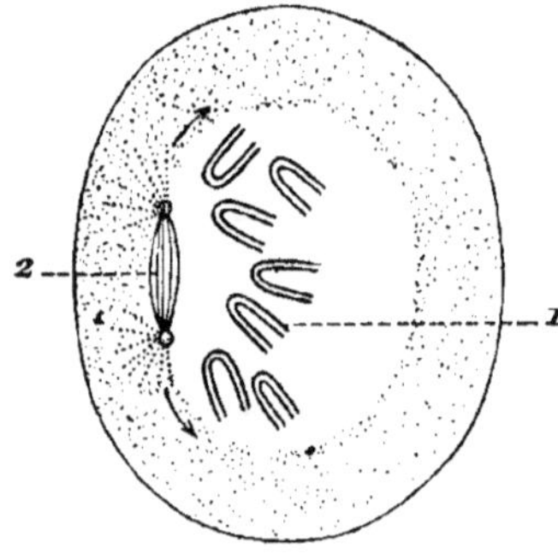

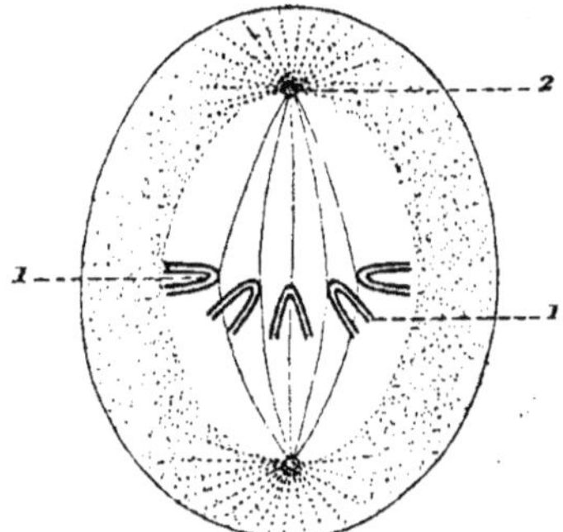

Fig. 39. — Deuxième stade. Division du centrosome, formation du fuseau-directeur (achromatique) et dédoublement des anses chromatiques (d'après Tourneux).

1, anses jumelles. — 2, fuseau directeur avec les deux corpuscules polaires.

Fig. 40. — Troisième stade. Fixation des anses chromatiques sur les filaments du fuseau dans la région équatoriale, formation de l'étoile-mère (d'après Tourneux).

1, 1, anses chromatiques. — 2, centrosome avec irradiations polaires.

centre du noyau ; ils constituent ainsi la *plaque équatoriale* ou *étoile mère.*

A ce moment, le nucléole a disparu, ainsi que la membrane nucléaire.

b. *Parties achromatiques.* — Pendant ce temps les deux *centrosomes* ou *corpuscules polaires* sont allés se placer aux deux pôles d'un axe fictif perpendiculaire à la plaque équatoriale dont

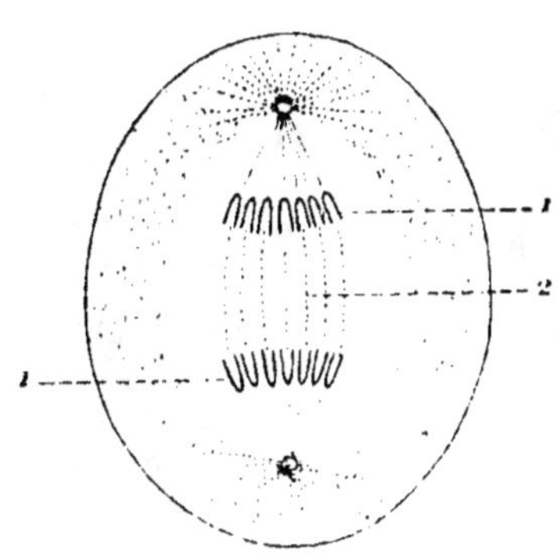

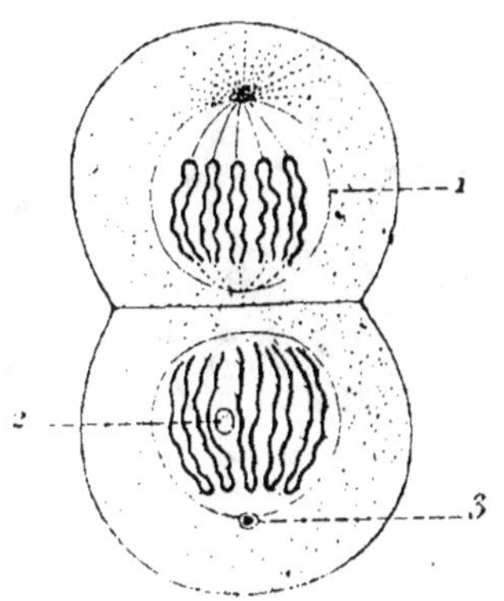

Fig. 41. — Quatrième stade. Disjonction des anses jumelles et cheminement vers les pôles du fuseau (diaster). Au pourtour des deux corpuscules polaires, rayonnement des étoiles polaires (d'après Tourneux).

1, 1, étoiles filles.
2, filaments unissants.

Fig. 42. — Cinquième stade. Division du corps cellulaire et reconstitution des noyaux. Le noyau supérieur montre encore le stade de peloton, le noyau inférieur est revenu au repos (d'après Tourneux).

1, membrane nucléaire.
2, nucléole. — 3, sphère d'attraction.

il traverserait le centre. Ils demeurent unis par des filaments arqués, non colorés, qui forment le *fuseau achromatique* et dont chacun, par sa partie moyenne, est en rapport avec le sommet d'une anse chromatique (fig. 40).

Autour de chaque corpuscule polaire se dessine en outre une auréole de fines *irradiations polaires*, formant avec lui ce qu'on appelle une *sphère attractive* ou *étoile polaire*.

B. Phase de division proprement dite ou métakinèse : Chaque anse chromatique se dédouble, suivant sa longueur, en deux anses jumelles ; celles-ci se séparent progressivement en commençant par le sommet et subissent un mouvement de translation en sens opposés, chacune se dirigeant vers l'un des pôles.

Par suite, l'étoile mère tout entière se trouve dédoublée en *deux étoiles filles* (stade de *diaster*).

A mesure que celles-ci s'éloignent du plan équatorial, le corps

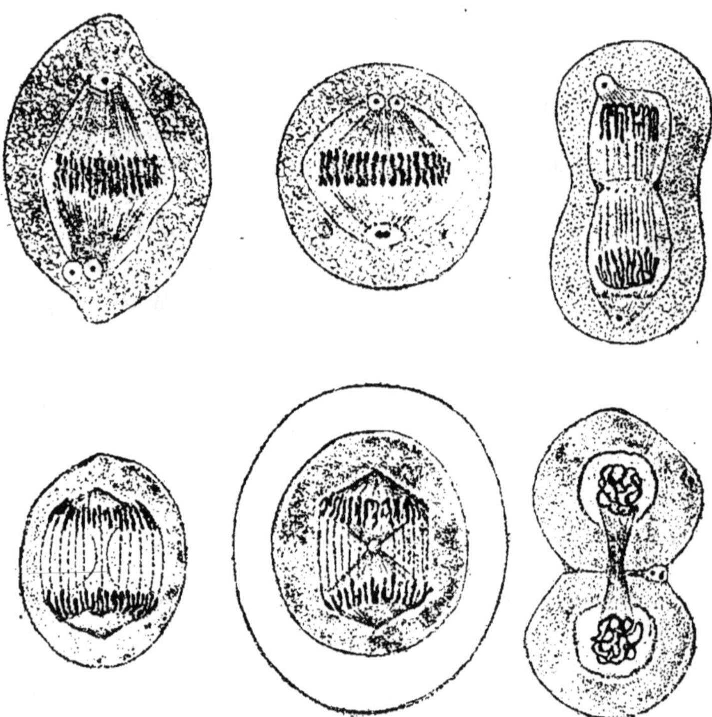

Fig. 43. — Division mitotique des cellules cancéreuses
(d'après Lustig et Galeotti, 1893).

cellulaire s'étrangle suivant ce plan et finalement se segmente au cours de la troisième phase.

C. Phase de reconstitution : Chacune des deux figures nucléaires repasse ensuite en sens inverse par les formes qui se sont succédé pendant la phase préparatoire : les anses chromatiques se soudent en un filament pelotonné, le *spirème* (stade de *dispirème*), dont les diverses parties se réunissent ensuite par de fines anastomoses pour reformer le *réseau chromatique* du noyau au repos. La reconstitution de ce dernier se complète par l'apparition d'une membrane nucléaire et d'un nucléole. Auprès de chacun des noyaux filles persiste un centrosome très petit.

Ainsi s'est opéré, avec une exactitude presque mathématique, le dédoublement des diverses parties de la cellule mère : le résultat de ces transformations compliquées est la production de deux cellules filles rigoureusement égales entre elles.

Ces divers stades se présentent sous le même aspect dans les mitoses pathologiques (fig. 43).

D. REMARQUES. — D'après les recherches fondamentales de FLEMMING, la division indirecte, découverte par les botanistes, est considérée comme le procédé courant et normal de la néo-formation cellulaire.

On admet volontiers que seule elle est capable de donner naissance à des éléments durables et jouissant d'une puissance reproductrice complète. Les cellules nées par segmentation directe n'auraient au contraire qu'une existence éphémère et leur faculté de génération serait beaucoup plus limitée.

Nous verrons cependant que les deux modes de multiplication peuvent se trouver associés. Peut-être même diffèrent-ils moins radicalement qu'on ne serait tenté de le croire au premier abord? On décrit, en effet, sous le nom de *fragmentation indirecte* une forme en quelque sorte intermédiaire, dans laquelle la division de la substance chromatique s'effectue en bloc, comme dans la segmentation directe, mais s'accompagne en même temps de la formation de sphères attractives. Cette sorte de *mitose imparfaite* a été observée surtout sur les cellules migratrices, les leucocytes.

3° Bourgeonnement ou gemmation. — Ce mode de reproduction n'est autre chose qu'une *segmentation inégale*, soit directe, soit indirecte. Quand la différence de volume entre les deux éléments résultant de la division est très prononcée, on dirait que la cellule mère émet simplement un ou plusieurs *bourgeons* beaucoup plus petits qu'elle et figurant des cellules filles.

4° Formes anormales de la multiplication cellulaire. — L'un et l'autre mode de segmentation peuvent présenter des variantes, des déviations qui n'ont pas toutes un caractère exclusivement pathologique, mais qui sont plus fréquentes et plus accusées dans les productions morbides que dans les tissus normaux. Ces anomalies peuvent porter, séparément ou simultanément, sur le noyau et sur le corps des cellules.

A. Anomalies nucléaires. — Dans les organes hématopoïétiques, dans les néoplasmes qui prolifèrent rapidement, surtout dans les sarcomes, on observe des noyaux remarquables par leur grande taille, leur aspect irrégulier et leur richesse en chromatine. Ces *noyaux géants* sont tantôt arrondis, ovalaires ou réniformes, tantôt irrégulièrement incisés et lobés, bourgeonnants et ramifiés. Ils renferment généralement des blocs et des amas de substance chromatique. Ces apparences peuvent parfois se rattacher à une division directe : dans ce cas, les noyaux se fractionnent en plusieurs noyaux filles de grandeur variable. D'autres fois, ce sont de simples déformations qui n'aboutiront pas à la segmentation.

La *division amitotique* peut être *inégale* ou *multiple*, et dans ce dernier cas elle se rapproche souvent de la gemmation.

La *division karyokinétique* offre des anomalies variées qu'on peut rattacher à l'un des types suivants :

L'excès ou la diminution de chromatine : hyper- ou hypochromatose.

La diminution du nombre des chromosomes qui n'atteint pas le chiffre normal.

Des irrégularités dans la disposition des anses chromatiques qui sont éparpillées et ne forment pas une étoile bien ordonnée.

L'inégalité et l'asymétrie des deux figures nucléaires résultant de la métakinèse.

Les karyokinèses multipolaires, dans lesquelles les étoiles chromatiques sont au nombre de trois à six et même davantage. Souvent la multiplicité des pôles et des plaques s'accom-

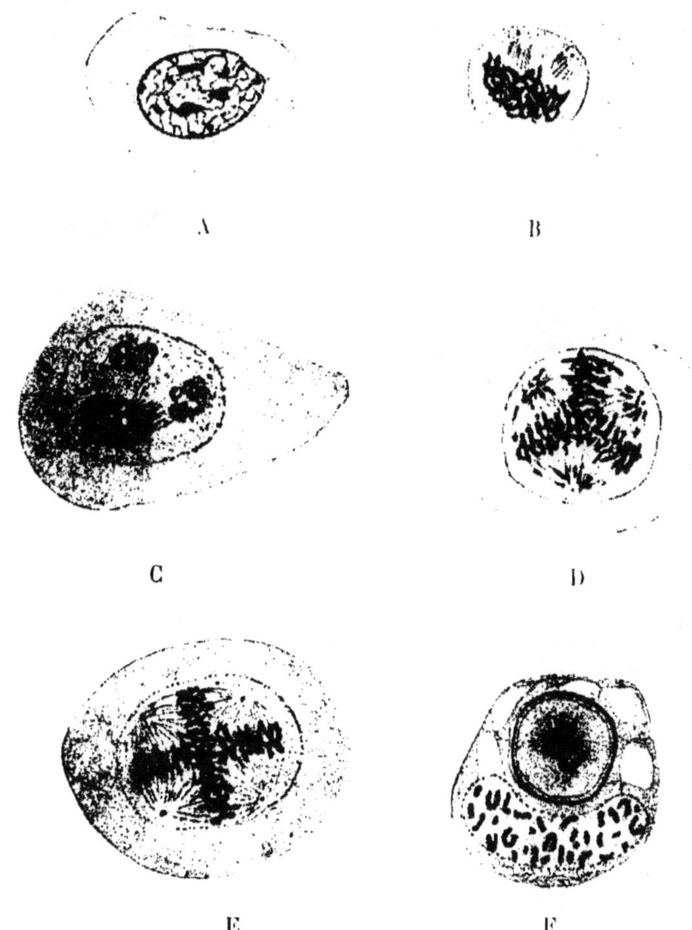

Fig. 44. — Cellules cancéreuses (d'après les planches
de G. GALEOTTI, 1893).

A, préparation à la division ; substances nucléaires chromatique et achromatique.
— B, mitose à 2 pôles. — C et D, mitoses tripolaires. — E, mitose à 4 pôles. —
F, cellule en état de dégénérescence et de chromatolyse, avec une inclusion pseudo-
parasitaire.

pagne de diverses irrégularités et l'on se trouve en présence de figures très compliquées, s'éloignant beaucoup de l'aspect géométrique qui caractérise la bipartition normale.

Si l'on ajoute à cette liste les altérations atrophiques ou dégénératives qui peuvent atteindre les éléments en voie de multi-

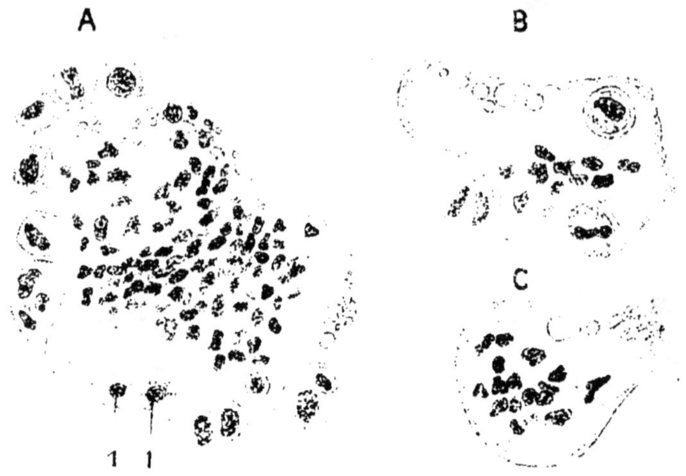

Fig. 45. — Éléments d'un sarcome myéloïde du tibia. Gr. 350/1.

A et B, une grande et une petite myéloplaxe, à protoplasma vacuolisé par places, et dont la surface est creusée de dépressions, de fossettes dans lesquelles sont logées des cellules sarcomateuses. Dans les points où la coupe est tangentielle, celles-ci sont incluses, en apparence, dans le cytoplasme des myéloplaxes (1, 1, 1).

plication kinétique, les mitoses avortées ou à peine ébauchées, on pourra se faire une idée de la diversité des aspects que revêtent les mitoses pathologiques.

B. ANOMALIES AFFECTANT LE CORPS DES CELLULES. — Le fait qu'il importe surtout de signaler ici est l'absence de segmentation du protoplasma cellulaire, alors que le noyau subit une ou plusieurs divisions soit directes, soit indirectes. Il en résulte la formation de cellules à deux noyaux ou de grands éléments plurinucléés dits *cellules géantes*. Celles-ci se voient principalement dans les sarcomes d'origine osseuse (tumeurs à myéloplaxes), et renferment parfois plusieurs centaines de noyaux.

Ces cellules géantes doivent être distinguées de celles qui sont constituées par la coalescence de plusieurs éléments uninucléés et auxquelles s'appliquerait plus exactement la désignation de *syncytes* ou de *plasmodes*. Telles sont en particulier les cellules géantes (macrophages à noyaux multiples) des inflammations nodulaires.

ARTICLE II

NÉOFORMATION DES TISSUS

De même que la prolifération cellulaire qui en constitue la première étape, la néoformation pathologique considérée dans son ensemble reproduit les traits essentiels de l'histogénie normale.

Elle diffère pourtant de celle-ci à quelques égards et offre un certain nombre de particularités qui lui sont propres.

D'abord elle a généralement son point de départ dans des *cellules adultes*, différenciées (voy. p. 38), qui, lorsqu'elles se préparent à la division, se dépouillent de leurs caractères distinctifs et subissent une sorte de déclassement. Elles donnent ensuite naissance à des éléments jeunes qui souvent ne possèdent aucun type spécifique ; celui-ci ne se dessine qu'ultérieurement, à la suite d'une nouvelle différenciation. Nous verrons plus loin que ce stade *embryonnaire, indifférent*, a donné lieu à des interprétations variées.

Ensuite, la réserve de puissance génératrice n'existe pas au même degré dans toutes les cellules. Très abondante chez les êtres inférieurs et à l'âge embryonnaire, elle diminue progressivement à mesure qu'on approche des types supérieurs de l'échelle organique ou de l'âge adulte. Chez l'homme et chez les mammifères, il faut remarquer, en outre, que la faculté reproductrice est répartie très inégalement entre les diverses espèces cellulaires : en général, les éléments ont d'autant moins de tendance à se multiplier qu'ils sont plus hautement différenciés.

Les processus dans lesquels nous aurons à étudier la néoformation pathologique sont au nombre de quatre : la régénération, l'hypertrophie, la néoplasie inflammatoire, les tumeurs.

L'inflammation et les néoplasmes se trouvant décrits aux livres V et VI, nous traiterons ici surtout des *phénomènes régénératifs* et *hypertrophiques*.

§ 1. — RÉGÉNÉRATION

Nous indiquerons d'abord *les caractères généraux des phénomènes régénératifs*. Nous décrirons ensuite ceux-ci dans *les différents tissus* et dans *les parties complexes*.

Nous compléterons cette étude par celle de *la greffe* dont l'histoire est inséparable de celle de la régénération proprement dite.

A) — DE LA RÉGÉNÉRATION EN GÉNÉRAL

Le travail de réparation qui se manifeste à la suite des lésions occasionnées par les agents nocifs est proportionné à l'importance des dommages subis par l'organisme.

Lorsqu'un élément est épuisé par surmenage, altéré, par maladie ou expérimentalement, à un degré tel que sa vitalité n'en soit pas compromise, la réfection se borne à une simple reconstitution moléculaire. La cause perturbatrice ayant cessé d'agir, l'assimilation répare les pertes subies pendant que la désassimilation évacue les déchets et tout rentre dans l'ordre.

C'est ainsi que revient à l'état normal un noyau qui a subi la chromatolyse pour avoir été soumis à un travail sécrétoire exagéré, à l'influence du courant galvanique ou d'une intoxication ; il en est de même pour une cellule en dégénérescence légère.

La régénération proprement dite intervient lorsqu'il y a eu destruction totale d'une ou d'un certain nombre de cellules dont le remplacement exige la mise en jeu des facultés reproductrices des éléments qui restent.

Quand il ne s'agit que de parer à la disparition de cellules isolées, les phénomènes histogéniques sont discrets et ne représentent souvent qu'une simple exagération de la rénovation continue des éléments caducs : telle est l'apparition de figures karyokinétiques plus nombreuses dans les couches profondes de l'épiderme en cas de desquamation plus abondante.

Les bouleversements morphologiques sont beaucoup plus apparents, lorsqu'il se produit des pertes de substance d'une certaine étendue. Le caractère pathologique du processus s'accuse alors nettement, ainsi que la répartition inégale des facultés néoplasiques sur les différents tissus.

Suivant le degré de capacité prolifique inhérent aux parties lésées, suivant aussi que les conditions adjuvantes dont il sera question plus loin sont plus ou moins favorables, la réfection sera *complète* (restitutio ad integrum) ou *incomplète*. Dans ce dernier cas, les éléments spécifiques ne seront pas régénérés et se trouveront remplacés, en tout ou en partie, par d'autres, moins différenciés, de dignité inférieure au point de vue fonctionnel. La néoformation ne produira qu'un simple *tissu de remplissage*, tel que le tissu cicatriciel, le tissu graisseux, la névroglie.

B) — DE LA RÉGÉNÉRATION DES TISSUS EN PARTICULIER

1° **Epithéliums**. — Les solutions de continuité des formations épithéliales se réparent par une simple accélération des phénomènes de multiplication qui compensent, à l'état normal, les pertes résultant de la desquamation physiologique.

L'épiderme dont la partie superficielle a été soulevée par vésiculation, par exemple, récupère à bref délai son épaisseur habituelle, grâce à une hyperproduction de cellules nouvelles dont témoignent de multiples figures karyokinétiques apparaissant dans la couche génératrice du corps muqueux de Malpighi.

Lorsque le derme se trouve mis à nu par suite d'une destruction complète de l'épiderme dans toute sa hauteur, celui-ci se reforme à partir des bords de la perte de substance. Au niveau de la surface de section, les cellules malpighiennes s'écroulent en quelque sorte dans la plaie ; celles des couches inférieures prolifèrent, principalement par segmentation directe, sur tout le pourtour ; guidées sans doute par leur sensibilité tactile, elles s'avancent de proche en proche, en se poussant en quelque sorte les unes les autres, recouvrant d'abord le chorion dénudé d'un ou de deux plans d'éléments minces et aplatis. Le corps muqueux et les couches supérieures se reconstituent ensuite peu à peu et l'on constate la présence de mitoses dans un rayon assez étendu autour de la lésion.

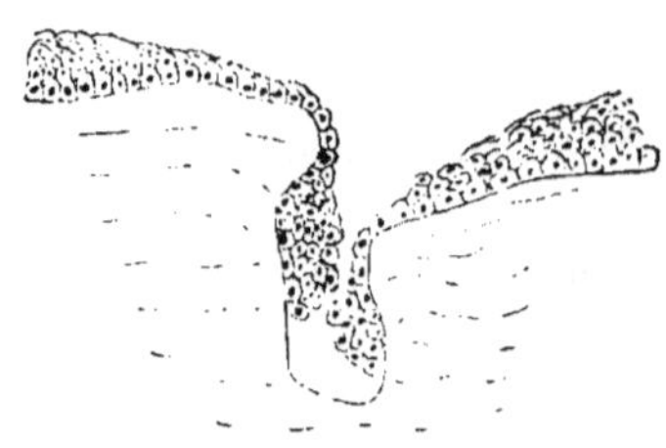

Fig. 46. — Glissement de l'épithélium dans une plaie linéaire de la cornée, 4 heures après l'incision (schéma. Forgue, d'après Ranvier).

Dans certains cas, le processus évolue en deux temps. Sur la face antérieure de la cornée dont l'épithélium a été abrasé avec précaution dans la partie centrale, les cellules profondes bordant la plaie peuvent se transformer en larges plaques protoplasmiques à noyaux multiples (nés par segmentation *directe*); sous cette forme, elles empiètent progressivement sur l'espace vide dont elles tapissent le fond, constituant ainsi un revêtement provisoire qui précède la régénération définitive. Celle-ci se fait plus lentement, par le moyen de divisions mitotiques qui s'observent dans toute l'étendue du champ cornéen (Eberth).

Les revêtements stratifiés des muqueuses se reforment par le même mécanisme. Dans les points où l'épithélium superficiel a disparu, s'il s'agit de l'estomac, de l'intestin ou de l'utérus, par exemple, les pertes sont réparées par les cellules des cryptes et des conduits glandulaires, qui se multiplient et débordent peu à peu autour des orifices dont chacun devient ainsi le centre d'un petit foyer de régénération épithéliale.

Les brèches qui se produisent dans les épithéliums cylindriques ciliés sont comblées d'abord par de jeunes cellules pavimenteuses qui prennent ultérieurement la forme prismatique et se garnissent de cils vibratiles.

De même, les éléments des parenchymes (rein, foie, thyroïde, etc.), quand ils sont détruits isolément ou par petits groupes, sont remplacés rapidement, grâce à la segmentation des cellules adjacentes qui ont conservé leur vitalité.

C'est ainsi du moins que les choses se passent dans les cas les plus simples, lorsque la lésion est surtout épithéliale, que le substratum conjonctif n'est pas trop altéré et qu'aucune cause étrangère ne vient entraver la réfection.

Les pertes de substance des *endothéliums* sont comblées également par des cellules jeunes provenant de la multiplication des éléments voisins.

Pour le revêtement des *séreuses*, la réfection présente cette particularité que les cellules irritées ainsi que les éléments jeunes résultant de leur segmentation, peuvent se mobiliser et gagner les portions dénudées du chorion, à la surface duquel elles se fixent en reprenant la forme lamelleuse, de façon à remplacer les endothéliums disparus.

2° Vaisseaux. — La néoplasie vasculaire débute toujours par la formation de *capillaires* dont quelques-uns peuvent plus tard se transformer en *artères* ou en *veines*.

A. CAPILLAIRES. — Les capillaires nouveaux résultent d'une extension progressive de réseaux vasculaires préexistants. Suivant les auteurs. cette extension peut s'effectuer par *voie intra-cellulaire* ou par *voie inter-cellulaire*. Dans les deux cas, le point de départ de la néoplasie est dans les endothéliums des capillaires anciens.

a. *Voie intra-cellulaire.* — La prolifération s'annonce par la tuméfaction du corps et du noyau des cellules endothéliales qui vont remplir l'office d'*angioblastes*. Ces éléments prennent une forme ovoïde et proéminent dans la cavité du vaisseau. Leur protoplasme. devenu opaque et finement granuleux, émet par sa face externe une saillie conique à pointe effilée, qui pousse en longueur à travers le tissu périvasculaire en suivant un trajet curviligne; cette pointe d'accroissement va se souder par son extrémité libre, soit à la paroi d'un autre capillaire. soit à une pointe semblable émanant de ce dernier. Les deux vaisseaux sont alors unis par un pont protoplasmique qui s'épaissit et prend la forme d'un cylindre dans lequel sont espacés des noyaux issus de la division karyokinétique du noyau de la cellule d'origine. Le cylindre se creuse ensuite d'une lumière centrale à partir de ses points d'insertion, et le sang ne tarde pas à y accéder. Ainsi constituée, la paroi de l'anse capillaire nouvelle se segmente ultérieurement en autant de cellules qu'il y a de noyaux néoformés. Ces éléments demeurent accolés par leurs bords, s'aplatissent et bientôt ne se distinguent plus en rien de ceux qui constituent la paroi des capillaires anciens.

b. *Voie inter-cellulaire*. — Les cellules endothéliales se divisent complètement par bipartitions successives et donnent naissance à des tractus constitués par des éléments lamelleux entre lesquels se trouve ménagé un interstice en forme de fissuré étroite. « Ces cellules s'anastomosant par leurs bords et légèrement excavées comme des tuiles creuses, formeront la paroi d'un canal capillaire. » Le canal ainsi constitué s'élargit ensuite et reçoit le sang soit par son point d'origine, soit en s'abouchant avec d'autres capillaires anciens ou nouveaux. Ce mode de néoformation a été décrit en particulier dans l'organisation des thrombus et des fausses membranes fibrineuses (RINDFLEISCH, CORNIL, THOMA) et semble être le plus répandu dans les néoplasies accidentelles ou pathologiques.

La direction que prennent les pointes d'accroissement et les tractus angioblastiques est déterminée par l'attraction chimiotactique.

B. ARTÈRES ET VEINES. — Les capillaires nouveaux ne tardent pas à être renforcés par des fibroblastes qui s'appliquent sur leur face externe et les entourent d'une mince gaine conjonctive. Ceux d'entre eux qui sont proches des radicules veineuses ou des derniers ramuscules artériels, prennent peu à peu la structure de veinules ou d'artérioles par épaississement de leur tunique connective et par adjonction d'éléments élastiques et musculaires. Ces derniers sont issus des vaisseaux anciens et gagnent de proche en proche sur les réseaux néoformés.

C. VAISSEAUX LYMPHATIQUES. — La néoplasie des vaisseaux lymphatiques, encore peu connue, s'effectue probablement suivant un mécanisme analogue à celui qui vient d'être décrit.

3° Globules du sang et de la lymphe, organes hémato-poiétiques. — La régénération des globules sanguins s'effectue par le moyen d'une prolifération plus active des cellules généra-trices contenues dans les organes de l'hématopoïèse.

A. GLOBULES ROUGES. — Les hématies adultes, étant dépourvues de noyau, sont incapables de se reproduire. Les globules rouges néoformés prennent naissance aux dépens des *érythroblastes* ou globules nucléés de la moelle des os. Ceux-ci se présentent comme des cellules arrondies, renfermant un noyau à réseau chroma-tique très dense et se divisent en *microblastes, normoblastes* et *mégaloblastes*, suivant que leur taille est inférieure, sensiblement égale ou notablement supérieure à celle d'une hématie. Les éry-throblastes jeunes possèdent un cytoplasme homogène et baso-phile : ils se chargent ensuite d'hémoglobine, perdent leur noyau qui disparaît, et prennent ainsi la forme adulte.

Les mégaloblastes, nombreux chez le jeune embryon, sont rares chez l'adulte, de même que les microblastes. La régéné-ration des globules est dévolue surtout aux normoblastes qui se multiplient par karyokinèse, plus rarement par division directe. Habituellement sédentaires et confinés dans le tissu myéloïde, ces normoblastes apparaissent dans le sang à la suite d'hémor-ragies ainsi que dans diverses maladies (voy. t. II).

B. GLOBULES BLANCS. — Ces éléments se répartissent sur deux séries, la lymphogène et la myélogène.

a. *Série lymphogène*. — Les *lymphocytes* proprement dits ou petits lymphocytes, proviennent de la division mitotique des grandes cellules claires ou *lymphoblastes* constituant les centres germinatifs des follicules lymphoïdes dans les ganglions lym-phatiques, les corpuscules de Malpighi de la rate, etc...

Les *moyens mononucléaires* (lymphocytes leucocytoïdes) ainsi que les *grands mononucléaires* et les *formes dites de passage* (lym-pholeucocytes) reconnaîtraient la même origine suivant certains auteurs ; pour d'autres, ils seraient de provenance splénique ou myélogène et constitueraient une série distincte aussi bien des lymphocytes que des leucocytes granulés.

b. Série myélogène. — Les *leucocytes polynucléaires* se forment au contraire dans la moelle osseuse, où ils dérivent de grandes cellules à noyau arrondi, les *myélocytes*. Comme les leucocytes du sang, ceux-ci sont de trois sortes, suivant que leur cytoplasme contient des granulations neutrophiles, acidophiles ou basophiles ; dans la suite ils se rapetissent sensiblement, leur noyau prend une forme contournée, irrégulièrement lobée, et ainsi ils passent à l'état de polynucléaires adultes de la catégorie correspondante.

Les myélocytes eux-mêmes procèdent des *myéloblastes*, grands éléments à noyau arrondi, à cytoplasme d'abord basophile et qui ensuite devient acidophile et se charge de granulations.

Tandis que les théories dualistes séparent nettement la série lymphogène de la série myélogène, la théorie uniciste tend à rapprocher le *lymphoblaste* du *myéloblaste* et à admettre que le tissu myéloïde n'est qu'une forme plus différenciée du tissu lymphoïde, de sorte qu'on ne saurait établir une distinction radicale entre les deux sortes de cellules génératrices ; celles-ci se confondraient dans une cellule souche unique, le *grand lymphocyte* (PAPPENHEIM).

Myéloblastes et myélocytes se multiplient par division mitotique ; mais les premiers, qui prédominent dans la moelle du fœtus, se font de plus en plus rares après la naissance et le tissu médullaire devient surtout riche en myélocytes qui représentent essentiellement les cellules mères des leucocytes granuleux chez l'adulte. Comme les érythroblastes, ils peuvent être déversés en grand nombre dans la circulation au cours de divers états pathologiques.

Les formes jeunes des globules blancs sont susceptibles de proliférer aussi dans le sang et dans les tissus, soit par mitose, soit par segmentation directe. (Pour la description détaillée, voy. RIEUX, *Précis d'Hématologie.*)

C. HÉMATOBLASTES, PLAQUETTES DU SANG OU GLOBULINS. — L'origine, la nature et la signification de ces éléments sont demeurées problématiques jusqu'à ce jour. D'après les travaux les plus récents, ils proviendraient des mégacaryocytes.

D. Organes hémato et lymphopoïétiques. — Les pertes de substance de la moelle dans une pièce du squelette se réparent à bref délai aux dépens des portions restantes, dans la mesure où le permettent les remaniements subis par l'os lui-même. Lorsqu'une partie de tissu lymphoïde (ganglions, plaques de Peyer, rate, etc...) a été détruite à la suite de quelque processus morbide, elle est habituellement remplacée par du tissu cicatriciel ou par du tissu adipeux, tandis que de nouveaux follicules se constituent dans le voisinage ou à distance. L'excision partielle d'un ganglion peut aussi être compensée par l'hypertrophie de la partie demeurée en place.

On sait que la fonction hémo- et lympho-poïétique est généralisée primitivement à presque tout le système vasculaire; ce n'est que peu à peu, au cours du développement, qu'elle se cantonne dans des organes spéciaux. Demeurée en quelque sorte à l'état latent dans les localités d'où elle semble avoir disparu, elle peut s'y réveiller dans certaines conditions. Ainsi s'explique l'apparition de foyers myéloïdes ou lymphoïdes hétérotopiques, telle qu'on l'observe en pathologie.

4° Tissus conjonctifs. — Les tissus de ce groupe sont ceux qui présentent les phénomènes néoplasiques les plus fréquents et les plus étendus.

α) Dans le *tissu conjonctif proprement dit*, les cellules plates étoilées et anastomosées qui sont appliquées sur les faisceaux lamineux, entrent en prolifération sous l'influence des irritants les plus variés. Elles s'hypertrophient, se divisent par mitose et donnent naissance à des cellules jeunes qui, suivant que la prolifération est discrète ou très abondante, conservent la forme ramifiée des cellules mères ou se présentent comme des éléments arrondis assez semblables, au premier abord, aux amibocytes hématogènes mononucléaires qui fréquemment les avoisinent. Dans ce dernier cas, le tissu néoformé est très riche en éléments cellulaires et souvent qualifié d'*embryonnaire*. Cette dénomination est justifiée dans une certaine mesure par l'évolution ultérieure de la néoplasie, qui est fort analogue à celle qu'on observe chez l'embryon.

D'abord pressées en masse compacte, les petites cellules rondes (cellules dites *embryonnaires*) s'écartent bientôt les unes des autres parce qu'elles sécrètent une substance amorphe transparente et gélatineuse, plus ou moins riche en mucine, qui bientôt les entoure de toutes parts. A mesure que cette substance augmente, les cellules, de plus en plus espacées, grandissent, prennent une forme anguleuse et émettent des prolongements ramifiés.

Leur protoplasma est alors finement granuleux; leur noyau gros, vésiculeux, généralement ovoïde, renferme un ou deux nucléoles nets et brillants. Quand ils ont cet aspect, les éléments sont appelés *cellules fibro-plastiques* ou *fibroblastes*, parce que la plupart d'entre eux vont devenir le centre de génération d'un faisceau conjonctif. Celui-ci se montre sous forme de fibrilles ténues, à disposition fasciculée, contiguës à la surface du corps cellulaire et s'accroissant rapidement en longueur.

Le mode de production des fibrilles est encore discuté : d'après certains auteurs (SCHWANN, Ch. ROBIN, FLEMMING), elles prennent naissance dans la couche corticale du protoplasma des fibroblastes; suivant d'autres (RANVIER, KOELLIKER, POUCHET et TOURNEUX), elles apparaissent de toutes pièces dans la substance fondamentale, les cellules n'influant qu'indirectement sur leur genèse.

D'après les recherches de Retterer, confirmées par celles de Maximow, le tissu conjonctif de l'embryon est d'abord à l'état de *plasmode* indivis. Autour de chaque noyau se dessine ensuite une zone de *substance chromophile* constituant le cytoplasme de la future cellule conjonctive. Cette matière chromophile pousse en outre des prolongements ramifiés qui s'anastomosent au sein de la masse plasmodiale en un réseau dont les mailles sont remplies d'*hyaloplasma* dans lequel vont se différencier les fibrilles connectives. Les fibres élastiques dérivent au contraire des trabécules chromophiles. On doit donc admettre que la substance dite fondamentale ou inter-cellulaire, est en réalité une partie intégrante du plasmode primitif dans lequel s'individualisent à un moment donné les cellules telles qu'on les décrit couramment : les fibres sont d'origine intra-cellulaire, ou, si l'on préfère, intra-protoplasmique.

Quoi qu'il en soit, la matière dite amorphe, se raréfie progressivement et les faisceaux lamineux en prennent la place à mesure qu'ils se développent. Pourtant il en reste toujours une certaine quantité entre les éléments figurés, fibres et cellules. On remarque en même temps que les cellules subissent une atrophie prononcée, comme si elles étaient épuisées par l'activité plastique qu'elles viennent de déployer; il en est qui disparaissent entièrement. Celles qui restent se transforment en lamelles minces, à noyau très aplati, accolées à la surface des faisceaux néoformés, et dès lors le tissu est parvenu à l'état adulte.

Ce tissu de nouvelle formation peut différer à divers égards du tissu lamineux normal. Au début, on y trouve généralement une grande variété d'éléments cellulaires : cellules dites épithéloïdes, cellules géantes, plasmocytes, mastzellen, leucocytes, etc... En vieillissant, il devient au contraire très pauvre en cellules, presque invasculaire, souvent très dense et rétractile : c'est alors du *tissu cicatriciel*. (Voy. *Inflammation*, page 370).

Après section des *tendons*, on voit entrer en prolifération les cellules propres des faisceaux tendineux ainsi que les cellules des cloisons conjonctives inter-fasciculaires. Tantôt le tissu néoformé évolue en tissu tendineux bien caractérisé, tantôt la réparation est imparfaite et se borne à la production d'un cordon cicatriciel. Les choses se passent d'une manière analogue pour les *ligaments* et les *membranes fibreuses*.

β) La néoformation régénératrice des *fibres élastiques* peut s'effectuer dans toutes les parties normalement pourvues de ces éléments. L'hyperplasie, souvent très abondante, s'observe souvent dans les tuniques des vaisseaux, dans les scléroses, dans le stroma des tumeurs. Leur genèse est mal élucidée et a donné lieu à diverses interprétations : pour les uns, ce sont des fibres conjonctives ayant subi une transformation spéciale; d'autres les considèrent comme des éléments distincts dès l'origine et dérivant, soit des fibroblastes, soit de cellules particulières, les *élastoblastes;* certains les font naître de toutes pièces dans la substance inter-cellulaire du tissu connectif. Les influences mécaniques semblent jouer un rôle déterminant dans leur production et dans leur accroissement.

γ) Le *tissu muqueux* résulte d'une élaboration spéciale de jeunes cellules conjonctives (mycoblastes) qui s'entourent d'une substance gélatineuse très abondante et riche en mucine. Chez l'adulte, on le trouve principalement dans les néoplasmes, soit à l'état de pureté, soit associé au lipome, au chondrome, au sarcome, etc...

δ) Le *tissu adipeux* se constitue par réplétion graisseuse de grandes cellules rondes ou anguleuses, les *lipoblastes*, qui représentent une variété de cellules connectives et dont le cytoplasme élabore des gouttelettes de graisse qui ensuite confluent en une goutte unique. Chez l'adulte, ces éléments dérivent, soit des cellules adipeuses qui prolifèrent après avoir perdu leur graisse, soit des cellules conjonctives ou de celles du tissu muqueux.

ε) Le *cartilage* se reforme par le moyen de cellules génératrices, les *chondroblastes*, issues du périchondre, du périoste ou de la moelle osseuse, ou des cellules cartilagineuses. Les cartilages d'ossification sont susceptibles de proliférer abondamment, lorsqu'ils sont fracturés ou sectionnés. Chez l'adulte, les cartilages persistants n'ont qu'une faible tendance à la régénération ; le plus souvent, les pertes de substance sont comblées par une simple cicatrice conjonctive ou par de l'os.

ζ) La réparation du *tissu osseux* se fait, soit directement, grâce à la prolifération de cellules formatrices spéciales, les *ostéoblastes*, soit indirectement, par l'intermédiaire d'une néoformation cartilagineuse qui s'ossifie par la suite (voy. *Appareil de la locomotion*, t. II).

Il va de soi que les processus régénératifs au sein des tissus de la série conjonctive : s'accompagnent d'une néoplasie vasculaire dont l'abondance est proportionnée à l'étendue et à l'intensité des phénomènes histogéniques.

5° Tissu musculaire. — Les *fibres musculaires lisses* se multiplient par division mitotique. Mais leur puissance de régénération est trop faible pour rétablir la continuité des tuniques musculeuses lorsqu'il y a une perte de substance un peu étendue ; celle-ci est principalement comblée par du tissu de cicatrice.

La réfection des *muscles striés* s'opère aux dépens du protoplama granuleux et des noyaux du sarcoplasme ; ses diverses modalités seront décrites dans le tome II.

Quant aux éléments du *myocarde*, il n'est pas prouvé qu'ils puissent se régénérer ; les foyers de destruction qui s'y produi-

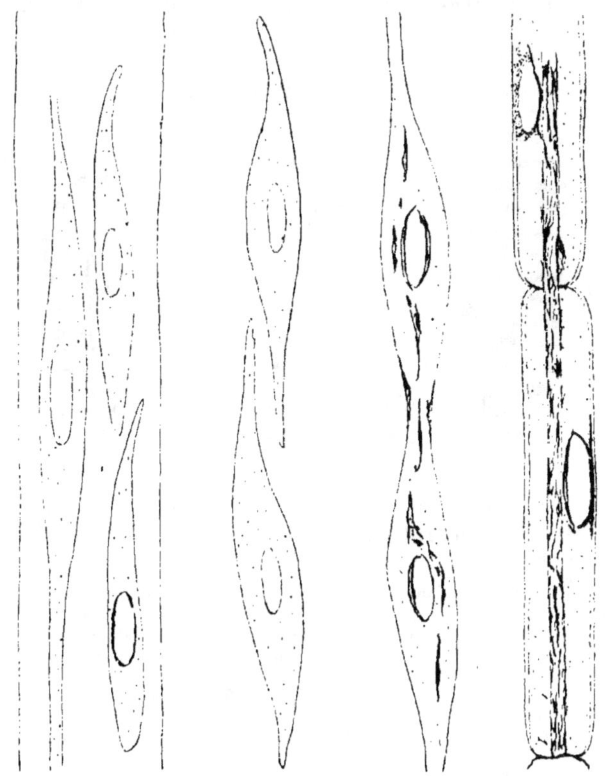

Fig. 47. — Régénération discontinue des fibres nerveuses par des neuroblastes se soudant bout à bout (d'après DURANTE).

sent fréquemment, donnent lieu à la formation d'îlots et de tractus de tissu cicatriciel.

6° Tissus nerveux. — Les *cellules nerveuses* des centres ne paraissent pas être susceptibles de régénération chez les animaux supérieurs, bien qu'on ait signalé parfois des figures de

10.

division mitotique dans ces éléments. La substance blanche, en cas de blessure accidentelle ou expérimentale, peut montrer une ébauche de réparation en ce sens que les cylindraxes rompus s'allongent au sein de la névroglie néoformée, accompagnés de noyaux ovalaires assez régulièrement espacés, et s'entourent

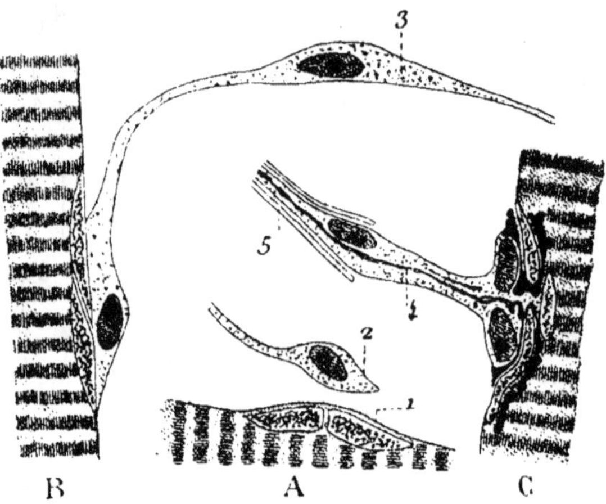

Fig. 48. — Régénération des terminaisons motrices dans les muscles striés. Queue du lézard (schéma d'après les figures de GALEOTTI et LEVI, 1895).

A, stade qui précède la jonction du neuroblaste terminal (2) avec le disque sarcoplasmique plurinucléé (1) qui s'est formé à la surface du faisceau strié. — B, la réunion est effectuée. — 3, avant-dernier neuroblaste. — C, stade plus avancé. Le cylindraxe (4) est différencié dans le corps des neuroblastes et s'épanouit en arborisation terminale au sein de la plaque motrice reconstituée par la coalescence de l'élément nerveux avec le disque musculaire. La plaque montre des noyaux musculaires (noyaux fondamentaux, Ranvier) et des noyaux nerveux (noyaux de l'arborisation, Ranvier); ces derniers proviennent de la prolifération du noyau du neuroblaste terminal. — 5, gaine de Schwann s'arrêtant à la partie moyenne de l'avant-dernier neuroblaste.

même d'une gaine de myéline. Mais la réfection demeure rudimentaire et les pertes de substance de l'encéphale sont comblées, souvent d'une manière incomplète, par un tissu scléreux dû à la *prolifération de la névroglie* ou *du tissu conjonctif* avoisinant.

Suivant l'opinion classique, les nerfs périphériques se régénèrent à partir de leur bout central par un accroissement des cylindraxes qui s'allongent en se subdivisant en un certain nombre de fibres minces. Celles-ci poussent vers la périphérie et rétablissent ainsi les fonctions d'innervation au bout de quelques mois (régénération continue du cylindraxe). Leurs enveloppes (myéline, gaine de Schwann) se reforment, suivant l'opinion la plus accréditée, grâce à la multiplication des noyaux de la gaine de Schwann et à l'hypertrophie du protoplasma qui les entoure. Plus récemment, on a admis que les cellules jeunes néoformées dans les segments interannulaires dégénérés, étaient de véritables *neuroblastes* capables de refaire aussi des tronçons de cylindraxes qui ensuite se souderaient bout à bout (régénération discontinue, théorie caténaire, DURANTE).

En cas d'écartement des extrémités, à la suite de résection, par exemple, on facilite la réparation en interposant un tronçon nerveux frais pouvant servir de conducteur aux fibres néoformées. Quand celles-ci se trouvent arrêtées dans leur trajet, elles se recourbent et décrivent des sinuosités comme il arrive dans les renflements cicatriciels, dits *neuromes d'amputation* (pour plus de détails, voy. t. II).

Lorsque les deux bouts d'un nerf nettement sectionné restent en contact et que la conductibilité se rétablit en quelques jours, ce résultat doit être attribué à une suppléance par les nerfs collatéraux et non à une *réunion immédiate*, comme l'avaient avancé certains observateurs (SCHIFF).

On observe également des phénomènes de régénération plus ou moins prononcés au niveau des appareils terminaux (plaques motrices, rétine, bourgeons gustatifs, terminaisons nutritives).

La figure 48 montre, d'après GALEOTTI et LEVI, comment s'opère la réfection des plaques motrices. On voit l'extrémité renflée du cylindraxe néoformé se mettre en contact, par attraction chimiotactique, avec une saillie superficielle du sarcoplasme pourvue de noyaux et se souder définitivement au faisceau musculaire en ce point.

C) — RÉGÉNÉRATION DES PARTIES COMPLEXES

La réfection de parties composées de plusieurs tissus s'effectue sur une grande échelle chez les vertébrés inférieurs, surtout dans les stades larvaires où l'on voit se reformer des organes et des régions tout entières : elle est au contraire très imparfaite chez les mammifères, surtout à l'âge adulte.

Les faits de cet ordre ont été étudiés principalement sur les téguments et les organes glandulaires.

En ce qui concerne la peau, on a vu que l'épiderme se reforme à partir des bords de la plaie ; mais la néoplasie conjonctive n'acquiert pas la constitution normale du derme. Le corps papillaire est à peine ébauché, et l'on trouve le plus souvent une bande cicatricielle à surface à peu près unie. De même, les glandes cutanées et les follicules pileux sont absents ou rudimentaires ; l'épiderme n'émet vers la profondeur que des prolongements irréguliers sans caractère fonctionnel. Par contre, le réseau élastique se reconstitue plus ou moins complètement.

Dans les pertes de substance de la cornée, les cellules étoilées prolifèrent sur les bords de la plaie et donnent naissance à un tissu nouveau analogue au tissu cornéen normal, mais presque toujours plus ou moins opaque.

La membrane de Descemet se reconstitue à l'état de lamelles minces superposées et susceptibles de se fusionner plus tard.

Les muqueuses de l'estomac et de l'intestin sont un peu mieux partagées que le tégument externe : le chorion néoformé peut se rapprocher sensiblement de la structure normale et renferme alors des involutions tubuleuses dont le fond donne naissance, par la suite, à des éléments sécréteurs. Pourtant ces glandes sont plus espacées et moins développées que celles des parties voisines ; souvent aussi on voit simplement à leur place des végétations épithéliales atypiques dans un tissu de cicatrice. Les villosités intestinales ne se reforment pas.

On observe une évolution analogue dans les lésions des muqueuses utérine, vésicale, etc...

Parmi les glandes, c'est surtout la thyroïde qui est susceptible de se régénérer. Après une ablation partielle de l'organe, l'épithélium des vésicules adjacentes à la surface de section prolifère, en même temps que le stroma conjonctif, et produit des bourgeons qui se creusent ensuite d'une cavité centrale contenant de la substance colloïde.

Dans les autres glandes, la régénération épithéliale a surtout son point de départ dans les dernières ramifications des conduits excréteurs ; les cellules sécrétantes n'y participent que dans une faible mesure.

C'est ainsi que, dans les glandes salivaires, les extrémités des canalicules bourgeonnent et donnent naissance à de nouveaux acini, presque toujours plus ou moins imparfaits, du reste. Il en est de même pour la mamelle et pour la glande lacrymale.

Dans le foie, les lobules détruits ou excisés sont remplacés par du tissu conjonctif dans lequel les canalicules biliaires voisins poussent des prolongements ramifiés ; l'épithélium qui constitue les néo-canalicules se multiplie par karyokinèse et prend plus ou moins, par places, l'aspect de cellules hépatiques. Il est rare, cependant, qu'il se forme des véritables travées glandulaires. Dans la zone adjacente à la partie lésée, le parenchyme sécréteur ne présente que quelques figures de division très clairsemées. En résumé, la régénération du tissu hépatique est rudimentaire.

Dans le rein également, la néoplasie régénératrice se borne à un bourgeonnement peu prononcé du revêtement épithélial des tubes droits et à quelques mitoses disséminées dans les tubes contournés. Après peu de temps on ne trouve plus à la place du parenchyme excisé ou mortifié que du tissu cicatriciel.

Il en est de même pour l'ovaire et pour le testicule.

D) — GREFFE

1º Transplantation chirurgicale et expérimentale. — Parmi les moyens propres à mettre en évidence la puissance formatrice des tissus, *la greffe* mérite une mention spéciale. On la pratique dans un but soit chirurgical, soit expérimental.

Les cellules normales ne sont pas capables de proliférer indéfiniment : chacune d'elles ne semble pouvoir donner naissance qu'à un nombre limité de descendants. Lorsqu'un tissu se trouve détruit sur une grande étendue, il arrive que les éléments voisins épuisent leur réserve de puissance productrice avant que la brèche ne soit entièrement comblée. La chirurgie peut alors hâter la réparation des pertes de substance trop vastes ou trop lentes à se cicatriser, en y transportant des fragments vivants du même tissu, empruntés à une autre partie du corps ou à un autre sujet. Ce procédé a été mis tout d'abord en pratique pour la peau et pour les os.

La greffe cutanée (REVERDIN, THIERSCH) consiste à transplanter sur une plaie légèrement avivée à cet effet, des lambeaux d'épiderme ou de peau entière. D'abord agglutinés simplement par du sang et par de la sérosité coagulable, ces fragments sont ensuite pénétrés par des végétations connectives et vasculaires venues de la profondeur ; ils se mortifient en partie, le plus souvent, mais les portions survivantes deviennent le centre d'une néoplasie épithéliale qui s'étend par ilots à la surface des tissus dénudés et finit par rejoindre celle qui est issue directement des bords de la plaie.

Lorsqu'un petit lambeau de peau se trouve entièrement inclus dans le tissu sous-cutané (enkatarrhaphie, KAUFFMANN), l'épiderme prolifère de façon à recouvrir complètement les parois de la cavité et il se forme un kyste épidermique. Le même résultat peut se produire quand un petit groupe de cellules malpighiennes se trouve enfoui accidentellement dans le tissu conjonctif (kystes d'origine traumatique).

On a eu recours également à la transplantation chirurgicale de lambeaux de muqueuses (entre l'intestin et l'estomac, par exemple), aux sutures séro-muqueuses (épiploon), à la greffe de lambeaux cornéens en place des taies, etc.

L'os transplanté, par exemple une rondelle de la voûte crânienne enlevée par trépanation et remise en place, est résorbé peu à peu et remplacé par du tissu conjonctif et par des lamelles osseuses néoformées provenant du pourtour de la perte de substance. Il sert simplement de guide à la néoplasie réparatrice et un disque osseux mort ou même calciné remplit le même office.

On observe des phénomènes de même ordre sur les fragments osseux servant à combler des pertes de substance dans les autres parties du squelette. Des portions de diaphyse, par exemple, ainsi implantées, montrent une multiplication plus ou moins

active de leurs éléments périostiques et médullaires, avec ostéogénèse appositionnelle ; mais, à mesure qu'il est envahi par des
bourgeons vasculaires issus des réseaux voisins, l'os ancien
qu'on a transporté disparaît peu à peu, remplacé par de l'os
néoformé à son pourtour. La greffe n'en atteint pas moins son
but, car on obtient une consolidation durable ; en outre, les
matières résorbées, les sels minéraux en particulier, sont
employés pour la réédification définitive.

Par un mécanisme analogue, un segment d'artère ou de veine
même mort et conservé depuis un certain temps, peut être intercalé par suture entre les deux extrémités d'un autre vaisseau
sectionné du même calibre. La portion greffée se soude solidement, permettant ainsi le rétablissement durable du courant
sanguin. Elle sert ensuite de guide à la néoplasie réparatrice qui
progressivement se substitue à elle. Les tronçons nerveux se
comportent de même.

La réussite de l'opération n'implique donc pas la survie de la
greffe, tout au moins en ce qui concerne les tissus squelettiques,
les vaisseaux et les nerfs.

Outre l'implantation directe au bistouri, cutanée, sous-cutanée ou intra-viscérale, on a aussi expérimenté sur les animaux
l'introduction de greffes dans les séreuses, avec ou sans fixation,
dans la chambre antérieure de l'œil, ainsi que l'embolie artificielle.

Les objets ainsi transplantés ne présentent la plupart du
temps qu'une survie assez limitée. Les fragments insérés dans
l'intimité des tissus deviennent le siège d'une prolifération cellulaire d'importance très variable, suivant les cas ; ils sont
ensuite vascularisés par des bourgeons angioblastiques venus du
voisinage et finalement résorbés et remplacés par un nodule
cicatriciel.

Sur un fragment d'os inséré dans les parties molles, les éléments médullaires et périostiques fournissent des ostéoblastes
et des trabécules osseuses de nouvelle formation. Mais les phénomènes néoplasiques ne tardent pas à s'arrêter et le tout disparaît par résorption.

Des parcelles de périoste introduites dans la jugulaire et arrêtées dans les ramifications de l'artère pulmonaire donnent d'abord naissance à des lamelles osseuses pendant les premières semaines ; mais si l'autopsie n'est faite qu'au bout de quarante jours, on ne trouve plus aucune trace de ces productions.

Les fragments d'organes glandulaires qu'on transplante ne persistent en général que peu de temps (glandes salivaires, pancréas, testicule, rate, etc.). Habituellement, leur partie centrale dégénère d'emblée, tandis que les éléments périphériques, mieux nourris, ébauchent une régénération presque toujours rudimentaire et ne tardent pas à s'atrophier à leur tour.

On a cependant obtenu des résultats plus durables dans un certain nombre de cas. Des portions de thyroïde, de capsule surrénale, d'ovaire, des mamelles entières, peuvent persister à l'état de greffes et conserver leur activité physiologique. L'autoplastie d'organes entiers, tels que le rein, la thyroïde, présente surtout des chances de succès lorsqu'on parvient à suturer leurs vaisseaux nourriciers à des artères et à des veines de même calibre, celles de la rate par exemple.

2° Conditions qui influent sur le résultat de la greffe.

— Le résultat d'une transplantation dépend de divers facteurs dont les uns se rapportent *au greffon* lui-même, les autres *au terrain* qui le reçoit.

α) Les premiers se résument au degré de résistance et de puissance prolifique des parties transplantées.

Ces qualités existent à un haut degré chez les animaux inférieurs et surtout dans les stades jeunes du développement. Sur des larves de batraciens, on a pu souder la moitié céphalique du corps à la moitié caudale d'un autre sujet. Un fragment de cartilage prélevé sur un embryon de mammifère et greffé, prolifère abondamment, alors qu'il ne présente que des modifications régressives s'il provient d'un individu plus âgé. Chez l'adulte, les tissus résistants, à survie prolongée en dehors de l'organisme, tels que l'épiderme, le périoste, se prêtent mieux à la transplantation que ceux dont les éléments sont plus différenciés et plus délicats. Dans les greffes, les cellules nerveuses périssent très rapidement ; le muscle survit seulement dans le

cas d'autoplastie avec conservation des relations vasculaires et
nerveuses. Les cellules glandulaires sécrétantes sont bien plus
vulnérables que celles des conduits collecteurs. De même, les
éléments séminipares s'atrophient, ainsi que les follicules de
Graaf (la maturation des ovules existants n'a été constatée que
rarement), tandis que l'épididyme et le corps de Rosenmüller
persistent beaucoup plus longtemps.

β) En ce qui concerne le terrain, la greffe une fois prise et
vascularisée, aura d'autant plus de chance de durée qu'elle
trouvera dans son nouvel habitat des conditions biologiques se
rapprochant davantage de celles que lui offrait son point d'origine.

La transplantation réussit surtout lorsqu'elle est faite entre
sujets de la même espèce ou d'espèces très voisines, et mieux
encore sur le même individu. Pour réaliser la *parabiose* (union
artificielle de deux animaux par suture des parois abdominales
et abouchement des deux cavités péritonéales, avec ou sans
entéro-anastomose), on doit s'adresser à des sujets jeunes de la
même portée.

Mais, même dans des circonstances favorables, le fragment
ou l'organe qu'on a transplanté se trouve plus ou moins
dépaysé, privé de ses relations nerveuses, etc. De là le peu de
stabilité des résultats que donnent souvent les opérations. On
sait, par exemple, combien les parties restaurées par autoplastie cutanée, les extrémités de doigts ou de nez coupées et
remises en place, sont sujettes à se flétrir et à se déformer par
la suite.

Pour la persistance des glandes transplantées avec succès, la
conservation de l'activité physiologique est une condition essentielle : la mise hors d'usage entraîne l'atrophie. Au contraire,
celles qui continuent de sécréter se maintiennent et peuvent
même s'hypertrophier si les besoins de l'organisme l'exigent :
tels les lobules thyroïdiens qu'on greffe sur un sujet en état de
cachexie strumiprive, les parathyroïdes transplantées pour
remédier aux accidents de tétanie. Dans ces cas, le stimulus
exercé par les modifications du milieu intérieur suffit à tenir en
éveil la puissance fonctionnelle, malgré le défaut d'innervation,

et la greffe satisfait de la manière en quelque sorte la plus normale aux indications de l'opothérapie.

D'après ce rapide exposé, on peut juger de l'importance qu'offre le procédé de la greffe, non seulement au point de vue des applications à la chirurgie et à la médecine, mais aussi pour les études de physiologie et de biologie générale.

E) — CULTURES

Des expériences récentes ont montré que des fragments ténus de tissus normaux ou pathologiques pouvaient être conservés vivants, sous certaines conditions, en dehors de l'organisme, dans des milieux appropriés (plasmas). Les éléments ainsi traités peuvent proliférer, constituant de véritables *cultures cellulaires* (CARREL).

§ 2. — HYPERTROPHIE

L'hypertrophie d'un organe ou d'une partie du corps résulte de l'augmentation de volume ou de nombre des éléments qui les constituent.

1° Hypertrophies fonctionnelles. — Les *hypertrophies physiologiques* sont liées à une activité fonctionnelle plus intense : c'est ainsi que les muscles se développent par l'exercice, ce qui tient à l'accroissement individuel des faisceaux primitifs. Ceux-ci ne se multiplient pas, mais leur diamètre peut être augmenté de moitié.

Dans les organes à fonctionnement intermittent, tels que l'utérus et les mamelles, les fibres musculaires, les cellules sécrétantes, les vaisseaux, deviennent à la fois plus gros et plus nombreux qu'ils ne sont à l'état de repos.

Les *hypertrophies pathologiques* ou expérimentales, sont aussi en partie des hypertrophies de travail.

Nous citerons comme exemples : l'hypertrophie du cœur qui est analogue à celle des autres muscles striés et résulte d'un épaississement des fibres du myocarde ; l'hypertrophie des tuniques musculeuses des organes creux, due à la multiplication et surtout à l'accroissement de volume des fibres lisses (l'intestin en amont d'un rétrécissement, la vessie dans le prostatisme, etc.) ; l'hypertrophie des collatérales dilatées, après ligature d'un tronc artériel.

On peut faire rentrer dans la même catégorie les hypertrophies dites compensatrices qui se manifestent dans les viscères

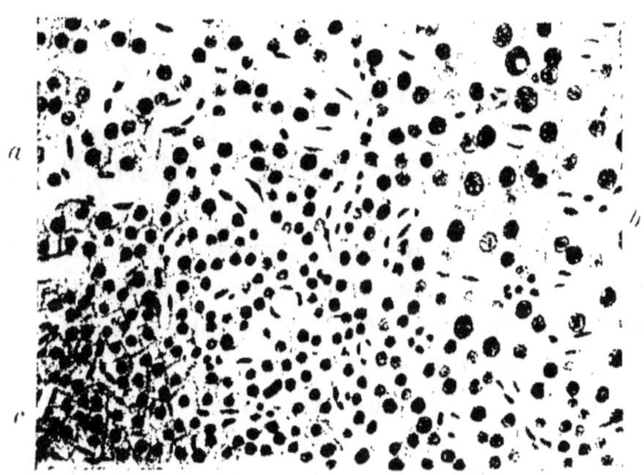

Fig. 49. — Hypertrophie compensatrice (foie cirrhotique) (d'après M. Borst, in Aschoff, 1909).
a, cellules hépatiques normales. — b, cellules hypertrophiées.
c, cellules petites, en prolifération.

ne possédant qu'une faible puissance régénératrice, lorsqu'ils ont été détruits partiellement par opération ou par maladie. La perte de substance est alors comblée par une cicatrice, mais le reste de l'organe prend un accroissement nouveau grâce auquel sa masse et sa valeur fonctionnelle se trouvent restaurées. C'est ainsi que sur l'emplacement des lobules hépatiques excisés ou atrophiés, il ne se produit qu'une ébauche de régénération, bornée le plus souvent à la néoformation de canalicules biliaires sans parenchyme sécréteur ; par contre, on observe une segmentation karyokinétique des cellules hépatiques dans les portions de la glande qui n'ont pas été lésées, si bien que le volume des lobules peut s'y trouver triplé et même quadruplé. Les réseaux vasculaires et les conduits collecteurs offrent un agrandissement proportionnel.

De même, après une néphrectomie unilatérale, on constate que dans l'autre rein les épithéliums prolifèrent, amenant une dilatation notable des tubuli et que les glomérules s'hypertrophient.

Des modifications analogues ont été observées sur le pancréas, la thyroïde, les glandes mammaires, l'ovaire, le testicule, etc.

2° Hypertrophies d'origine dyscrasique ou irritative.

— C'est également au point de vue de l'équilibre bio-chimique du milieu intérieur qu'il faut envisager l'hypertrophie d'organes non similaires à ceux qui sont lésés, mais fonctionnellement associés à eux. Les faits de cet ordre se voient surtout dans le groupe des glandes à sécrétion interne : hypertrophie de la glande pituitaire consécutive aux affections de la thyroïde, à la castration, à l'ablation des surrénales.

Le squelette nous offre des exemples remarquables d'hyperplasies généralisées, d'origine dyscrasique : l'*acromégalie* qu'on rapporte à une insuffisance fonctionnelle, à un défaut de sécrétion du corps pituitaire, et l'*ostéo-arthropathie hypertrophiante*, attribuée à des toxhémies chroniques telles que celles qui sont liées aux affections de l'appareil respiratoire (MARIE). Ces états sont proches parents du géantisme pathologique qui relève d'une disposition congénitale, bien qu'il ne se manifeste souvent que plusieurs années après la naissance, parfois à la suite d'un traumatisme ou d'une infection jouant le rôle de cause occasionnelle. Certaines hyperplasies osseuses localisées, telles que le *léontiasis* de la face (VIRCHOW) sont dans le même cas (voy. t. II).

Parmi les néoformations excessives causées par les états irritatifs chroniques, on peut citer : le cal exubérant ; la chéloïde cicatricielle ; les hyperkératoses, variant depuis le simple durillon et le cor jusqu'à l'ichthyose généralisée. Celles qui s'accompagnent d'un allongement des papilles, se présentent sous forme de productions verruqueuses, de trichose linguale, de véritables cornes cutanées. L'épaississement inflammatoire du derme et du tissu sous-cutané, à forme d'éléphantiasis, celui des muqueuses avec excroissances polypeuses multiples, rentrent dans la même catégorie (Voy. Inflammation productive, p. 430).

3° Pseudo-hypertrophies. — Dans bien des cas pathologiques, les parties hyperplasiées s'écartent plus ou moins de l'état normal par leur composition histologique. Les *fausses hypertrophies* sont caractérisées par une atrophie prononcée des éléments nobles auxquels vient se substituer un tissu inférieur en organisation.

Dans les *cirrhoses hypertrophiques*, par exemple, le parenchyme glandulaire en voie de disparition est remplacé par une prolifération surabondante du stroma conjonctif. La paralysie *pseudo-hyperthrophique* nous montre des muscles volumineux dans lesquels l'atrophie des faisceaux striés est masquée par un développement exubérant de cellules adipeuses dans le tissu interstitiel.

4° Adaptation fonctionnelle. — A côté de l'hypertrophie de travail, il y a lieu de mentionner les modifications structurales des organes obligés de s'accommoder à des conditions d'existence anormales. Tels sont : les remaniements histologiques subis par une veine qu'on abouche avec le système artériel ; les changements de l'architecture intérieure d'un os consolidé dans une position vicieuse (col du fémur) (Voy. ci-après p. 195). Comme les régénérations et les hypertrophies, ces adaptations fonctionnelles s'effectuent bien mieux dans le jeune âge que chez les adultes.

ARTICLE III

DIVERSES MODALITÉS HISTOGÉNIQUES DES NÉOFORMATIONS. LEURS CAUSES ET LEUR PATHOGÉNIE

Parmi les questions générales que soulève l'étude des néoformations, il nous reste à examiner celles qui ont trait à la fixation des limites dans lesquelles peut s'exercer la puissance génératrice des divers tissus et aux influences capables de la mettre en jeu.

A cet effet, nous devons d'abord définir les différents *processus histogéniques* qui interviennent dans les néoplasies. L'interprétation de leur mécanisme nous amènera à poser le problème de la *spécificité cellulaire*.

Nous passerons ensuite en revue *les causes* et la pathogénie des phénomènes néoplasiques.

§ 1. — MODALITÉS HISTOGÉNIQUES
DE LA NÉOPLASIE PATHOLOGIQUE

Ces modalités sont au nombre de trois : 1° l'*homœoplasie*, 2° l'*hétéroplasie*, 3° la *métaplasie*.

1° Homœoplasie. — Dans la description qui précède, nous avons vu la prolifération des diverses sortes de cellules donner naissance à des éléments semblables aux générateurs : en se multipliant, les cellules connectives fournissent des fibroblastes aptes à élaborer des fibres conjonctives ; les endothéliums vasculaires produisent des capillaires nouveaux ; les fibres musculaires néoformées dérivent des anciennes, etc. Chaque tissu se reforme ainsi aux dépens d'éléments similaires : *les cellules filles ressemblent aux cellules mères.*

Dans les régénérations, aussi bien que dans les hypertrophies, la néoformation est donc, en général, *homœoplastique ;* les espèces cellulaires paraissent être fixes, tout comme les espèces animales et végétales.

Il est cependant des faits qui semblent en opposition avec la loi de la filiation légitime des cellules et de leur *spécificité*. Ces cas particuliers constituent les phénomènes décrits sous les noms d'*hétéroplasie* et de *métaplasie*.

Nous en donnons un exposé succinct sans entrer dans les controverses biologiques très étendues qui s'y rattachent.

2° Hétéroplasie. — On dit qu'il y a néoformation hétéroplastique lorsque les cellules jeunes évoluent vers un type spécifique autre que celui de leurs parents. C'est ainsi que des éléments qui ont toutes les apparences de cellules conjonctives, en particulier ceux du périchondre et du périoste, donnent naissance, en se multipliant, à des cellules filles qui deviennent, non des fibroblastes, mais bien des chondroblastes ou des ostéoblastes. Dans le même ordre d'idées, beaucoup d'anatomistes admettent que les endothéliums sont capables de produire des fibroblastes et les cellules conjonctives des éléments endothéliaux.

Jusqu'où peuvent aller, en histogénie, ces déviations du type originel ? Aux yeux de quelques observateurs, la spécificité cellulaire constitue une règle immuable, ne souffrant aucune exception ; pour d'autres, au contraire, cette spécificité n'existe pas en réalité et certains anatomistes n'hésitent pas à considérer des épithéliums, des fibres musculaires striées, etc., comme étant de provenance conjonctive, ou à attribuer aux épithéliums la faculté de donner naissance à des fibres connectives, admettant ainsi entre ces deux tissus un lien de parenté analogue à celui qui existe entre la névroglie et le revêtement épendymaire (RETTERER, KROMAYER, KROMPECHER).

Ces théories radicales ne comptent qu'un nombre restreint de partisans. La plupart des auteurs professent une opinion moyenne : on admet qu'il n'y a guère que les tissus dits de substance conjonctive, y compris les capillaires tant sanguins que lymphatiques, qui puissent ainsi dériver les uns des autres, avec interposition d'un stade jeune dit *tissu embryonnaire* ou *germinatif*.

L'explication scientifique des faits d'hétéroplasie se rattache aux théories concernant la *différenciation* progressive qui s'établit, au cours du développement, entre les cellules issues de l'ovule fécondé.

De même que les diverses fonctions chimiques du protoplasma sont liées à des groupes moléculaires spéciaux, on suppose que les facultés génératrices et plastiques des cellules ont également un substratum matériel particulier, *les plasmes formateurs* (HANSEMANN). Il y aurait ainsi une substance plastique distincte pour chaque sorte de production histogénique. Tous ces plasmes seraient réunis dans la cellule primordiale, dans l'œuf. Aux degrés initiaux de l'échelle organique, celui-ci les transmettrait intégralement à toutes les cellules filles, d'où la faculté de régénération si étendue des êtres inférieurs (végétaux et invertébrés) et des jeunes embryons.

Mais dans les organismes supérieurs, une pareille omnipotence productrice n'existe que pour les éléments appartenant aux premiers stades de la segmentation ovulaire. Par le fait de la *différenciation*, expression de la *division du travail*, les divers plasmes se répartissent inégalement entre les cellules ; celles-ci se trouvent ainsi classées en un certain nombre de groupes qui, de génération en génération, diffèrent de plus en plus les uns des autres et de la cellule primitive.

Il vient un moment où la série de ces *dédoublements* successifs (Bard) s'arrête : à partir de là, les cellules filles sont semblables à leurs cellules mères et chaque groupe conserve dorénavant ses caractères distinctifs et constitue *une espèce*.

Mais cette spécificité n'est cependant pas absolue. En effet, la différenciation est plus ou moins précoce ou tardive, plus ou moins complète aussi, suivant qu'on envisage tel ou tel des groupes cellulaires qui entrent dans la composition de l'organisme. Elle se dessine peu à peu, tel plasme formateur tendant à prédominer de plus en plus sur les autres. C'est ce *plasme principal* qui détermine l'évolution histogénique de la cellule et lui imprime son cachet spécifique : mais, à côté de lui, subsistent d'autres plasmes moins développés.

Ces plasmes dits *accessoires* s'atrophient le plus souvent et disparaissent à la longue, d'où la restriction graduelle de la puissance formatrice, qui marche de pair avec les progrès de la différenciation. C'est ainsi qu'on voit de bonne heure l'activité neuroblastique et myoplastique se localiser exclusivement dans des groupes cellulaires déterminés ; de même, il s'établit une distinction radicale entre les feuillets épithéliaux ecto et endodermique et les autres tissus de l'embryon.

Mais la séparation est moins tranchée dans les formations conjonctives et vasculaires. Ici, un certain nombre de plasmes accessoires persistent *à l'état latent*, constituant des réserves histogéniques qui peuvent encore être utilisées en cas de besoin.

Dans le cours normal des choses, la répartition et la prédominance relative des divers plasmes formateurs sont soumises à un plan préétabli, transmis par hérédité et résultant d'une longue adaptation phylogénétique à des conditions d'existence déterminées. Mais qu'une cause accidentelle vienne à modifier l'équilibre habituel, on verra les cellules chercher à s'accommoder aux conditions nouvelles : elles mettront en jeu leurs énergies latentes, entreront en prolifération et donneront naissance à des éléments jeunes dans lesquels le plasme principal des cellules mères restera à l'état rudimentaire, tandis que l'un ou l'autre des plasmes accessoires se développera à sa place. C'est ainsi que les descendants de cellules endothéliales rempliront le rôle de fibroblastes, les cellules du périoste fourniront des chondroblastes, etc.

Ces faits rentreraient ainsi dans la loi de l'offre et de la demande, de même que la propriété qu'ont les cryptogames de sécréter des diastases variées, suivant la nature des milieux sur lesquels on les cultive.

Ainsi les faits d'hétéroplasie s'expliquent par une prédominance des influences accidentelles et modificatrices sur l'action normale et conservatrice des facteurs héréditaires. C'est en quelque sorte le problème du transformisme qui vient se poser sur le terrain de l'histogénie pathologique.

Mais il faut avouer que nous ne connaissons guère les facteurs capables de provoquer ces variations dans l'histogénie. La pathologie de la différenciation est un domaine encore peu exploré et il est des cas dont la genèse est des plus obscures, la myosite ossifiante, par exemple.

Quoi qu'il en soit, les phénomènes de cet ordre ne se produisent, chez les animaux supérieurs, que dans un domaine assez limité.

Il est à remarquer, par exemple, que toutes les cellules conjonctives du corps ne sont pas également disposées à donner naissance à du cartilage ou à de l'os.

C'est ainsi que les nodules cartilagineux hétéroplastiques se forment surtout dans les glandes salivaires et dans le testicule et y doivent peut-être leur origine à des vestiges embryonnaires erratiques.

De même l'ostéogénie extra-squelettique a des sièges de prédilection. En dehors de ces cas, elle semble être le plus souvent sous la dépendance d'une calcification préalable (parois artérielles, poumons) ; elle a même été observée à la suite de la dégénérescence calcaire expérimentale du rein, et ce dernier exemple est bien fait pour démontrer l'influence exercée par les circonstances ambiantes sur l'activité plastique des cellules.

A côté du groupe conjonctif, on peut encore citer à cet égard le groupe épithélial : les cellules tapissant l'extrémité des canalicules excréteurs pourront, par exemple, engendrer des éléments jeunes qui deviendront des cellules sécrétantes (glandes acineuses, foie). C'est un simple effet d'adaptation fonctionnelle qui ne s'observe d'ailleurs qu'entre les divers types épithéliaux entrant dans la composition d'une même glande.

Ce serait donc une erreur que de vouloir attribuer à la puissance formatrice des tissus, soit une spécification trop étroite, soit une élasticité indéfinie. Les opinions divergentes des auteurs s'expliquent par les difficultés pratiques auxquelles on se heurte lorsqu'on essaye de fixer les limites dans lesquelles est susceptible de varier tel ou tel type cellulaire. On pourra se faire une idée de la complexité de ces questions par l'étude de la néoplasie inflammatoire (Livre V).

3º Régression, réversion atavique. — Il peut arriver aussi que les éléments tapissant des cavités glandulaires, en particulier ceux de certains conduits collecteurs à épithélium cylindrique, s'épaississent et tendent à prendre le type pavimenteux stratifié : c'est une sorte d'évolution *régressive* (anaplasie) dont rend compte la provenance ectodermique des cellules (réversion ontogénique).

On a même mis en cause l'atavisme, pour expliquer, par exemple, l'apparition de lames osseuses dans des aponévroses ou dans le pénis, etc. (réversion phylogénique).

4º Métaplasie. — La métaplasie est la *transformation*

directe d'un tissu dans un autre, *sans interposition d'un stade embryonnaire*.

Comme l'hétéroplasie, elle a la signification d'une adaptation des cellules à des conditions nouvelles par atrophie du plasme principal et développement d'un plasme accessoire. Comme elle aussi, elle porte soit sur les tissus conjonctifs, soit sur les épithéliums.

Par une modification simultanée de la substance fondamentale et de la forme des éléments cellulaires, on voit le tissu muqueux se métamorphoser en tissu lamineux, en tissu adipeux, et réciproquement; le tissu conjonctif ou le cartilage en os, le cartilage en tissu muqueux, etc... Il faut remarquer qu'il s'agit ici de tissus qui sont très proches parents et qui présentent des transformations analogues pendant la période du développement normal.

Tantôt ces métamorphoses sont *ascendantes*, à caractère progressif, comme celle du tissu conjonctif en os ; tantôt elles sont *descendantes* et se rapprochent des dégénérescences, par exemple, dans la transformation muqueuse du cartilage ou de la moelle osseuse.

Quant aux métaplasies épithéliales, la plus fréquente est celle des revêtements à type cylindrique en couches pavimenteuses, notamment dans les voies respiratoires. Ce sont là de simples variations qu'on peut reproduire expérimentalement à l'aide d'actions mécaniques (frottements, pression), de la dessiccation, etc., et qui n'impliquent nullement un changement de nature de la part des éléments intéressés.

Il semblerait plus logique de considérer les tissus qui présentent ainsi des phénomènes d'hétéroplasie ou de métaplasie comme de simples *variétés* d'un même type spécifique, et non comme des espèces distinctes.

5⁰ Substitution. — Sous peine de tomber dans des confusions regrettables, l'hétéroplasie ne doit pas être mise en cause indistinctement toutes les fois que l'on voit apparaître en un point quelconque de l'économie des éléments anatomiques autres que ceux qui y existent normalement. En effet, plusieurs

autres processus peuvent intervenir pour amener ce résultat.
Le plus fréquent de ceux-ci est sans contredit l'*envahissement* de parties en hypobiose par un tissu voisin qui prolifère. D'autres fois ce sont des cellules transportées par la circulation qui vont former des colonies plus ou moins éloignées de leur lieu d'origine (*métastase*).

Il peut advenir aussi qu'une néoplasie ait son point de départ dans quelque *vestige embryonnaire* persistant anormalement (tumeurs branchiales) ou dans un groupe cellulaire erratique, égaré parmi les autres tissus par suite d'un vice de développement (*hétérotopie*).

Dans tous ces cas, il y a simplement *substitution* d'un tissu étranger aux éléments autochthones qui s'atrophient, et non *hétéroplasie* au sens que nous avons attribué à ce mot.

§ 2. — CAUSES ET PATHOGÉNIE
DES NÉOPLASIES

La cause essentielle des néoplasies réside évidemment dans les propriétés formatives inhérentes aux cellules. Mais nous ne possédons que des notions peu précises sur leur mécanisme pathogénique. On peut distinguer à cet égard :

1º Les néoformations réparatrices et accommodatives, à but physiologique déterminé.

2º Celles dont la cause et la signification nous échappent.

A) — NÉOFORMATIONS RÉPARATRICES
ET ACCOMMODATIVES

La genèse de cette catégorie de néoplasies s'explique, dans une certaine mesure, par les influences qu'exercent les éléments anatomiques et les tissus les uns sur les autres et par les ressources dont dispose l'organisme pour maintenir l'harmonie fonctionnelle de ses diverses parties, en face des actions nocives tendant à la troubler. A côté de ces *facteurs biologiques fondamentaux*, nous aurons à tenir compte d'un certain nombre de *conditions adjuvantes* pouvant favoriser ou entraver l'évolution des néoformations.

1° Conditions fondamentales. — Ces conditions sont *locales* ou *générales*.

a. *Conditions locales, actions de voisinage s'exerçant entre les cellules et les tissus*. — Du moment que les cellules de l'adulte conservent une certaine puissance génératrice, on peut se demander pourquoi la différenciation et l'accroissement des diverses parties du corps s'arrêtent à un moment donné? En vertu de quel mécanisme le développement normal se trouve-t-il ainsi limité, tant pour la qualité que pour la quantité, et se conforme-t-il à un plan préétabli par une longue adoptation héréditaire?

L'expérience semble indiquer que les éléments anatomiques exercent à cet égard une influence les uns sur les autres et que leur prolifération est interrompue par une sorte d'inhibition mutuelle. C'est ce qu'on a appelé la *tension intérieure* des tissus (WEIGERT, LANDERER) : mais il faut entendre par là non seulement les actions mécaniques de contact, de pression du liquide interstitiel, etc., mais aussi les influences plus délicates par lesquelles les cellules se tiennent en quelque sorte en échec et qui sont surtout d'ordre chimiotactique.

Des rapports de cet ordre existent aussi bien entre les cellules de chaque tissu, qu'entre les différents tissus eux-mêmes : ceux-ci se tiennent réciproquement en équilibre, de telle sorte que chacun d'eux se trouve confiné dans ses frontières par la résistance que lui font éprouver ses voisins. Ainsi les barrières séparant les diverses formations histologiques de l'économie sont scrupuleusement respectées dans le cours normal des choses.

Que les obstacles par lesquels les cellules et les tissus sont maintenus dans leurs limites respectives viennent à être levés, on verra aussitôt survenir la prolifération. La pathologie et l'expérimentation nous fournissent à cet égard des exemples probants.

C'est ainsi que les pertes de substance d'origine traumatique sont comblées par un travail histogénique de régénération ou de simple cicatrisation qui a pour résultat de rétablir tout à la fois la continuité et la tension intérieure des parties lésées.

De même, l'hyperplasie *e vacuo* remplit les vides que laisserait la disparition ou la diminution de volume d'un organe : telles sont l'augmentation compensatrice de l'atmosphère adipeuse péri-rénale en cas d'atrophie du rein, l'épaississement d'un cartilage articulaire après ablation de son vis-à-vis, etc.

Dans les faits de ce genre, la mise en jeu des activités génératrices parait devoir être attribué surtout à l'action des désordres mécaniques.

Il en est de même de la prolifération temporaire des greffes.

Mais il est également des cas où l'influence délicate de la sensibilité protoplasmique apparait avec évidence. Lorsque la moelle osseuse a déversé dans le torrent circulatoire un nombre exagéré de globules (anémie post-hémorragique, leucocytoses) son tissu se trouve raréfié, et ses lacs sanguins s'élargissent ; mais bientôt il se produit une segmentation active des cellules génératrices qui ne tarde pas à réparer les pertes subies par le parenchyme hématopoiétique.

Si l'on fait une application de nitrate d'argent sur la cornée (EBERTH), le champ de cautérisation dont les cellules propres sont nécrosées est envahi par des éléments amiboïdes provenant de la division des cellules voisines non lésées. Ces éléments s'espacent régulièrement, se fixent à des intervalles déterminés et enfin se mettent en rapport par des prolongements ramifiés, régénérant ainsi le réseau des cellules cornéennes. L'espacement des cellules, et par suite le nombre qu'elles atteignent dans un département donné, est réglé par les impressions chimiotactiques qui s'échangent entre un élément et ses plus proches voisins : chaque cellule gouverne ainsi un petit territoire (au sens de VIRCHOW) dont elle interdit l'accès à ses congénères.

On peut invoquer un mécanisme analogue pour expliquer l'augmentation du stroma conjonctif marchant de pair avec la dégénérescence et la disparition des éléments parenchymateux dans les scléroses.

b. *Conditions générales : influence du consensus organique.* —
Une analyse un peu attentive des faits nous amène à constater
que les facteurs biologiques, d'ordre plus général, prédominent
sur les facteurs mécaniques et locaux qui n'ont en réalité qu'une
importance secondaire. En effet, l'activité fonctionnelle est la
condition essentielle de toute néoformation durable : toute
partie qui devient inutile dans le consensus général de l'économie tend à s'atrophier; toute partie plus vivement sollicitée
par le stimulus physiologique tend à s'accroître. C'est ce que
montrent d'une manière indubitable les phénomènes d'hypertrophie compensatrice se produisant à distance de la lésion
primitive, ainsi que la régression rapide de la plupart des
greffes.

Dans les néoplasies régénératrices et hypertrophiques que
nous envisageons ici, l'effort histogénique tend évidemment à
rétablir le consensus organique : c'est un effort d'accommodation aux conditions anormales créées par la cause perturbatrice. Cette adaptation met en œuvre toutes les modalités de
l'activité formatrice : aussi bien l'homœoplasie que l'hétéroplasie ou la métaplasie. Souvent l'atrophie s'y combine aux
phénomènes progressifs.

On peut se faire une idée de ces processus complexes, en examinant les changements de forme et de structure que présentent les parties squelettiques à la suite de lésions osseuses ou
articulaires. Un os fracturé et consolidé dans une position
vicieuse, subit des remaniements considérables dans son architecture : les parties sur lesquelles se répartit ainsi le moins de
charge se raréfient ou se résorbent; celles qui ont à supporter
le maximum d'effort sont renforcées par accroissement appositionnel et interstitiel de systèmes lamellaires néoformés qui
s'orientent de façon à offrir le plus de résistance possible à l'action des muscles et à celle de la pesanteur (fractures du col du
fémur, etc.).

Il en est de même en cas de soudure des extrémités osseuses
à la suite d'ankylose, une fois que les cartilages, devenus inutiles,
ont disparu par atrophie.

Dans la production des néarthroses, on voit survenir des transformations en sens inverse et dans lesquelles la métaplasie intervient pour une part assez notable.

En même temps, les muscles s'allongent ou se raccourcissent, s'hypertrophient ou diminuent, de façon à réaliser les conditions les plus favorables au rétablissement des fonctions locomotrices.

Ces modifications anatomiques compliquées, dans lesquelles le premier rôle revient sans contredit aux phénomènes néoplasiques, tendent manifestement à l'adaptation fonctionnelle et sont régies par les lois générales de la physiologie.

On comprend aussi, d'après cela, pourquoi la puissance de régénération et la tendance à l'hypertrophie compensatrice ne marchent pas de pair dans les diverses formations histologiques. En effet, l'hypertrophie à distance intervient surtout dans les organes qui ne sont pas capables d'une régénération locale suffisante.

2° Conditions accessoires. — La stimulation fonctionnelle est donc la cause principale des néoformations que nous venons de considérer ; elle les réalise dans la mesure où le permettent les réserves d'énergie génératrice propres aux différentes espèces cellulaires. Il nous faut maintenant jeter un coup d'œil sur les conditions accessoires capables d'exercer une influence soit positive, soit négative, sur la prolifération des éléments et sur leur évolution histogénique.

α) Nous avons examiné déjà l'influence adjuvante de la *diminution de la tension mécanique* des tissus.

β) Une riche *vascularisation* ne peut que favoriser les processus néoplasiques ; en effet, le développement, qu'il soit normal ou pathologique, exige un apport suffisant de matériaux nutritifs.

Mais peut-on admettre qu'une irrigation sanguine surabondante, un état de congestion prolongée, puisse à lui seul devenir une cause d'hyperplasie? On sait que l'assimilation se fait en raison des besoins des cellules intéressées et qu'elle est indépendante du plus ou moins de richesse de l'alimentation. Le gavage aboutit à la surcharge graisseuse et non à la néoformation.

Les cas pathologiques où cette dernière se trouve liée à l'hyperémie sont complexes et d'une interprétation difficile et les résultats donnés par l'expérimentation semblent bien prouver qu'on ne peut reconnaître à l'hyperémie que la valeur d'une condition adjuvante.

Par contre, il est hors de doute qu'une irrigation sanguine insuffisante constitue une entrave à l'activité formatrice des tissus.

γ L'*innervation*, dont l'influence directe sur la nutrition est encore mal élucidée (nerfs trophiques), exerce une action bien évidente en tant que système régulateur de la circulation (vasomoteurs) et des fonctions spéciales (nerfs moteurs et sécréteurs).

δ L'*état général* de la nutrition retentit nécessairement sur les phénomènes d'histogénie compensatrice qui s'accomplissent plus aisément dans un organisme sain que chez un sujet cachectique, intoxiqué ou affaibli par des saignées répétées.

ε L'*âge* aussi constitue un facteur important : les lésions se réparent plus rapidement et plus complètement dans la période de croissance que chez le vieillard (consolidation des fractures, etc...).

ζ Les *agents physiques*, température, électricité, etc., peuvent activer ou entraver la segmentation et l'évolution des cellules. Une chaleur modérée exerce une influence favorable (optimum thermique).

η Il importe surtout que les parties en voie de prolifération soient soustraites aux actions empêchantes du dehors, aux irritations de tout ordre (mécaniques, chimiques, *microbiennes*) qui mettent obstacle à la marche régulière de la néoplasie en suscitant les désordres caractéristiques de l'*inflammation*.

B) — NÉOPLASIES DE NATURE INCONNUE

Les néoplasies que nous appelons *accommodatives* ne sont pas l'effet direct des agents morbifiques qui les provoquent.

Que ceux-ci soient de nature traumatique, toxique ou infectieuse, ils produisent simplement des altérations nécrosiques et dégénératives ; c'est le trouble fonctionnel résultant de ces dernières qui devient ensuite la cause immédiate de la régénération ou de l'hypertrophie compensatrice.

Cette cause est donc interne.

Mais que devons-nous penser des néoformations qui ne semblent répondre à aucun besoin physiologique et dont l'évolution se fait, à plusieurs égards, à l'encontre des lois qui régissent le développement normal ainsi que les phénomènes d'adaptation ?

Sous quelles influences peut naitre, par exemple, le *cal exubérant* dans lequel la néoplasie osseuse est beaucoup plus abondante que ne l'exigerait la consolidation de la fracture qui en a été le point de départ ? Comment expliquer la genèse de l'*hypertrophie idiopathique* des glandes, en particulier celle des mamelles qui survient en dehors de la grossesse et sans cause apparente ?

Ces productions pathologiques, de même que certaines hyperplasies inflammatoires, confinent de près aux tumeurs (voy. p. 454) et c'est à elles que pourrait s'appliquer l'hypothèse d'une *irritation formative directe* (VIRCHOW).

Malgré les objections de principe qui s'élèvent contre cette conception, on aurait peut-être tort de nier *a priori* la possibilité d'une stimulation directe des énergies génératrices par les agents nocifs. A défaut d'une démonstration péremptoire qui n'a pu être fournie jusqu'ici, on peut invoquer à l'appui de l'opinion de VIRCHOW un certain nombre de faits expérimentaux.

C'est ainsi que l'administration prolongée du phosphore à petites doses peut activer l'ostéogénie, comme l'addition d'une trace de zinc au liquide de Raulin décuple la végétation de l'aspergillus niger.

Ne pourrait-on mettre en cause des actions de cet ordre, comparées par certains auteurs à celle des ferments solubles, pour éclairer, par exemple, la pathogénie de la *myosite ossifiante ?* Nous avons rappelé déjà que l'*ostéo-arthropathie hypertrophiante* (MARIE) est considérée comme étant d'origine dyscrasique, et qu'on a rapporté l'*acromégalie* à un trouble des sécrétions internes (glande pituitaire).

Si vagues que puissent être ces données, nous n'avons pas cru pouvoir nous abstenir de les mentionner. Nous retrouverons d'ailleurs la question de l'irritation formative quand nous traiterons de la pathogénie des tumeurs.

Nous rappellerons enfin l'accroissement excessif, dépendant d'une anomalie du développement, qui se produit sous forme de *gigantisme* total ou partiel (macromélie, macrodactylie), et dont l'histoire relève de la tératologie plutôt que de la pathologie proprement dite.

LIVRE IV

TROUBLES DE LA CIRCULATION

Ce livre est consacré à l'étude des troubles de la circulation locale et des lésions anatomiques qui en résultent. Il traite successivement :

1° Des anomalies portant sur le degré de réplétion des réseaux sanguins : *hyperémie* et *ischémie* ;

2° De l'issue du sang et de la lymphe hors de leurs voies naturelles : *hémorragie* et *lymphorragie* ;

3° Des troubles de la circulation interstitielle : *hydropisie* ;

4° Des obstructions intra-vasculaires causées par des concrétions formées aux dépens des éléments du sang : *thrombose* ;

5° Des lésions qui sont dues au transport de substances étrangères par le torrent circulatoire : *embolie* et *métastase.*

ARTICLE PREMIER

HYPERÉMIE ET ANÉMIE LOCALES

La quantité de sang contenue dans un organe varie suivant les changements de calibre de ses vaisseaux dont la paroi est élastique et contractile. L'élasticité de ces conduits est incessamment sollicitée par la pression intra-vasculaire qu'entretient le travail de propulsion du cœur ; leur contractilité peut être mise en jeu par des excitations portant directement sur les tuniques musculaires, mais elle est surtout sous la dépendance du système nerveux vaso-moteur qui représente ainsi le régulateur par excellence des circulations locales.

A l'état normal l'abondance de l'irrigation sanguine est proportionnée à l'intensité des phénomènes de nutrition dans les tissus ; elle augmente, par exemple, dans la période d'activité des muscles et des glandes et diminue pendant le repos.

Grâce à une régulation préétablie dans les actions antagonistes des nerfs vaso-constricteurs et des dilatateurs, les oscillations qui se produisent dans chaque département ne dépassent pas la limite physiologique et le degré de réplétion des différents territoires vasculaires se trouve exactement balancé. Lorsque cet équilibre circulatoire vient à être troublé, on observe des anomalies de répartition en plus ou en moins, des *hyperémies* ou des *anémies locales*.

§ 1. — HYPERÉMIE

L'hyperémie ou congestion reconnaît pour cause soit un afflux exagéré de sang artériel, *hyperémie active* ou *artérielle*, *fluxion*, soit un obstacle à l'écoulement du sang veineux, *hyperémie passive* ou *veineuse*, *stase*.

A) — HYPERÉMIE ACTIVE

L'hyperémie active est due à un relâchement des artères qui se dilatent, permettant ainsi au sang d'accéder en plus grande quantité dans le réseau qu'elles desservent.

Cette atonie dépend ordinairement d'un trouble réflexe ou central de l'innervation et résulte soit d'une paralysie des vaso-constricteurs (lésions des nerfs, particulièrement du sympathique, ou des parties motrices du névraxe), soit d'une excitation des vaso-dilatateurs (rougeur émotionnelle, congestion des téguments dans les névralgies, les angio-névroses).

Lorsqu'un territoire se trouve privé de sang par oblitération ou ligature de son artère nourricière, les hyperémies qui se produisent à son pourtour (hyperémies *collatérales*) ou dans une région plus ou moins éloignée (hyperémies *compensatrices*) relèvent également d'une intervention nerveuse bien plutôt que de l'augmentation de pression en amont de l'obstacle.

Dans d'autres cas, les éléments contractiles des artères se relâchent sous l'influence d'agents qui les atteignent directement : tels sont les irritants thermiques, mécaniques (friction) ou chimiques (essence de moutarde) ; l'interruption temporaire de la circulation ; la décompression brusque (congestion succédant à l'enlèvement de la bande d'Esmarch, à l'évacuation trop rapide des grands épanchements). Les toxines microbiennes impressionnent tantôt les vaisseaux, tantôt l'appareil nerveux (Voy. Inflammation, livre V).

Dans les hyperémies actives, le cours du sang est accéléré, les parties sont turgescentes, la rougeur est vive, écarlate, la température locale s'élève ; on peut observer en outre de l'hyperesthésie (douleur, sensation de battements) et une exagération des sécrétions (sudation).

Généralement fugaces et mobiles, les fluxions artérielles peuvent devenir menaçantes par leur irruption soudaine et leur intensité, ou encore en favorisant les ruptures et les hémorragies chez les sujets porteurs de lésions vasculaires. Plus rarement elles s'accompagnent d'une transsudation abondante, produisant *l'œdème dit congestif* qui offre bien des points d'analogie avec les phlegmasies séreuses.

B) — HYPERÉMIE PASSIVE

1° Causes et mécanisme. — L'hyperémie passive est une stagnation mécanique du sang veineux, engendrée, soit par une diminution de la pression artérielle, soit par un empêchement direct siégeant sur le trajet des veines. La gêne circulatoire peut se faire sentir dans le système veineux tout entier ou seulement dans un territoire circonscrit.

L'impulsion du cœur devient insuffisante à la suite de lésions valvulaires non compensées, d'affaiblissement du myocarde lié aux maladies adynamiques, de perte de l'élasticité artérielle due à l'athérome, à l'artério-sclérose ; la circulation est ralentie et le sang s'accumule tout d'abord dans les radicules veineuses.

Le dégorgement normal de l'arbre veineux dans le cœur est entravé par tout obstacle amenant le rétrécissement des voies principales ou agissant indirectement par diminution de l'aspiration thoracique ou encore par gêne de la petite circulation.

Tels sont les thrombus des gros troncs veineux ; les tumeurs du médiastin, les anévrismes, les déviations cyphotiques du rachis, les épanchements et les adhérences étendues des plèvres, l'emphysème et la sclérose pulmonaires. Les conditions pathogéniques de la surcharge veineuse généralisée se trouvent réunies au plus haut degré dans la cachexie cardiaque.

Même dans les cas extrêmes, l'hyperémie veineuse n'est pas universelle, mais elle affecte des localisations déterminées qui s'expliquent par l'intervention de certains facteurs auxiliaires. Le plus important de ceux-ci est l'action de la pesanteur qui entre en jeu quand la *vis a tergo* est devenue trop faible : dès lors le sang tend à s'amasser dans les parties déclives et ainsi se forment les *congestions hypostatiques* qui occupent, dans la position couchée, la partie postérieure des poumons et du cerveau, les téguments du siège, et dans la station debout, les pieds et les jambes.

La circulation générale demeurant intacte, on peut observer, à la suite d'obstruction ou de compression des veines régionales, des stases purement locales dans la pathogénie desquelles la disposition anatomique des vaisseaux joue souvent un rôle important.

Lorsqu'à la suite d'oblitération ou de sténose des voies artérielles, l'irrigation d'un territoire est tombée au-dessous d'un certain minimum, l'ischémie qui en résulte peut faire place à une congestion passive ; le sang afflue par des voies collatérales, mais celles-ci sont trop peu développées pour maintenir une pression suffisante et la stagnation s'établit avec distension progressive des capillaires et des petites veines.

Dans le cas d'obstacle siégeant sur un tronc veineux, la production d'une hyperémie passive n'est possible qu'en l'absence de rameaux anastomotiques assez larges pour empêcher la rétention mécanique du sang. L'imperméabilité d'une veine rénale ou de la veine porte, sera suivie presque toujours d'une stase prononcée dans les viscères correspondants. Au contraire la stase pourra faire défaut en cas d'obstruction de la veine crurale, par exemple, grâce à l'existence de voies dérivatives dont la dilatation maintiendra à un taux suffisant le débit veineux du membre intéressé.

Les veines des extrémités inférieures sont riches en éléments musculaires et élastiques et possèdent de nombreuses valvules qui permettent aux contractions des parois et à celles des muscles voisins, de contribuer efficacement à la progression du sang. Mais pour peu que ces forces adjuvantes viennent à être amoindries, l'influence opposée de la pesanteur se fait sentir : les altérations portant préjudice à l'élasticité et à la tonicité des veines, les ectasies variqueuses, l'insuffisance des valvules, la vie sédentaire qui laisse les muscles inactifs, sont autant de causes capables de favoriser les congestions mécaniques si fréquentes dans cette région.

2° Signes macroscopiques. — Le symptôme extérieur le plus apparent de la congestion passive est une coloration d'un rouge sombre, violacé (cyanose), due à la surcharge du sang en acide carbonique, et qui est surtout prononcée au niveau des parties culminantes : nez, lèvres, oreilles, pommettes, extrémités des doigts.

Les veines superficielles, gonflées et sinueuses, se dessinent sous la forme de cordons bleuâtres.

L'hyperémie produit par elle-même une certaine augmentation de volume, surtout appréciable dans les organes très vasculaires tels que la rate et le foie ; il y a en même temps une sensation subjective de gène et de pesanteur, et la température locale est abaissée, contrairement à ce qui a lieu dans la fluxion artérielle.

La tuméfaction s'accentue notablement par l'effet de la transsudation exagérée qui accompagne régulièrement les stases prolongées et se traduit par des œdèmes tant superficiels que viscéraux, par des épanchements dans les séreuses et par des catarrhes au niveau des muqueuses hyperémiées (bronches estomac, intestin).

3° Microscopie de la stase. — En liant sur la grenouille les veines de la langue ou celles des membres, on peut observer directement les phénomènes microscopiques de la stase. On voit alors les petits vaisseaux s'engorger rapidement : les pulsations artérielles se transmettent aux veinules à travers le réseau capillaire dilaté (pouls veineux direct) ; le courant se ralentit progressivement,.se réduit ensuite à un mouvement de va-et-vient et finit par s'arrêter. Par suite de l'augmentation de la transsudation plasmatique, le sang s'appauvrit en liquide ; les globules rouges accumulés se pressent les uns contre les autres, au point que leurs contours s'effacent et qu'ils figurent un cylindre cruorique homogène remplissant complètement la cavité des capillaires distendus. Bientôt un certain nombre de ces hématies se trouvent exprimées à travers les interstices des endothéliums vasculaires et vont se mêler au plasma transsudé (*diapédèse* des globules rouges, voy. p. 309).

Si l'obstacle est levé à temps, tous ces troubles se dissipent promptement ; sinon, l'arrêt de la nutrition aboutit à la mortification des tissus (voy. *Nécrose*, p. 49).

La congestion, l'œdème et la diapédèse s'exagèrent lorsqu'à l'obstruction veineuse vient s'ajouter la section des vaso-moteurs (nerf sciatique, RANVIER).

4º Effets de la stase. — Les expériences réalisent la stase complète avec une rapidité qu'on ne trouve que rarement en pathologie (dans l'étranglement herniaire, par exemple). Dans la plupart des faits cliniques, le processus évolue d'une façon chronique : le sang continue de circuler, quoique avec une difficulté croissante, dans les parties hyperémiées ; les tissus mal irrigués, incomplètement oxygénés, subissent des altérations nutritives qui s'accentuent en raison de l'intensité et de la durée du trouble circulatoire et qui frappent en premier lieu les éléments les plus différenciés et les plus vulnérables.

Dans les lobules hépatiques, l'atrophie pigmentaire des cellules centrales marche de pair avec l'ectasie progressive des veinules et des capillaires qui s'y déversent (foie muscade) : la souffrance du parenchyme rénal se traduit par l'albuminerie, celle des éléments musculaires et nerveux par une diminution graduelle de la vigueur et de la sensibilité. Les parois vasculaires distendues et affaiblies cèdent à la pression et il se produit parfois des hémorragies massives (déchirure des varices œsophagiennes dans la cirrhose) ; plus habituellement, on constate une pigmentation hématique des organes, indice d'extravasations peu abondantes, mais multiples et répétées, comme dans l'hypostase pulmonaire.

A la longue, le tissu conjonctif peut réagir à son tour : les parois des veines et la charpente connective tout entière sont indurées et épaissies : c'est la sclérose d'origine circulatoire qui s'observe sur les viscères (foie, poumon) ainsi que sur la peau.

L'hypérémie chronique a encore pour effet d'amoindrir la résistance des parties aux agents irritatifs de tout ordre : de là des inflammations atoniques (comme les pneumonies dites hypostatiques), ou gangréneuses (décubitus).

§ 2. — ANÉMIE LOCALE

Abstraction faite des cas où elle n'est que l'expression partielle d'une anémie générale aiguë ou chronique, l'*anémie locale* ou *ischémie* est la conséquence d'un empêchement à l'afflux normal du sang artériel. Elle est due soit à une cause mécanique (*ischémie mécanique*), soit à un spasme des artères (*ischémie spasmodique*).

1° Ischémie mécanique. — L'ischémie mécanique peut résulter d'une compression en masse, comparable à celle qu'exerce la bande d'Esmarch et portant tout à la fois sur les ramifications artérielles et veineuses et sur les capillaires. C'est ainsi que s'anémient les viscères refoulés par les épanchements et les exsudats de toute nature, par les tumeurs, ou encore les parois des organes creux distendus par la pression excentrique d'une collection liquide ou gazeuse.

Dans certains cas, la compression n'intéresse que le réseau capillaire : telle est l'ischémie de la substance corticale du rein consécutive à la tuméfaction trouble des cellules parenchymateuses (gros rein blanc, THOMA).

D'autres fois il s'agit d'un obstacle dont l'action se limite à une ou à plusieurs artères et qui produit l'effet d'une ligature. Tantôt l'occlusion est d'origine extra-vasculaire (compression par une tumeur, une cicatrice, un os déplacé) tantôt elle dépend d'une altération des parois artérielles (athérome, sclérose, dégénérescence amyloïde : envahissement néoplasique) ; ou bien elle relève d'une thrombose ou d'une embolie.

2° Ischémie spasmodique. — L'ischémie spasmodique est due soit à des influences directes, comme celle du froid, des topiques médicamenteux dits styptiques, de l'ergot de seigle, soit à une vaso-constriction nerveuse d'origine centrale ou réflexe, comme la pâleur qui se montre dans le frisson, dans les émotions vives, dans la migraine.

Il est rare que le resserrement des artères soit assez persistant pour entraîner des troubles nutritifs bien prononcés (gangrène dans l'ergotisme). Ordinairement, c'est un état fugace qui alterne volontiers avec des poussées congestives, traduisant ainsi les phases successives d'excitation et de fatigue de l'appareil vaso-moteur qui se rencontrent si fréquemment dans certaines maladies du sang (chloro-anémie).

Les anémies dites *collatérales* ou *compensatrices*, dont la pathogénie fait pendant à celle des hyperémies de même nom, sont suscitées par la réplétion sanguine exagérée d'un autre département vasculaire.

C'est ainsi qu'après section unilatérale du sympathique cervical chez le lapin, la congestion vaso-paralytique de l'oreille provoque une ischémie compensatrice de l'oreille intacte. C'est surtout quand le sang s'accumule dans les réseaux abdominaux par suite d'atonie vasculaire dans la sphère du grand splanchnique, qu'on observe des symptômes menaçants dus à l'ischémie du reste de l'organisme, en particulier des centres nerveux (collapsus).

3° Signes et effets de l'ischémie. — L'ischémie est caractérisée par la pâleur, le refroidissement et des troubles fonctionnels d'autant plus accentués que la privation de sang

est plus subite ou plus durable. La sensibilité cutanée est émous-
sée, les sécrétions diminuées ; les muscles sont affaiblis et
finissent par entrer en rigidité quand ils demeurent exsangues
pendant un certain temps. Même légère, l'ischémie peut susciter
des phénomènes graves dans les parties très sensibles (cerveau,
rétine) ; persistante, elle se termine par la nécrose.

On a vu plus haut que lorsque la circulation artérielle est
simplement affaiblie, mais non interrompue, il se produit de la
cyanose en place de l'anémie.

§ 3. — DIAGNOSTIC DE L'HYPERÉMIE
ET DE L'ANÉMIE SUR LE CADAVRE

A l'autopsie, l'hyperémie et l'anémie se reconnaissent à des
caractères physiques analogues à ceux qu'elles offrent pendant
la vie.

1º Hyperémie. — Sur les parties congestionnées, la couleur
propre est effacée par une rougeur dont la nuance peut varier
depuis le rouge clair jusqu'aux teintes les plus foncées. Les
organes sont plus volumineux, plus lourds, plus turgescents,
bien que la consistance des tissus soit plutôt amoindrie. Le sang
s'écoule en abondance de la surface de section.

L'hyperémie capillaire se traduit en général par une rougeur
uniforme ; elle se montre finement striée dans les muscles, punc-
tiforme dans les glomérules du rein. Les petits vaisseaux,
en particulier les veinules quand elles sont nombreuses et très
distendues, peuvent également se fondre en une rougeur diffuse ;
plus souvent ils dessinent des réseaux, des arborisations, des
étoiles, suivant les dispositions propres à chaque organe.
Les rameaux veineux plus gros sont gonflés et sinueux, et présentent souvent des dilatations ampullaires ou fusiformes. Dans
les congestions chroniques, on trouve fréquemment des foyers
hémorragiques d'âge et d'étendue variables.

2º Ischémie. — Les organes ischémiés ont un aspect tout
opposé. Ils sont pâles et leur coloration est changée : dans ceux

qui ont une couleur propre bien accusée, tels que le foie, les muscles, celle-ci, n'étant plus masquée par la présence du sang, apparaît plus nettement qu'à l'état normal ; quant aux autres, comme le tissu conjonctif, les poumons non pigmentés, ils prennent simplement une teinte grisâtre. On constate en outre une réduction du volume et du poids, une diminution de la turgescence. A la coupe, il ne se produit qu'un écoulement insignifiant, et c'est à peine si quelques stries cruoriques et des points rouges épars dans le tissu indiquent l'emplacement des ramifications vasculaires presque vides de sang.

3° Remarques sur les changements que subit la répartition du sang après la mort. — Après la mort, la répartition du sang dans les différentes parties du système vasculaire subit des modifications qu'il importe de préciser.

a. *Artères.* — Quand le cœur a cessé de battre, les artères reviennent sur elles-mêmes en vertu de leur élasticité, puis elles se contractent énergiquement de façon à chasser le sang dans les capillaires et dans les veines.

Ce resserrement ultime se maintient et s'accentue même quand intervient la rigidité cadavérique de la tunique musculeuse, et l'arbre artériel est généralement vide, si bien que les anciens avaient cru qu'il ne charriait qu'un fluide spiritueux (air).

b. *Veines.* — Le sang, ainsi poussé dans le système veineux jusque dans le cœur droit et ne subissant plus aucune impulsion vitale, ne tarde pas à s'écouler dans le sens de la pesanteur, grâce aux anastomoses veineuses si multipliées dans la plupart des régions ; il va s'amasser dans les parties déclives. Celles-ci sont alors gorgées d'un sang noir et leur aspect contraste avec celui des parties plus élevées relativement exsangues.

Dans la décubitus dorsal cette *hypostase cadavérique* est nettement constatable sur la partie postérieure des poumons, des reins, des anses intestinales, des méninges, etc... Elle est d'autant plus accusée que le corps renferme une plus grande quantité de sang liquide et se manifeste également à l'extérieur par la production des premières taches bleuâtres ou violacées (*taches livides*) qui se montrent sur la peau du siège et du dos et s'accentuent ensuite en passant au brun, à mesure que l'hémoglobine diffuse en dehors des vaisseaux et se décompose.

c. Capillaires. — Indépendamment des phénomènes précédents, le degré de réplétion des réseaux capillaires est influencé par la tension propre des parties qui les entourent. Après que la circulation a cessé, leur contenu peut être exprimé par la rétraction élastique des tissus ambiants, ou encore par suite du gonflement post mortem des éléments péri-vasculaires. C'est ainsi que la peau parait anémiée, de même que les muqueuses riches en fibres élastiques.

Tous ces changements survenus après la mort induiraient facilement en erreur un observateur non prévenu. Tandis que l'hyperémie active, par exemple, peut s'effacer complètement sur le cadavre (scarlatine, érysipèle), l'hypostase peut simuler la congestion passive dans des organes tout à fait normaux. Il faut se garder aussi de prendre pour une hyperémie inflammatoire la rougeur diffuse produite sur la membrane interne du cœur et des vaisseaux par l'imbibition cadavérique, etc...

Il n'est guère possible de formuler des règles précises au sujet des corrections à effectuer pour chaque organe en particulier. Il s'agit en effet de distinctions souvent délicates et appréciables seulement pour un œil exercé.

Aussi la pathologie de la circulation locale n'a-t-elle pu être établie sur une base solide qu'à l'aide des données cliniques et expérimentales qui ont permis de compléter et de rectifier les renseignements souvent peu concluants tirés de l'inspection nécroscopique.

ARTICLE II

HÉMORRAGIE ET LYMPHORRAGIE

§ 1. — HÉMORRAGIE

L'hémorragie est l'effusion du sang en dehors de ses voies naturelles. Selon son origine, elle est cardiaque, artérielle, veineuse ou capillaire. Elle est dite *externe, interne* ou *interstitielle*, suivant que le sang s'écoule librement à l'extérieur du corps, qu'il demeure inclus dans les cavités séreuses ou muqueuses, ou qu'il s'infiltre dans l'épaisseur des tissus. Les hémorragies de la plupart des organes ont reçu des dénominations spéciales : hémoptysie, épistaxis, hématémèse, pneumorrhagie, hématurie, hématocèle, etc... Les taches produites sous la peau ou à la surface des viscères par des suffusions sanguines interstitielles sont désignées, suivant leur étendue, sous les noms d'ecchymoses, de purpura, de sugillations, de pétéchies: les collections liquides qui écartent et dilacèrent les tissus s'appellent bosses sanguines ou hématomes, foyers hémorragiques ou (improprement) apoplectiques. L'infarctus rouge des viscères est constitué par une infiltration massive et circonscrite.

1° **Pathogénie et étiologie**. — Le sang peut sortir des vaisseaux soit par une solution de continuité bien manifeste, *hémorragie par rupture*, soit en vertu d'une simple augmentation de perméabilité des parois. *hémorragie par diapédèse*.

A. HÉMORRAGIE PAR RUPTURE. — La rupture est un accident qui survient sous l'influence de deux facteurs : *les lésions des parois* et *l'augmentation de la pression intra-vasculaire*.

a. *Lésions des parois*. — Sauf le cas d'effraction traumatique par blessure directe ou déchirure, les vaisseaux normaux d'un certain calibre résistent généralement aux variations de la pression sanguine. Lorsqu'ils viennent à se rompre, c'est à la suite de divers processus pathologiques qui tantôt les envahissent par propagation : abcès, tubercules, néoplasmes, tantôt prennent naissance dans les tuniques vasculaires elles-mêmes : altérations inflammatoires et dégénératives.

b. *Augmentation de la pression intra-vasculaire*. — Les excès de pression se produisent par congestion tant active que passive, dans l'effort, etc... Ils n'agissent ordinairement que comme cause occasionnelle et lorsqu'il existe déjà un point de moindre résistance. Cependant, les plus petits vaisseaux dont la paroi est très mince peuvent se rompre sans qu'il y ait aucun indice d'une altération préalable ; c'est ce qu'on observe à la suite de chocs, d'efforts violents ou encore lorsque la pression extérieure se trouve amoindrie, par exemple par raréfaction de l'air ambiant (ventouses ; ascensions dans les montagnes ou en ballon). Il faut noter aussi l'extrême fragilité des capillaires néoformés.

B. HÉMORRAGIE PAR DIAPÉDÈSE. — La diapédèse ne s'effectue qu'au niveau des petites veinules et des capillaires. On la met en cause lorsque l'examen anatomique ne décèle aucune solution de continuité des vaisseaux, alors que les globules rouges sont extravasés en quantité notable (ce qui distingue l'hémorragie vraie de la simple diffusion de l'hémoglobine). La réalité de la diapédèse est démontrée, comme on l'a vu plus haut, par l'observation directe sur les membranes transparentes, mais son mécanisme est loin d'être bien élucidé. Pratiquement, il est difficile dans la plupart des cas, de reconnaître s'il s'agit de ruptures microscopiques ayant donné issue à des groupes d'hématies ou d'une émigration exagérée de globules due à la porosité anormale des vaisseaux. Ces deux processus sont d'ailleurs fréquemment associés et semblent répondre simplement à des degrés différents des altérations nutritives qui frappent les endothéliums vasculaires.

C'est par ces altérations des parois vasculaires dont la nature exacte nous échappe jusqu'ici, par celles du sang lui-même ainsi que par les troubles vaso-moteurs qui les accompagnent, qu'on explique les hémorragies multiples liées aux intoxications et aux maladies générales. Il faut citer ici :

1° Les empoisonnements par le phosphore, l'arsenic, l'iodure de potassium, le venin des serpents, etc... ;

2° Les affections phlegmasiques et infectieuses au cours desquelles les hémorragies surviennent à titre de complication : la variole, les septicémies, l'ictère grave, etc... ;

3° Celles, d'origine souvent indéterminée mais probablement microbienne, où les effusions sanguines constituent le phénomène le plus caractéristique : le scorbut, les purpuras, le typhus pétéchial, la maladie de Werlhof, la maladie de Barlow, les érythèmes hémorragiques ;

4° L'hémophilie ou diathèse hémorragique héréditaire ;

5° Les maladies du sang : l'anémie pernicieuse, la leucémie ;

6° Les cachexies : cancer, paludisme, syphilis, etc...

7° C'est aux actions vaso-motrices que paraît dévolu le rôle principal dans la genèse des hémorragies neuropathiques liées à des lésions de l'encéphale ou aux névroses (stigmates de l'hystérie), ainsi que dans celle des hémorragies supplémentaires du flux menstruel, etc...

2° Caractères de l'hémorragie. — L'hémorragie artérielle fournit un jet rutilant et saccadé ; le sang noir des veines ruisselle à peu près uniformément, tandis que celui des capillaires s'écoule en nappe ; mais il faut dire que ces caractères ne sont pas toujours bien tranchés.

3° Hémostase. — Pour les vaisseaux de petit et de moyen calibre, l'effusion du sang s'arrête spontanément dans la plupart des cas, sous l'influence de la coagulation qui obture l'orifice de sortie. Cette hémostase naturelle est favorisée par la contraction et la rétraction des artères, par la diminution de la tension intra-vasculaire, par la compression qu'exercent les tissus ambiants, surtout lorsqu'ils sont infiltrés et distendus par l'épanchement, par l'augmentation de la coagulabilité du sang.

4° Sort du sang extravasé. — Le sang qui provient des parties profondes et qui est expulsé par les orifices naturels et par les conduits glandulaires, est rendu tantôt à l'état de pureté, tantôt mélangé aux sécrétions et plus ou moins altéré. C'est ainsi qu'il conserve son aspect habituel dans l'hémoptysie, l'épistaxis, la métrorragie, surtout lorsqu'elles sont abondantes, tandis qu'il présente des changements caractéristiques pour peu qu'il ait séjourné dans l'estomac, dans l'intestin ou dans les voies aériennes : couleur marc de café de l'hématémèse, fèces noirâtres du melæna, crachats rouillés de la pneumonie.

Retenu dans les cavités muqueuses, il s'accumule à l'état liquide, par exemple dans l'utérus (hématomètre) ou dans la trompe, (hémosalpinx), ou bien il forme des caillots comme céux qui obstruent la vessie, des masses polypeuses qui se déposent sur les débris placentaires (môles sanguines), etc.

Dans les hémorragies internes, le sang peut être repris à bref délai à l'état fluide par les lymphatiques ; c'est ce qui arrive communément pour les extravasats interstitiels de petite dimension, ainsi que pour ceux qui se font dans les séreuses saines, notamment dans le péritoine, la plèvre ou les synoviales articulaires.

Lorsqu'il s'agit de foyers plus étendus, la majeure partie du sang épanché se coagule, le sérum est résorbé au fur et à mesure qu'il se trouve exprimé, et le caillot, qui dès lors se comporte comme un corps étranger, présente une série de modifications régressives.

Les hématies laissent diffuser l'hémoglobine qui imbibe les tissus circumvoisins auxquels elle communique les teintes successives que l'on peut observer au niveau des ecchymoses superficielles ; il y a également un certain nombre de globules rouges qui sont englobés par les cellules migratices et dont la décomposition s'opère au sein du protoplasma des phagocytes. Finalement, la substance colorante laisse un résidu pigmentaire formé, soit de grains amorphes jaunes ou brunâtres, soit de cristaux d'hématoïdine.

La fibrine elle-même est liquéfiée ou se résout en amas grenus dont la résorption marche de pair avec une néoformation vasculaire et connective analogue à celle qui préside à l'organisation des thrombus (voy. p. 251). D'abondance variable dans les séreuses et dans le tissu cellulaire lâche, cette production d'un tissu cicatriciel, parsemé de taches et de traînées pigmentaires, est surtout prononcée dans les hémorragies parenchymateuses, lorsque l'irruption du sang s'accompagne de déchirure et de nécrose des tissus, ainsi que dans l'*infarctus* hémorragique (voy. p. 267).

Souvent le travail d'organisation se borne à l'élaboration d'une capsule conjonctive au pourtour du foyer hémorragique ; celui-ci se trouve ainsi transformé en une poche renfermant un détritus brunâtre qui peu à peu se résorbe et fait place à une sérosité claire. Ces kystes dits apoplectiques, se voient fréquemment dans le cerveau ; l'hématome encapsulé se rencontre aussi dans les culs-de-sac du péritoine, dans le tissu conjonctif intermusculaire, etc.

L'irritation de voisinage produite par un épanchement sanguin est susceptible de mettre en jeu l'activité ostéogénique des tissus du squelette, notamment du périoste : extension du cal dans les fractures, bourrelet du céphalématome.

Plus rarement, le caillot demeure en place sans se résorber ni s'organiser : il se dessèche et finit par subir l'incrustation calcaire (pétrification).

La terminaison la moins favorable est le ramollissement septique consécutif à l'invasion du foyer par des microbes provenant de l'air, de l'intestin, des voies urinaires, etc.

5° Symptômes et suites. — Les désordres consécutifs à l'hémorragie sont généraux ou locaux. Les premiers sont en raison directe de la quantité du sang extravasé : une perte de sang abondante, externe ou interne, se traduit aussitôt par des symptômes graves avec prédominance des phénomènes nerveux : pâleur des téguments ; traits tirés et amincis ; sueurs froides ; pouls petit, dépressible ; faiblesse générale avec obnubilation des sens et tendance à la syncope. Une issue fatale est à craindre lorsque la déperdition atteint, en une seule fois, environ le tiers de la masse totale du sang chez l'adulte et beaucoup moins chez les jeunes enfants. La mort peut être foudroyante (ouverture des gros vaisseaux, rupture des anévrismes).

La réparation est rapide après une saignée modérée : la contraction vaso-motrice compense l'abaissement initial de la pression sanguine et d'ailleurs la résorption du plasma interstitiel ramène à bref délai la masse liquide à son volume normal ; on observe à ce moment une soif intense, indice de la déshydratation des tissus. La régénération des éléments figurés demande deux à trois semaines dans les cas favorables : fortement abaissé au début, le chiffre des hématies remonte progressivement après quelques jours, en même temps qu'une augmentation prononcée des leucocytes et des hématoblastes dénote l'activité insolite des organes hématopoïétiques.

Des saignées plus petites, mais fréquemment répétées, finissent par entrainer un état d'anémie chronique dû à l'hydrémie persistante, avec réfection insuffisante des globules et des albuminoïdes du plasma.

Les symptômes locaux varient naturellement suivant le siège de l'hémorragie : apoplexie, paralysies pour les centres nerveux ; amaurose pour la rétine ; dyspnée, asphyxie, dans les hémorragies des poumons et des bronches; anurie quand la vessie ou les uretères sont obstruées par des caillots, etc.

§ 2. — LYMPHORRAGIE

L'effusion de lymphe, *lymphorragie* proprement dite, provient surtout des lymphangiomes cutanés de la cuisse, de l'aine, des organes génitaux externes. Spontanément ou à la suite d'un traumatisme, les ectasies lymphatiques les plus superficielles s'ouvrent à l'extérieur à travers l'épiderme aminci, et donnent lieu à un écoulement très rebelle, assez abondant parfois pour entrainer la mort par affaiblissement général.

La *chylorragie* est interne et résulte d'une rupture de chylangiomes abdominaux, de chylifères dilatés en arrière d'un obstacle, de la citerne de Pecquet ou du canal thoracique. Telle est l'origine des collections chyleuses du péritoine et de la plèvre, ainsi que des suffusions laiteuses qu'on observe sous la séreuse intestinale et dans l'épaisseur du mésentère.

On a signalé aussi des extravasations par simple suintement à travers les parois des chylifères distendus et sans qu'il y ait aucune solution de continuité.

Dans la filariose, il se produit des ruptures multiples, aussi bien au niveau des lymphatiques superficiels que dans les viscères (chylurie).

La section ou la rupture du canal thoracique occasionne le plus souvent la mort : elle survient par compression des poumons et du cœur dans le cas de chylothorax, par épuisement lorsque le liquide s'épanche à l'extérieur.

La composition du liquide, en particulier sa richesse en

matières grasses, distingue l'*ascite chyleuse vraie* des épanchements *chyliformes* liés à la péritonite chronique et dont il sera question plus loin.

ARTICLE III

HYDROPISIE

L'hydropisie se présente sous deux formes distinctes : l'*œdème* quand la sérosité s'amasse dans les mailles du tissu conjonctif, l'*hydropisie* proprement dite quand l'épanchement séreux siège dans les cavités closes. L'infiltration œdémateuse peut occuper les téguments, les interstices des organes ou la trame conjonctive des viscères. L'œdème sous-cutané peut être circonscrit, régional, ou plus ou moins généralisé, auquel cas il prend le nom d'*anasarque*. Les collections séreuses des cavités ont reçu des désignations spéciales : *ascite, hydrocèle, hydrothorax, hydropéricarde, hydrocéphalie*, etc. [1].

1° Caractères du liquide hydropique. — Le liquide hydropique est limpide, un peu jaunâtre ou incolore, alcalin, non coagulable spontanément à l'état de pureté. Sa composition est analogue à celle du sérum sanguin, mais sa densité et sa teneur en albumine sont toujours plus faibles et vont en décroissant suivant que le liquide provient des séreuses thoraciques, du péritoine, du tissu cellulaire ou des cavités encéphaliques.

Les chiffres qui suivent peuvent donner une idée de ces variations :

	Sérum du sang.	Lymphe.	Hydrothorax.	Ascite.	Anasarque.	Hydrocéphalie.
Densité	1.028	1.015	1.020	1.012	1.010	1.008,5
Albumines p. 100.	7,6	3 à 5	2,2	1,1	0,6	0,15

Les caractères précédents distinguent les *transsudats* hydro-

[1] C'est à tort que l'on confond encore parfois, dans la terminologie, avec les vrais épanchements séreux, les *fausses hydropisies* qui résultent de la rétention de diverses sécrétions dans des *cavités muqueuses* : l'hydronéphrose, l'hydromètre, l'hydrosalpynx, l'hydropisie de la vésicule biliaire, de l'appendice iléo-cæcal, etc.

piques des *exsudats* inflammatoires plus denses et très coagulables. Il faut savoir cependant qu'ils n'ont rien d'absolu : il n'est pas rare de rencontrer dans les épanchements séreux des flocons de fibrine dont la présence indique l'adjonction d'une irritation locale au processus hydropigène ; ces cas mixtes se rapprochent des inflammations (hydro-phlegmasies).

Les transsudats contiennent habituellement une certaine quantité de globules blancs et de globules rouges ; ces derniers sont surtout nombreux lorsque la stase veineuse est très prononcée.

On peut y trouver de la graisse, de la mucine, et, surtout quand ils sont anciens, des matières biliaires chez les ictériques, de l'urée chez les brightiques, du sucre dans le diabète.

2° Pathogénie. — L'hydropisie résulte essentiellement d'une perturbation de la circulation interstitielle. L'accumulation du liquide exhalé par les parois des capillaires sanguins peut être due, soit à l'*exagération de la transsudation afférente*, soit à l'*insuffisance de la résorption* incessamment effectuée par les radicules veineuses et lymphatiques (voy. fig. 50). Suivant les cas, c'est l'un ou l'autre facteur qui prend le plus d'importance.

La transsudation est une opération complexe dans laquelle les phénomènes physiques de filtration et d'osmose sont subordonnés, pour une part, à l'activité vitale de la paroi endothéliale. Par suite, elle dépend tout à la fois des *conditions mécaniques de la circulation* (pression et vitesse), de la *composition du sang* et de celle *du milieu intérieur* baignant les tissus et de l'*état de la membrane interposée* entre ces deux liquides.

On peut admettre, en gros, que le plasma sanguin en s'extravasant, conserve à peu près intégralement ses sels, tandis qu'il perd environ la moitié de son albumine et les deux tiers de ses substances fibrinogéniques. Mais à regarder les choses de plus près, l'abondance et le degré de concentration varient notablement suivant les organes et suivant les besoins physiologiques du moment.

L'influence exercée par la mécanique circulatoire a été reconnue et étudiée depuis longtemps. Par contre, les notions qui ont

trait aux échanges osmotiques et au rôle des endothéliums vasculaires sont d'acquisition plus récente et méritent qu'on s'y
arrête un instant.

Pour ce qui est du rôle des *échanges osmotiques*, les travaux de
Heidenhain, Hamburger, Cohnstein, Starling, Asher ont montré que les phénomènes moléculaires de diffusion et d'osmose

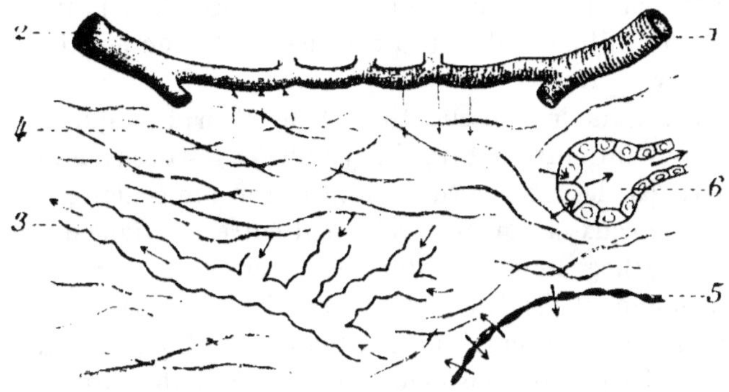

Fig. 50. — Schéma de la circulation plasmatique.
(Les flèches indiquent le sens des courants).

1, artériole. — 2, veinule. — 3, lymphatique. — 4, espaces plasmatiques du tissu
conjonctif. — 5, membrane séreuse. — 6, glande puisant dans le plasma interstitiel le liquide néccesssaire à sa fonction sécrétoire.

interviennent pour une part importante dans les échanges qui
s'effectuent au sein des parties vivantes.

On sait que la tension osmotique varie en raison du nombre
des molécules tenues en suspension dans un dissolvant. La
concentration moléculaire est plus prononcée dans le sang
veineux que dans le sang artériel, plus forte encore dans la
lymphe et elle atteint son maximum dans le plasma interstitiel
(Koranyi).

Pour chacun de ces liquides, elle oscille autour d'une normale
déterminée, dont la fixité est maintenue par un mécanisme régulateur. Celui-ci s'exerce : 1° par les phénomènes de dissociation
et de recomposition des molécules organiques ; 2° par des
modifications de la vitesse et de la pression du sang (régulation vaso-motrice) ; 3° par la mise en jeu des fonctions sécré-

toires, notamment de celles du rein et de l'intestin, 4° par l'ingestion d'aliments liquides.

Le protoplasma vivant offre de son côté une auto-régulation
remarquable de la tension osmotique dans les diverses espèces
de cellules. Par les réactions de dédoublement et de synthèse
dont ils sont le siège, les éléments anatomiques influent puissamment sur les échanges qui se font entre leur propre substance et le milieu ambiant, ainsi que sur la composition de ce
dernier (voy. livre I).

Les courants de transsudation et de résorption qui circulent
incessamment entre le sang, la lymphe et les tissus, étant régis
en partie par les rapports de concentration moléculaire, on comprend que ceux-ci doivent également entrer en ligne de compte
dans la pathogénie des troubles de la circulation interstitielle.

Normalement l'*endothélium des capillaires* ne se laisse traverser par les diverses parties constituantes des liquides organiques
que dans des proportions déterminées et contribue ainsi à maintenir à leur taux physiologique les phénomènes de transsudation
et de résorption.

La mort détruit cette résistance de la barrière endothéliale.
Sur le vivant, elle fléchit sous des influences variées parmi lesquelles on peut distinguer :

Les *actions physico-chimiques* (chaleur, vésicants) et *mécaniques* (distension des vaisseaux, traumatismes) ; l'*ischémie* ; les
dyscrasies de tout ordre ; l'*atonie vaso-motrice*.

En partant de ces données succinctes on peut tenter de se faire
une idée du mécanisme pathogénique des principales formes de
l'hydropisie. Il suffira pour cela d'examiner successivement le
rôle dévolu aux diverses parties constituantes du terrain anatomique : aux vaisseaux, aux humeurs, aux nerfs et aux tissus
eux-mêmes.

A. Vaisseaux : hydropisies dites mécaniques. — La genèse de
ces hydropisies se rattache étroitement aux troubles de la circulation de retour, et il y a lieu d'envisager séparément sous ce
rapport, les deux voies efférentes du liquide interstitiel, car la
stagnation du sang et celle de la lymphe n'exercent pas leur

action hydropigène suivant au mode identique, et leur importance est loin d'être égale.

a. *Stase lymphatique*. — Il est rare, en effet, que l'hydropisie soit causée uniquement par un arrêt du cours de la lymphe. Elle peut manquer, même en cas d'oblitération du canal thoracique, ce qui tient d'une part aux innombrables anastomoses des réseaux lymphatiques, et d'autre part à une résorption plus active du plasma interstitiel par le système veineux. Mais cette suppléance a ses limites et il existe des observations indubitables d'œdème et d'ascite dus à l'obstruction des vaisseaux blancs. Ces cas n'impliquent pas un afflux exagéré du transsudat : celui-ci s'amasse passivement, par simple rétention.

b. *Stase veineuse*. — Tout au contraire, l'expérience nous apprend que l'hydropisie accompagne d'une manière à peu près constante les congestions veineuses tant locales que générales, pour peu qu'elles soient prolongées.

C'est ainsi que l'oblitération d'un tronc veineux par thrombose ou par compression est suivie le plus souvent d'une infiltration œdémateuse de la région correspondante : les membres inférieurs pour le domaine des veines iliaques, les membres supérieurs pour celui de la sous-clavière, le cou et la face pour celui des jugulaires, la base des poumons pour la petite circulation : de même le ralentissement du sang dans le réseau de la veine porte est une cause fréquente d'ascite.

Cette action prépondérante de la stase veineuse est due bien moins à l'empêchement qu'elle apporte à la résorption par les veinules qu'à l'exagération de la transsudation : la pression est augmentée dans les vaisseaux, le courant y est ralenti, et par suite la paroi endothéliale, distendue et atteinte dans sa nutrition, ne tarde pas à livrer passage à une quantité de liquide trop considérable pour que les lymphatiques puissent l'évacuer.

c. *Les deux stases combinées*. — Les conditions mécaniques propres à favoriser la rétention et l'accumulation du transsudat se trouvent réalisées au plus haut point lorsque la circulation de retour est gênée simultanément dans les deux voies : c'est par cette action combinée que s'explique le gonflement rapide d'une région circonscrite prise dans une ligature en masse qui comprime les veines et les lymphatiques sans empêcher l'arrivée du sang artériel ; c'est elle encore qui nous donne la raison de l'anasarque généralisée et des épanchements multiples dans les séreuses, qu'on observe chez les asystoliques.

B. HUMEURS : HYDROPISIES DYSCRASIQUES. — On peut grouper sous ce nom toutes les hydropisies dans lesquelles l'altération du filtre endothélial est due à un état dystrophique résultant du contact d'un sang vicié : les hydropisies *rénales* (brightisme), *diathésiques* (rhumatisme, chlorose, scorbut, anémie pernicieuse, etc.) et *cachectiques* (paludisme, cancer, tuberculose, inanition).

Nous devons mentionner ici tout particulièrement l'influence hydropigène de l'*hyperchloruration*. On sait que parmi les substances dissoutes auxquelles est due la tension osmotique des diverses parties de l'économie, les chlorures et surtout le chlorure de sodium, occupent une place prépondérante. En s'accumulant dans le milieu intérieur par suite d'ingestion surabondante, par rétention en cas d'imperméabilité rénale, ou lorsqu'il est fixé en excès par les tissus, ce sel produit l'hyperchloruration de l'organisme et constitue un puissant facteur de l'hydropisie chez les cardiaques, les brightiques, etc... (ACHARD, WIDAL). La cure de déchloruration amène la disparition des œdèmes.

L'hyperchloruration ne modifie pas seulement la concentration osmotique ; elle peut agir aussi en altérant le filtre endothélial : œdème à la suite d'injection en masse de solution physiologique de chlorure de sodium dans les veines, d'injection de solutions hypertoniques (HALLION et CARRION).

C. NERFS : HYDROPISIES D'ORIGINE VASO-MOTRICE. — C'est à un trouble de l'innervation qu'il faut attribuer le rôle principal dans la production des œdèmes névropathiques liés aux lésions de l'encéphale (hémi-anasarque dans l'hémiplégie, œdèmes du tabes, de la maladie de PARKINSON), aux névrites et aux névralgies (œdèmes dits congestifs), aux névroses et en particulier à l'hystérie. Ces œdèmes sont précoces ou tardifs, aigus ou chroniques et souvent associés à des troubles trophiques (amyotrophie, gangrène), à des hémorragies, etc.

influences générales ressortissant aux dyscrasies, aux troubles circulatoires et nerveux, se manifeste l'action particulière des tissus. Celle-ci varie nécessairement suivant la nature des cellules intéressées, et il y a même sous ce rapport des différences notables entre les organes appartenant à un même système anatomique, entre les diverses séreuses, par exemple.

Il faut bien dire, du reste, que l'assimilation pure et simple de ces dernières à des fentes conjonctives ou lymphatiques n'est pas sans comporter des restrictions justifiées. C'est donc seulement par une synthèse un peu artificielle que l'on peut englober dans une description commune les épanchements séreux des cavités closes et les œdèmes du tissu cellulaire lâche.

E. Complexité du mécanisme pathogénique. — En résumé, c'est à la perméabilité anormale des vaisseaux exhalants que paraît échu le rôle principal dans la genèse des hydropisies ; contrairement aux théories anciennes, l'élévation de la pression intravasculaire et les modifications du sang n'ont par elles-mêmes qu'une action adjuvante ou préparatoire. En effet, la pléthore artificielle (injections massives d'eau salée) ne produit des épanchements et des œdèmes étendus sur les animaux sains que si la polyémie et l'excès de pression sont poussés à des chiffres qui dépassent de beaucoup tout ce qu'on peut observer en pathologie. De même, l'hypoalbuminose, l'hydrémie simple sans augmentation de la masse sanguine, est seulement prédisposante et n'engendre pas l'hydropisie à elle seule, tant que les vaisseaux sont intacts. Mais ce qui ressort surtout des données qui précèdent, c'est que dans la grande majorité des cas, il y a intervention combinée de plusieurs facteurs.

Pour réaliser avec certitude l'hydropisie par voie expérimentale, il faut associer par exemple, la congestion veineuse à la stase lymphatique, à l'hyperémie artérielle ou à l'hydrémie ; ou encore la stase veineuse ou lymphatique à la section des vasomoteurs ; l'hydrémie à la pléthore ; la pléthore à certaines intoxications, à la néphrectomie ou à la ligature des uretères, etc...

De même, chez un sujet hydrémique, cachectique, ou chez

certains névropathes, il suffit d'une irritation légère ou du moindre trouble circulatoire (impression du froid) pour faire apparaître l'œdème.

L'hydropisie prenant naissance, à titre de processus *secondaire*, au cours de maladies variées, c'est à la physiologie pathologique que nous avons demandé de nous renseigner sur sa genèse.

La division en hydropisies mécaniques, dyscrasiques, nerveuses, etc. est donc fondée simplement sur la prédominance de l'un ou de l'autre des troubles élémentaires analysés plus haut. Elle ne saurait évidemment répondre à un groupement étiologique des affections hydropigènes. Il est facile de voir, par exemple, que l'action pathogénique des *infections* ou des *intoxications* (arsenic, iode ; alcaloïdes, chloroforme ; venins ; poisons organiques) se porte, suivant les cas, tantôt sur les vaisseaux eux-mêmes ou sur la nutrition générale, tantôt sur le cœur ou sur le système vaso-moteur.

Il est impossible aussi d'établir actuellement une délimitation bien tranchée entre le domaine des transsudations hydropiques et celui des exsudats inflammatoires. On a vu, en effet, que la composition du liquide épanché ne peut pas toujours servir de critérium ; d'autre part, les phénomènes vasculaires des œdèmes fluxionnaires rappellent beaucoup ceux de l'inflammation et l'œdème dit collatéral ne représente le plus souvent qu'un épiphénomène d'une phlegmasie bien caractérisée (voy. livre V).

3° Lésions anatomiques. — La lésion fonctionnelle affectant primitivement les parois vasculaires n'a pu être rapportée jusqu'à ce jour à une modification tangible et constante des endothéliums ou du ciment inter-endothélial. Dans cet ordre d'idées, il n'y a guère à citer que les observations de Lubarsch qui a vu apparaître à bref délai des gouttelettes graisseuses dans les endothéliums des capillaires soumis à la stase expérimentale (fig. 51). La tâche de l'anatomie pathologique se borne donc à la description des altérations organiques consécutives à la présence des épanchements et des œdèmes.

A l'inspection extérieure du corps, l'hydropisie des séreuses se révèle par une distension et une déformation d'autant plus accusées que les parois des cavités sont moins résistantes et plus dépressibles (péritoine et tunique vaginale ; articulations ; cavité céphalo-rachidienne pendant la période de développement).

Les viscères sont comprimés et refoulés par la pression du liquide, et l'on comprend que cet effet soit surtout marqué dans les cavités à parois rigides et peu extensibles ; c'est ainsi qu'on observe des déplacements très étendus des poumons, du cœur, du médiastin, du diaphragme.

La structure des séreuses est en général peu modifiée du fait même de l'hydropisie ; tout se réduit à un aspect terne et dépoli de la surface tenant à des altérations régressives et à une desquamation plus ou moins prononcée du revêtement épithélial. Les lésions plus profondes, telles que l'épaississement des feuillets, les adhérences, etc., relèvent d'une irritation chronique concomitante.

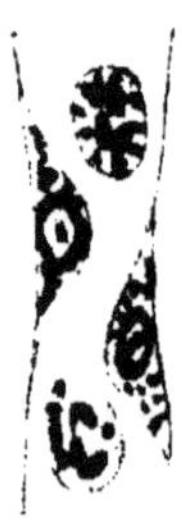

Fig. 51. — Dégénérescence graisseuse des cellules endothéliales d'un capillaire (d'après Lubarsch, 1905).

L'œdème des téguments se traduit par l'enflure, par l'aspect décoloré, lisse et tendu des parties ; celles-ci perdent leur élasticité, présentent une consistance pâteuse et gardent l'empreinte du doigt. La sérosité s'amasse de préférence dans les régions où le tissu cellulaire est très lâche (scrotum, paupières) ainsi que dans les parties déclives (œdèmes des membres inférieurs dans la station debout et dans la position assise ; infiltration de la peau du dos et des fesses, dans le décubitus dorsal) ; elle s'écoule lorsqu'on fait une incision ou une piqûre et n'offre aucune tendance à la coagulation.

Sur la surface de section, les tissus paraissent épaissis, transparents et gélatineux. L'examen histologique montre que les faisceaux conjonctifs, les fibres élastiques, les ramifications vasculaires, les lobules adipeux, sont écartés les uns des autres par l'interposition d'un liquide clair contenant une proportion variable d'hématies et de leucocytes ; les cellules conjonctives

sont gonflées, plus ou moins globuleuses, et contiennent souvent
des granulations réfringentes et des particules pigmentaires
d'origine hématique.

L'induration scléreuse de la peau, avec ectasie parfois très
prononcée des lymphatiques (lésions de l'éléphantiasis), qui
succède à certains œdèmes de longue durée, dépend d'une irritation chronique compliquant l'hydropisie. Elle s'accompagne

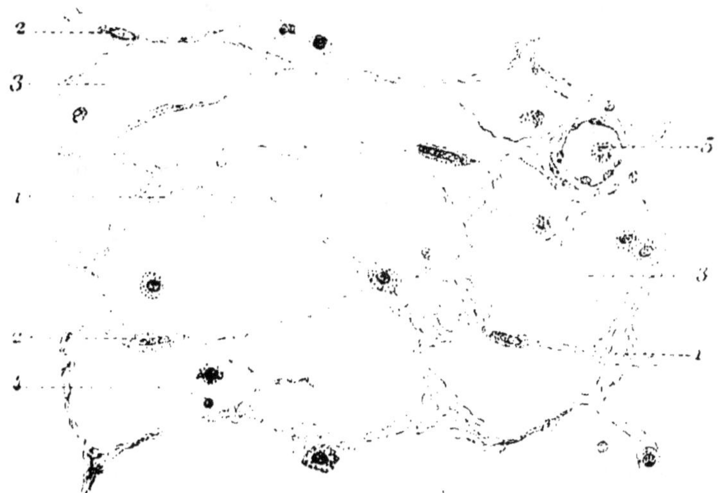

Fig. 52. — Tissu conjonctif œdématié (Gr. 250 1.

1. faisceaux conjonctifs écartés, raréfiés et dissociés par l'œdème. — 2. cellules
conjonctives. — 3. espaces inter-fasciculaires agrandis, distendus par le transsudat
séreux. — 4. petits et moyens lymphocytes. — 5, leucocyte dans une veinule.

d'atrophie des lobules adipeux, d'altérations nutritives de l'épiderme et de ses dépendances, et ne doit pas être confondue
avec les œdèmes *durs d'emblée*, tels qu'on les observe dans
l'hystérie, dans le *sclérème* des nouveau-nés (hydropisies dites
lymphatiques).

Les viscères œdématiés sont pâles, peu augmentés de volume.
A la coupe, le tissu paraît succulent, grisâtre et plus ou moins
friable (rein, cerveau) : l'infiltration séreuse est surtout marquée
autour des vaisseaux. Les éléments parenchymateux sont tantôt

I.   13.....

troubles. tantôt clairs et tuméfiés et peuvent être en dégénérescence graisseuse dans les cas anciens. Outre l'imbibition diffuse du protoplasma, l'hydropisie cellulaire se révèle par la production de vacuoles. particulièrement dans les épithéliums et dans les muscles striés.

Dans l'œdème pulmonaire, la sérosité inonde le parenchyme respiratoire en s'épanchant à l'intérieur des alvéoles.

4° Évolution. — L'hydropisie à généralisation lente et progressive appartient à la période de cachexie des maladies chroniques et comporte un pronostic fatal. La signification pathologique des épanchements localisés et des formes aiguës est très variable. suivant le siège et la cause du mal. Tandis qu'on voit des œdèmes fugaces disparaitre sans laisser aucune trace, il en est d'autres qui acquièrent une gravité exceptionnelle ; tels sont l'œdème cérébral. l'œdème aigu du poumon. l'œdème de la glotte.

ARTICLE IV

THROMBOSE

Ce chapitre a pour objet l'étude des caillots pathologiques intra-vasculaires demeurés en place et examinés au point même où ils ont pris naissance. Ces caillots représentent des concrétions qui se forment dans les vaisseaux sur le vivant, aux dépens de matériaux fournis par le sang [1].

Comme introduction à l'histoire de la thrombose, il convient d'envisager sommairement le phénomène de la coagulation du sang tel qu'il se produit en dehors de l'organisme et dans les vaisseaux du cadavre.

§ 1. — NOTIONS PRÉLIMINAIRES

1° Caillot de la saignée, fibrinogenèse. — Le sang frai-

[1] Ce n'est que par extension que l'on applique la dénomination de

chement recueilli et abandonné au repos à la température
ordinaire, se prend en une masse tremblotante couleur de gelée
de groseille, qui montre au microscope un réseau de filaments
fibrineux emprisonnant dans ses mailles les globules rouges et
une sérosité claire. Les éléments blancs, isolés ou réunis par
petits groupes, occupent de préférence les points nodaux. Peu à
peu, la fibrine qui est rétractile, revient sur elle-même, expri-
mant le liquide et retenant les éléments figurés. Le sang coagulé se trouve ainsi séparé en deux parties : l'une liquide, citrine et transparente, *le sérum*; l'autre solide, *le caillot*, constitué
par la fibrine et coloré en rouge foncé par les globules également
répartis dans sa masse (caillot *cruorique*).

L'aspect change lorsque la coagulation se trouve retardée.
Dans ce cas, les globules, plus denses, obéissant à la pesanteur,
tendent à gagner le fond, laissant au-dessus d'eux une couche
de plasma translucide. Le caillot formé dans ces conditions, au
lieu d'être uniformément rouge, présente une zone supérieure
grisâtre, composée presque exclusivement de fibrine, et une zone
inférieure cruorique, très foncée, renfermant les hématies.

Ce retard est un fait normal chez certains animaux (cheval) :
on l'obtient artificiellement chez l'homme en soumettant le sang
de la saignée à la réfrigération ou en y ajoutant des sels neutres.
C'est par un mécanisme analogue que se forme la couche fibrineuse superficielle, d'apparence lardacée, décrite dès longtemps
dans les maladies pyrétiques sous le nom de *couenne inflammatoire*.

Si la sédimentation a le temps de s'opérer d'une manière complète, les leucocytes, plus légers que les hématies, se déposent
au-dessus de celles-ci et constituent à la limite de séparation de
la partie cruorique et de la partie grise, une étroite zone jaunâtre
dont l'aspect rappelle celui du pus concret.

La précipitation de la fibrine se montre en premier lieu sur

thrombus à des productions morbides non hématogènes, par exemple
à des foyers néoplasiques envahissant la cavité des vaisseaux, et
auxquelles vient d'ailleurs fréquemment se surajouter la thrombose
proprement dite.

les parois du vase ; elle est favorisée par le contact des corps
étrangers, surtout quand la surface de ceux-ci est rugueuse.

Le mécanisme de la fibrinogenèse a donné lieu à bien des
controverses.

Envisagée au point de vue chimique, la formation de la fibrine
nous apparaît comme le dernier terme d'une série d'opérations
bio-chimiques et qu'on peut résumer brièvement comme il suit :

La fibrine ne préexiste pas dans le sang (DENIS DE COMMERCY).
Elle prend naissance par suite d'une modification du *fibrinogène*
(substance du groupe des globulines) qui se trouve en dissolution
dans le plasma. La réaction exige la présence de *sels de chaux*
(ARTHUS et PAGÈS) et se produit sous l'influence d'un ferment
spécial, la *plasmase* ou *thrombine* (A. SCHMIDT). Celui-ci provient
d'un préferment du plasma, la *thrombogène* qui est activé, en
présence des sels calciques, par une *thrombokinase* fournie par les
leucocytes, les hématoblastes, ainsi que par diverses autres cellules. Normalement, la kinase n'est mise en liberté qu'en faible
quantité et se trouve neutralisée par un anti-ferment, de sorte
que le sang reste fluide.

Une théorie plus récente explique le phénomène de la coagulation d'après les données de la chimie physique. On admet que
le sang renferme deux substances colloïdales : le *fibrinogène* et
la *thrombine* cette dernière résultant de la combinaison d'une
hépato-trombine (analogue au trombogène) et d'une *leuco-trom-
bine* (analogue à la trombokinase). Fibrinogène et trombine
sont en équilibre instable dans le plasma et susceptibles de se
précipiter, en la présence d'ions calciques, en un complexe colloïdal insoluble, la fibrine (NOLF).

2° Coagulation cadavérique. — La coagulation du sang
qui se produit dans les vaisseaux après la mort est également
plus ou moins complète, précoce ou tardive, suivant le genre de
mort et les conditions ambiantes, suivant aussi que le sang est
plus ou moins riche en ferment et en matière coagulable, ou
qu'il renferme des substances pouvant contrarier la fibrinogenèse. Il en résulte que les caillots sont tantôt mous et uniformément cruoriques, tantôt composés en partie de concrétions

grisâtres ou jaunâtres, plus ou moins fermes, à surface luisante, et ne montrant au microscope que des dépôts fibrineux réticulés ou lamellaires englobant des leucocytes. Ces couches de fibrine sont surtout abondantes à la suite d'une agonie prolongée, dans les phlegmasies qui s'accompagnent d'exsudations fibrineuses (pneumonie, pleurésie), dans l'infection puerpérale, etc.

Conformément à ce que nous savons sur la répartition du sang après la mort (voy. p. 209), les caillots cadavériques sont surtout volumineux dans les grosses veines et dans le cœur droit; ceux de l'arbre aortique sont en général plus grêles; le sang reste souvent fluide dans les capillaires.

Les caillots *post mortem* sont mous, succulents, élastiques; ils ne remplissent pas complètement la cavité qui les contient; ils sont libres ou n'adhèrent que très légèrement aux parois vasculaires. On peut prendre pour exemple les masses gélatineuses, d'aspect graisseux, qu'on trouve souvent dans le ventricule droit d'où elles se prolongent dans l'artère pulmonaire et se ramifient dans les divisions principales de ce vaisseau. Par des tractions ménagées, il est facile de les en extraire sans les rompre, et l'on constate alors que leur portion cruorique est réduite à une bande mince, de couleur noirâtre, située à la partie déclive.

En résumé, la coagulation dans le sang extravasé ou sur le cadavre est due uniquement à la production de fibrine; elle s'accomplit au sein d'une masse sanguine immobile, et lorsqu'une partie de la fibrine s'y trouve séparée du cruor c'est par voie de simple sédimentation.

§ 2. — FORMATION DES THROMBUS, PROCESSUS
ÉLÉMENTAIRES ET CONDITIONS PATHOGÉNIQUES

Dans la formation des thrombus, au contraire, on se trouve en présence de deux processus bien distincts : 1° la *précipitation de la fibrine* ; 2° *l'agglomération des éléments figurés du sang* en masses compactes qui s'unissent aux dépôts fibrineux pour constituer les caillots pathologiques.

La physiologie pathologique de la thrombogenèse tient tout

entière dans la connaissance de ces phénomènes élémentaires et dans l'étude des conditions propres à en favoriser la production.

Quoique ce chapitre offre encore bien des lacunes, il est possible, en se reportant à quelques expériences fondamentales, d'interpréter les données classiques de l'anatomie pathologique et de résumer méthodiquement dans ses grandes lignes la pathogénie de la thrombose.

Le sang qui suit son cours normal dans des vaisseaux intacts et dont la composition n'est pas altérée, reste liquide bien qu'il soit coagulable. Lorsqu'il se forme des caillots intra-vasculaires sur le vivant, c'est donc que l'une ou l'autre des conditions de la fluidité normale du sang a cessé d'être remplie. On admet en conséquence que la thrombose reconnaît trois sortes de causes : 1° des *troubles de la circulation*; 2° des *altérations des vaisseaux*; 3° des *altérations du sang lui-même*.

Nous analyserons successivement ces trois facteurs et nous décrirons en même temps la fibrinogenèse sur le vivant ainsi que l'agglomération des globules sanguins, l'étude de ces processus élémentaires étant inséparable de celle des circonstances qui les font naître.

1° Troubles circulatoires. — Les thrombus peuvent prendre naissance soit dans du *sang immobilisé*, soit dans le *sang en circulation*. De là deux modalités différentes de la thrombose, suivant que celle-ci résulte de la *stase du sang* ou qu'elle succède à un simple *ralentissement* du courant.

A. THROMBOSE DE STAGNATION (THROMBUS ROUGE). — Une colonne de sang complètement arrêtée dans un vaisseau et se coagulant ainsi en bloc, fournit un caillot qui ne diffère pas essentiellement de celui de la saignée : c'est là le *thrombus rouge* ou *cruorique, caillot de stagnation*, caillot dit *passif*.

Le type de ce genre de thrombose est représenté par la coagulation qui se produit dans un vaisseau lié. Toute obstruction qui interrompt complètement la circulation peut amener le même résultat : telles sont l'embolie, la compression par un corps étranger, par un os luxé ou fracturé, par un épanchement hémorragique. Le sang se prend en masse comme il le ferait dans un vase à la température du corps.

B. THROMBOSE PAR RALEN-TISSEMENT (THROMBUS BLANC). — Au contraire, lorsque le sang est en mouvement, les caillots s'y forment peu à peu ; les matières coagula-bles se déposent par couches successives, comme on voit se couvrir d'un enduit fibri-neux de plus en plus épais une baguette dont on se sert

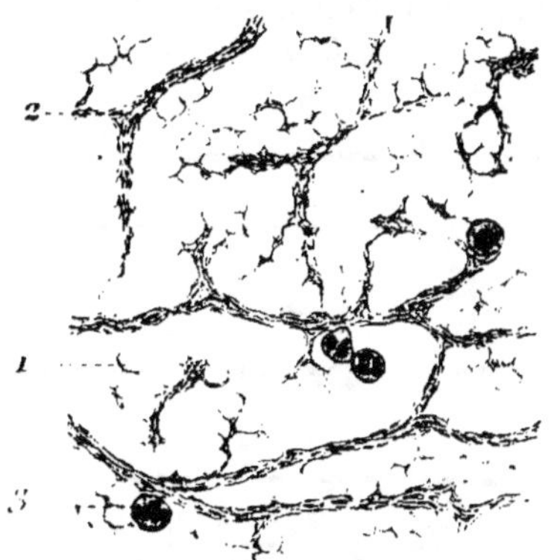

Fig. 53. — Caillot cruorique. Gr. 250 1.
1. globules rouges. — 2. travées de fibrine.
3. leucocytes.

pour battre du sang fraîchement extrait, ou un corps étranger tel qu'un fil qu'on a passé à travers un vaisseau sur l'animal vivant. Il en résulte un thrombus blanc ou grisâtre, un *caillot de battage* (HAYEM), caillot dit *actif*. Mais celui-ci n'est pas constitué seulement par des assises de fibrine plus ou moins riches en leuco-cytes ; on y trouve en outre des couches d'*une substance hyaline*, finement granu-leuse, se colorant vivement par l'éosine et dont la na-ture véritable n'a pu être reconnue que par l'observa-tion directe de la thrombose pendant la vie.

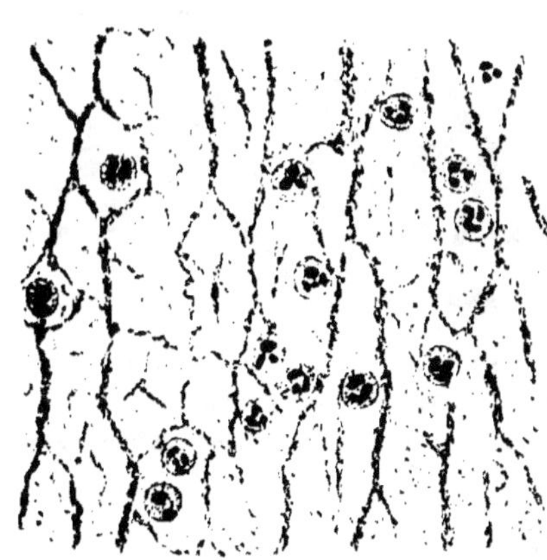

Fig. 54. — Caillot blanc. Gr. 300/1.
Coagulum fibrineux lâche, à mailles spacieuses englobant des leucocytes.

C. MICROSCOPIE DE LA THROMBOSE. — La microscopie de la

thrombose permet de constater deux phénomènes bien distincts : l'agglutination des éléments blancs et la formation de la fibrine.

a. *Agglomération des éléments blancs*. — On sait que lorsque

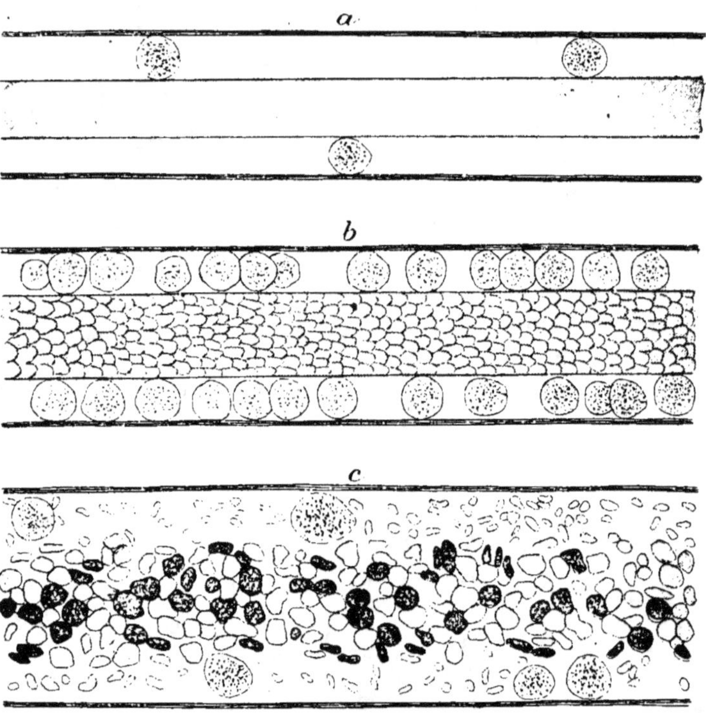

Fig. 55. — Effets du ralentissement de la circulation.
Schéma (FORGUE, d'après EBERTH et SCHIMMELBUSCH).

a, vitesse normale à courant axial entraînant les globules rouges et zone transparente marginale contenant quelques globules blancs. — *b*, ralentissement du courant : les leucocytes s'accumulent dans la zone transparente (margination des leucocytes). — *c*, ralentissement très prononcé : la veine liquide axiale tend à se dissocier et les plaquettes apparaissent en grand nombre dans la zone marginale.

la vitesse du sang vient à diminuer dans un vaisseau, il se produit un élargissement de la zone marginale formée par du plasma translucide, et entourant comme un manchon le courant axial dans lequel se trouve entraînée rapidement la masse des globules rouges. En même temps, les globules blancs s'accumulent dans cette zone transparente où ils roulent lentement le long de la paroi (*margination* des leucocytes).

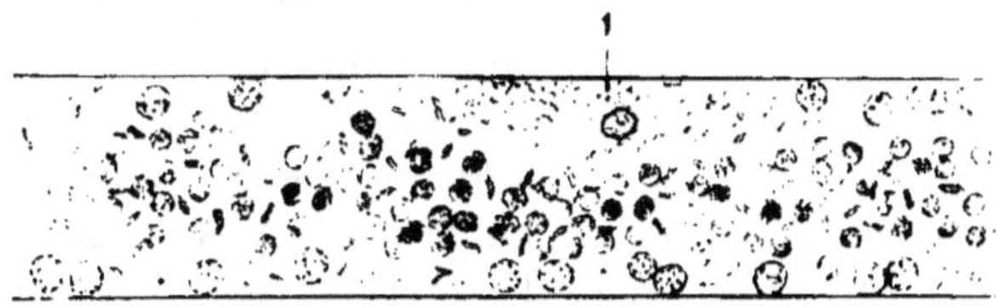

Fig. 56. — Circulation ralentie et début de la thrombose dans un petit vaisseau (suivant Eberth et Schimmelbusch).
On voit de nombreuses plaquettes, principalement dans la zone marginale occupée par les leucocytes.
1, point où la paroi a été lésée : les plaquettes y sont accumulées et fusionnées, constituant le dépôt initial d'un thrombus.

En cas de ralentissement plus accentué, on voit les hémato-blastes apparaître en grand nombre parmi les leucocytes marginaux.

Si l'on observe la cir-culation dans ce dernier état sur les membranes transparentes des séreu-ses chez un mammifère et qu'on vienne à contu-sionner ou à cautériser légèrement la paroi vas-culaire (par exemple par l'application d'un cristal de chlorure de sodium), on constate aussitôt que les hématoblastes res-tent arrêtés au niveau de la partie lésée à la-quelle ils adhèrent ; ils forment ainsi un amas

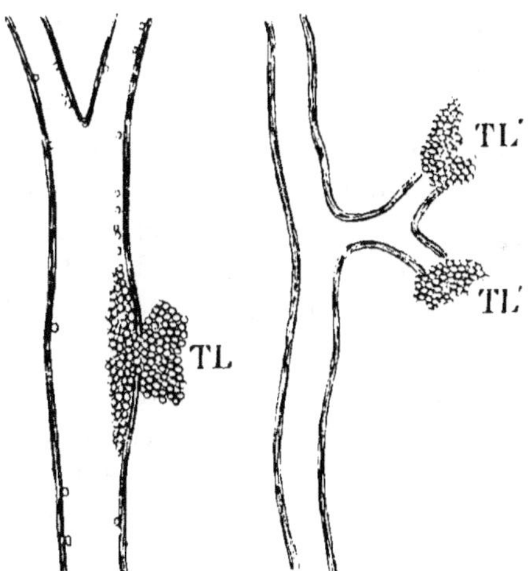

Fig. 57. — Thrombus leucocytiques TL réalisant l'hémostase sur de petits vaisseaux blessés ou sectionnés, chez la grenouille (d'après Pitres).

qui s'accroît sans cesse par l'adjonction de nouvelles plaquettes retenues au passage.

Ce dépôt, qui englobe aussi des leucocytes et parfois quelques globules rouges, suivant que la circulation est plus ou moins troublée, ne tarde pas à changer d'aspect : les hématoblastes agglutinés et intimement pressés les uns contre les autres, s'altèrent, perdent leurs contours et se confondent en une masse homogène, hyaline au début et finement grenue plus tard (*conglutination des hématoblastes*, EBERTH et SCHIMMELBUSCH).

Chez les batraciens, ce sont les leucocytes qui constituent à eux seuls le conglomérat initial (ZAHN, PITRES).

On voit donc que si la formation du thrombus rouge exige un arrêt complet de la circulation, la genèse des caillots blancs implique au contraire la persistance d'un courant amenant progressivement les matériaux nécessaires à leur édification. C'est le *ralentissement* qui réalise les conditions voulues pour que les éléments blancs, rejetés en dehors de la veine liquide axiale, viennent échouer contre les parois. De là, les thromboses consécutives soit à des compressions ou à des oblitérations partielles de la lumière vasculaire, soit à l'affaiblissement de l'impulsion cardiaque. Il faut citer aussi les *irrégularités* du courant, les *tourbillons* (RECKLINGHAUSEN) qui se produisent dans les diverticules normaux ou pathologiques de l'appareil circulatoire (recessus valvulaires des veines et du cœur, auricules, ectasies anévrismales et variqueuses). Tous ces *points morts* sont éminemment propres à favoriser le phénomène de l'agglutination.

b. *Fibrinogenèse.* — La précipitation de la fibrine s'opère secondairement, à la suface du conglomérat cellulaire, sous l'influence du ferment excrété par les hématoblastes. Elle est favorisée par le ralentissement et les irrégularités du courant sanguin auxquels est due également la présence de nombreux leucocytes dans le coagulum.

Le rôle zymogène des éléments figurés a été mis en cause pour expliquer la formation du caillot de la saignée et attribué, suivant les auteurs, aux leucocytes, aux hématoblastes ou aux globules rouges altérés inclus dans les points nodaux du réticulum fibrineux. Il semble démontré aussi par l'étude histologique de la fibrinogenèse : à l'aide de la coloration de WEIGERT, on peut voir, dans les concrétions naissantes, les filaments de fibrine

mulent dans cette zone transparente où ils roulent lentement le long de la paroi (*margination* des leucocytes).

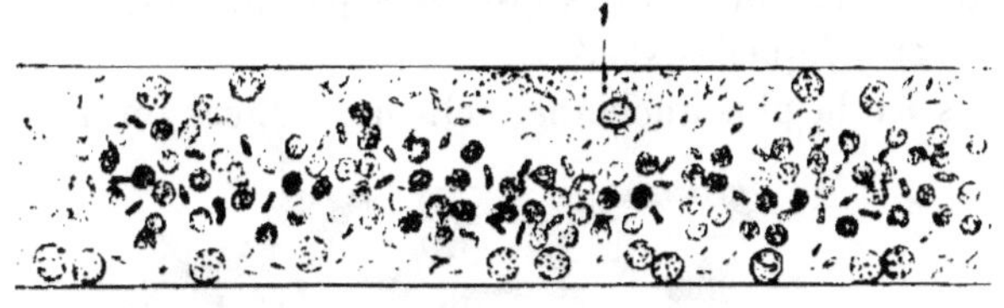

Fig. 56. — Circulation ralentie et début de la thrombose dans un petit vaisseau (suivant EBERTH et SCHIMMELBUSCH).
On voit de nombreuses plaquettes, principalement dans la zone marginale occupée par les leucocytes.
1, point où la paroi a été lésée : les plaquettes y sont accumulées et fusionnées, constituant le dépôt initial d'un thrombus.

En cas de ralentissement plus accentué, on voit les hématoblastes apparaître en grand nombre parmi les leucocytes marginaux.

Si l'on observe la circulation dans ce dernier état sur les membranes transparentes des séreuses chez un mammifère et qu'on vienne à contusionner ou à cautériser légèrement la paroi vasculaire (par exemple par l'application d'un cristal de chlorure de sodium), on constate aussitôt que les hématoblastes restent arrêtés au niveau de la partie lésée à laquelle ils adhèrent : ils forment ainsi un amas

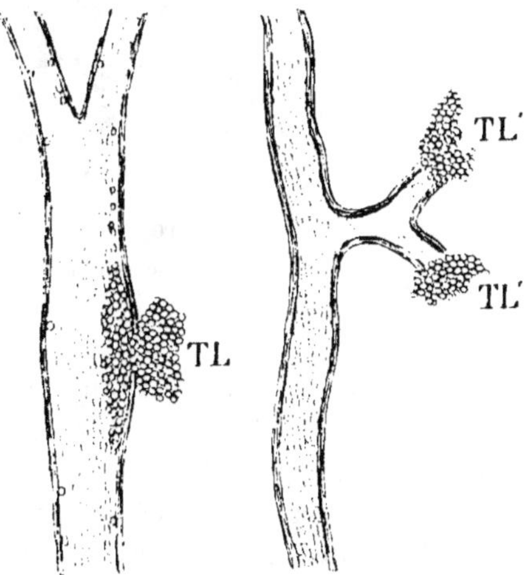

Fig. 57. — Thrombus leucocytiques TL réalisant l'hémostase sur de petits vaisseaux blessés ou sectionnés, chez la grenouille (d'après PITRES).

qui s'accroît sans cesse par l'adjonction de nouvelles plaquettes retenues au passage.

de corail ou figurant une sorte d'éponge grossière ; les travées
hyalines sont revêtues d'une couche de fibrine englobant des
leucocytes et les intervalles qui les séparent sont comblés pas
des amas cruoriques (ASCHOFF).

. Or, l'assise la plus ancienne, celle qui adhère immédiatement

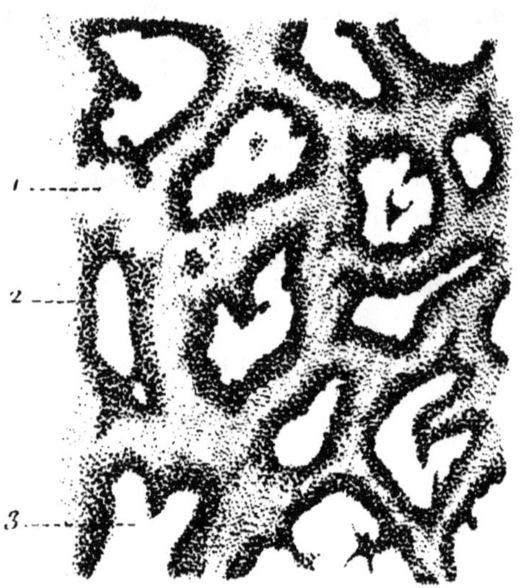

Fig. 59. — Texture du thrombus (d'après ASCHOFF).

1, travées homogènes (hématoblastiques). — 2, couches fibrineuses
englobant des leucocytes. — 3, espaces renfermant des masses cruoriques.

à la paroi du vaisseau, est toujours blanche. Il semble donc bien
que le fait initial de la thrombose soit l'agglomération des
hématoblastes qui débute au niveau de la surface de fixation et
s'accroît peu à peu pour constituer le squelette du thrombus. Ce
squelette primitif se recouvre d'une gaine fibrineuse dont l'é-
paisseur est en proportion de la quantité de ferment déversée
par les hématoblastes en voie d'agglutination.

Les portions rouges se forment de plusieurs manières. Il en
est qui doivent leur origine à la prise en masse du sang circulant avec une difficulté croissante entre les trabécules et les
lamelles du caillot blanc et finissant par y être immobilisé.

Le plus souvent, il s'agit d'un ralentissement très prononcé du

courant sanguin qui toutefois ne cesse pas de couler; les zones
marginales alors s'effacent, tous les éléments figurés sont
répandus péle-mèle dans le plasma et ainsi les globules rouges
se trouvent inclus en même temps que les blancs dans les dépôts
fibrineux. Plus le courant est faible et plus le caillot est coloré;

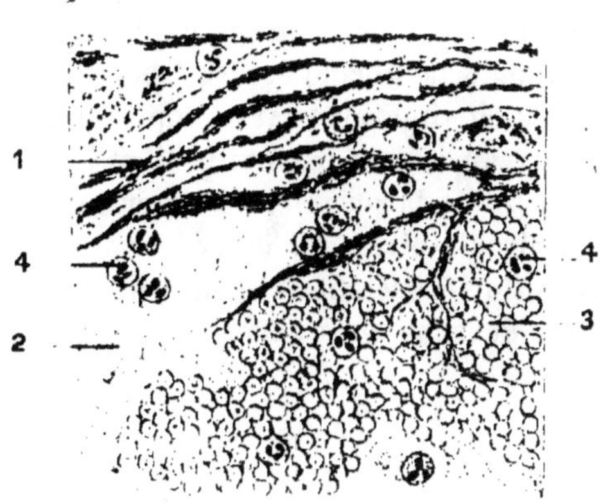

Fig. 60. — Thrombus mixte. Gr. 250 1.

1. strates fibrineuses parallèles. — 2, masse finement grenue
(hématoblastes agglutinés et dégénérés). — 3, globules rouges. — 4, leucocytes.

c'est ainsi que les caillots artériels sont habituellement plus
blancs que ceux des veines.

Il arrive aussi qu'un thrombus cruorique se rétracte et livre à
nouveau au sang un passage étroit dans lequel se forment
ensuite des couches blanches. Plus rarement, des nappes de sang
rouge viennent s'infiltrer par décollement entre des assises fibrineuses anciennes. Dans les thrombus mixtes stratifiés, les
lames hyalines s'implantent à intervalles à peu près réguliers
sur la paroi du vaisseau.

Il faut remarquer d'ailleurs que la division classique des
thrombus en rouges, blancs et mixtes, ne doit pas toujours être
prise au pied de la lettre. Il existe à la vérité des caillots simplement cruoriques et des concrétions uniquement formées de
fibrine, d'hématoblastes ou de leucocytes (leucémie); mais la
plupart des caillots de battage, pour peu qu'ils acquièrent un cer-

tain volume, ne sont pas homogènes et présentent un mélange de parties hyalines et de parties fibrineuses. Leur couleur peut varier du gris clair au gris rosé ou même rougeâtre, indiquant ainsi que des hématies ont été englobées en quantité appréciable dans le processus de la coagulation.

De même, le thrombus cruorique est rarement pur, car on y trouve presque toujours des portions moins colorées dans lesquelles prédominent la fibrine et les leucocytes. Celui qui se forme en amont d'une ligature, par exemple, présente des dépôts de battage au niveau de son extrémité libre qui est en contact avec le courant issu de la première collatérale.

Les troubles circulatoires qui déterminent dans le détail la structure des caillots affectent évidemment des modalités très variées, et nous devrons nous borner à ces indications d'ordre général.

2° Altérations des parois vasculaires. — Virchow, à qui l'on doit les recherches fondamentales sur l'origine de la thrombose, avait accordé une importance de premier ordre à la stagnation du sang. Pourtant celle-ci, même lorsqu'elle est absolue, n'occasionne pas la coagulation dans tous les cas; en effet, le sang immobilisé entre deux ligatures peut rester liquide pendant des semaines (Glénard, Baumgarten), pourvu que les fils soient serrés assez modérément pour ne pas rompre la tunique interne. Ces faits appellent l'attention sur les lésions des parois vasculaires dont le rôle comme facteurs de la thrombose apparaît aussi bien clairement dans les expériences précitées de Zahn, d'Eberth et Schimmelbusch.

L'anatomie pathologique a constaté dès longtemps que les thrombus se déposent avec prédilection sur les parties de l'endocarde et de la tunique interne des vaisseaux qui ont été altérées par quelque processus morbide antécédent. Toute inégalité, toute rugosité des parois agit à la façon d'un corps étranger, et ainsi les lésions traumatiques, les inflammations, les dégénérescences de tout ordre préparent le terrain pour la localisation de la thrombose. En cas de blessure d'un vaisseau, l'hémostase est assurée essentiellement par la formation d'un thrombus d'agglutination (caillot blanc, caillot dit lymphatique), qui prend naissance sur les lèvres de la plaie et finit par obturer la solution de continuité.

COHNHEIM a insisté particulièrement sur l'intégrité du revêtement endothélial comme condition nécessaire au maintien de la fluidité du sang, et BRUECKE avait même pensé que cette membrane avait pour fonction de détruire le ferment coagulateur au fur et à mesure de son apparition.

En réalité, les lésions de l'endothélium agissent en amenant la fixation des éléments blancs qui restent collés par adhérence moléculaire, quand ils viennent à frôler au passage des endroits malades, et qui ne tardent pas à périr une fois qu'ils sont définitivement arrêtés. C'est un phénomène purement physique, car on peut conserver le sang à l'état liquide en le recueillant sous une couche d'huile dans un vase enduit de vaseline (FREUND). Les hématoblastes sont des éléments très vulnérables et le simple contact d'un corps auquel ils peuvent adhérer suffit pour les altérer.

L'influence des lésions anatomiques, même minimes, sur la formation des thrombus, n'est donc pas douteuse; cependant il arrive souvent que des destructions étendues de l'endartère n'entrainent pas la thrombose, et celle-ci peut manquer dans des vaisseaux dont la paroi a été cautérisée jusqu'à la nécrose (EBERTH et SCHIMMELBUSCH).

Pour expliquer ces cas où les facteurs mécaniques et anatomiques sont en défaut, il semble rationnel de faire intervenir des actions moléculaires d'ordre bio-chimique ou physico-chimique, et de mettre en cause des modifications du sang.

3° Influence des altérations du sang, variations de la coagulabilité. — Quelle que soit la théorie que l'on adopte en ce qui concerne le mécanisme intime de la fibrinogenèse, la coagulabilité du sang représente un facteur variable, soumis à des influences opposées de la part des divers organes. C'est ainsi que le tube digestif l'augmente tandis que les viscères thoraciques et le foie la diminuent, de sorte que le sang de la veine porte, par exemple, est plus coagulable que celui des veines sus-hépatiques. Normalement, ces tendances antagonistes s'équilibrent suffisamment pour que le sang reste fluide, et il est évident qu'une exagération des actions coagulatrices aurait une grande importance au point de vue de la genèse des thrombus.

La médecine humorale avait admis l'existence d'une dys-crasie de cet ordre, caractérisée par un excès de plasticité de la fibrine, l'*inopexie*, pour expliquer la formation des concrétions couenneuses que nous rapportons aujourd'hui à un simple retard de la fibrinogenèse (voy. p. 229). Actuellement nous connais-sons surtout des états morbides s'accompagnant au contraire d'une fluidité anormale du sang (hémophilie, asphyxie, mor-sures des serpents, diverses infections et intoxications).

D'autre part la science expérimentale dispose d'une série de substances dont les unes favorisent la coagulation (chlorure de calcium, gélatine) tandis que les autres l'empêchent, soit direc-tement (extrait de sangsue), soit indirectement, en actionnant le foie (propeptone). Diverses diastases, des toxines microbiennes ainsi que des extraits cellulaires préparés par voie chimique, se sont montrés actifs dans l'un ou dans l'autre sens et il est à remarquer qu'une même espèce de cellules est susceptible de fournir, soit des coagulines, soit des anti-coagulines (leucocytes, cellules hépatiques). Les qualités physiques du sang ont égale-ment une influence (degré de concentration des sels, hydrémie, modifications des colloïdes).

Pour ce qui est de la thrombose, si on laisse de côté les expé-riences grossières faites à l'aide d'agents qui détruisent les glo-bules (éther, sels biliaires, etc.), on a surtout obtenu artificiel-lement des obstructions vasculaires multiples et étendues, en injectant dans la circulation le ferment de la fibrine ou des matières qui en contiennent en grande quantité (sang défibriné ou traité par la congélation, émulsions de divers parenchymes).

Réciproquement, sur un animal dont le sang a été rendu temporairement incoagulable par l'extrait de sangsue, un corps étranger placé dans la jugulaire ne se recouvre d'aucune con-crétion fibrineuse.

On a songé dès lors à invoquer la présence d'un excès de plas-

mase, une *intoxication par le ferment* pour se rendre compte
des accidents observés à la suite de la transfusion, et l'on a
étendu cette explication aux thromboses consécutives à la désorganisation directe du sang par des agents physiques (brûlures
superficielles, gelures) ou chimiques (chlorate de potasse,
acide pyrogallique, etc.). Dans le même ordre d'idées, l'incoagulabilité a été attribuée à une destruction du ferment
d'A. Schmidt.

Mais il faut remarquer que celui-ci, même injecté en grande
quantité, ne produit pas la thrombose d'une manière constante;
que les caillots obtenus sont tantôt cruoriques, tantôt blancs ou
hyalins (caillots de battage); qu'on peut observer des obstructions
vasculaires précisément dans des maladies où le sang est moins
coagulable que d'habitude, etc. Les seules variations du ferment ne sauraient donc expliquer l'ensemble des faits et l'attention se trouve ramenée sur les réactions, peu connues à
l'heure actuelle, qui se passent entre les colloïdes.

D'autre part, nous sommes encore plus mal renseignés sur
les modifications que peut subir, du chef des états dyscrasiques,
la viscosité qui détermine l'adhérence des éléments blancs.
On doit donc conclure que si les changements de composition
du sang influent certainement sur les processus élémentaires
de la thrombose, le mécanisme intime des actions coagulatrices et anti-coagulatrices nous échappe encore en grande
partie.

§ 3. — Aperçu de la pathogénie des principales formes de la thrombose

En appliquant les données qui précèdent à l'analyse pathogénique des diverses formes cliniques de la thrombose, on reconnaît que celles-ci ont pour la plupart une origine complexe et
que les facteurs mécaniques, anatomiques et dyscrasiques s'y
combinent dans des proportions variables.

Dans les thromboses consécutives au traumatisme, à la compression (abcès, ganglions enflammés, os luxés ou fracturés,

tumeurs, etc.), les troubles de la circulation locale sont associés le plus souvent à des lésions des vaisseaux. Celles-ci sont également bien évidentes dans les inflammations : endocardites, endartérites, phlébites.

D'autre part, la microbiologie a éclairé d'un jour nouveau la pathogénie d'un groupe nombreux de coagulations intra-vasculaires liées à des maladies générales ou à des infections locales et attribuées jusqu'alors aux troubles circulatoires ou à des dyscrasies problématiques. Telles sont les thromboses dites marastiques (tuberculose, cancer, cachexies diverses), celles qui apparaissent au cours de la chlorose, du paludisme, du scorbut, de la syphilis, dans la fièvre typhoïde, la pneumonie, les exanthèmes fébriles, ainsi que dans la phlegmatia des femmes en couches.

On a observé, en effet, dans ces cas, des altérations endothéliales d'origine microbienne. Tantôt les bactéries qui les produisent sont directement déposées par le sang, tantôt elles immigrent à travers les tuniques vasculaires en partant des vasa vasorum.

Les deux modalités existent et il n'y a pas lieu de se demander si la priorité doit appartenir exclusivement à la thrombose (Virchow) ou à la phlébite (Cruveilhier).

Des expériences démonstratives prouvent en outre que les infections peuvent encore agir à distance par leurs toxines qui altèrent les endothéliums et sans doute aussi la composition du sang. On ne devrait plus attribuer dès lors au ralentissement de la circulation, aux traumatismes intercurrents, etc., qu'une influence adjuvante.

En résumé, la formation des thrombus résulte :

1° Des troubles circulatoires qui produisent la margination des éléments blancs ;

2° Des altérations de l'endothélium qui déterminent la fixation et l'agglomération de ces mêmes éléments ;

3° Des altérations du sang qui agissent en favorisant la précipitation de la fibrine et sans doute aussi en augmentant la viscosité, l'*adhésivité* des hématoblastes et des leucocytes.

Généralement, ces différents facteurs interviennent conjointetement, chacun d'eux pouvant devenir prépondérant ou n'exercer qu'une action adjuvante, suivant les cas.

§ 4. — ACCROISSEMENT
DES THROMBUS

Le thrombus débute sous la forme d'une concrétion lamelleuse, grisâtre, demi-transparente, fixée contre la paroi en un point où il existe une lésion de l'endothélium. Il augmente ensuite par apposition de couches successives, alternativement hématoblastiques et fibrineuses, et figure une saillie arrondie ou conoïde qui rétrécit peu à peu le calibre du vaisseau : c'est là le *thrombus pariétal*. Lorsqu'il devient assez volumineux pour obturer complètement la lumière et interrompre le cours du sang, il est dit au contraire *oblitérant*.

Le thrombus pariétal qui demeure limité à l'emplacement sur lequel il a pris naissance est le *thrombus primitif* ou *autochthone*. Son accroissement ultérieur se fait principalement en aval, dans la direction du cœur, les remous qui se produisent au-dessous du barrage étant éminemment favorables à la dissociation mécanique des éléments du sang. Il tend donc à s'allonger en allant des veinules vers les grosses veines et des artères vers les artérioles ; cependant il peut croître aussi en sens inverse. La partie ainsi surajoutée au thrombus autochthone prend le nom de *thrombus prolongé ;* sa forme est celle d'un cylindre dont

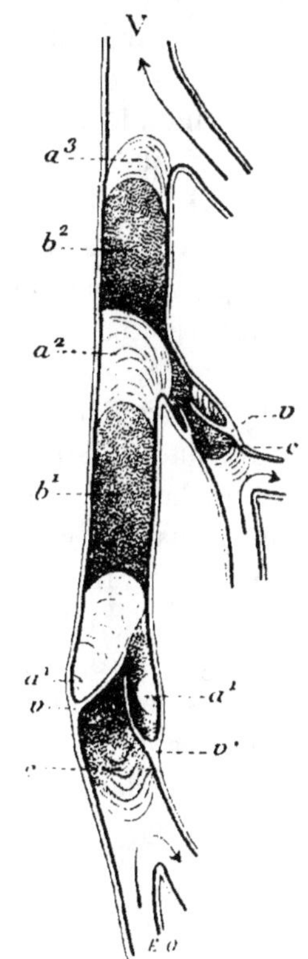

Fig. 61. — Accroissement du thrombus. schéma (d'après THOMA, 1904).

V, bout central de la veine thrombosée. — r, r, points d'insertion des valvules. — a¹, thrombus blancs primitifs dans les récessus valvulaires. — b¹ et b², parties cruoriques du thrombus prolongé direct. — a², a³, parties blanches de ce même thrombus. — c, c, thrombus prolongés rétrogrades, en amont de r, r.

l'extrémité libre s'atténue en un cône arrondi. Tandis que le dépôt primitif est blanc ou mixte, le caillot prolongé peut être en grande partie cruorique. Cette différence de structure tient à des conditions mécaniques dont le schéma ci-contre peut donner une idée.

Soit, en effet, un thrombus veineux ayant débuté au niveau d'une valvule. Le dépôt initial est un caillot de battage, de texture stratifiée a'. Si de pariétal il devient oblitérant, la colonne sanguine du vaisseau sera immobilisée en aval jusqu'auprès de la première collatérale et se prendra en un caillot cruorique b^1, prolongeant le thrombus autochthone a^1. L'extrémité libre (centrale) du prolongement servira de point de départ à la formation d'un nouveau caillot de battage a^2 qui à son tour obturera la veine au point de bifurcation et se trouvera ensuite prolongé par un caillot cruorique b^2 jusque vers l'embouchure de la collatérale suivante. En même temps il pourra se produire, par stagnation en amont des points oblitérés, des thrombus rouges rétrogrades c^1 c^2, susceptibles de se progager de leur côté dans les rameaux afférents où la circulation se poursuit grâce à des déviations du courant. Les mêmes processus venant à se répéter dans diverses directions, il arrive que la thrombose s'étend progressivement à tout un département veineux.

§ 5. — SIÈGES DE LA THROMBOSE

Les thromboses du cœur prennent naissance dans les auricules ou au niveau de la pointe, dans les dépressions que limitent les trabécules, les valvules, les piliers, et où ils s'implantent par un pédicule plus ou moins large ; ils viennent saillir sous forme de *végétations polypeuses* ou *globuleuses* dans les cavités que parfois ils remplissent presque entièrement. Leur partie centrale étant le plus souvent à l'état de déliquescence, ils donnent lieu fréquemment à des embolies. On trouve parfois, chez les sujets morts d'une affection du cœur, des caillots sphériques roulant librement dans l'oreillette gauche, où ils se trouvaient retenus par un rétrécissement de l'orifice mitral.

Les efflorescences fibrineuses qu'on voit dans l'endocardite, en particulier sur les valvules, peuvent également acquérir de grandes dimensions.

Dans les artères, ce sont les points rétrécis ou dilatés, les lésions de la tunique interne, qui déterminent des coagulations. L'aorte présente parfois des thrombus marastiques pariétaux multiples, assez lâchement fixés et remarquables par leur blancheur et leur friabilité.

La thrombose veineuse débute dans les ectasies variqueuses, dans les recessus valvulaires, au niveau des éperons de bifurcation, des parties atteintes de phlébite. Elle affecte encore avec prédilection les sinus de la dure-mère, les plexus de la vessie, du rectum, de l'utérus. Elle se propage à de grandes distances, et on l'a vue remonter progressivement depuis les ramifications de la fémorale, par exemple, jusque dans la veine cave et dans le cœur droit.

La thrombose des veines peut être consécutive à celle de leurs réseaux d'origine, soit par continuité, soit à distance lorsque le courant est très ralenti par suite de l'obstruction des radicules, ou que, celles-ci étant libres, la perméabilité des capillaires est réduite par des altérations des tissus : inflammations, sclérose, dégénérescence amyloïde (veines du rein).

La thrombose des capillaires, ou mieux celle des petits vaisseaux (artérioles, veinules et capillaires proprement dits) doit surtout être mentionnée ici parce qu'elle peut être le prélude de celle des vaisseaux plus volumineux. Par sa pathogénie, elle se rattache plutôt aux altérations inflammatoires et nécrosiques des tissus. Les thrombus capillaires se présentent souvent comme des cylindres hyalins, dont les uns sont de nature hématoblastique et prennent l'éosine ; d'autres résultent de l'agglutination des globules rouges consécutive à la stase et se colorent par l'hématoxyline : fréquemment les thrombus capillaires renferment des filaments de fibrine et il en est aussi de purement fibrineux (coloration de Weigert). On les observe autour des ulcérations et des escarres typhiques, de l'ulcère rond, du noma ; dans les infarctus hémorragiques, les foyers de gangrène sèche, etc. Ils semblent résulter de l'action directe des

toxines sur les vaisseaux et sur leur contenu ; c'est une lésion analogue à celle qui se traduit par la production de la *stase* dans les capillaires soumis à des températures élevées, à la congélation, ou traités par des substances caustiques ou irritantes.

Les thrombus capillaires hyalins d'origine dyscrasique ont été encore signalés dans les viscères à la suite de brûlures étendues, d'intoxications (sublimé), de transfusion d'un sang étranger, d'ischémie spasmodique prolongée (ergotisme).

§ 6. — Caractères anatomiques du thrombus

Le thrombus est en général plus consistant, plus sec et moins élastique que les caillots cadavériques ; sa texture est plus grenue ; il est solidement adhérent à la paroi, au moins dans sa partie autochthone ; quand il est stratifié, la disposition de ses couches est indépendante de l'action de la pesanteur et la couche la plus ancienne est toujours blanche.

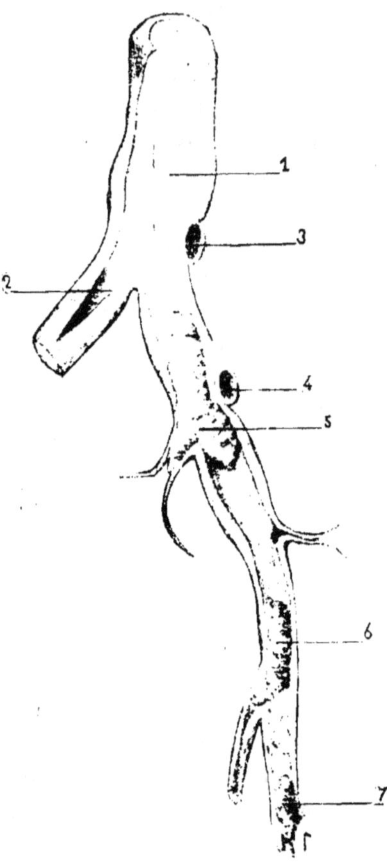

Fig. 62. — Thrombose des veines iliaque et fémorale gauches (d'après les planches de Ch. Schützenberger, 1879).

1, veine cave inférieure. — 2, veine iliaque primitive droite. — 3, section de l'artère iliaque primitive. — 4, section de l'artère iliaque interne. — 5, thrombus de la veine iliaque primitive, oblitérant l'embouchure de la veine hypogastrique. — 6, thrombus de la veine fémorale, avec prolongement dans la veine saphène. — 7, deuxième thrombus de la veine fémorale.

En outre, le courant sanguin qui baigne les thrombus pariétaux exerce sur eux une action modelante qui se traduit par la formation de rides transversales comparables à celles que tracent les ondulations de l'eau sur une plage sablonneuse (ZAHN). Par suite, la surface des caillots présente souvent un aspect côtelé très caractéristique ; les crètes saillantes répondent aux travées de la charpente hyaline, les dépressions aux couches fibrineuses ou cruoriques.

En fait, il n'y a guère que le thrombus rouge formé par stase qui puisse prêter à confusion lorsqu'il est tout à fait récent. Mais, après deux jours déjà, il se distingue du caillot *post mortem* par sa structure plus compacte, sa sécheresse, son adhérence. Dans les jours suivants il prend une teinte brunâtre ou rouillée, par dissolution et décomposition de l'hémoglobine, et subit par la suite une décoloration plus ou moins prononcée.

Le thrombus gris se différencie des concrétions fibrineuses cadavériques en ce qu'il est friable, non élastique, et bien adhérent ; en outre, il est habituellement stratifié : des couches riches en leucocytes y alternent avec des dépôts simplement fibrineux ou hyalins.

§ 7. — TRANSFORMATIONS ULTÉRIEURES DES THROMBUS. TERMINAISONS DE LA THROMBOSE.

1° Transformations régressives. — Lorsque les phénomènes de régression qui se montrent dès les premiers jours suivent leur cours sans aucune intervention active des tissus voisins, ils aboutissent, soit à l'induration, soit au ramollissement du thrombus.

a. *Induration*. — Le caillot se dessèche et se rétracte progressivement, et passe ainsi à l'état d'une masse dure fixée contre la paroi du vaisseau. En même temps sa structure se modifie : les leucocytes agglomérés se fusionnent en amas grenus ; les couches hémastoblastiques perdent leur aspect vitreux et deviennent finement granuleuses ; les dépôts fibrineux se condensent en lames homogènes (métamorphose hyaline) entre lesquelles on observe un système de fentes et de lacunes étroites (fibrine dite *canaliculée*). Les parties hyalines, d'origine fibrineuse ou cellulaire, conservent plus ou moins leurs réactions colorantes respectives.

Les thrombus peuvent demeurer indéfiniment dans cet état ou devenir des centres d'appel pour des dépôts ultérieurs. Il arrive parfois, en particulier dans les oreillettes et dans les ectasies veineuses, qu'ils se détachent de la paroi et deviennent mobiles dans la cavité dont l'orifice de sortie est trop étroit pour les laisser passer. Ces caillots libérés continuent de s'accroître par apposition et peuvent, tout comme les caillots fixes, subir une *calcification* plus ou moins complète (phlébolithes).

b. *Ramollissement.* — Quand la dessiccation est moins prononcée, la désintégration granulo-graisseuse ne reste pas limitée aux leucocytes, mais s'étend également aux lamelles de fibrine et de substance hyaline. Ainsi se forme un magma central, caséeux ou semi-liquide, de couleur blanchâtre, roussâtre ou jaunâtre et puriforme, autour duquel les lames superficielles constituent une enveloppe fibrineuse plus ou moins résistante.

Cette forme est surtout fréquente dans les végétations globuleuses du cœur et occasionne des embolies en cas de rupture des couches corticales.

D'autres fois la destruction se produit sous la forme de traînées ou de foyers irréguliers qui traversent le caillot en divers sens et y creusent des fissures et des lacunes qui lorsqu'elles s'ouvrent à la surface peuvent donner accès au sang circulant.

Ce *ramollissement simple, puriforme*, ne doit pas être confondu avec le *ramollissement septique* tel qu'il se produit au niveau des foyers de suppuration et de gangrène. Dans ce dernier, en effet, le caillot est abondamment infiltré de globules de pus et de microbes, et subit une véritable fonte purulente qui marche de pair avec la suppuration des parois veineuses ou artérielles et avec celle des tissus ambiants.

Cette distinction n'a pas une valeur absolue au point de vue bactériologique, attendu que bon nombre de thromboses non suppurées sont dues à des *infections atténuées ;* mais elle doit être maintenue au point de vue clinique, car la désagrégation des thrombus chargés de pyocoques entraine la formation d'abcès métastatiques, tandis que celle des caillots non suppurés ne comporte en général que des suites plus bénignes.

2° Transformations progressives, organisation. — La terminaison, en quelque sorte normale, et en tout cas la plus favorable, de la thrombose a reçu le nom d'*organisation* du thrombus, terme d'ailleurs mal approprié puisque le thrombus n'est qu'une

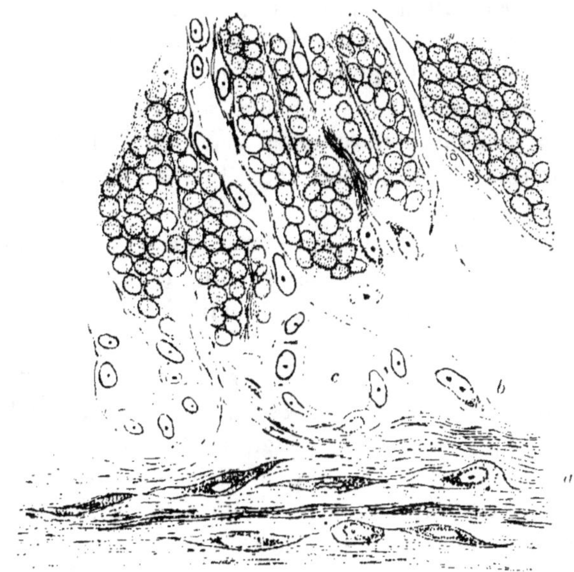

Fig. 63. — Organisation du caillot (CORNIL et RANVIER).

a, endoveine. — *b*, cellule endothéliale relevée et anastomosée avec une cellule comprise dans le caillot. — *c*, capillaire de nouvelle formation.

masse inerte, incapable par elle-même de toute transformation active. En réalité, il s'agit d'une *néoplasie vasculaire et conjonctive qui se substitue* au caillot, pendant que ce dernier disparait peu à peu par résorption.

Le thrombus exerce sur la paroi à laquelle il est accolé une irritation qui se traduit par un afflux de leucocytes et par une réaction histogénique dans laquelle le rôle principal est dévolu aux endothéliums de la cavité vasculaire elle-même et à ceux des vasa-vasorum les plus voisins.

En même temps que le caillot se rétracte et devient plus ferme, les cellules endothéliales se multiplient par karyokinèse autour de ses points d'attache et empiètent sur lui de proche en proche de façon à le tapisser complètement. Ce revêtement se double à sa face profonde d'une mince membrane homogène et émet des prolongements angioblastiques qui s'étendent à travers la masse du coagulum, où ils s'anastomosent et s'entourent également d'une gaine adventive très délicate de fibres lamineuses. Dès le troisième ou le quatrième jour, on voit au sein du caillot formé au-dessus d'une ligature, un réseau de fentes dont les points nodaux sont occupés par des cellules ; au bout d'une semaine, le réseau est constitué par des capillaires perméables.

D'autre part, les vasa-vasorum envoient de leur côté des bourgeons angioblastiques qui pénètrent dans le caillot par ses points d'implantation, après avoir été précédés d'une infiltration leucocytique plus ou moins prononcée (fig. 64).

Les capillaires néoformés des deux provenances se rencontrent et s'anastomosent, si bien que le caillot est pourvu à bref délai d'une abondante irrigation sanguine. Selon qu'il s'agit d'une veine ou d'une artère, le sang se dirige des artérioles nourricières (vasa vasorum) vers la cavité veineuse, ou de la cavité artérielle vers les veinules de la tunique externe.

A mesure que progresse la néoformation vasculaire, les restes du thrombus, composés de masses grenues et hyalines, de détritus cellulaires et pigmentaires, sont résorbés.

Le processus aboutit soit à l'oblitération définitive du vaisseau intéressé, soit au rétablissement plus ou moins complet de la circulation. Le résultat dépend de la disposition primitive du caillot et surtout du développement que prend la néoplasie conjonctive autour des capillaires.

Lorsque celle-ci est abondante, ce qui arrive surtout quand la tunique interne (lame striée) elle-même prolifère et émet des saillies bourgeonnantes d'apparence myxomateuse, les capillaires finissent par s'atrophier et il reste un tissu de cicatrice qui

occupe l'emplacement de l'ancien thrombus. C'est ainsi encore
que la plaie de la saignée se ferme par un thrombus pariétal à
organisation très rapide et que, sur une artère qu'on lie chez le
chien, l'obturation conjonctive est complète après trois semaines.

Dans les thrombus veineux plus étendus, la vascularisation

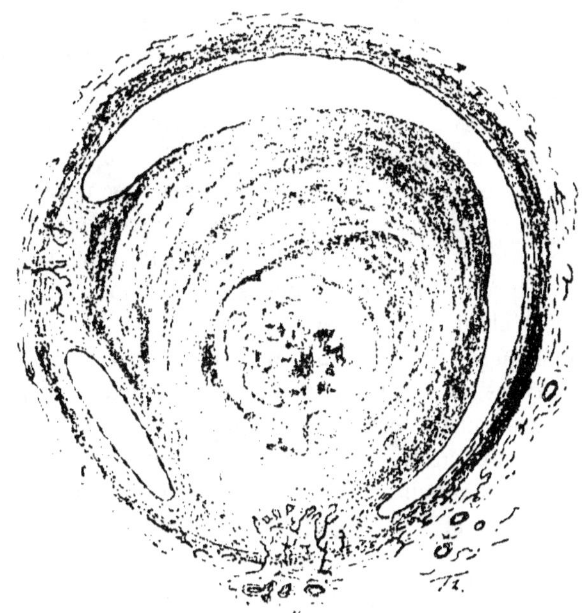

Fig. 64. — Début d'organisation dans un thrombus de la veine
fémorale superficielle (d'après Thoma, 1894). Gr. 124.
Vascularisation du caillot par ses points d'attache.

prend de quatre à six semaines ; elle peut aboutir à l'oblitération,
la veine se trouvant transformée en un cordon fibreux (phlébite
adhésive).

Pour les caillots pariétaux, il se produit le plus souvent une
résorption à peu près complète, avec persistance d'une saillie ou
de brides de tissu cicatriciel ; le vaisseau à ce niveau est généralement rétréci et plus ou moins déformé.

Si, au contraire, la néoformation conjonctive est peu accusée,

les capillaires se dilatent à mesure que disparaissent les restes
de caillot contenus dans leurs mailles. Comme ils débouchent
sur les deux extrémités du thrombus oblitérant, la circulation se
rétablit à travers celui-ci par des voies de plus en plus larges
(canalisation; métamorphose lacunaire, sinusoïde, caverneuse
ou spongieuse du caillot). Ici encore, les vestiges de la lésion
primitive peuvent se trouver réduits en dernier ressort à de
minces tractus cicatriciels appliqués contre les parois ou tendus
en travers de la cavité.

Mais il arrive assez souvent que le thrombus demeure à l'état
de masse durcie et rétractée, sans qu'il y ait aucune trace d'organisation; tel est le cas lorsque les parois vasculaires distendues et altérées n'ont plus la vitalité nécessaire pour fournir un
effort histogénique, comme dans les anévrismes, les varices. Le
même fait se produit aussi en dehors de ces conditions, et sans
qu'il soit possible d'en indiquer la cause [1].

C'est ainsi que la substitution conjonctive fait souvent défaut
dans les polypes du cœur, bien que leur pédicule soit le siège
d'une immigration leucocytique très nette.

Parfois l'organisation est incomplète et peut rester limitée,
par exemple, aux couches corticales du thrombus, tandis que le
centre persiste à l'état de noyau dur et même crétacé.

§ 8. — Conséquences de la thrombose

La thrombose du cœur ne se traduit souvent par aucun signe
physique.

Celle des artères produit des désordres analogues à ceux qui
résultent de l'embolie, mais se dessinant généralement d'une

[1] Les explications mécaniques fondées sur les modifications de tension des tuniques vasculaires, sur les qualités physiques de résistance
et de dureté du thrombus, etc., sont manifestement insuffisantes.

Il faut tenir compte ici, d'une part, de la puissance réactionnelle
des tissus ambiants et d'autre part, sans doute, de l'action chimiotactique du caillot sur les angioblastes. Le processus histogénique évolue rapidement quand la lésion est aseptique et le sujet vigoureux; il
est plus tardif en cas d'infection bénigne, de mauvais état général, etc.

façon plus graduelle : suivant que les conditions sont favorables ou non à l'établissement d'une circulation collatérale suffisante, les troubles ischémiques sont passagers ou aboutissent à la gangrène, à l'infarcissement hémorragique, etc.

Dans les veines, on observe au niveau du point obstrué, de la périphlébite que dénotent la rougeur, l'empâtement et le gonflement quand il s'agit d'une veine superficielle (saphène). Sauf pour la phlegmatia, le processus est souvent peu douloureux et se termine par l'induration scléreuse du tissu conjonctif périveineux.

Lorsqu'une veine importante est oblitérée, la congestion passive du territoire où elle prend son origine s'accompagne habituellement d'un épanchement de sérosité : œdème pour les veines des membres, ascite pour la veine porte, hydropisie ventriculaire pour les sinus encéphaliques. L'œdème s'atténue à mesure que la circulation se rétablit par élargissement des voies collatérales, par rétraction ou par canalisation du thrombus. Sa durée et son extension sont en raison de l'importance de la thrombose ; quand celle-ci est limitée, elle peut passer inaperçue, surtout en cas d'obstruction très lente et graduelle. La compensation est possible même pour les gros troncs, la veine cave supérieure, par exemple.

Il est assez rare que la gêne circulatoire entraîne des hémorragies notables ; des ruptures capillaires s'observent surtout dans le cerveau et dans l'intestin, à la suite de thrombose des sinus ou de la veine porte.

La thrombophlébite purulente ou septique s'accompagne de désordres graves : phlébite disséquante, périphlébite suppurée, embolies septiques et infection générale.

§ 9. — THROMBOSE DES VAISSEAUX LYMPHATIQUES

Les thromboses se produisent dans les gros troncs lymphatiques et dans le canal thoracique suivant le même mécanisme et sous l'influence des mêmes causes que dans le système veineux. Naturellement, les globules rouges y font défaut. Ce sont des concrétions blanches ou grisâtres, tantôt pariétales, tantôt oblitérantes, constituées essentiellement par de la fibrine et par des leucocytes : leur évolution est analogue à celle des thrombus sanguins.

Quant aux coagulations qu'on observe fréquemment dans les petits vaisseaux blancs, leur histoire, comme celle des thromboses capillaires dont il a été traité plus haut, est intimement liée à celle des altérations des tissus ambiants (inflammations, etc.).

ARTICLE V

LÉSIONS PRODUITES PAR LES CORPS ÉTRANGERS EN CIRCULATION : EMBOLIE ET MÉTASTASE

Le torrent circulatoire charrie fréquemment des corps étrangers à la composition normale du sang et de la lymphe. Parmi ces corps, les uns dérivent du sang lui-même ou des parois vasculaires : caillots pathologiques, globules sanguins altérés, débris de l'endocarde ulcéré ou de la tunique interne des vaisseaux. D'autres sont représentés par des cellules isolées ou des fragments de tissus extra-vasculaires, désagrégés par divers processus morbides : graisse, moelle des os, foie, placenta ; par des cellules ou des fragments de néoplasmes envahissants ; par des productions pathologiques telles que des calculs, des pigments. Il en est enfin qui sont introduits du dehors, soit accidentellement, soit dans un but expérimental : projectiles, parasites animaux et végétaux, microbes, poussières, gaz ; fragments de caoutchouc, de sureau, graines végétales, globules de paraffine, mercure, etc.

Les substances ainsi transportées sont déposées à une distance variable de leur point de départ. Selon leur nature, leur volume et leur siège, elles sont tolérées par les tissus sans réaction bien appréciable, ou elles occasionnent au contraire des lésions plus ou moins importantes.

Celles-ci sont de deux ordres, suivant que les corps étrangers

sont inertes ou animés. Les matières inertes agissent simplement en vertu de leur masse et produisent les troubles circulatoires qui caractérisent l'*embolie* proprement dite. L'action
nocive des corps animés découle de leurs propriétés vitales et se
traduit par la formation de foyers dits *métastatiques* dont la
nature spéciale est en rapport avec celle des agents trans-
portés.

Cette distinction est fondamentale et doit être maintenue bien
que les deux processus puissent se juxtaposer, comme dans l'*embolie septique* par exemple.

En conséquence nous étudierons successivement : 1° *l'embolie
simple*, mécanique, et 2° *la métastase*, en nous attachant surtout,
pour celle-ci, aux lésions causées par le transport de substances
pathogènes vivantes.

§ 1. — EMBOLIE

L'embolie n'est autre chose que l'obstruction vasculaire résultant de l'arrêt et de l'enclavement d'un corps étranger charrié par
le sang ou la lymphe ; le corps lui-même prend le nom d'*embolus*. Ses causes habituelles sont la thrombose et les processus
morbides qui désorganisent la tunique interne des vaisseaux et
du cœur. Un thrombus récent et peu adhérent peut se trouver
décollé et entraîné en totalité par le courant sanguin ; plus fréquemment, c'est l'extrémité amincie et saillante d'un thrombus
prolongé ou un fragment de l'endocarde ulcéré, qui est arraché et
transporté, ou encore un caillot ramolli qui se désagrège sous le
choc du sang. Diverses causes accidentelles peuvent favoriser la
rupture et la mobilisation ; tels sont les mouvements brusques,
les contractions musculaires, les efforts (toux, défécation), la palpation d'une veine thrombosée.

Les fragments ainsi libérés voyagent jusqu'à ce qu'ils arrivent
à un rameau vasculaire trop étroit pour les laisser passer ; ils
s'arrêtent, le plus souvent au niveau d'une bifurcation artérielle,
et dès lors l'embolie est constituée.

1° Topographie : origine, trajet et points d'arrivée des

emboli. — Dans le système veineux, les emboli proviennent surtout des veines crurales et de leurs nombreux rameaux musculaires, ensuite des veines hypogastriques, iliaques, rénales, des sinus craniens, des jugulaires, du cœur droit.

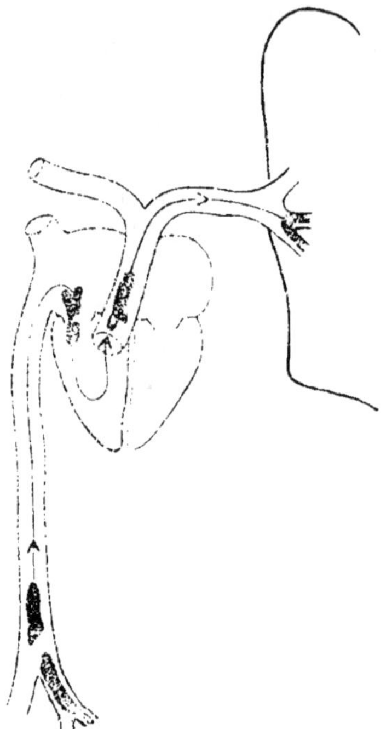

Fig. 65. — Embolie directe dans le système veineux.

(Cette figure et les trois suivantes sont des imitations des schémas bien connus de Lubarsch).

Un fragment détaché d'un thrombus de la veine iliaque, traverse le cœur droit, s'engage dans l'infundibulum et va s'enclaver au niveau d'une bifurcation de l'artère pulmonaire.

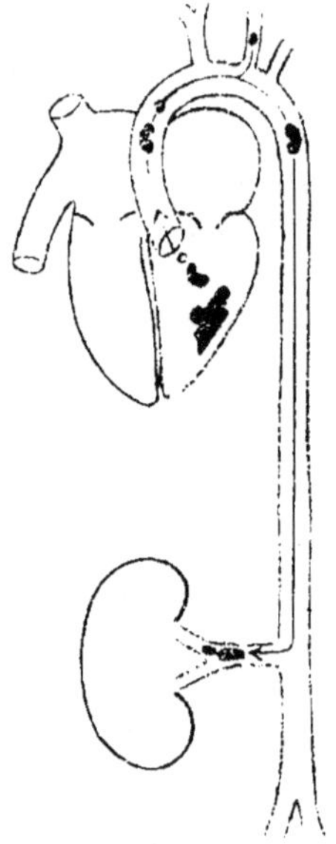

Fig. 66. — Embolie directe dans le système artériel (imité de Lubarsch).

Deux fragments détachés d'un thrombus du ventricule gauche sont projetés dans l'aorte. Le plus petit s'engage dans la carotide pour remonter vers le cerveau ; l'autre chemine dans l'aorte descendante et va finalement s'arrêter dans l'artère rénale.

Dans l'arbre artériel, ils sont fournis principalement par l'aorte et les gros troncs, dans le cœur gauche par la valvule mitrale.

Pour les caillots migrateurs de dimension macroscopique qui ne peuvent franchir les réseaux capillaires, le parcours et le point d'arrivée sont déterminés d'une façon générale par le lieu d'origine :

Les emboli partis du système veineux général ou du cœur droit vont se fixer dans les ramifications de l'artère pulmonaire ; ceux des veines pulmonaires (rares), du cœur gauche et de

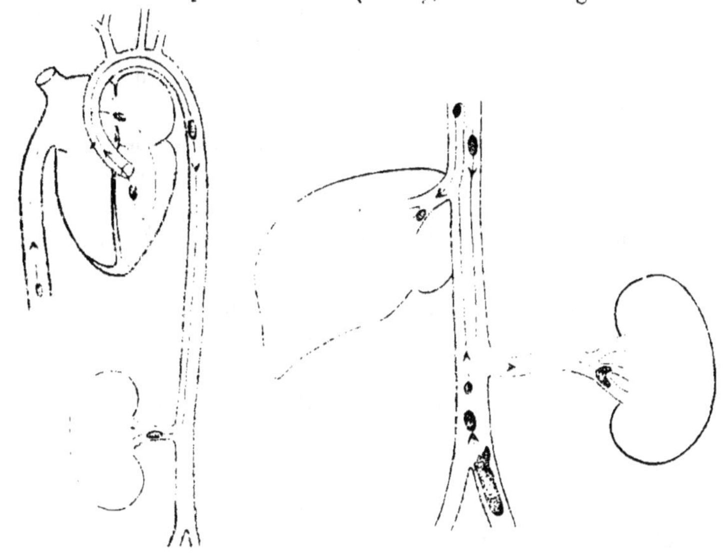

Fig. 67.— Embolie croisée
(imité de Lubarsch).

Un caillot migrateur remonte la veine cave inférieure jusque dans l'oreillette droite ; passant ensuite par le trou de Botal non oblitéré, il arrive dans l'oreillette, puis dans le ventricule gauches ; entraîné dans l'aorte il va s'arrêter dans l'artère rénale qu'il obstrue.

Fig. 68. — Embolie rétrograde
(imité de Lubarsch).

Deux fragments détachés d'un thrombus de la veine iliaque remontent d'abord la veine cave inférieure suivant la direction normale du courant sanguin. Lorsqu'ils ont dépassé le diaphragme, il se produit un reflux veineux qui les refoule en arrière et les projette, l'un dans une veine sus-hépatique, l'autre dans la veine rénale.

l'arbre aortique sont projetés dans les artères périphériques : ceux de la veine porte et de ses racines vont obturer les ramifications intra-hépatiques du système porte.

Cette règle commune comporte cependant deux exceptions :

L'embolie dite croisée ou *paradoxale* se produit lorsqu'un caillot passe du système veineux dans le système artériel, grâce à l'existence d'une perforation dans les cloisons du cœur (persistance du trou de Botal). Exemple : obstruction de l'artère sylvienne par un embolus détaché de la veine saphène (voy. fig. 67).

L'embolie rétrograde dépend d'un mouvement de reflux du sang : c'est ainsi qu'un corps étranger de la veine jugulaire, surtout s'il est lourd, peut s'introduire dans la veine cave inférieure et aller s'enclaver dans les veines sus-hépatiques, au moment où le sang est refoulé en arrière sous l'influence d'une expiration forcée notamment en cas d'insuffisance de la valvule tricuspide (voy. fig. 68).

On a vu précédemment qu'un courant rétrograde peut s'établir aussi entre deux ramifications d'une même arborisation veineuse, lorsque le cours du sang est renversé dans l'une d'elles par suite de l'oblitération du tronc efférent (voy. fig. 61).

Le transport en sens inverse du courant normal se produit dans les veines, lorsqu'il existe une forte gêne respiratoire ; il a été vérifié nettement par l'expérimentation. Il est surtout observé fréquemment dans les vaisseaux lymphatiques.

Dans chacune des grandes subdivisions de l'appareil circulatoire, l'embolie affecte avec prédilection certains départements vasculaires. Cela tient à ce que les emboli suivent habituellement le courant le plus fort et le trajet le plus rectiligne. Il faut tenir compte aussi de l'action de la pesanteur : l'embolus va moins vite que le sang et glisse volontiers le long de la paroi la plus déclive du vaisseau. C'est ainsi que les fragments charriés par la grande circulation s'engagent de préférence dans la carotide, l'artère rénale et l'artère iliaque gauches, la splénique ; dans la petite circulation, ce sont les lobes inférieurs des poumons, le droit en particulier, qui sont embolisés le plus fréquemment.

2° Modalités diverses et diagnostic anatomique de l'embolie. — L'obstruction embolique présente des modalités variées, suivant la grosseur, la forme, la consistance du corps obturant et suivant le calibre et la configuration du vaisseau embolisé.

Un thrombus arrondi et mou progresse jusque dans un vaisseau d'un diamètre un peu inférieur au sien et, tassé par la pression, il l'oblitère d'emblée. Si le point d'arrêt répond à une bifurcation, l'occlusion ne porte en général que sur l'une des branches. Les corps durs, anguleux laissent au début un passage pour le sang à côté d'eux.

Un caillot cylindrique qui vient à chevaucher en forme d'U sur un éperon de bifurcation, peut y rester collé et n'amener qu'une gêne relative de la circulation, s'il n'occupe qu'une faible partie de la lumière vasculaire. S'il est long et vermiforme, il est le plus souvent replié en forme d'S ou diversement pelotonné sur lui-même pendant qu'il nage dans le courant sanguin. Dans cet état, il est capable de boucher un vaisseau d'un calibre bien supérieur au sien. Au cas où il arrive dans un tronc se résolvant en subdivisions très rapprochées les unes des autres (artères pulmonaires), il peut obturer à la fois plusieurs de celles-ci en formant une série d'anses au niveau des orifices d'entrée.

Au contraire, un caillot ramolli et friable donnant contre un éperon, s'émiette sous le choc et provoque ensuite dans les petits rameaux des embolies multiples dont l'effet total est sensiblement égal à celui qu'aurait entraîné la fermeture du tronc principal

L'embolus, une fois fixé, devient souvent le point de départ d'une *thrombose secondaire* qui l'enveloppe, le prolonge et complète l'occlusion qui n'était que partielle au début. Il est sujet par la suite aux diverses transformations qui ont été signalées plus haut à propos du thrombus : dessiccation, organisation, résorption, ou ramollissement pouvant amener des *embolies secondaires*.

Le diagnostic anatomique de l'embolie, facile pour les corps étrangers d'origine non hématique tels que des débris de l'endartère ou des valvules, peut au contraire présenter des difficultés lorsqu'il s'agit d'un caillot migrateur. Celui-ci se distingue d'un thrombus autochtone : par le point d'enclavement au niveau d'une bifurcation ; par sa structure conforme à celle du thrombus originel ; par une cassure qui s'adapte exactement à celle de ce dernier ; par sa faible adhérence à la paroi qui, dans la plupart des cas, n'est pas altérée ; par sa forme sinueuse et par son calibre qui diffère de celui du vaisseau embolisé.

Ces particularités sont d'autant plus évidentes que l'embolie est plus récente. En cas de thrombose secondaire, on peut encore les constater après avoir débarrassé avec précaution l'embolus des dépôts surajoutés qui le recouvrent. Elles tendent à s'effacer à mesure que se dessinent les métamorphoses subséquentes du caillot.

Lorsqu'il y a des obstructions multiples échelonnées dans un même département artériel, il s'agit, soit d'embolies successives, soit de la fragmentation d'un embolus unique, soit de thromboses autochtones occasionnées par le trouble circulatoire consécutif à une embolie du tronc principal.

3° Lésions consécutives à l'embolie. — Les lésions qu'on observe à la suite de l'embolie portent : 1° sur les *vaisseaux* obstrués eux-mêmes ; 2° sur les *tissus* auxquels ils se rendent.

A. LÉSIONS DES VAISSEAUX. — Nous avons vu précédemment que la réaction locale des parois artérielles est la même pour les emboli que pour les thrombus autochtones. Comme vestiges du processus d'organisation et de résorption, on trouve des épaississements et des brides cicatricielles de l'endartère, la sténose du vaisseau, la sclérose des tuniques.

Les corps durs et anguleux (débris de valvules calcifiés, etc.) peuvent blesser la tunique interne. Celle-ci peut aussi se déchirer, de même que la moyenne, sous l'influence de l'augmentation de la pression en amont de l'obstacle.

Comme suite de ces lésions traumatiques et des altérations dégénératives qui surviennent plus tard, on a signalé les hémorragies dans la gaine adventice (RANVIER), la production d'anévrismes (OGLE, PONFIK, EPPINGER).

La suppléance circulatoire s'effectue au début par simple ectasie vaso-motrice des voies collatérales. Mais, en cas d'oblitération définitive, on assiste ensuite à un véritable remaniement histologique des réseaux vasculaires intéressés : les rameaux artériels élargis s'hypertrophient et les capillaires les plus proches se transforment en artérioles. Les vaisseaux mis hors d'usage subissent au contraire une atrophie progressive.

B. Lésions des tissus : infarctus. — Lorsqu'une artère vient à être oblitérée, il se produit une contraction de ses ramifications périphériques ; le territoire qu'elle desservait paraît pâle et anémié, et en même temps on voit se dessiner sur son pourtour une zone de congestion due à la dilatation compensatrice des branches collatérales demeurées perméables.

Suivant que les circonstances sont plus ou moins favorables au rétablissement de la circulation dans les parties ischémiées et que les tissus intéressés sont plus ou moins résistants, les suites de l'embolie sont bénignes ou graves.

a. *Rôle des anastomoses ; artères dites terminales.* — Parmi les conditions pathogéniques qui sont à considérer ici, les recherches classiques de Cohnheim ont mis en évidence le rôle important dévolu à la disposition anatomique des voies collatérales.

Lorsqu'il existe des anastomoses artérielles suffisantes, débouchant en aval du point obstrué, la compensation est en quelque sorte immédiate : le sang ne tarde pas à affluer abondamment, si bien que l'anémie locale fait place à une hyperémie passagère, après quoi tout rentre dans l'ordre. La lésion durable se borne à la suppression d'un court segment artériel. C'est ainsi que les choses se passent dans les organes médians, tels que la thyroïde, la langue, le pénis, l'utérus, etc...; grâce aux larges communications unissant les artères des moitiés droite et gauche, on n'y trouve jamais de foyers emboliques.

Dans les parties moins riches en anastomoses, l'anémie persiste plus longtemps. En raison de la disposition qu'affectent habituellement les arborisations terminales des artères, le département devenu exsangue présente souvent, dans les viscères, la forme d'un cône à base superficielle, dont le sommet répond à l'artère oblitérée et dont l'étendue est proportionnée à l'importance de ce vaisseau.

On sait qu'en général les anastomoses artérielles sont surtout nombreuses au niveau des ramuscules les plus fins : plus l'artériole bouchée est petite et plus il y a de chances pour une compensation rapide. Même dans les organes les plus vulnérables, la dimension minima des foyers emboliques ne descend guère au-dessous de celle d'un pois, et la suppression d'une artériole microscopique n'entraîne aucune perturbation appréciable.

Au contraire, plus l'embolie se rapproche des gros troncs, plus le cône ischémié est considérable ; la suppléance qui ne peut s'effectuer que par la périphérie de celui-ci devient d'autant plus lente et plus difficile.

Lorsqu'elle est insuffisante ou trop tardive, les tissus privés de sang sont atteints dans leur nutrition et le territoire anémié

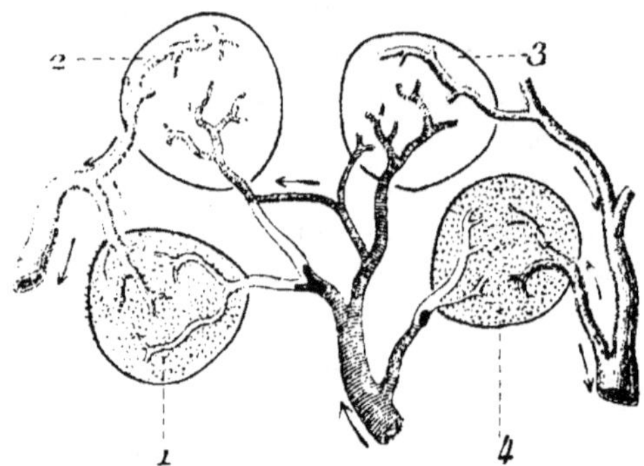

Fig. 69. — Schéma des artères terminales et de la production des infarctus par reflux veineux, suivant la théorie de Cohnheim.

1, 2, 3, 4, territoires vasculaires. Les artères nourricières de 1, 2 et 4 sont obstruées par des embolies. La circulation se rétablit facilement en 2, grâce à l'existence d'une anastomose avec les artères de 3, en aval de l'obstacle. Elle est, au contraire, complètement arrêtée dans les territoires 1 et 4 dont les artères sont terminales (c'est-à-dire dépourvues d'anastomoses). Les flèches bleues indiquent le reflux du sang veineux amenant l'infarcissement hémorragique des territoires ischémiés.

se transforme en un foyer de nécrose, un *infarctus*. Tel est notamment le cas dans les viscères dont les cônes artériels sont à peu près dépourvus d'anastomoses latérales, comme la rate, les reins, l'intestin, les poumons, le cerveau, la rétine (*artères dites terminales*, Cohnheim). Il est clair du reste, qu'à ce point de vue on devra considérer comme terminales la plupart des artères principales se rendant à des organes isolés : les artères rénales, la mésentérique supérieure, etc..., qui ne peuvent être suppléées efficacement par aucune autre.

Telle est du moins, dans ses grandes lignes, la conception de Cohnheim.

b. *Autres conditions de la production des infarctus.* — Mais les conséquences de l'embolie, notamment en ce qui concerne les artères de petit et de moyen calibre, ne dépendent pas seulement de la richesse ou de la pauvreté des anastomoses. L'ex-

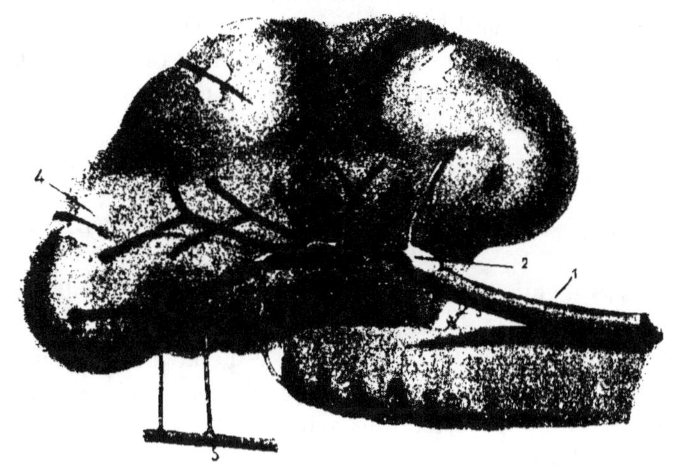

Fig. 70. — Infarctus multiples de la rate
d'après les planches de Ch. SCHÜTZENBERGER, 1879).

1. artère splénique. — 2, renflement indiquant le siège du caillot obturateur. — 3. 3. artères pancréatiques. — 4. infarctus. — 5, artère gastro-épiploïque gauche.

périence nous montre qu'il est une série d'autres facteurs qui doivent entrer en ligne de compte. En effet :

α) L'embolie des troncs principaux et des artères terminales n'entraine pas fatalement la nécrose, parce que la compensation peut se faire, en l'absence de toute collatérale importante, par les artérioles accessoires, et par les anastomoses capillaires.

La figure 70 montre, d'après une planche de Ch. SCHÜTZEN-BERGER, les effets d'une embolie du tronc de l'artère splénique. Grâce aux anastomoses avec les artères voisines, la rate ne présente que des infarctus disséminés et de médiocre volume.

De même, l'oblitération de l'artère crurale ou de la rénale

peut borner son action à la production de foyers de gangrène partielle du membre inférieur, d'infarctus disséminés du rein.

Dans le poumon, où les capillaires sont très larges, non seulement l'embolie expérimentale reste habituellement sans résultat, mais Virchow a vu, chez le chien, la circulation se rétablir complètement, grâce à la dilatation compensatrice de l'artère bronchique, dans un lobe dont l'artère pulmonaire avait été bouchée.

Il semble même que dans certains cas les petites anastomoses veineuses puissent être impliquées dans le processus et livrer passage au sang artériel qui leur arrive par reflux des capillaires et qu'elles contribuent à transmettre aux réseaux voisins.

3) La nécrose se produit dans un département bien pourvu d'anastomoses :

1° En cas d'embolies multiples, obstruant à la fois le tronc principal et les voies de suppléance ;

2° Lorsque les collatérales restent à l'état de contraction spasmodique directe ou réflexe, ou qu'elles ont subi des altérations préalables qui mettent obstacle à leur dilatation (dégénérescences, sclérose) ;

3° Lorsque le cœur est affaibli et incapable de fournir le surcroît de pression indispensable à une compensation suffisante (marasme, sénilité) ;

4° Lorsque le trouble circulatoire initial est suivi à bref délai de thromboses étendues dans les capillaires de la région ischémiée (excès de coagulabilité du sang) ;

5° Lorsque les tissus intéressés sont très sensibles et qu'ils succombent rapidement à la privation de sang.

(A l'état normal, l'ischémie amène la nécrose du testicule en quatre à six heures environ, celle de l'intestin en deux heures à deux heures et demie, celle du rein en une heure et demie à deux heures. Les centres nerveux sont tués encore plus vite, tandis que les membres résistent beaucoup plus longtemps.)

6° Lorsqu'il existe déjà des lésions qui abaissent la vitalité des parties.

Les lésions organiques préexistantes sont la cause principale de l'écart si prononcé qui existe entre les données de la pathologie humaine et les faits expérimentaux.

C'est ainsi que les infarctus pulmonaires s'observent souvent chez les cardiaques, chez les sujets dont les poumons sont déjà malades à la suite de stases répétées, de bronchite chronique, etc... Chez l'animal sain, on ne les obtient que rarement, à moins qu'on adjoigne à l'obstruction artérielle des lésions du sang ou des tissus : emboli imprégnés de substances irritantes ; anémie préalable des sujets par saignées répétées ; injection de fibrin-ferment, etc...;

7° Il faut se rappeler enfin que les caillots migrateurs sont rarement tout à fait aseptiques (voy. Thrombose, p. 244) et que de ce fait ils peuvent exercer une irritation locale plus ou moins prononcée. C'est là un élément non négligeable, dont il y a lieu de tenir compte à côté des effets mécaniques de l'obstruction.

C. **Formes de l'infarctus**. — On distingue l'*infarctus blanc* et l'*infarctus hémorragique*.

Les foyers emboliques peuvent rester à l'état d'ischémie persistante ; ce sont les *infarctus blancs* ou *anémiques*. Mais la plupart de ceux qu'on découvre à l'autopsie sont le siège d'une infiltration sanguine très prononcée et constituent les *infarctus* dits *rouges* ou *hémorragiques*. Ce fait, assez paradoxal au premier abord, s'explique également à l'aide des considérations de physiologie pathologique exposées ci-dessus.

L'infarcissement hémorragique a été décrit par Laennec (infarctus hémoptoïque du poumon) et sa pathogénie a été diversement interprétée par les auteurs. Considéré d'abord comme le résultat d'une inflammation, il a été rattaché ensuite à l'oblitération artérielle et rapporté notamment à un reflux du sang veineux se produisant sous l'influence de la fluxion collatérale (Virchow, Beckmann, Cohn et Weber, Cohnheim).

Grâce à de nombreuses expériences et à une connaissance plus approfondie des lésions anatomiques, nous pouvons rectifier aujourd'hui ce que ces théories avaient de trop exclusif.

L'infiltration hémorragique est l'indice d'une *circulation collatérale insuffisante*.

Lorsque le sang ne peut affluer par les voies indirectes (anastomoses capillaires et artérioles accessoires) que sous une pression trop faible pour amener le rétablissement de la circulation dans le territoire ischémié, les capillaires de celui-ci, atteints dans leur nutrition, se laissent distendre passivement, si bien que les réseaux gorgés de sang offrent l'aspect de la *stase capillaire* (voy. page 205).

BLESSIG, COHN, LITTEN, ont montré qu'on produit plus sûrement la réplétion sanguine en liant simultanément la veine et l'artère (reins, rate, lobes du poumon), ce qui prouve que le reflux par les veines ne saurait jouer le rôle prépondérant qu'on lui avait attribué. Ce rôle revient sans conteste aux anastomoses capillaires et aux artérioles accessoires, dans la plupart des cas. On peut injecter, par la circulation générale, des substances colorantes finement pulvérisées dans un territoire pulmonaire dont l'artère et la veine ont été liées; mais la pénétration ne se produit plus lorsqu'on supprime également les anastomoses provenant des artères bronchiques, de celles de l'œsophage, de la trachée, du diaphragme et des séreuses voisines (KUTTNER).

Il faut tenir compte aussi des altérations nutritives, qu'elles dépendent d'une affection antérieure ou qu'elles résultent simplement de l'interruption de la circulation. Plus elles sont prononcées et plus les parois des vaisseaux engorgés deviennent perméables : à l'hyperémie passive du début succède l'hémorragie; le sang s'extravase, tant par diapédèse que par ruptures microscopiques, s'infiltre dans la charpente conjonctive des foyers emboliques et fait irruption dans les cavités naturelles telles que les alvéoles pulmonaires, les tubuli du rein. Il s'agit donc d'un processus complexe dans lequel la congestion et l'hémorragie viennent s'ajouter aux lésions nécrosiques.

L'insuffisance de la compensation peut tenir encore à l'intervention des autres facteurs visés plus haut : l'asthénie cardiaque, les troubles vaso-moteurs, les thromboses capillaires.

Ce qui prouve bien la complexité du mécanisme pathogénique, c'est qu'un même organe peut présenter, suivant les cas, des foyers blancs ou des infarctus rouges (rate, rein, rétine, cerveau).

L'examen clinique sur des membres dont les artères sont

obstruées, ainsi que l'observation ophtalmoscopique de l'embolie rétinienne, montrent que l'hyperémie et l'infiltration sanguine coïncident avec le rétablissement de la circulation par les voies collatérales.

En résumé, on peut dire que la compensation circulatoire est de règle pour les embolies simples des artères petites et moyennes, à moins qu'elles ne frappent des parties très sensibles, tels que les centres bulbaires, ou que les organes ne soient déjà affaiblis par une affection antécédente.

Suivant le siège et les circonstances adjuvantes, le rétablissement de la circulation est plus ou moins rapide. Lorsque l'ischémie est durable, il y a nécrose et formation d'un infarctus blanc. Lorsque la circulation par les voies collatérales n'est qu'ébauchée ou qu'elle survient trop tardivement, on observe l'infarcissement hémorragique. Celui-ci débute par la stase capillaire, et ce n'est qu'ultérieurement que les globules rouges s'extravasent par diapédèse et par ruptures multiples des petits vaisseaux.

Il peut n'être que partiel, affectant seulement la zone périphérique de l'infarctus dont le centre reste blanc, ou se produisant par taches entre lesquelles subsistent des îlots de tissu sain alimentés par des artérioles accessoires. C'est ainsi qu'après ligature de l'artère rénale, on voit survivre de petits territoires de substance corticale répondant aux points de pénétration des artérioles capsulaires, tandis que la nécrose est totale si le rein a été préalablement décapsulé.

Enfin, il importe de savoir que l'embolie n'est pas l'origine exclusive des infarctus. Ceux-ci peuvent résulter aussi de la thrombose, de blessure des artères, et en général de toute perturbation de la circulation locale assez accentuée pour entraîner la mortification.

4° Caractères anatomiques et évolution. — L'*infarctus blanc*, se présente comme un cône pâle et anémié, de couleur jaunâtre, dans lequel l'examen microscopique décèle à bref délai des altérations nutritives très prononcées.

La mortification frappe tout d'abord les éléments parenchymateux (cellules glandulaires, etc.). Quand elle survient rapidement, les éléments subissent la nécrose de coagulation : sur la coupe, on a l'aspect d'un foyer caséeux, opaque et grisâtre, dont la consistance est plus ferme que celle du tissu normal ambiant.

Lorsque l'irrigation sanguine n'est pas complètement abolie,

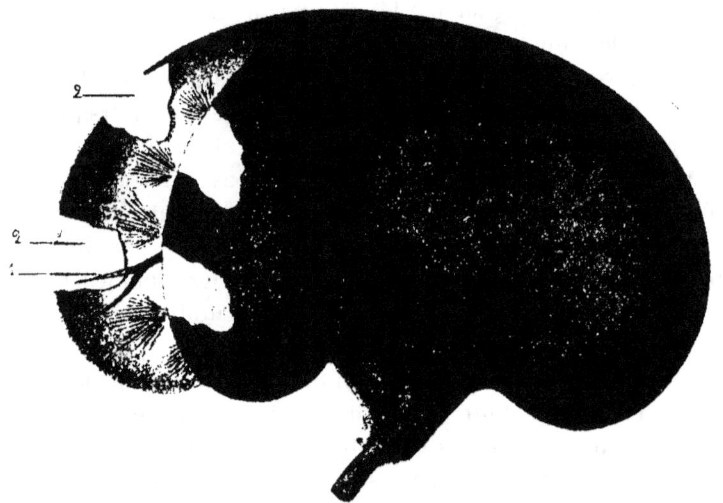

Fig. 71. — Infarctus du rein gauche
(d'après les planches de Ch. Schützenberger, 1879).
1, rameau artériel oblitéré par embolie. — 2, 2, infarctus.

la nécrobiose peut se produire plus lentement, sous forme de dégénérescence granulo-graisseuse.

L'*infarctus hémorragique* récent a une coloration rouge noirâtre ; le tissu est uniformément induré, la surface de section tantôt unie, tantôt granuleuse. Plus tard, il se décolore par résorption et par décomposition de l'hémoglobine, et en commençant par la partie centrale qui prend une teinte jaunâtre. Mais c'est à tort que l'on a voulu considérer tous les foyers emboliques pâles comme des infarctus hémorragiques décolorés.

L'infiltration sanguine est de règle dans les poumons où le caractère hémorragique de la lésion est généralement très accusé. Dans la rate et dans les reins, elle peut manquer complètement (foyers blancs) ; plus souvent elle n'est que partielle (foyers pâles à auréole rouge ou marbrés de taches et de stries hémorragiques).

Dans les tissus qui entourent le foyer embolique, l'hyperémie collatérale s'accompagne ultérieurement d'une néoplasie con-

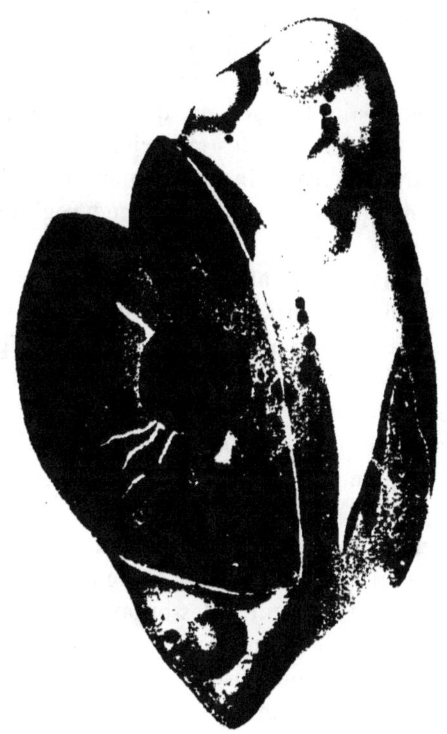

Fig. 72. — Infarctus hémoptoïque du poumon (d'après CRUVEILHIER).

jonctive et vasculaire qui tend à encapsuler la masse nécrosée, la pénètre peu à peu et en amène la résorption par un mécanisme analogue à celui qui préside à l'organisation des thrombus. Finalement il reste une cicatrice plus ou moins pigmentée ; celle-ci est toujours plus petite que le territoire ischémié auquel elle s'est substituée, et comme elle se rétracte progressive-

ment, il en résulte une déformation notable des organes intéressés.

Lorsque le travail de cicatrisation fait défaut, les parties
mortifiées persistent sous forme de masses caséeuses desséchées
dans lesquelles il n'est pas rare d'observer l'incrustation calcaire.

Contrairement à ce qui se passe dans les autres organes, l'embolie des centres nerveux se traduit par la formation de *foyers
de ramollissement* rouges, jaunes ou blancs. Après résorption de
la substance cérébrale tombée en déliquescence, ceux-ci sont
remplacés, soit par des nodules cicatriciels de faible étendue,
soit par des kystes à paroi mince contenant une sérosité claire,
suivant que la néoplasie conjonctive et névroglique est plus ou
moins active.

Sur les muqueuses de l'intestin et de l'estomac, les nécroses
d'origine circulatoire aboutissent à des ulcérations dans l'évolution desquelles interviennent l'action des sucs digestifs et l'influence des microorganismes.

Les escarres cutanées consécutives à l'insuffisance de l'apport
artériel se terminent par élimination et cicatrisation lorsqu'elles
ne sont pas trop étendues.

5° Symptômes. — Les conséquences de l'ischémie produite
par les embolies simples sont en raison de l'importance des vaisseaux embolisés et de la dignité des organes affectés. En général
les accidents débutent brusquement. Lorsqu'il s'agit du cerveau,
du cœur, des poumons, on observe un véritable ictus pouvant
entraîner la mort subite (anémie bulbaire). Quand l'organisme
ne succombe pas au premier choc, on voit survenir suivant les
cas, des signes de ramollissement cérébral (artère sylvienne) ;
le tableau de l'angine coronarienne ; l'amaurose, (embolie de la
rétine). Les embolies pulmonaires se traduisent par une dyspnée
angoissante avec frisson et point de côté, et autour des foyers
l'auscultation peut faire constater la formation d'une zone
d'œdème collatéral ; l'embolie des artères mésentériques est
suivie d'abondantes hémorragies intestinales avec coliques vio-
lentes.

Les autres foyers viscéraux ne se révèlent souvent par aucun phénomène bien saillant. On a signalé cependant l'hématurie dans les infarctus des reins. Fréquemment les revêtements séreux s'enflamment par contiguïté (pleurésie et péritonite localisées). Les membres ischémiés présentent de l'anesthésie douloureuse, avec pâleur, refroidissement, abolition du pouls dans les artères privées de sang.

Alors que les troubles causés par les infarctus des divers

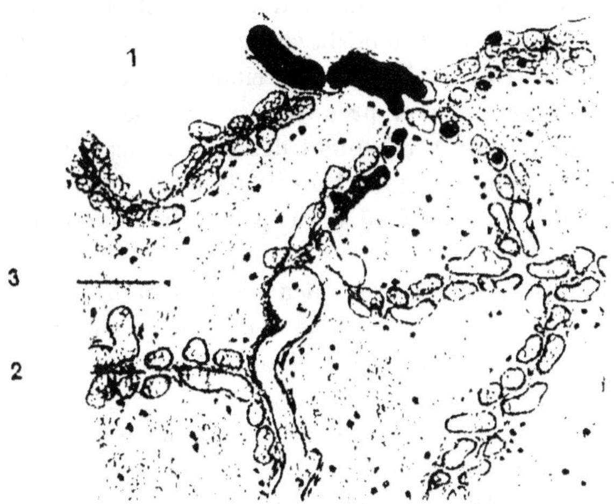

Fig. 73. — Congestion chronique du poumon avec embolie graisseuse et hémorragie. Gr. 250 I.

1, graisse colorée en noir par l'acide osmique, obstruant la lumière d'une artériole. D'autres particules graisseuses se voient dans les capillaires voisins. — 2, cloisons inter-alvéolaires épaissies, à capillaires gorgés de sang. — 3, alvéoles remplis de globules rouges avec des trainées de fibrine.

parenchymes peuvent se dissiper complètement, et souvent même à bref délai, la fonction des territoires encéphaliques affectés de nécrose demeure définitivement abolie.

6° Appendice : embolie gazeuse, embolie graisseuse. — Les gaz et la graisse, quoique fluides, ne sont pas miscibles au sang ; lorsqu'ils sont charriés en grande quantité par la circulation, ils s'arrêtent dans les petits vaisseaux en vertu d'un phénomène de capillarité et peuvent ainsi occasionner des obstructions plus ou moins étendues.

α. C'est principalement par les blessures des gros troncs veineux, en particulier de ceux du cou, que l'air extérieur, entraîné par l'aspiration thoracique, pénètre dans l'appareil circulatoire. Il tend à s'amasser dans le ventricule droit où il forme un coussinet élastique que les contractions du cœur compriment sans parvenir à l'évacuer.

Il en résulte une anémie du cœur gauche et des centres nerveux, qui amène à bref délai la chute de la pression aortique et la mort. On trouve alors le ventricule droit rempli de sang spumeux, le gauche à peu près vide ; les vaisseaux du poumon, du cœur et du cerveau renferment des bulles gazeuses.

Les troubles consécutifs à l'insufflation expérimentale d'air dans les veines ont pu être enrayés par la ponction du ventricule droit.

Des accidents de même ordre peuvent être causés par l'ouverture des veines utérines (accouchement, opérations, injections), par l'ulcération des veines de l'estomac quand cet organe est distendu par des gaz.

Enfin, des embolies multiples dues au dégagement des gaz dissous dans le sang ont été constatées à la suite d'un abaissement brusque de la pression ambiante, par exemple chez des ouvriers sortant d'une cloche à plongeur.

b. L'introduction de graisse dans les veines succède le plus souvent à la désorganisation du tissu adipeux ou de la moelle des os par des traumatismes ou par divers processus pathologiques (fractures, résections, inflammations). Elle a été signalée aussi à la suite de ruptures de l'estomac rempli de substances grasses; de déchirures, de contusions et de suppurations du foie et de l'utérus.

La graisse s'arrête principalement dans les petits vaisseaux du poumon ; lorsqu'elle est entraînée plus loin, elle va se loger dans les capillaires du rein, du cerveau, du cœur, etc. Si elle est assez abondante pour entraver la circulation pulmonaire, il en résulte des troubles graves, se traduisant par des accès de dyspnée et même par la mort subite. On trouve alors des ecchymoses sous-pleurales et de petits noyaux hémorragiques dans le parenchyme, mais pas d'infarctus bien caractérisés.

§ 2. — MÉTASTASE

On entendait anciennement par *métastase* un *déplacement de la maladie*, celle-ci quittant son siège anatomique pour aller en occuper un autre plus ou moins éloigné : l'arthrite post-blennorrhagique, l'orchite ourlienne, l'hémoptysie consécutive à la suppression d'un flux hémorrhoïdal en étaient des exemples.

Plus tard, on a donné ce nom à la formation de *foyers pathologiques secondaires* dus à la dissémination des germes morbifiques issus d'un foyer primitif, sans que d'ailleurs l'évolution de ce dernier s'en trouvât nécessairement modifiée : métastases cancéreuses, tuberculeuses, purulentes.

Enfin, les auteurs récents font souvent usage de ce terme pour désigner d'une façon générale le *transport de substances pathologiques* de tout ordre à travers l'organisme, même lorsqu'il n'en résulte aucune lésion de quelque importance. L'embolie, caractérisée par l'obstruction vasculaire, ne serait ainsi qu'un cas particulier de la métastase : pourtant ces deux mots sont fréquemment employés comme synonymes.

Au point de vue de l'anatomie pathologique, nous examinerons successivement *les embolies simples de dimension microscopique* dues au transport de cellules parenchymateuses ou de débris de tissus et de corpuscules inertes, et *les foyers métastatiques* produits par des éléments vivants néoplasiques ou parasitaires.

1 Embolies simples microscopiques. — Lorsque les tissus sont altérés profondément et qu'ils ont perdu leur cohésion, il peut s'en détacher des cellules isolées et même des fragments plus volumineux qui pénètrent dans les vaisseaux, comme on l'a vu plus haut pour la graisse liquide. On a trouvé ainsi, et particulièrement dans le réseau de la petite circulation, des débris de parenchyme hépatique, de moelle osseuse (mégacaryocytes, vésicules adipeuses isolées ou agglomérées), de villosités placentaires, ainsi que des fragments de myocarde, des épithéliums ciliés détachés des bronches.

Des fibres élastiques provenant d'abcès du poumon peuvent être charriées jusque dans les capillaires du rein.

La dislocation de ces débris est causée tantôt par des traumatismes, des convulsions (éclampsie), tantôt par des lésions de nature toxique ou infectieuse.

L'émigration des grandes cellules médullaires paraît être, comme celle des globules sanguins myélogènes, un phénomène normal. Elle s'exagère quand la circulation est troublée dans la moelle ou lorsque le sang renferme des substances capables d'exercer une attraction chimiotactique sur ces éléments.

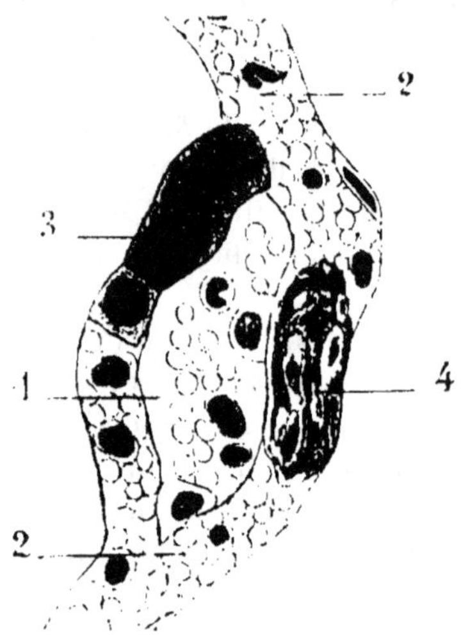

Fig. 74. — Embolies parenchymateuses (réduction d'une figure de LUBARSCH, 1899).

1, alvéole pulmonaire. — 2, 2, vaisseaux capillaires. — 3, embolie de cellules hépatiques. — 4, embolie formée par le noyau d'un mégacaryocyte.

Comme ces corps sont, pour la plupart, de dimension microscopique et qu'ils sont résorbés après avoir provoqué des thromboses peu étendues, leur présence est généralement tolérée sans réaction bien notable.

Il en est de même des corpuscules inanimés qui ne produisent les accidents mécaniques de l'embolie que lorsqu'ils agissent en masse, de façon à obstruer simultanément de nombreux capillaires dans un même réseau. Beaucoup d'entre eux peuvent former des dépôts assez considérables, notamment dans le système lymphatique, sans qu'il en résulte aucun trouble fonctionnel : tels sont les poussières (conioses), les pigments exogènes (tatouage) ou endogènes (mélanose), les substances pathologiques, toxiques ou médicamenteuses qui se précipitent après avoir circulé à l'état dissous (pigments biliaires et hématogènes, dépôts calcaires métastatiques, tophus goutteux, dépôts argentiques).

Les réactions locales suscitées par ces corps étrangers, leur transport par les phagocytes, etc... sont étudiés avec *les Pigmentations* et avec l'*Inflammation*.

2° Embolies néoplasiques et parasitaires ; foyers métastatiques. — Les cellules des tissus normaux ou altérés, ainsi que la plupart des cellules étrangères à l'organisme, ne tardent pas à périr et à disparaître quand elles se trouvent introduites accidentellement dans les vaisseaux. Il est, au contraire, des éléments capables de survivre et de se multiplier dans les points où ils ont été entraînés par la circulation. Ici les conséquences mécaniques d'une obstruction vasculaire souvent peu importante ne jouent plus qu'un rôle accessoire, et il faut considérer en première ligne les propriétés morbifiques inhérentes à la nature de l'embolus.

Tels sont :

1° Les *cellules des néoplasmes* envahissants, cancers et sarcomes, qui, lorsqu'elles sont charriées par le sang ou la lymphe, peuvent donner naissance dans les organes où elles sont déposées, à des nodules néoplasiques secondaires, dits *métastatiques* ;

2° Les *microorganismes pathogènes*, bactéries, sporozoaires, dont le transport et la colonisation au sein des tissus occasionnent la formation de *foyers infectieux métastatiques* (foyers tuberculeux, suppurés, gangréneux, etc.) :

3° Il convient de citer encore, parmi les emboli animés, des *parasites* d'une organisation plus élevée, tant animaux que végétaux, dont la dissémination peut également s'opérer par la voie sanguine et lymphatique : les embryons d'helminthes, les filaires, les trichines ; des cryptogames tels que l'oïdium et plusieurs espèces d'aspergillus, etc...

Tandis que le fait essentiel de la métastase des éléments néoplasiques est le développement de noyaux secondaires reproduisant le type histologique de la tumeur primitive, la colonisation des parasites et des microbes provoque des réactions diverses de la part des tissus ambiants : formation de nodules tuberculeux, foyers morveux, actinomycosiques, foyers de suppuration, etc.

Les gros parasites peuvent à l'occasion causer des obstructions vasculaires massives, par exemple quand le contenu d'un kyste hydatique fait irruption dans l'artère pulmonaire.

Mais on constate à première vue qu'il y a une différence fondamentale entre les lésions ischémiques qui caractérisent l'embolie simple et les désordres variés qui dépendent des actions pathogéniques propres aux emboli animés. Dans certains cas, les deux processus peuvent se superposer, comme lorsqu'un caillot migrateur détaché d'un thrombus infecté produit un infarctus qui suppure au lieu de s'organiser.

La thrombose étant rarement tout à fait aseptique, ainsi qu'il a été dit plus haut, la réaction locale suscitée par l'embolie simple dépend souvent en partie de la présence de microbes peu virulents inclus dans l'embolus ou de leurs toxines ; mais la prédominance des phénomènes mécaniques est assez accusée pour que l'irritation locale n'ait ici qu'une importance tout à fait accessoire. On sait enfin, d'autre part, que des corps inertes, mais en partie solubles, peuvent exercer une action irritante assez prononcée (grains de poivre, de tabac ; bouchons de paraffine imprégnés de nitrate d'argent, etc.).

LIVRE V

INFLAMMATION

L'inflammation est le mode de réaction le plus habituel de l'organisme contre les influences nocives dont l'action se localise à une partie limitée du corps.

Elle se présente sous des aspects fort variés, suivant les cas particuliers ; mais elle n'en offre pas moins un certain nombre de traits constants et fondamentaux qui permettent d'en donner une description d'ensemble et qui justifient, jusqu'à nouvel ordre, le maintien de ce chapitre, le plus vaste assurément de la pathologie.

Pour les anciens, l'inflammation était caractérisée cliniquement par les quatre symptômes cardinaux de rougeur, de chaleur, de douleur et de tuméfaction. Ce syndrome, auquel on adjoignit plus tard la lésion fonctionnelle, est demeuré classique depuis CELSE : *rubor, calor, dolor, tumor ; functio læsa.*

Les explications qu'on a tenté de donner de ces phénomènes extérieurs reflètent fidèlement les doctrines qui ont régné aux divers âges de la médecine. Pendant des siècles, les conceptions humorales et les théories solidistes de l'inflammation, se succédant sous bien des formes, ont prévalu tour à tour sans que l'on ait pu aboutir à une solution satisfaisante. Le problème est resté en suspens jusqu'à l'époque récente où les progrès de l'étiologie ont révélé et rendu tangible le *primum movens* des désordres anatomiques et fonctionnels.

Nous savons aujourd'hui que si l'on peut décomposer le processus phlegmasique en un certain nombre de troubles élémentaires, il n'est aucun de ceux-ci qui tienne les autres sous sa dépendance. Ils évoluent parallèlement parce qu'ils relèvent tous de la *cause initiale* qui met en jeu les divers moyens de défense dont dispose l'organisme de l'homme et des animaux supérieurs.

Cette cause peut être représentée par des agents morbifiques de tout ordre. Habituellement désignés sous le nom d'*irritants*, ceux-ci sont tantôt *mécaniques* (corps étrangers, traumatismes), tantôt *physiques* (chaleur, froid, lumière, électricité) ou *chimiques* (caustiques, rubéfiants, vésicants); le plus souvent ils sont *animés* (microbes).

Quelle que soit sa nature, l'irritation première affecte toutes les parties constituantes du terrain anatomique : tissus, nerfs et vaisseaux, milieu intérieur. Chacune de ces parties réagit à sa manière et leurs réactions combinées nous donnent le tableau complet de l'inflammation.

Il s'agit, en somme, d'un processus pathologique complexe comprenant tout à la fois des troubles de la circulation locale et de l'innervation et des altérations des tissus.

Il est d'usage, au double point de vue de l'anatomie pathologique et de la clinique, d'établir une séparation entre l'*Inflammation aiguë* caractérisée par la prédominance des réactions vasculo-nerveuses et les *Phlegmasies chroniques* dans lesquelles les modifications des tissus occupent le premier plan.

Si justifiée que puisse être cette distinction, il est difficile de la maintenir d'une façon absolue dans un exposé didactique. De tout temps, en effet, on a décrit des processus intermédiaires, *sub-aigus*, et rien n'est plus fréquent que de voir une phlegmasie aiguë se prolonger en s'atténuant peu à peu et passer à l'état chronique.

Il a donc paru tout naturel de rattacher aux différentes formes des processus aigus l'histoire des phlegmasies sub-aiguës et chroniques qui se rapportent à chacune d'elles, et de consacrer ensuite des articles spéciaux aux inflammations chroniques proprement dites et aux inflammations nodulaires.

En conséquence, ce livre se trouve divisé en cinq chapitres, savoir :

Chapitre Ier : *Introduction à l'étude de l'inflammation, résorption et organisation pathologiques;*

Chapitre II : *Description générale du processus inflammatoire aigu;*

Chapitre III : *Lésions inflammatoires du tissu conjonctif ;*

Chapitre IV : *Division des inflammations;*

Chapitre V : *Synthèse et signification du processus inflammatoire.*

CHAPITRE PREMIER

INTRODUCTION A L'ÉTUDE DE L'INFLAMMATION

Avant d'aborder l'étude de l'inflammation proprement dite,
il convient de jeter un coup d'œil sur les réactions plus simples
suscitées dans les tissus par la présence de corps étrangers
aseptiques et peu nocifs, ne produisant qu'une irritation modérée. Ces réactions s'exercent aussi bien vis-à-vis de substances
de provenance exogène que de détritus organiques endogènes.
Elles se résument à la phagocytose et à la néoplasie conjonctive
et vasculaire, et aboutissent, soit à la disparition des corps
étrangers par *résorption*, soit à leur enkystement par du tissu
cicatriciel.

1° **Résorption par les phagocytes**. — Nous avons vu précédemment comment les particules microscopiques introduites
sous la peau, dans les séreuses ou dans la circulation, sont englobées par des cellules mobiles, et, suivant leur nature, modifiées
chimiquement, dissoutes dans le protoplasma, ou transportées
à distance par les voies lymphatique et sanguine. Tel est le sort
des grains de carmin ou de cinabre injectés dans le tissu sous-
cutané, des poussières qui pénètrent dans les alvéoles pulmonaires avec l'air inspiré, etc. ; l'histoire des pigmentations pathologiques nous a présenté des cas typiques de ce mode de
déblai et de résorption.

2° **Formation de cellules géantes**. — Quand il s'agit de corps
trop gros pour être englobés par les amibocytes ordinaires, microphages ou macrophages, on voit entrer en jeu les phénomènes
de la digestion para-cellulaire (voy. p. 28). Les cellules migratrices s'accumulent autour du corps étranger, l'entourent d'un

manchon plus ou moins épais, et déversent sur lui leurs diastases liquéfiantes.

Fréquemment, on observe alors la formation de gros éléments plurinucléés ou *cellules géantes*, qui s'appliquent à la surface des corps étrangers, les entourent et les érodent peu à peu jusqu'à

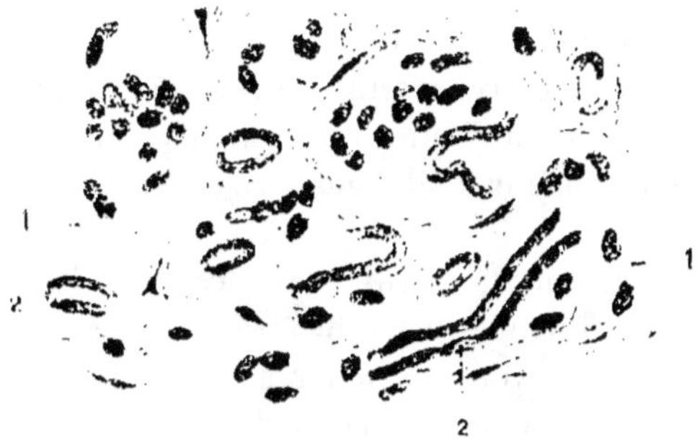

Fig. 75. — Cellules géantes résorbant des fils de catgut. Gr. 250 1.
Portion d'un nodule sous-cutané enlevé trois mois après la pose des fils.
1 cellules géantes.   2, filaments de catgut.

disparition : c'est ce qui a lieu pour les fils de catgut, les blocs de gélose, etc. (fig. 75).

Les cellules géantes sont, en général, des éléments caducs : pourtant elles peuvent persister pendant une longue période au contact des corps peu ou point solubles, tels que cheveux, poils, fils de soie, lamelles épidermiques, amas de cristaux de cholestérine, etc. On sait, d'autre part, qu'elles se forment également autour de certains microorganismes, tels que les bacilles de la tuberculose et ceux de la lèpre. Leur apparition est donc liée à la nature spéciale (chimique) de l'irritation, plutôt qu'aux dimensions ou à la consistance des matières à résorber.

3° Organisation, néoplasie conjonctive et vasculaire. —

Lorsque les corps étrangers sont en petite quantité, les tissus ambiants ne subissent pas de modifications bien notables, et tout se borne à la phagocytose. Mais quand il s'agit de masses plus volumineuses, on voit s'adjoindre à celle-ci la néoformation conjonctive et vasculaire.

L'afflux des cellules migratrices est alors suivi à bref délai d'une prolifération du tissu conjonctif avoisinant, analogue à celle qui préside à la réunion des plaies (voy. p. 369). La multiplication des cellules connectives marche de pair avec l'hyperplasie des capillaires les plus proches, dont on voit s'allonger les pointes d'accroissement au milieu des fibroblastes jeunes qui les précèdent et les entourent.

Ce tissu germinatif représente de son côté un puissant organe de résorption. Il bourgeonne activement dans la direction du corps étranger, y pénètre et tend à se substituer graduellement à lui.

Quand l'irritation est intense, les cellules conjonctives anciennes ou néoformées peuvent être mobilisées ; transformées en amibocytes, elles vont se mêler aux globules blancs émigrés et participent à leur travail phagocytaire.

En même temps circulent activement sur tout le pourtour du foyer, des cellules migratrices chargées de débris cellulaires et nucléaires, de granulations graisseuses ou pigmentaires qu'elles évacuent progressivement par la voie des lymphatiques. Des masses considérables peuvent ainsi être déblayées : nous en avons vu des exemples en étudiant l'évolution des thrombus, des infarctus, des foyers hémorragiques ou caséeux, qui sont liquéfiés graduellement et remplacés par la néoplasie connective. Son rôle achevé, celle-ci peut à son tour s'atrophier et disparaître plus ou moins complètement (thrombus canalisé) ; mais le plus souvent elle persiste en passant à l'état de tissu cicatriciel (infarctus, néo-membranes des séreuses, etc.).

4° Cicatrisation consécutive, ses formes anatomiques. — Ce travail néoplasique aboutit, suivant les cas, à la formation de simples noyaux cicatriciels, de capsules fibreuses, de kystes, ou de masses scléreuses plus étendues.

a. *Noyaux de cicatrice.* — Les foyers bien circonscrits et susceptibles d'une résorption complète, tels que les infarctus, laissent à leur suite des nodules fibreux d'aspect rayonné, dont la rétraction lente entraîne des déformations plus ou moins accusées des parties intéressées.

b. *Encapsulation*. — Au pourtour des corps solides trop volumineux, insolubles, et en général de tous ceux dont la résorption est empêchée par une cause quelconque, ce tissu se présente comme une capsule fibreuse, isolant du reste de l'organisme les éléments étrangers, qui sont ainsi rendus inoffensifs et peuvent se conserver indéfiniment dans cet état. Tel est le cas pour les projectiles, les éclats de bois, les aiguilles, etc.

Les cavités des corps creux ou spongieux (fragments stérilisés de moelle de sureau, d'éponge) sont envahies et comblées par la néoplasie conjonctive, à moins qu'elles ne soient trop spacieuses, auquel cas leur paroi est simplement tapissée par une mince couche fibreuse.

c. *Formation de kystes*. — Lorsque les foyers pathologiques sont liquides ou semi-liquides, la néoplasie peut aussi se borner à la production d'une membrane d'enveloppe. Grâce à la résorption progressive des détritus qu'il tenait en suspension, le contenu du foyer se clarifie, et il reste finalement un kyste renfermant une sérosité citrine. Sa paroi interne est lisse, unie ; elle présente souvent des taches brunes ou ardoisées, vestiges indiquant qu'il y avait eu du sang épanché dans le foyer.

Ce mode d'enkystement s'observe fréquemment dans le ramollissement cérébral, pour les collections hémorragiques, etc.

Les cestodes (hydatides, cysticerques, etc.) sont également entourés d'une membrane connective néoformée qui s'applique exactement sur leur paroi propre et qui s'agrandit parallèlement à l'accroissement du parasite.

d. *Sclérose diffuse*. — Les substances finement divisées, accumulées en amas considérables, demeurent sur place en grande partie, d'abord incluses dans de grandes cellules hypertrophiées, puis à l'état libre lorsque celles-ci viennent à périr. Ces dépôts suscitent à la longue une sclérose diffuse des organes où ils siègent. C'est ce qu'on observe dans le tatouage, et, à un degré plus prononcé, dans les *conioses* des poumons, consécutives à l'imprégnation du parenchyme pulmonaire par les poussières inhalées (charbon, particules pierreuses ou métalliques, etc.). De même, des foyers pathologiques multiples et rapprochés peuvent être englobés dans des masses scléreuses irrégulières, parfois très considérables (foyers gommeux, tuberculeux ; échinocoque multiloculaire).

5° Physiologie pathologique du processus. — Dans les faits qui précèdent, la défense organique se traduit par deux opérations bien distinctes : la *résorption* et la *réparation*.

α) La *résorption*, tendant à faire disparaître les substances étrangères ou agissant comme telles, est accomplie par les phagocytes de toute forme et de toute provenance (voy. ci-après, p. 323 et 327), qui déploient tout à la fois une activité mécanique et une activité chimique. Celle-ci est double : d'une part, les corps étrangers sont liquéfiés par les diastases contenues dans les cellules et dans le plasma circulant : d'autre part, ils peuvent être, le cas échéant, transformés et *neutralisés*, de manière à subir une atténuation dans leurs propriétés irritantes. Les amibocytes périssent en grand nombre au cours de cette phase initiale de neutralisation, mais ils préparent ainsi la voie au tissu conjonctif qui s'avance à leur suite. Guidé par l'attraction chimiotactique qui émane aussi bien du corps étranger que des débris des leucocytes tués, ce tissu, riche en cellules et en vaisseaux, apporte un concours efficace au travail de dissolution et de déblai.

β) La *réparation* rétablit l'équilibre biologique dans les parties lésées, soit en comblant par du tissu cicatriciel le vide laissé par la disparition des matières résorbées, soit en entourant les corps peu solubles d'une couche fibreuse assez épaisse pour les rendre inoffensifs.

6° Troubles circulatoires concomitants; passage aux inflammations. — Il est de règle d'observer simultanément un peu d'hyperémie et d'exsudation séreuse, principalement au début. Minime et presque négligeable avec les corps inoffensifs, cette réaction vasculaire et nerveuse s'accentue notablement lorsqu'on emploie des agents plus irritants. Au cours des expériences faites sur l'œil du lapin, LEBER relate des observations qui montrent clairement comment on passe, par une gradation insensible, des actes de défense contre des substances peu nuisibles, à l'inflammation confirmée. Nous citerons les deux suivantes :

α) Un mince *fil d'or ou d'argent*, introduit dans la chambre antérieure, ne provoque qu'une congestion passagère et se trouve accolé à l'iris par un léger exsudat fibrineux mêlé de leucocytes. Au bout d'une à deux semaines, la fibrine est résorbée et le fil tombe au fond de la chambre. Entouré d'abord d'un manteau d'amibocytes (surtout de mononucléaires et de cellules géantes), il ne tarde pas à être inclus dans une petite néoplasie connective et endothéliale, et ne suscite plus dès lors aucun phénomène réactionnel.

β) La rougeur et l'exsudation sont bien plus marquées si l'on emploie un *fil de cuivre* de même dimension. Après vingt-quatre heures, le fil est recouvert d'un enduit puriforme, et du pus se collecte également derrière la partie déclive de la cornée (hypopion). L'inflammation rétrograde au bout de deux à trois semaines, et a ce moment, le corps étranger est entouré d'un magma de globules blancs nécrosés. Après une période plus longue (4 mois), le fil est fixé contre l'iris par un tissu cicatriciel assez lâche, et l'on constate alors qu'il a perdu son éclat métallique : il s'est produit à sa surface une sorte de croûte peu épaisse et friable, dont on voit quelques fragments détachés inclus dans des cellules géantes. Cette croûte donne les réactions d'un composé sulfuré, dont le soufre provient apparemment du protoplasma des leucocytes détruits ; ces éléments ont donc transformé chimiquement le cuivre, très irritant, en un corps moins nocif et accessible à la résorption phagocytaire. En effet, si l'on introduit dans l'œil de très fines parcelles du même métal (limaille), elles finissent par être résorbées intégralement.

L'irritation causée par le cuivre réalise une véritable inflammation en miniature, et fait bien ressortir, en particulier, l'action neutralisante des leucocytes.

Les réactions, tant cellulaires qu'humorales, atteignent leur apogée dans les processus infectieux, et nous offrent alors le tableau complet et typique de l'inflammation telle qu'on la rencontre couramment en pathologie.

CHAPITRE II

INFLAMMATION AIGUE

Les inflammations aiguës répondent au syndrome classique de Celse et sont caractérisées d'une façon générale par l'intensité des troubles circulatoires et nerveux. C'est donc ces troubles qu'il convient d'étudier en premier lieu.

ARTICLE PREMIER

PHÉNOMÈNES VASCULAIRES ET NERVEUX

Les perturbations de la circulation et de l'innervation locales offrent à étudier :

1° Les modifications de la circulation du sang, qui se révèlent par l'*hyperémie inflammatoire* ;

2° Les troubles de la transsudation et de la circulation interstitielle, qui se traduisent par l'*exsudation*.

§ 1. — HYPERÉMIE

La rougeur des parties enflammées ne pouvant être attribuée qu'à un afflux exagéré du sang, il y a lieu de se demander : 1° s'il s'agit d'une hyperémie active ou d'une congestion passive, et 2° quel en est le mécanisme?

1° La congestion inflammatoire est-elle active ou passive? — Les anciens admettaient à peu près unanimement l'arrêt et la stagnation du sang dans les foyers inflammatoires. Les premières expériences positives sur la question sont dues à

Hunter (1795), qui montra que dans un membre atteint de phlegmon, ou enflammé artificiellement chez les animaux, les battements artériels étaient augmentés ; que la circulation était plus rapide (le sang restant rouge au lieu de devenir noir comme il le fait normalement) ; qu'en sectionnant les artères correspondantes des deux membres, on obtenait un jet plus abondant et plus puissant du côté où siégeait l'inflammation. Lawrence fit voir ensuite qu'il en était de même pour les veines.

Il y a donc vaso-dilatation avec accélération du torrent circulatoire et l'on doit conclure avec Hunter que l'hyperémie inflammatoire est essentiellement active et artérielle.

D'autre part, les observations microscopiques faites sur des membranes transparentes, donnèrent des résultats tout opposés. En expérimentant l'action des *irritants* les plus variés (mécaniques, thermiques, chimiques) sur la membrane natatoire, le mésentère, le poumon, la vessie, la langue des batraciens, l'aile de la chauve-souris, etc., on reconnut que le trouble circulatoire débutait à la vérité par une accélération passagère, mais qu'il aboutissait constamment à une stase capillaire plus ou moins étendue.

En opérant sur un champ d'observation d'une ampleur suffisante, il est facile de voir qu'il n'y avait là qu'une apparence de contradiction. En réalité, les réseaux vasculaires se comportent différemment suivant l'intensité, la durée et la nature de l'irritation à laquelle ils sont soumis.

C'est ce que les schémas de la figure 76 sont destinés à mettre en évidence.

D'une façon générale, au premier degré, une irritation faible produit la vaso-dilatation, surtout artérielle, avec accélération du courant (1).

Au second degré, une action plus forte est suivie de vaso-dilatation avec ralentissement au niveau du point irrité (2), mais, en même temps, on voit se dessiner, au pourtour du territoire ainsi modifié, une zone de dilatation avec accélération.

Au troisième degré (irritation forte), la partie directement touchée présente un arrêt complet du sang avec toutes les apparences de la stase capillaire (3) ; autour de cette partie, on voit une zone moyenne de congestion avec ralentissement et une zone périphérique d'hyperémie avec accélération.

Une irritation encore plus forte (4) aura pour conséquence un

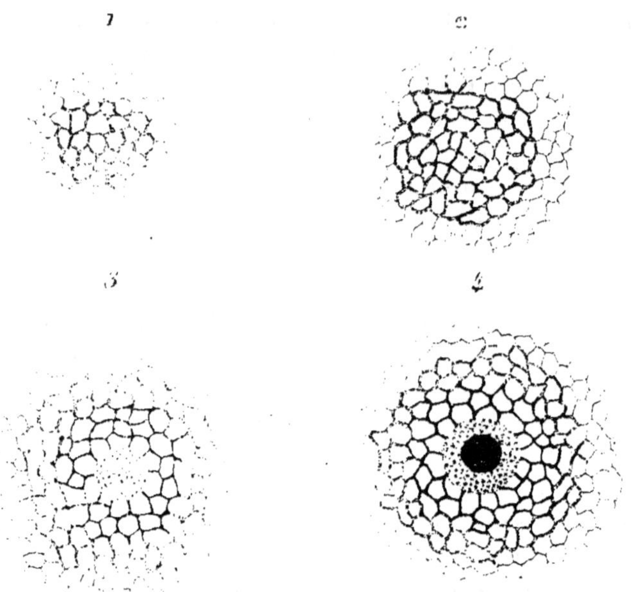

Fig. 76. — Modifications des réseaux vasculaires
sous l'influence des irritants (schéma).

1, premier degré : aire de dilatation avec accélération du courant au point irrité. — 2, deuxième degré : aire centrale de dilatation avec ralentissement, entourée d'une zone d'accélération. — 3, troisième degré : aire centrale de stase, entourée d'une zone moyenne de ralentissement et d'une zone extérieure d'accélération. — 4, quatrième degré : foyer central de nécrose, entouré de trois zones concentriques de stase, de ralentissement et d'accélération.

point de nécrose, entouré par trois zones successives de stase, de ralentissement et d'accélération.

Une irritation d'intensité modérée, mais s'exerçant d'une façon prolongée, a le même résultat qu'une irritation forte.

Tels sont les changements que l'on constate sur les capillaires proprement dits.

Les phénomènes sont plus compliqués si l'on examine les petits vaisseaux pourvus d'une tunique musculaire, en particu-

lier les artérioles : au lieu de la dilatation initiale qui est le cas
le plus fréquent, on peut observer un resserrement momentané
précédant la dilatation, (solutions alcalines) ou encore des alternatives de contraction et de relâchement (ammoniaque).

L'eucalyptol dilate les artérioles et resserre les veinules, tandis que le sublimé a une action contraire.

Mais, si l'irritation est assez énergique ou assez prolongée, il
vient toujours un moment où il se produit un *foyer* de congestion passive entouré d'une *auréole* d'hyperémie active.

Voici, par exemple, un procédé très simple, indiqué par
v. Recklinghausen : on étend sous le microscope la membrane
natatoire d'une grenouille et l'on y dépose une petite goutte de
collodion qu'on enlève quand elle est solidifiée. On voit alors
une tache rouge due à la dilatation des vaisseaux : la circulation
est arrêtée dans une aire centrale qui répond exactement à
la surface d'application du collodion : vient ensuite une zone
moyenne où le cours du sang est notablement ralenti, enfin
une zone marginale d'hyperémie active avec accélération très
prononcée du courant. Cette dernière (auréole) est d'un rouge
vif, tandis que les parties en état de ralentissement et de
stase (foyer) ont une teinte foncée.

Samuel, opérant sur l'oreille du lapin albinos, a constaté des
phénomènes analogues. En plongeant pendant trois minutes
dans l'eau a 54°, la moitié supérieure du pavillon de l'oreille,
on obtient une congestion générale de l'organe, plus forte que
celle qui succède à la section du sympathique cervical. Le
ralentissement du sang, pouvant aller par endroits jusqu'à la
stase, reste exactement limité à la partie échaudée (foyer) ; le
segment inférieur de l'oreille (auréole) présente au contraire
une hyperémie artérielle des plus accusées.

Dans l'une et l'autre de ces expériences, les altérations nutritives qui se produisent ultérieurement et qui caractérisent
l'inflammation confirmée, demeurent strictement localisées au
foyer ; quant à l'auréole, elle ne présente que des troubles circulatoires intenses, mais passagers.

La conclusion qui découle de ces diverses observations est que
la stase et la fluxion existent toutes deux dans une partie

17.

enflammée, chacune ayant sa localisation propre : la circulation est ralentie dans le foyer, accélérée au contraire dans l'auréole.

Or, il est à remarquer que celle-ci est souvent beaucoup plus étendue que le foyer et qu'elle peut le masquer entièrement. C'est pourquoi HUNTER a pu insister sur la rougeur vive, écarlate, des téguments qui recouvrent un phlegmon. Mais si celui-ci vient à suppurer et à s'ouvrir, on verra paraître une tache cyanotique, puis noirâtre, indiquant qu'au centre des lésions il existe un foyer de stase et de nécrose.

Il est bon de dire, du reste, que les choses ne se passent pas toujours conformément au schéma ci-dessus, tel qu'il ressort des expériences classiques. L'intensité respective, la durée et l'ordre de succession des hyperémies veineuse et artérielle varient notablement suivant les cas.

2º Mécanisme de l'hyperémie inflammatoire. — La double modalité qu'affecte le trouble circulatoire s'explique par l'intervention de deux facteurs pathogéniques différents.

α) Dans le foyer, les vaisseaux subissent, au même titre que les autres parties du terrain, l'influence immédiate de l'agent nocif. Ils sont frappés d'atonie ainsi que les tissus péri-vasculaires qui les soutiennent et ils se dilatent passivement sous la pression du sang ; en même temps, le frottement de la veine liquide contre les parois altérées est augmenté. De là, le ralentissement du courant ; et lorsque la lésion est suffisamment prononcée, il peut y avoir arrêt complet, stase.

L'état est celui de la zone 2 dans les schémas de la figure 76.

β) L'hyperémie active de l'auréole est d'origine plus complexe : pour une part, elle est mécanique, compensatrice de la stase centrale et représente une hyperémie *collatérale* dont l'étendue et l'intensité sont en raison de l'importance de l'obstacle qui l'a provoquée ; en second lieu, elle peut dépendre aussi de ce que les réseaux capillaires qui avoisinent le foyer ont éprouvé, quoique à un degré plus léger que celui-ci, l'action de la cause irritante ; enfin, elle est due encore à l'intervention du système vaso-moteur qui ne saurait rester indifférent à l'irritation locale à laquelle il répond par une congestion réflexe. C'est une vaso-dilatation active qui affecte tout le réseau artériel de l'oreille par exemple, mais ne dépasse pas, en amont, le tronc de l'artère auriculaire.

Ce dernier élément est de beaucoup le plus important : on peut, en effet, sur l'oreille du lapin soumise à une irritation appropriée, empêcher la production de l'hyperémie réflexe, soit en maintenant l'animal à basse température, ou en sectionnant les nerfs sensitifs (SAMUEL), soit en liant une partie des artères afférentes (KUSSMAUL et TENNER). Dans ces conditions, le territoire lésé reste froid et cyanosé : si l'obstacle à la fluxion artérielle est levé, celle-ci se produit après coup et le processus inflammatoire suit son cours (inflammation *retardée*) : sinon, la réaction fait défaut ou elle s'ébauche à peine, et le segment irrité se mortifie : au lieu d'une inflammation, on a une stase suivie de *nécrose*.

ROGER a obtenu des résultats analogues en inoculant du streptocoque dans les deux oreilles après avoir sectionné les nerfs sensitifs (nerf auriculo-cervical) d'un côté : l'oreille énervée présente des lésions plus graves que l'autre. La réaction vasculaire peut aussi être modifiée par l'injection de toxines microbiennes, dont certaines, les *anectasines*, paralysent les centres vaso-moteurs, tandis que d'autres, les *ectasines*, les mettent en état d'hyperexcitabilité (BOUCHARD, CHARRIN, ROGER, GAMALÉIA).

Ajoutons cependant que, pour plusieurs observateurs, il s'agirait dans certains cas, non d'une dilatation active, mais au contraire d'une paralysie des vaso-constricteurs.

En résumé : le ralentissement du sang dans le foyer paraît dépendre surtout d'une *altération directe des parois vasculaires* par l'agent nocif (COHNHEIM, SAMUEL) : l'hyperémie artérielle se produit par *action réflexe* ; elle est sous la dépendance du système vaso-moteur dont l'intervention est indispensable pour que le processus inflammatoire puisse prendre son plein développement.

§ 2. — EXSUDATION

L'*exsudation* qui accompagne constamment l'hyperémie dans les inflammations, se substitue à la transsudation normale, ou pour mieux dire, elle n'est autre chose que cette transsudation elle-même, modifiée sous l'influence des agents phlogogènes. La sérosité inflammatoire exhalée par les capillaires est plus abondante que le suc nourricier physiologique dont elle diffère aussi par sa composition chimique et par sa richesse en globules blancs. Elle se répand dans les tissus enflammés dont elle constitue le milieu intérieur et au contact desquels elle subit diverses altérations. Comme la transsudation est notablement augmentée, les voies de retour, tant veineuses que lymphatiques, se trouvent débordées, et le liquide s'accumule, formant ainsi des amas que l'on désigne sous le nom d'*exsudats*.

L'anatomie pathologique doit s'occuper :

1º De la *description des exsudats* ;

2º De leur *origine* et de leur *mode de formation* ;

3º De l'*état du sang phlegmasique*, dont l'étude se rattache tout naturellement à ce sujet ;

4º Un dernier paragraphe résumera les *propriétés des exsudats* et la *physiologie pathologique de l'exsudation*.

A) — DESCRIPTION DES EXSUDATS

Il y a lieu d'examiner successivement les *caractères généraux*, la *composition* et les *diverses formes* des exsudats.

1º Caractères généraux des exsudats. — Les exsudats étant le plus souvent *coagulables*, se présentent tantôt sous la *forme liquide*, tantôt sous la *forme solide*.

La *quantité* en est fort variable ; parfois minimes au point que leur présence n'est constatable qu'au microscope, ils sont d'autres fois très abondants.

Suivant le *siège* anatomique, on a coutume de distinguer :

1º L'exsudat *libre*, qui se déverse en dehors des tissus, à la surface de la peau, des muqueuses, des conduits glandulaires, etc. (*flux*, *catarrhes*) ;

2º L'exsudat *cavitaire*, qui se collecte dans les séreuses (*épanchements* pleurétiques, péricardiques, articulaires, hygromas ;

3º L'exsudat *interstitiel*, qui s'infiltre entre les éléments anatomiques, particulièrement dans les mailles du tissu conjonctif (*œdème inflammatoire*) ;

4° L'exsudat *parenchymateux* (Virchow) qui imbibe les éléments eux-mêmes : cellules épithéliales tant tégumentaires que glandulaires, cellules connectives, fibres musculaires, etc. Ceux-ci présentent alors, soit diverses *dégénérescences*, notamment la tuméfaction trouble, soit l'état que nous étudierons sous le nom d'*hypertrophie aiguë*.

Il va sans dire qu'on voit souvent plusieurs de ces formes coexister sur un même organe : c'est ainsi que les épanchements des séreuses ne se produisent que parce que la sérosité inflammatoire déborde à la surface des membranes dans l'épaisseur desquelles elle a pris naissance et que les catarrhes s'accompagnent de lésions parenchymateuses très prononcées.

2° Composition des exsudats. — Nous ne possédons qu'un nombre restreint d'analyses chimiques concernant les exsudats, et leurs résultats ne sont pas assez concordants pour qu'on puisse en tirer des déductions bien précises pour la pathologie de l'inflammation. D'une façon générale, leur composition se rapproche davantage de celle des transsudats normaux ou hydropiques que de celle du plasma ou même du sérum sanguins. La proportion des sels est à peu près la même que dans ces divers liquides : par contre, celle des matières albuminoïdes, quoique toujours inférieure à celle du plasma sanguin, est relativement élevée : elle peut atteindre 5 à 6 p. 100, alors qu'elle ne dépasse guère 2 p. 100 dans les transsudats mécaniques. Comme pour ces derniers, le rapport entre la sérine et la globuline (quotient des albumines, Hoffmann) se maintient d'une façon constante au même chiffre que dans le sang, chez un même individu.

Quant aux substances fibrinogéniques, qui sont les plus importantes à notre point de vue, le taux de la fibrine varie de 0^{gr},01 à 0^{gr},16 p. 100, celui du fibrinogène peut aller à 0^{gr},1 p. 100.

3° Division des exsudats suivant leur aspect. — Les aspects divers que présentent les exsudats dépendent surtout de leur richesse en matières coagulables et en globules, ainsi que

17..

de leur mélange avec d'autres humeurs de l'économie. A cet égard, voici les formes que l'on décrit communément :

a. *Exsudat séreux.* — L'exsudat séreux est celui qui se rapproche le plus du transsudat normal : c'est un liquide citrin, limpide ou rendu légèrement opalescent par les cellules, les particules de fibrine, les gouttelettes de graisse qu'il peut tenir en suspension. Il constitue les *flux* ou *catarrhes* séreux qui accompagnent l'inflammation des muqueuses au premier stade, les *épanchements* liquides qu'on trouve dans les phlegmasies des séreuses viscérales, l'*œdème* inflammatoire et l'*empâtement* du tissu cellulaire ; il forme également le contenu des *vésicules* qui soulèvent la couche superficielle de l'épiderme et des autres épithéliums pavimenteux stratifiés. Souvent il ne correspond pas à l'acmé du processus inflammatoire et précède simplement les autres formes, notamment la fibrineuse et la purulente.

b. *Exsudat muqueux.* — L'exsudat muqueux plus ou moins filant et riche en mucine, résulte du mélange des produits directement exsudés des vaisseaux avec les sécrétions des membranes et des glandes muqueuses, avec la synovie articulaire, etc. On le rencontre principalement au stade d'état des catarrhes ; les muqueuses sécrètent alors très abondamment et le liquide qui s'en écoule renferme en grand nombre des leucocytes, des cellules épithéliales et des débris moléculaires fournis par la desquamation superficielle et par la fonte des éléments glandulaires. Dans l'intestin en particulier, les épithéliums détachés constituent souvent des couches opaques semblables à des pseudo-membranes.

c. *Exsudat fibrineux.* — L'exsudat fibrineux est caractérisé par la précipitation de fibrine concrète semblable à celle du sang coagulé. Il se produit lorsque la sérosité exsudée renferme une quantité suffisante de substance fibrinogène et que celle-ci trouve, après sa sortie des vaisseaux, des conditions propres à en amener la coagulation.

Rien de plus variable que le volume et l'aspect de ces dépôts de fibrine. Tantôt ils flottent dans la sérosité sous forme d'un réseau ou d'un voile léger, ou encore de flocons isolés, troublant à peine la transparence du liquide, tantôt ils constituent des couches compactes plus ou moins adhérentes et tenaces, telles que les fausses membranes des muqueuses, du péricarde et des autres séreuses, les moules fibrineux du poumon hépatisé. D'autres fois, ce sont des masses molles, spongieuses, abondamment imbibées de liquide, comme on en voit fréquemment dans la pleurésie.

L'aspect microscopique du coagulum est celui d'un réticulum ou d'un feutrage de fibrilles ténues englobant dans leurs mailles divers éléments cellulaires ; d'autres fois, on a sous les yeux des travées plus grosses, des lames homogènes ou encore des amas granuleux. En général, l'apparence des produits fibrineux change suivant le siège et l'âge des dépôts et suivant la cause de l'inflammation.

d. *Exsudat purulent*. — Il est formé d'un liquide séreux contenant une grande quantité d'éléments cellulaires. Le *pus* est crémeux, onctueux, de couleur jaunâtre ou verdâtre, parfois brunâtre, d'une odeur fade qu'on a comparée à celle du sperme ; sa réaction est alcaline et il n'a aucune tendance à se coaguler.

Il doit son opacité et sa densité, généralement supérieure à 1030, à la multitude de cellules qu'il tient en suspension : par le repos, les corpuscules figurés se déposent, formant un sédiment grisâtre ou jaunâtre, et il reste un sérum peu dense et pauvre en albumine.

Tel est du moins le pus bien lié, dit de bonne nature. Le pus de mauvaise nature est au contraire mal lié, d'aspect grumeleux, constitué par une sérosité trouble et louche. Dans d'autres cas, il se présente comme une masse concrète, d'apparence caséeuse.

Les caractères extérieurs des exsudats purulents, leur couleur, leur densité, leur odeur, leur degré de viscosité, etc., varient beaucoup avec le siège, l'origine, la nature des microbes pyogènes, les fermentations qui peuvent s'y développer secondairement.

Au microscope, l'élément caractéristique est représenté par les globules du pus, les *pyocytes*. Ceux-ci sont en grande majorité des leucocytes, surtout polynucléaires ; on en trouve de vivants ; d'autres sont à l'état de cadavres et montrent souvent diverses altérations, la dégénérescence graisseuse, la nécrose de coagulation, etc.

17...

Il y a également des leucocytes mononucléaires, des lympho-cytes, des globules rouges et des cellules qui proviennent des tissus enflammés : épithéliums, endothéliums, cellules conjonctives, éléments jeunes dus à la prolifération des précédents. Il faut signaler enfin, des débris de cellules et de noyaux, des gouttelettes graisseuses libres ou incluses dans le protoplasma de gros phagocytes (corpuscules de Glüge), des détritus de toutes sortes, accusant la fonte purulente des tissus, des cristaux, des microorganismes variés, des corps étrangers, etc.

Mais ce sont là des parties accessoires. Les microbes pyogènes eux-mêmes peuvent avoir disparu et l'élément constant et prédominant est le *pyocyte*.

C'est lui qui permettra de différencier en dernier ressort le pus véritable des *faux pus* répondant, soit à des sécrétions rendues opaques et *puriformes* par la présence de cellules épithéliales, de graisse émulsionnée ou de détritus moléculaires, soit à des foyers de ramollissement (thrombus), de nécrose humide (tumeurs), etc.

c. *Exsudat hémorragique*. — L'exsudat hémorragique peut offrir toutes les nuances de la coloration hématique, depuis une teinte légèrement rosée jusqu'au rouge foncé et même noirâtre. Le sang n'est jamais pur, mais toujours mélangé, en proportions variables, à l'un des exsudats précédemment décrits.

Dans quelques cas, la teinte sanguinolente est due simplement à de l'hémoglobine dissoute.

f. *Exsudat chyliforme*. — C'est une variété rare qui ne se rencontre que dans les grandes séreuses (péritoine, plèvre). Il se produit dans des états sub-inflammatoires liés à diverses lésions organiques (cirrhoses, tumeurs) et son histoire rentre aussi bien dans celle des transsudats que dans celle des vraies phlegmasies. Son aspect lactescent est occasionné, soit par des cellules endothéliales desquamées et en dégénérescence graisseuse, soit par des substances finement émulsionnées qu'il tient en suspension : globulines, mucines, etc.

L'exsudat chyliforme ne doit pas être confondu avec les véritables épanchements *chyleux* (voy. p. 216).

4° Exsudats mixtes. — Il est fréquent de voir les diverses formes d'exsudats se transformer les unes dans les autres et se succéder au cours d'un même processus phlegmasique. Les exsudats séreux et muqueux, en particulier, ne répondent souvent qu'aux stades de début. Il en résulte des formes mixtes : exsudats séro-fibrineux, fibrino-purulents, muco-purulents, etc.

B) — ORIGINE ET MODE DE FORMATION DES EXSUDATS

Les matières premières des exsudats proviennent directement du sang : nous avons vu, en effet, qu'il suffit d'empêcher l'afflux du sang dans une partie irritée, pour empêcher du même coup l'exsudation de se produire. L'exsudat primitif, une fois sorti des vaisseaux, subit généralement des transformations ultérieures plus ou moins accentuées.

Pour la facilité de la description, il convient d'examiner séparément *l'exsudation liquide* et l'issue des éléments figurés, *la diapédèse*.

1° Exsudation liquide. — Pour expliquer les différences de composition qui distinguent l'exsudat inflammatoire du transsudat normal et du liquide hydropique, et notamment sa plus grande richesse en substances albuminoïdes, on a invoqué, soit des altérations primitives du sang, soit une modification du phénomène de la transsudation, soit l'action des tissus enflammés sur le liquide exsudé.

Comme les caractères phlegmasiques du sang seront étudiés plus loin (p. 310) et que d'ailleurs ils n'existent pas d'une manière constante dans toutes les inflammations, nous ne nous occuperons ici que des deux autres facteurs.

a. *Transsudation modifiée par altération des vaisseaux ; distinction entre la transsudation hydropique et l'exsudation*. — L'exsudat, qui donne issue à une quantité exagérée de sérine, de globuline et de fibrinogène, ne se produit pas dans l'hyperémie simple ; on doit en conclure que, dans l'inflammation, les vaisseaux ne sont pas seulement congestionnés, mais qu'ils deviennent aussi plus perméables aux matières colloïdes. Le fait a été vérifié expérimentalement (WINIWARTER, ARNOLD), mais on est loin d'être fixé sur la nature de l'altération qui entraine cette augmentation de perméabilité. S'agit-il d'une modification purement moléculaire (VIRCHOW, SAMUEL, COHN-HEIM) influant sur la dialyse, ou faut-il admettre une porosité pathologique due à des orifices temporaires créés par l'émigration des leucocytes? Cette dernière hypothèse (voy. ci-après, p. 307) impliquerait une simple filtration du plasma qui devrait ainsi passer en nature ; elle parait difficile à concilier avec ce que nous savons concernant la composition des exsudats.

Lorsqu'on aborde la question de la genèse des épanchements soit hydropiques (voy. p. 218), soit inflammatoires, on se heurte nécessairement aux obscurités qui entourent encore le mécanisme de la transsudation normale et de la formation de la lymphe.

Du moins, pouvons-nous affirmer que les uns et les autres résultent d'une transsudation exagérée, se produisant sous la double influence de l'hyperémie et d'une modification des parois vasculaires. L'expérience montre en outre que cette modification n'est pas la même dans les deux cas.

Si l'on place une canule dans un des troncs lymphatiques collecteurs de la patte du chien et qu'on enflamme artificiellement l'extrémité du membre, il se produit un écoulement plus fort qu'à l'état normal, indice d'une arrivée plus abondante du liquide dans les radicules des vaisseaux blancs. Un peu plus tard, on voit la région qui a été irritée, se tuméfier progressivement (COHNHEIM, LASSAR).

Il est évident que la transsudation plasmatique est renforcée et que l'œdème se dessine à partir du moment où la circulation de retour ne peut plus suffire à emporter l'excédent de liquide extravasé, exactement comme dans l'œdème dit mécanique (voy. p. 220).

Mais à côté de ces analogies, il y a entre les deux processus des différences fondamentales. La lymphe hydropique telle qu'on peut la récolter, par exemple après ligature de la veine crurale et section du sciatique (expérience de RANVIER), est peu dense, pauvre en albumines, non coagulable et contient une propor-

tion notable de globules rouges. Au contraire, la lymphe inflammatoire est dense, riche en albumines ; elle manifeste une tendance marquée à se coaguler spontanément et renferme surtout
des leucocytes.

Lorsqu'on ajoute la stase mécanique à l'irritation inflammatoire (Jankowski), le liquide prend des caractères mixtes : sitôt
que la circulation veineuse se trouve entravée, il est moins
dense, moins coagulable, et l'arrivée des hématies en grand
nombre lui communique une teinte rosée.

C'est donc à juste titre que la coagulabilité si prononcée des
serosités phlegmasiques a servi depuis longtemps à différencier
les deux sortes de liquides pathologiques.

Remarquons enfin que la teneur des exsudats en sérine, globuline et fibrinogène, varie en raison de la gravité des lésions
subies par les parois vasculaires. Les exsudats séreux appartiennent aux inflammations légères ou au stade initial des inflammations plus fortes ; au contraire, l'issue d'une grande quantité de fibrinogène, la diapédèse abondante qui alimente la
suppuration, témoignent d'une modification plus profonde de
la membrane endothéliale des capillaires. Les formes hémorragiques répondent aux altérations les plus prononcées qui
soient compatibles avec la survie des tissus.

Cohnheim relate une expérience bien démonstrative à cet
égard : l'ischémie temporaire du pavillon de l'oreille chez le
lapin, produite par pincement de l'artère, entraîne, suivant
qu'elle est plus ou moins prolongée, soit un gonflement séreux,
soit un œdème d'aspect purulent, soit un exsudat hémorragique :
au delà, c'est la nécrose.

b. *Action des tissus, fibrinogénèse dans l'inflammation.* — Les
changements subis par le liquide exsudé, après sa sortie des
capillaires, et l'addition de substances étrangères à sa composition primitive, sont bien manifestes dans certains cas. La mucine
des catarrhes, par exemple, n'a d'autre source que l'hypersécrétion qui traduit l'état d'irritation des muqueuses et de leurs
glandes.

Mais, même pour les exsudats fibrineux, l'influence des parties
extra-vasculaires n'est nullement négligeable, ainsi que l'avait

déjà soupçonné VIRCHOW. Nous savons, par l'étude de la thrombose, que le sang renferme tous les éléments nécessaires à la production de la fibrine : fibrinogène, sels de chaux et ferment. Ce dernier est fourni surtout par les leucocytes et par les hématoblastes, mais il peut provenir aussi des endothéliums et de diverses autres cellules. Dans les exsudats fibrineux, tout semble indiquer qu'indépendamment des globules blancs sortis des vaisseaux, les éléments fixes contribuent à la coagulation en sécrétant une certaine quantité de substance coagulatrice. On trouve, en effet, à la surface et dans les interstices des tissus enflammés, ainsi que dans la cavité des lymphatiques, des figures étoilées (centres de coagulation) et des dépôts filamenteux qui se colorent par la méthode de Weigert ; ces formations ne diffèrent en rien de celles qu'on voit dans les thromboses capillaires qui se produisent si fréquemment au niveau des foyers phlegmasiques.

Quelques auteurs sont allés plus loin et ont admis que le fibrinogène lui-même pouvait se former au sein des tissus, non seulement dans les leucocytes (HEYNSIUS), mais encore dans d'autres cellules, en particulier dans les cellules conjonctives. Ces éléments seraient frappés de nécrose avec *dégénérescence fibrineuse* de leur protoplasma (WEIGERT). Ce serait là l'origine d'une portion notable des grands dépôts fibrineux se constituant rapidement (hépatisations étendues des poumons ; certaines pleurésies) et dont le volume paraît excéder la quantité de substance coagulable que pourrait céder le sang en aussi peu de temps (LETULLE).

D'autres auteurs pensent au contraire que la métamorphose fibrineuse résulte d'une imbibition préalable des cellules par le liquide ambiant chargé de fibrinogène. En admettant la possibilité d'une formation de filaments de fibrine intra-cellulaires (HAUSER), nous estimons qu'il y a lieu d'établir une distinction entre les nécroses cellulaires d'aspect homogène et plus ou moins *fibrinoïde* et la fibrinogenèse proprement dite. L'existence d'une fibrine *histiogène*, identique à celle qui est issue du sang, reste à démontrer et la théorie classique de l'origine hématique des exsudats fibrineux n'a rien perdu de ses droits.

Mais l'abondance des coagula phlegmasiques ne dépend pas uniquement de la quantité des matières premières, fibrinogène, ferment, etc.; il faut tenir compte aussi de toutes les conditions propres à faciliter ou à contrarier le phénomène de la coagulation. C'est ainsi que la prise en masse de l'exsudat pneumonique s'effectue rapidement dans les alvéoles, favorisée sans doute par le contact de l'air; le pus, au contraire, reste liquide, parce que le fibrinogène y est soumis à une action peptonisante qui le rend incoagulable (voy. p. 407).

Nous avons signalé d'autre part l'action coagulatrice qu'exercent sur le sang épanché les tissus de la peau, quand ils ont été sectionnés.

On peut voir, d'après ce bref aperçu, que le problème de la fibrinogenèse extra-vasculaire est des plus complexes et qu'il présente encore bien des points litigieux.

2° Diapédèse. — Il convient d'étudier successivement la diapédèse *des leucocytes* et celle *des globules rouges*.

A. DIAPÉDÈSE DES LEUCOCYTES. — Vu autrefois par DUTROCHET (1824) et nettement décrit par WALLER (1846), le phénomène de la diapédèse n'a attiré l'attention que lorsque COHNHEIM l'eut observé à nouveau et mis en valeur (1867).

Après avoir rapporté *l'expérience* fondamentale *de Cohnheim*, nous examinerons *le mécanisme de l'émigration* et *la part qui revient aux diverses formes de globules blancs* dans ce processus.

a. *Expérience de Cohnheim*. — En plaçant sous le microscope des parties transparentes telles que la membrane inter-digitale ou la langue des batraciens, le mésentère, etc., on peut suivre directement, sur le vivant, les phénomènes vasculaires qui se succèdent pendant les premières phases de l'inflammation.

Lorsqu'on étale avec précaution sur le porte-objet le mésentère d'un animal curarisé et qu'on le préserve de la dessiccation par un dispositif approprié, l'irritation causée par les manipulations et par le contact de l'air suffit à provoquer les troubles caractéristiques de la circulation locale.

La perturbation initiale est une dilatation des petits vais-

seaux qui débute par les artérioles, se montre ensuite sur les
veinules et en dernier lieu sur les capillaires. Il en résulte une
hyperémie prononcée qui s'accompagne d'abord d'une accélération du courant sanguin. Mais celle-ci ne tarde pas à faire place
à un ralentissement notable qui, dans certains endroits, peut
aller jusqu'à l'arrêt complet avec tassement des globules rouges,
tel qu'il a été décrit précédemment à propos de la stase
(Voy. p. 205).

Dans les territoires où la circulation est simplement ralentie,
se trouvent réalisées les conditions propres à favoriser la margination des leucocytes : tandis que les globules rouges sont
entraînés par le courant axial, les éléments blancs s'accumulent
en grand nombre dans la zone claire périphérique (zone plasmatique) où ils roulent lentement sur eux-mêmes, manifestant
une tendance de plus en plus prononcée à s'accoler à la paroi.
Bientôt ils se fixent contre le revêtement endothélial qu'ils
tapissent parfois d'une couche presque continue, notamment dans
les veinules.

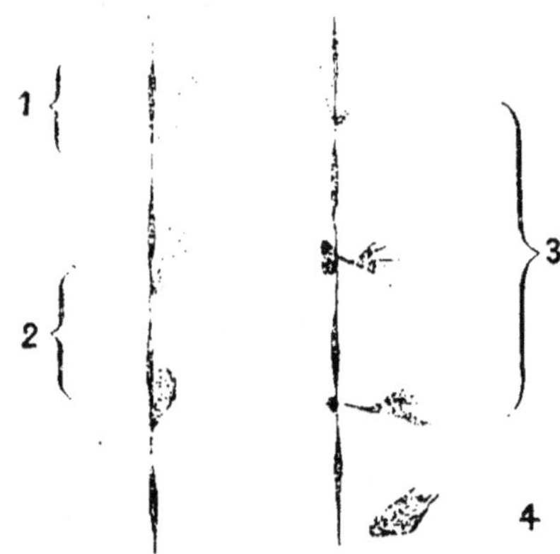

Fig. 77. — Globules blancs, émigrant
d'une veinule (schéma).

1, margination des leucocytes. — 2, adhésion de ces éléments à la paroi endothéliale.
— 3, phases successives de la diapédèse. —
4, leucocyte complètement extravasé et devenu libre.

Cette adhésion des leu-
cocytes est le prélude de leur émigration (fig. 77). On voit
l'un, puis l'autre des éléments ainsi arrêtés, émettre un prolongement protoplasmique qui traverse les minces tuniques
vasculaires, à la face externe desquelles il apparaît sous la
forme d'un petit cône effilé. Celui-ci ne tarde pas à se renfler
à son extrémité libre et prend l'aspect d'une sorte de flamme
à plusieurs pointes. Le globule est alors étranglé en bissac ;
mais la partie qui se trouve encore à l'intérieur du vaisseau

diminue à vue d'œil et s'écoule peu à peu à travers le pédicule
qui la relie à la portion extra-vasculaire, jusqu'à ce que la cellule tout entière ait franchi l'étroit pertuis qui lui livre passage.
Cette émigration ou *diapédèse des leucocytes* s'étend progressivement à tout le réseau vasculaire dans lequel le cours du sang est
ralenti. La fixation et la sortie des leucocytes s'opère sur une
grande échelle, si bien que ces éléments infiltrent en masse le
tissu du mésentère.

En même temps le feuillet mésentérique se gonfle par suite
d'une transsudation abondante des parties liquides du sang.
Bientôt cet *exsudat* s'épanche à la surface libre de la séreuse et
parfois s'y coagule, constituant une fausse membrane opaque qui
masque le champ d'observation et le soustrait à l'examen.

L'émigration est surtout abondante et facile à suivre sur les
veinules, où la margination préalable des leucocytes se montre
très nettement ; elle est moins prononcée sur les capillaires et à
peu près nulle sur les artérioles.

Telle est, résumée succinctement, la célèbre expérience de
COHNHEIM, faite en premier lieu sur la grenouille, et répétée
ensuite sur les mammifères. Elle permet de constater directement les trois phénomènes essentiels de congestion, de diapédèse
et d'exsudation qui ne font défaut dans aucune inflammation
aiguë.

b. *Mécanisme de la diapédèse.* — Deux opinions adverses ont
été émises quant à ce mécanisme : Pour les uns, l'émigration
est *active* et due aux mouvements propres des globules blancs ;
pour les autres, il s'agirait d'une sorte de filtration *passive*
rendue possible par une altération des parois vasculaires. De
là des controverses qui offrent plusieurs points communs
avec celles que nous avons relatées au sujet de l'exsudation
liquide.

Pour s'orienter dans ce litige, il faut tenir compte de l'état de
la circulation locale, de l'état des leucocytes et de l'état des
parois des petits vaisseaux.

α) La vaso-dilatation avec ralentissement du courant est indispensable pour que la margination puisse se produire. Celle-ci,
qui est le prélude obligé d'une diapédèse abondante, est un

simple phénomène physique (Schklarewsky) : en vertu de leur pesanteur spécifique plus faible, les leucocytes se trouvent rejetés en dehors du courant axial, et s'accumulent dans la zone périphérique, dans des conditions qui favorisent leur adhésion à la paroi.

β) Les leucocytes doivent se trouver en état de motilité amiboïde.

La diapédèse s'interrompt instantanément lorsqu'on empêche le sang de circuler, en pinçant l'artère afférente (Cohnheim) : il en est de même lorsqu'on comprime directement une petite veine (Binz) et, dans ce cas, l'arrêt se produit aussi bien dans le bout périphérique que dans le bout central. L'interruption n'est donc pas due à l'absence de pression dans le sang ; elle a été attribuée à l'insuffisance de l'oxygénation qui paralyserait les globules blancs (Ranvier).

On a aussi immobilisé les leucocytes à l'aide de poisons stupéfiants capables d'abolir la contractilité protoplasmique : le sulfate de quinine, l'eucalyptol, l'acide salicylique, l'iodoforme, le chlorure de sodium à 1,5 p. 100, et l'on a pu ainsi entraver la diapédèse (Binz, Thoma). A la vérité, ce résultat a été interprété différemment par d'autres observateurs qui ont cru devoir le rapporter, non à une paralysie des leucocytes, mais à une action spéciale des médicaments qui modifieraient la paroi et la rendraient moins perméable (Pekelharing, Disselhorst).

Mais il est, d'autre part, un certain nombre de faits qui ne sont guère compatibles avec la théorie d'une extravasation passive : les leucocytes se meuvent dans l'intérieur des vaisseaux et peuvent même remonter le courant sanguin en rampant sur la paroi ; pendant qu'ils traversent celle-ci, on les voit exécuter constamment des mouvements amiboïdes qui sont surtout très prononcés dans leur portion extra-vasculaire ; ceux qui sont en dehors des vaisseaux se meuvent activement en zigzag (Thoma, fig. 80) et peuvent même rentrer ainsi dans les vaisseaux tant sanguins que lymphatiques, après s'être accolés à leur face externe (Recklinghausen, Salviotti, etc.).

γ) On a admis d'abord une altération purement moléculaire des vaisseaux enflammés (Cohnheim, Samuel).

Arnold (1876), imprégnant les vaisseaux par le nitrate d'argent, arriva à une conception analogue de celle qu'avait eue von Recklinghausen pour les séreuses. Il montra que les leucocytes passaient par les lignes de juxtaposition des lamelles endothéliales, écartant simplement celles-ci, sans jamais les perforer. Les interstices colorés aux sels d'argent présentent des élargissements indiquant les points où s'est effectuée la diapédèse ; Arnold admettait qu'il y avait là de véritables orifices, des *stomates*. Les recherches ultérieures, notamment celles d'Engelmann 1893, de Löwit 1894, ont confirmé ces faits ; Thoma est arrivé aussi à les vérifier en mettant en évidence les interstices à l'aide de substances finement pulvérisées, injectées dans la circulation (vermillon, charbon). Mais on n'admet plus qu'il existe normalement, entre les endothéliums, des pertuis ou *stigmates* qui se dilatent pour livrer passage aux globules blancs. L'opinion la plus accréditée est que les bords des cuticules endothéliales sont agglutinés par un *ciment inter-cellulaire* jouissant de la propriété de réduire les sels d'argent. Ce ciment, peu consistant, se laisse traverser d'autant plus facilement par les leucocytes qu'il est distendu par suite de l'ectasie vasculaire. On a également invoqué une contraction des cellules endothéliales (Stricker) occasionnée par l'irritation et amenant un écartement de leurs bords (Metchnikoff, Renaut, Bouchard). On peut supposer encore que les substances phlogogènes agissent directement sur le ciment unitif de façon à en diminuer la cohésion.

Assurément, les multiples et ingénieuses expériences qui ont été instituées pour déterminer le mécanisme de l'émigration ne permettent pas de donner dès à présent une solution complète et précise sur tous les points. Cependant, nous sommes à même de nous faire une idée assez exacte du processus considéré dans son ensemble. En effet, la diapédèse n'est qu'un cas particulier de la migration cellulaire dont nous devons la connaissance à von Recklinghausen. Les leucocytes circulent incessamment dans l'épaisseur des tissus, ils peuvent traverser les membranes séreuses et même les muqueuses revêtues d'un épithélium stratifié.

Le passage s'effectue au niveau des interstices des lamelles

endothéliales, grâce à l'activité auto-motrice des cellules
blanches. C'est un phénomène physiologique ; seulement, la diapédèse normale est en général discrète et ne paraît prendre une
certaine extension que dans des points limités, par exemple dans
les parties du tégument interne qui recouvrent des amas de
tissu lymphoïde. Elle n'implique donc pas nécessairement une lésion des parois vasculaires ; on l'a observée dans des parties saines à la suite d'une simple perturbation vaso-motrice (von RECKLINGHAUSEN, THOMA).

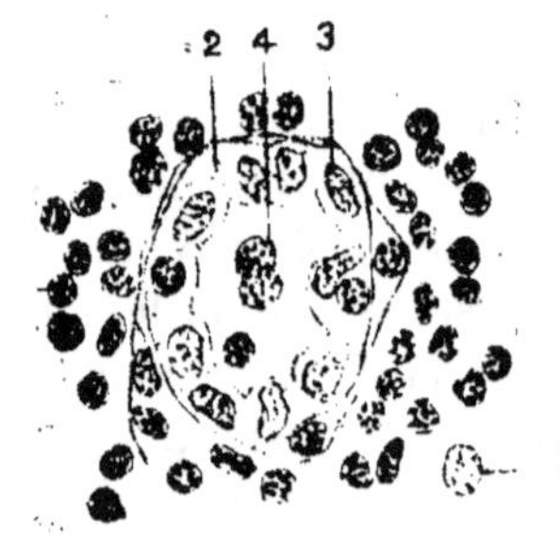

Fig. 78. — Lymphocytes
pénétrant dans l'inté-
rieur d'un capillaire veineux (végétation adé-
noïde du pharynx). Gr.
350 1.

1, tissu lymphoïde. — 2, paroi
endothéliale du vaisseau : on voit
deux lymphocytes engagés dans
son épaisseur. — 3, sa paroi
conjonctive. — 4, cavité du vaisseau contenant trois lymphocytes.
— 5, cellule plate du tissu lymphoïde.

Mais il faut dire qu'elle peut s'exagérer énormément dans l'inflammation. La cause première de cette exagération est un trouble circulatoire
propre à amener la margination des
globules blancs. Dans nombre de cas,
elle peut être favorisée en outre par
une perméabilité anormale des parois. Il y a lieu aussi de tenir compte
de toutes les conditions susceptibles
d'influencer la contractilité amiboïde
des leucocytes, notamment de l'attraction chimiotactique dont il sera
question plus loin. Il est impossible,
actuellement, de préciser la part qui
doit être attribuée à chacun de ces facteurs et qui sans doute peut
varier suivant les cas.

c. *Les diverses variétés de leucocytes dans la diapédèse.* —
Les différentes variétés de cellules blanches ne se comportent
pas de la même façon au point de vue de la diapédèse. Au stade
d'état des phlegmasies aiguës, dans la suppuration surtout, ainsi
que dans les expériences précitées, on observe presque exclusivement la sortie des leucocytes polynucléaires et des grands
mononucléaires, qui sont les éléments migrateurs par excellence.

On trouve également des lymphocytes dans les exsudats, mais
ils ne sont prédominants que dans des cas particuliers (tuber-

culose, processus chroniques, phases tardives de quelques inflammations aiguës). Leur migration paraît bien évidente à l'examen
de certaines préparations (fig. 78 et 79). Pourtant leur diapédèse
n'a été constatée jusqu'ici qu'à l'état discret à l'observation
directe (MAXIMOW).

Ce fait doit-il être attribué à ce que ces éléments ne manifestent qu'un amiboïsme peu prononcé, ou n'y a-t-il pas là
plutôt une action spéci-
fique de la part des substances phlogogènes? D'ailleurs il est aussi des lymphocytes histiogènes et leur
présence dans les tissus infiltrés soulève la question
de leur provenance dont
nous dirons un mot plus loin.

Nous sommes encore
moins bien renseignés en ce
qui concerne le rôle des hématoblastes ; on admet volontiers qu'ils peuvent s'é-
chapper des vaisseaux en
même temps que les leu-
cocytes, mais il n'y a guère de
données précises à ce sujet.

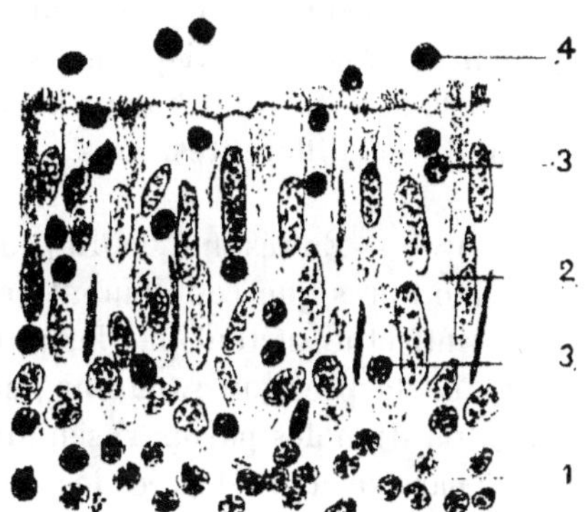

Fig. 79. — Lymphocytes traversant
l'épithélium de revêtement d'une
végétation adénoïde du pharynx.
Gr. 350 1.

1. tissu lymphoïde. — 2, épithélium cylindrique stratifié et cilié. — 3, lymphocytes
infiltrés dans l'épaisseur de la couche épithéliale. — 4, lymphocytes ayant accompli
la traversée et devenus libres.

B. DIAPÉDÈSE DES GLOBULES
ROUGES. — Les globules rouges sont très élastiques, mais entièrement dépourvus de motilité propre, et leur diapédèse est *passive*. Ils sont exprimés mécaniquement par l'effet de la pression
sanguine, à travers les parois distendues et altérées : ce sont là
précisément les facteurs qu'on avait invoqués à tort pour la
sortie des leucocytes.

On admet, à la vérité, que lorsque les vaisseaux ont été per-
forés par un grand nombre de globules blancs passant successivement aux mêmes endroits, il se produit en ces points des
sortes d'orifices *temporaires* à travers lesquels les hématies peu-

vent être expulsées par la poussée du sang ou encore entraînées passivement dans la migration des leucocytes (ENGELMANN, THOMA). Ce mode d'extravasation, en quelque sorte accidentel, pourrait peut-être s'appliquer à la diapédèse normale des hématies ; mais il ne rend pas compte de la généralité des faits en pathologie. L'issue des globules rouges n'est pas en proportion de celle des blancs, comme le montrent bien l'exemple de la suppuration, celui de la leucémie, etc. ; et, d'autre part, les expériences de Jankowski que nous avons citées plus haut (p. 301) prouvent que la sortie des deux espèces de globules s'opère dans des conditions différentes.

C. RÉSUMÉ. — En résumé : la diapédèse des leucocytes est active : elle a lieu après que ces éléments ont été triés par la margination et s'effectue surtout par les plus petites veines, avec abaissement de la pression sanguine ; souvent il n'y a aucun signe d'une altération des parois vasculaires. La diapédèse des hématies est passive et n'est précédée d'aucun phénomène de margination ; elle se fait principalement par les capillaires proprement dits, et avec augmentation de la pression. Lorsqu'elle est abondante, elle coïncide presque toujours avec des hémorragies ponctiformes et tout indique alors que les parois des vaisseaux ont subi de fortes lésions mécaniques ou nutritives.

C) — ÉTAT DU SANG DANS L'INFLAMMATION

Au point de vue anatomo-pathologique, les deux faits les plus saillants que présente l'étude du sang dans les phlegmasies sont *l'augmentation de la fibrine et celle des globules blancs*.

1° Excès de fibrine. — L'idée d'une altération primitive du sang avait servi de base à toutes les anciennes théories humorale de l'inflammation. L'existence d'une *diathèse inflammatoire* sembla définitivement établie lorsque RUYSCH eut décrit la *couenne* de la saignée. La formation de cette couche lardacée attestait, en effet, une surabondance de la *partie fibreuse et concrescible* du sang ; la même substance suintait par les vaisseaux exhalants pour constituer les fausses membranes, etc. : on admettait, en outre, qu'elle se séparait plus facilement des parties rouges et se prenait en masse plus rapidement qu'à l'état normal.

L'*hyperinose*, ou augmentation de la fibrine, fut confirmée plus tard par l'analyse chimique : Denis trouva 13 p. 1.000 de fibrine ; Andral et Gavarret, Becquerel et Rodier, Simon, etc., ont donné des chiffres variant de 5 à 10 p. 1.000. Hoppe-Seyler, a indiqué également dans la pneumonie, le rhumatisme aigu et l'érysipèle une teneur de 5 à 10 p. 1.000 et au delà (le taux physiologique étant de 2,5).

Il y a donc un excès de fibrine ; malheureusement nous n'en connaissons pas la provenance. Ici, comme pour la pathochimie des exsudats, il importerait avant tout d'avoir un nombre suffisant de dosages précis portant sur l'ensemble des matières fibrogéniques.

Pour ce qui est d'une exagération de la coagulabilité (*inopexie* ; *crase fibrineuse* de Rokitansky), nous savons aujourd'hui que la production de la couenne tient au contraire à un retard de la coagulation (voy. p. 229) et que celle-ci est soumise à des influences variées.

Hayem a décrit les caractères microscopiques du *sang phlegmasique* : coagulation plus tardive ; les piles d'hématies anastomosées formant *un continent* et divisant ainsi en *lacs* séparés la *mer plasmatique* du sang normal ; augmentation de la fibrine qui constitue un réticulum très apparent dans les lacs. En outre, le sang dilué présente des grumeaux ou *plaques phlegmasiques* résultant de la conglutination des éléments figurés du sang par une matière visqueuse que laissent exsuder les hématoblastes. Nettement accentués dans certaines affections, telles que la pneumonie franche et le rhumatisme articulaire aigu, ces caractères s'atténuent ou même font défaut dans les autres pyrexies. Lorsqu'ils viennent à s'exagérer, ils indiquent une complication inflammatoire : suppuration dans la variole, angine intense dans la scarlatine, etc.

2° Leucocytose. — La leucocytose, ou mieux *hyperleucocytose*, est transitoire dans l'inflammation et n'atteint pas des chiffres aussi élevés que ceux qu'on note dans l'augmentation permanente des éléments blancs propre à la leucémie et aux tumeurs malignes : elle oscille en moyenne entre 11.000 et 25.000 ou 30000.

Il ne suffit pas d'évaluer en bloc le nombre des globules blancs, mais il faut encore déterminer la proportion des diverses variétés de leucocytes comparativement à l'état normal (formule leucocytaire). La polynucléose est la leucocytose inflammatoire par excellence ; son évolution revêt des types déterminés qui varient suivant la nature des phlegmasies, et peut fournir des éléments précieux au diagnostic et au pronostic.

C'est ainsi que dans la pneumonie, l'augmentation des polynucléaires neutrophiles suit une courbe parallèle à celle de la fièvre ; à la veille de la crise, elle offre une exacerbation et elle retombe au chiffre normal avec la défervescence.

Elle est très marquée dans la suppuration et diminue rapidement après évacuation d'une collection purulente. Fréquemment aussi on trouve des leucocytes donnant la réaction iodophile.

L'hyperleucocytose existe aussi dans le rhumatisme aigu, dans l'érysipèle, dans la bronchite, etc. En général, les chiffres qu'elle atteint sont en raison de l'intensité du processus phlegmasique.

L'expérimentation montre que la leucocytose dépend essentiellement de l'infection. Quand elle est provoquée par l'injection de toxines, elle est précédée d'une phase d'hypoleucocytose qui a été notée également en clinique. Elle n'est pas produite indistinctement par tous les agents microbiens et fait défaut, par exemple, dans la fièvre typhoïde, le typhus, la rougeole. La leucocytose n'est pas simplement locale et due à une répartition inégale des globules blancs au profit des réseaux superficiels, comme on l'a soutenu. L'augmentation est réelle et générale et doit être rapportée à une hyperactivité formatrice des organes hématopoiétiques (moëlle osseuse, rate, ganglions) irrités par les substances phlogogènes qui ont pénétré dans la circulation. Plusieurs auteurs ont admis aussi que les leucocytes se multipliaient par segmentation dans le torrent circulatoire.

On a signalé enfin, l'augmentation des hématoblastes dont le

nombre peut se trouver triplé au moment de la *crise hématique*
des pyrexies (HAYEM).

3° Autres modifications du sang. — Il n'y a pas lieu d'insister ici sur diverses altérations chimiques dont l'interprétation
nous échappe encore en grande partie : les modifications de
l'alcalinité, de la teneur en albumines non coagulables, en diastases, la diminution du chlorure de sodium.

D) — REMARQUES SUR L'ORIGINE
ET LES PROPRIÉTÉS DES EXSUDATS

D'après les données qui précèdent, on peut se faire une idée
sommaire de la composition anatomique et chimique des exsudats et de leur provenance.

Elles montrent comment les recherches modernes ont réhabilité dans une certaine mesure le rôle des humeurs qu'une
conception trop étroitement cellulaire avait tenté de mettre à
l'écart. La notion ancienne qui considérait les exsudats comme
étant d'origine essentiellement hématique, doit être maintenue,
bien que les théories pathogéniques aient changé du tout au
tout (voy. p. 302).

En effet, l'hyperinose, dûment constatée, nous dispense de
chercher dans les foyers inflammatoires eux-mêmes la source
de la fibrine; les matières fibrinogéniques émanent du sang
pour la plus grande part, et les tissus malades influent sur la
coagulation beaucoup plus qu'ils ne participent à la fibrinogenèse.

De même, COHNHEIM a mis hors de doute la provenance hématogène de la grande majorité des *globules inflammatoires*, en
particulier des pyocytes.

Pourtant, nous verrons à l'article suivant que le contingent
de cellules fourni à l'exsudat par les tissus irrités tient une
place très importante, contrairement à l'opinion de ceux qui
avaient cru pouvoir ramener toute l'inflammation à la diapédèse.

Mais ce n'est là qu'un des côtés de la pathologie humorale du

processus inflammatoire. Dans ce dernier, nous voyons intervenir, en outre, toute une série d'agents qui échappent à l'analyse chimique ou anatomique et qui n'ont pu être mis en évidence que par l'expérimentation. Les matières phlogogènes qui
imprègnent les parties enflammées modifient profondément le
chimisme des cellules dans le foyer et dans les tissus ambiants;
d'autre part, elles pénètrent dans la circulation générale où
elles suscitent également des réactions variées. Ainsi l'exsudat,
de même que le plasma du sang, vient à renfermer une foule de
substances actives élaborées soit par les bactéries, soit par les
cellules. Ces produits solubles sont toxiques ou anti-toxiques,
bactéricides, vaccinants ou prédisposants, chimio-tactiques,
opsonisants, agglutinants, coagulants ou anti-coagulants, pyré-
togènes, etc. Plusieurs d'entre eux sont des modificateurs de
la transsudation (actions dites lymphagogues). Nous devions
tout au moins les mentionner en passant et nous les retrouverons quand nous traiterons de la pathogénie de l'inflammation.

§ 3. — PHYSIOLOGIE PATHOLOGIQUE DES SYMPTÔMES CARDINAUX

Le syndrome de Celse qui résume la définition clinique de
l'inflammation aiguë, dépend, pour la plus grande part, des
troubles de la circulation locale. La *rougeur* traduit à l'œil l'afflux du sang, la fluxion artérielle à teinte écarlate, indice de la
réaction vaso-motrice.

Il en est de même de la *chaleur*. Contrairement à l'opinion
ancienne, qui mettait l'hyperthermie sur le compte d'une exagération des combustions dans le foyer, HUNTER montra par des
observations thermométriques précises, que l'échauffement des
parties enflammées ne dépassait jamais la température centrale
et qu'il ne pouvait être attribué qu'à un afflux de sang chaud
venu des organes profonds. Les recherches faites ultérieurement
par des procédés perfectionnés (appareils thermo-électriques)
n'ont pu démontrer nettement une production locale de calorique. Lorsqu'on provoque un processus inflammatoire sur

l'oreille d'un lapin déjà échauffée par la section du sympathique,
on constate à la vérité une nouvelle ascension de la températe-
ture; mais il suffit de lier une partie des artères afférentes pour
la faire baisser (Kussmaul et Tenner). La thermogenèse locale,
si elle existe, est en tout cas minime et la *loi de Hunter* nous
donne une explication suffisante du symptôme *calor*.

La *tuméfaction* résulte surtout de l'accumulation de l'exsudat:
l'hyperémie et les phénomènes néoplasiques n'y entrent que
pour une faible part. Elle est d'autant plus marquée que l'exsudation est plus abondante et que les parties opposent moins de
résistance à l'infiltration.

La *douleur* est due, d'une part à l'irritation directe des terminaisons nerveuses par les agents phlogogènes, et d'autre part
à leur compression par l'exsudat. Elle est particulièrement
intense dans les parties très sensibles et dans celles que leur
texture serrée ou des dispositions anatomiques spéciales empêchent de se laisser facilement distendre par les produits exsudés :
tels sont le testicule, la pulpe dentaire, la région sous-onguéale.
Parfois on peut constater des altérations histologiques des ramifications nerveuses.

Les *lésions fontionnelles*, extrèmement variées, dépendent
tout à la fois des troubles circulatoires et des troubles nutritifs.

ARTICLE II

MODIFICATIONS DES TISSUS
DANS L'INFLAMMATION

Les modifications phlegmasiques des tissus sont, les unes
régressives, les autres *progressives*.

§ 1. — DES ALTÉRATIONS RÉGRESSIVES
EN GÉNÉRAL, DANS LES PHLEGMASIES

Ces altérations sont de divers ordres, au point de vue de leur
nature et de leur mécanisme.

α) Il y a, en premier lieu, les nécroses et les dégénérescences initiales provoquées *directement* par les agents nocifs.

Ainsi, des parties gravement contusionnées par un traumatisme, corrodées par un agent chimique, ou atteintes de brûlure, peuvent être mortifiées d'emblée. Les poisons de tout ordre, les toxines, provoquent également des nécroses et des lésions variées, amenant la destruction plus ou moins rapide des tissus. Ces altérations frappent en première ligne les éléments les plus vulnérables, les parenchymes, les fibres musculaires, etc., mais elles peuvent atteindre également le stroma conjonctif et les vaisseaux.

Toutes les formes étudiées au livre II peuvent se rencontrer ici. Suivant les cas, on peut observer des gangrènes frappant tout un membre, des escarres, des infarctus, des foyers caséeux d'étendue variable, ou des pertes de substance très limitées, faciles à réparer.

D'autres fois, il s'agit de phénomènes de destruction moléculaire, affectant des éléments anatomiques isolés : telle est la métamorphose granuleuse ou granulo-graisseuse que présentent les éléments spécifiques des organes dans les **inflammations** parenchymateuses ; telles sont encore les altérations variées des épithéliums tégumentaires dans les affections catarrhales : gonflement hydropique, formation de vacuoles, dégénérescence muqueuse ou colloïde, etc. Dans certains cas on constate les diverses variétés de la cytolyse, la nécrose de coagulation, la dégénérescence cireuse ou vitreuse, la chromatolyse et la fragmentation du noyau, etc.

Les produits cellulaires interstitiels, les fibres conjonctives et élastiques sont altérés et liquéfiés. La substance fondamentale des os et des cartilages est usée molécule à molécule, et disparaît pour faire place aux amas de cellules mobiles et à la néoplasie inflammatoire, à moins qu'il y ait persistance de séquestres.

β) En second lieu, beaucoup d'éléments qui ne succombent pas sous le premier choc de l'agent morbifique, périssent par la suite, soit que la lésion première ait été trop profonde pour être susceptible de réparation, soit que les cellules intéressées se trouvent placées dans des conditions incompatibles avec la survie par le fait des troubles circulatoires et nutritifs survenant au cours du processus phlegmasique : les thromboses étendues, la prolongation de la stase, la compression exercée par un exsudat très abondant, sont les causes ordinaires de ces nécroses consécutives.

Mais il importe de remarquer que la mort d'un certain nombre d'éléments anatomiques n'est pas une condition indispensable ; le processus inflammatoire peut être causé également par des altérations moins profondes, qui permettent aux cellules de se refaire et de survivre.

γ) Aux détritus résultant des métamorphoses régressives subies par les tissus, viennent s'ajouter : d'une part, les matières exsudées (dépôts fibrineux, résidus pigmentaires et granulo-graisseux provenant de la destruction des globules rouges extravasés et de celle des cellules migratrices qui succombent en grand nombre, particulièrement dans les foyers infectieux) ; et, d'autre part, les corps étrangers (cadavres de microbes, etc.).

Toutes ces parties mortes sont douées de propriétés chimiotactiques plus ou moins énergiques, et leur présence contribue à accroître et à entretenir l'irritation inflammatoire.

δ) Comme phénomènes plus tardifs, il faut mentionner enfin la régression du riche réseau vasculaire de la néoplasie inflammatoire, lorsque celle-ci passe à l'état scléreux, ainsi que l'atrophie des parties englobées et comprimées par le tissu de cicatrice (éléments glandulaires, nerveux, etc.).

§ 2. — DES MODIFICATIONS PROGRESSIVES
EN GÉNÉRAL, DANS LES PHLEGMASIES

Les altérations destructives sont généralement limitées aux points où l'action nocive de la cause phlogogène s'est exercée avec son maximum d'intensité. Sur les confins du territoire primitivement lésé et dans la zone avoisinante, cette action ne se fait plus sentir que d'une manière atténuée, et produit au contraire l'effet d'un stimulant sur les éléments qu'elle impressionne. Tout comme les leucocytes extravasés, les cellules fixes des tissus intéressés réagissent à cette excitation anormale et présentent alors les phénomènes de l'irritation nutritive, fonctionnelle et formative, telle que l'avait conçue VIRCHOW. On les voit s'hypertrophier, modifier leur chimisme, se mouvoir, se multiplier, déployer enfin une activité reproductrice et histogénique comparable à celle qui s'observe au cours de la période de développement ; de là l'expression de « retour à l'état embryonnaire », fréquemment usitée pour caractériser ces transformations si frappantes des cellules irritées.

Il importe de ne pas perdre de vue que cette suractivité des éléments sédentaires répond à deux indications bien distinctes.

A la vérité, les cellules fixes deviennent le point de départ de la néoplasie destinée à réparer les dommages subis par les tissus ; mais, au préalable, elles s'emploient, avec les phagocytes issus des vaisseaux, à détruire et à évacuer les agents nocifs et les détritus qui encombrent le foyer de l'inflammation.

1° L'histogénie réparatrice représente le dernier terme du processus morbide : elle s'effectue suivant le même mécanisme et tend au même résultat que les néoformations normales telles qu'on les trouve soit chez l'adulte, soit chez l'embryon. Mais, comme pour toutes les réactions pathologiques, il arrive fréquemment qu'elle reste en deçà du but, ou qu'elle le dépasse. La possibilité d'une restauration complète dépend, en première ligne, du degré de puissance régénératrice inhérent aux tissus lésés : les épithéliums tégumentaires, le tissu conjonctif, les os, réparent aisément des pertes de substance même considérables ; la réfection des muscles, des nerfs, des éléments glandulaires, ne se fait pas avec autant de facilité ; celle du tissu nerveux central ou du cartilage est nulle ou rudimentaire (Voy. p. 172). Elle dépend aussi de l'étendue des dégâts, de l'état de la nutrition, tant locale que générale, etc.

Lorsque la réparation est insuffisante, les parties détruites sont remplacées par un tissu physiologiquement indifférent, le tissu de cicatrice, conjonctif ou névroglique. Quand elle prend au contraire un développement excessif, elle donne naissance à des formations nouvelles qui n'existaient pas avant l'inflammation : plaies végétantes, chéloïdes, cals exubérants, néo-membrancs des séreuses, etc. (*Inflammation dite adhésive, productive*; voy. p. 430). Hormis ces anomalies, elle ne diffère pas, au fond, de la régénération pure et simple, non consécutive à une lésion phlegmasique, et telle que nous l'avons décrite au livre III.

2° Au contraire, les actes cellulaires se rapportant au travail de neutralisation des causes morbifiques et de déblai du terrain appartiennent en propre à l'inflammation. Interposés entre la lésion initiale et la néoplasie réparatrice, ils constituent, avec les troubles circulatoires précédemment décrits, la partie caractéristique et essentielle du processus inflammatoire.

§ 3. — RÔLE PRÉPONDÉRANT ET ÉNUMÉRATION SOMMAIRE DES LÉSIONS CONNECTIVES DANS L'INFLAMMATION

Or, ces réactions sont dévolues presque exclusivement aux dérivés du mésenchyme (tissu conjonctif et vaisseaux). De ce chef, le tissu connectif occupe une place prépondérante dans l'anatomie pathologique de l'inflammation. C'est lui qui est le plus constamment mis en cause, et qui reçoit de première main les produits de l'exsudation. Comme il représente en même temps le tissu le moins différencié de l'économie, c'est encore lui qui est le siège des phénomènes néoplasiques les plus actifs et les plus variés : aussi peut-on dire que l'histoire générale des lésions phlegmasiques se ramène en substance à l'étude des modifications que subissent les éléments conjonctif et vasculaire dans les parties enflammées.

Ces modifications peuvent être résumées comme il suit :

1° La dégénérescence et la nécrose d'une partie des éléments fixes ;

2° L'accumulation, dans les espaces interfasciculaires, de la sérosité inflammatoire exsudée des vaisseaux ;

3° L'infiltration de ces mêmes espaces par des amibocytes, dont les uns sont des globules blancs extravasés, tandis que les autres proviennent des cellules sédentaires de la partie irritée.

Ces éléments sont désignés globalement sous les noms de *glo-bules inflammatoires* ou de *phlogocytes;*

4° La prolifération conjonctive et vasculaire, d'où résulte la formation du tissu de granulation ;

5° La réparation des dégâts par ce tissu conjonctif jeune, qui évolue et passe finalement à l'état de tissu cicatriciel.

Tous ces phénomènes ne diffèrent pas, au fond, de ceux que nous a montrés précédemment la réaction contre les corps étrangers peu nocifs ; mais les désordres sont beaucoup plus marqués, en raison de l'intensité et de la nature spéciale des irritations.

Il y a lieu d'en poursuivre l'étude, non seulement sur le tissu connectif proprement dit, tant interstitiel qu'intra-organique, mais aussi sur les parties non vasculaires, telles que la cornée, le cartilage, la membrane interne du cœur et des vaisseaux, sur l'os et sur les feuillets transparents des séreuses. Dans la description qui suit, on trouvera un exposé succinct des principaux résultats qui ont été obtenus sur ces divers objets à l'aide de méthodes appropriées.

CHAPITRE III

LÉSIONS PHLEGMASIQUES DU TISSU CONJONCTIF VASCULAIRE

Ce chapitre se trouve divisé en deux parties. Nous étudierons :

1° La *période d'augment*, caractérisée par les dégénérescences initiales, par l'intensité des troubles vasculo-nerveux et par le début des modifications réactionnelles des éléments fixes. C'est à ces mêmes phénomènes que se résume toute l'évolution des phlegmasies à décours rapide et à lésions peu profondes.

2° le *stade d'état* qui succède au premier dans les inflammations moins fugaces, s'accompagnant de désordres anatomiques plus accentués ; ce stade trouve son aboutissement dans la constitution du tissu de granulation.

Les phases plus tardives et les modes de terminaison des phlegmasies aiguës seront examinés à l'article V.

ARTICLE PREMIER

PREMIÈRE PHASE : STADE D'AUGMENT

1° Infiltration par l'exsudat liquide. — Dans les premières heures qui suivent l'impression nocive causée par une irritation de moyenne intensité, le tissu connectif, distendu par l'exsudat liquide, paraît hyperémié, gonflé, et de consistance pâteuse ou gélatineuse (œdème, empâtement). Les faisceaux lamineux sont écartés les uns des autres par la sérosité inflammatoire imbibant

la substance amorphe, et amassée dans les espaces inter-fasciculaires agrandis, où elle donne souvent lieu à des dépôts
fibrineux d'abondance variable, constitués tantôt par des fibrilles
ténues, tantôt par des couches réticulées, à travées plus épaisses.

2° Altérations régressives des éléments fixes. — Au
centre du foyer inflammatoire, dans la région la plus atteinte
par l'agent nocif, les cellules conjonctives présentent des altéra-

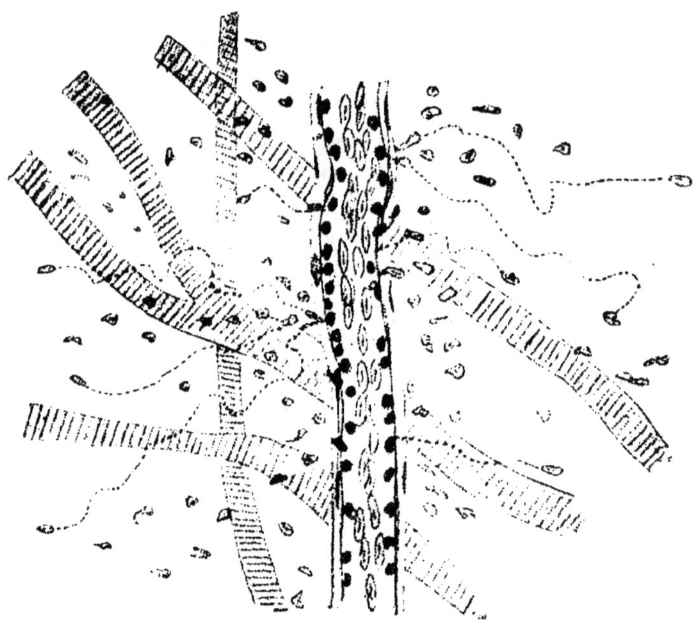

Fig. 80. — Diapédèse, langue de la grenouille
(d'après Thoma. Ex Lubarsch, in Aschoff, 1909).
Les lignes ponctuées indiquent le trajet effectué par les leucocytes émigrés.

tions régressives allant souvent jusqu'à la nécrose : leur noyau
est diversement altéré, peu colorable ; le protoplasma, creusé de
vacuoles, s'effrite par places en un détritus granuleux. Il en est
de même des cellules adventitielles des petits vaisseaux, des cellules adipeuses, etc.

Les fibres lamineuses sont tantôt tuméfiées, homogènes ou finement granuleuses, tantôt dissociées avec écartement des fibrilles et comme effilochées par places ; ailleurs, elles sont en voie de disparition par fonte mucoïde.

Les altérations des fibres élastiques sont surtout constatables en employant les colorations spéciales ; elles consistent en perte de la colorabilité (disparition apparente), rétraction en spirales irrégulières, boursouflement moniliforme par issue de

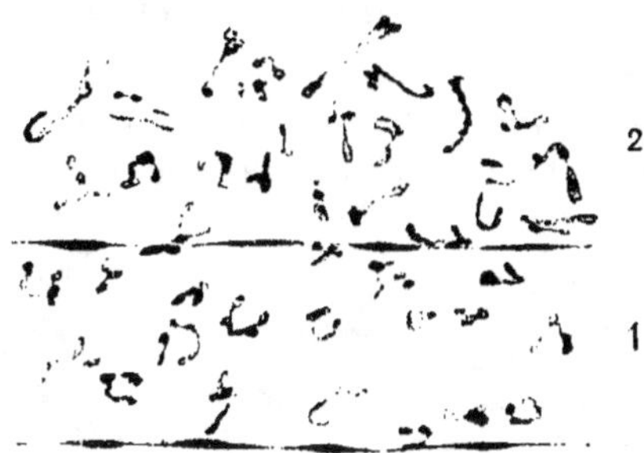

Fig. 81. — Aspects divers des noyaux de leucocytes migrateurs. (Capillaire veineux de l'épiploon du chien en état de diapédèse inflammatoire). Gr. 450/1.

1, noyaux des leucocytes intra-vasculaires ou en voie d'émigration.
2, noyaux des leucocytes extravasés, circulant dans le tissu conjonctif.

l'élastine, fragmentation, aspect granuleux, liquéfaction et disparition.

3° Infiltration par cellules mobiles. — Entre les vaisseaux dilatés et gorgés de sang, on aperçoit, dans les mailles du tissu œdématié, des globules rouges extravasés et surtout de nombreux phlogocytes qui, à ce stade, sont représentés principalement par des polynucléaires neutrophiles. Ils s'accumulent autour des veinules en manchons plus ou moins épais, et de là se répandent à travers le tissu, dessinant des ilots réunis par des traînées anastomosées. Au cours de cette migration ils suivent un trajet sinueux (fig. 80), leurs noyaux multilobés montrent les déformations les plus inattendues, tantôt étalés en rosaces irrégulières ou en réseaux avec gros amas de chromatine, tantôt se ramifiant en touffes arborescentes ou s'effilant en longs bâtonnets ténus et diversement contournés (fig. 81 et 82). S'il s'agit d'une inflammation bactérienne, il se produit à bref délai un englobement des microbes par les polynucléaires, qui exercent activement leur fonction de *microphages*.

4° Modifications progressives des cellules fixes. — Ces modifications portent en premier lieu sur le corps cellulaire et ensuite sur le noyau.

a. *Réactions protoplasmiques*. — Les cellules fixes qui n'ont pas été trop violemment impressionnées par la cause morbifique,

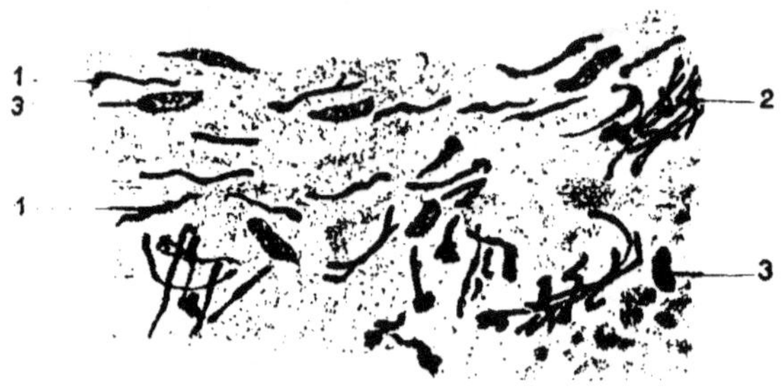

Fig. 82. — Formes vermiculaires des noyaux des leucocytes migrateurs. Tissu conjonctif pris sur le bord d'un chalazion. (Gr. 400/1.)

1, noyaux de leucocytes isolés. — 2, noyaux de leucocytes agglomérés. 3, noyaux de cellules conjonctives.

présentent au bout de quelques heures des transformations caractéristiques. Leur protoplasma, normalement réduit à une mince lamelle, se tuméfie et devient plus granuleux et plus colorable, leurs prolongements sont plus apparents et tendent à se rétracter ; elles prennent une forme plus globuleuse et s'écartent des faisceaux conjonctifs auxquels elles étaient accolées. Cette *hypertrophie aiguë* des cellules irritées s'accomplit grâce à une absorption et à une fixation plus abondantes de substances nutritives puisées dans l'exsudat insterstitiel ; décrite par RANVIER sur l'épiploon enflammé par injection d'une solution diluée de nitrate d'argent, elle s'observe également dans la réunion immé-

diate des incisions cutanées, etc. Les cellules connectives trau-
matisées, de même que les amibocytes du péritoine et de l'épiploon, les clasmatocytes (voy. p. 358), grossissent, poussent
des expansions qui s'allongent en s'appliquant sur les filaments
de fibrine exsudée et rencontrent des prolongements semblables
auxquels ils vont se souder. Ainsi se constitue, après la charpente provisoire de fibrine, une seconde charpente de nature
protoplasmique, qui « va travailler à l'édification définitive de
la cicatrice par le développement de faisceaux conjonctifs et de
fibres élastiques ».

Les choses se passent de même dans la formation des néo-
membranes des séreuses, dans la réfection des pertes de substance limitées de la cornée, etc. Vu l'absence de vaisseaux, ce
dernier objet est particulièrement favorable pour suivre l'évolution progressive des cellules étoilées, faciles à distinguer
des polynucléaires qui, du reste, ne se montrent qu'en petit
nombre.

b. *Réaction nucléaire.* — Les phénomènes nucléaires, plus
tardifs, ne débutent qu'après deux ou trois jours. Les noyaux
augmentent de volume et leur réticulum paraît moins compact
et plus clair qu'à l'état de repos, puis on constate de l'hyper-
chromatose, suivie à bref délai de l'apparition de figures de division mitotique.

Discrète d'abord, la segmentation des noyaux et des
cellules va en s'accentuant, et bientôt on peut voir, parmi
la multitude des globules blancs immigrés, de jeunes fibroblastes à forme rameuse ou arrondie, isolés ou réunis par
groupes.

Les cellules périvasculaires se comportent de même, et chez
tous ces éléments néoformés on constate le réveil de la contractilité amiboïde et de l'activité phagocytaire.

Les endothéliums sanguins et lymphatiques présentent également de l'hypertrophie et entrent en karyokinèse.

Dans les inflammations à lésions peu profondes et à décours
rapide, même quand elles sont intenses, les polynucléaires
microphages peuvent faire presque à eux seuls les frais de l'infiltration cellulaire, et la phlegmasie se dissipe par résolution,

sans que l'on voie intervenir les réactions irritatives qui caractérisent la deuxième phase.

ARTICLE II

DEUXIÈME PHASE : STADE D'ÉTAT

1° Constitution d'un foyer central de nécrose et d'une zone réactionnelle périphérique. — Mais dans la plupart des cas, les choses ne se passent pas aussi simplement. En général, les désordres créés par l'impression morbide initiale sont plus profonds et prennent une allure extensive, notamment lorsqu'ils sont dus à la pullulation de microbes virulents.

Les métamorphoses régressives précédemment signalées sont plus accentuées; et parmi les signes anatomiques de l'aggravation du processus morbide, il en est un qui mérite une mention spéciale : ce sont les *thromboses capillaires* dues à l'altération des parois endothéliales. Comme dans les infarctus, dans certains empoisonnements (sublimé), etc., les thrombus inflammatoires ont habituellement un aspect homogène. Leur composition s'éloigne, à certains égards, de celle des gros caillots pathologiques étudiés au livre IV, et ces différences se traduisent par des réactions colorantes bien caractérisées. Ils sont constitués, en effet, tantôt par des hématoblastes agglomérés, teintés en rose par l'éosine, ou par des dépôts fibrineux décelables par la méthode de Weigert, tantôt par la partie incolore (stroma) des globules rouges, qui, sous l'influence d'une stase prolongée, se sont fusionnés en des cylindres hyalins prenant vivement l'hématoxyline.

Le réseau des petits vaisseaux peut ainsi être obstrué sur une étendue plus ou moins considérable, et parfois la thrombose gagne de proche en proche les veinules efférentes et les veines d'un certain calibre.

Très fréquemment aussi, les radicules lymphatiques des territoires enflammés sont oblitérées par des caillots formés de fibrine et de leucocytes.

Ces obstacles à la circulation locale contribuent, de leur côté, à augmenter la perturbation nutritive et à favoriser la nécrose.

Dans ces conditions, les microphages continuent d'affluer par la périphérie, séjournent sur les lieux, et bientôt on en voit qui offrent des signes manifestes de dégénérescence. Leurs cadavres vont grossir les détritus provenant des tissus lésés, et à partir de ce moment, on peut distinguer dans le territoire enflammé un *foyer central* formé par les parties en voie de destruction, et une *zone marginale*, dans laquelle les phénomènes de réaction vasculaire et cellulaire se déroulent avec intensité.

Sous l'influence de l'attraction chimiotactique exercée par les déchets accumulés, l'immigration redouble d'activité, et le foyer en régression est entouré d'une couche serrée de phagocytes, véritable rempart cellulaire qui sépare les parties nécrosées de la zone réactionnelle périphérique.

2° Arrivée des mononucléaires.   A cette phase, on voit parmi les polynucléaires, surgir en nombre croissant, d'autres phlogocytes à noyau non lobé, dépourvus des granulations caractéristiques d'EHRLICH et qui jusqu'alors avaient moins attiré l'attention, les *mononucléaires*. A première vue, on peut en distinguer deux formes principales :

1. PREMIÈRE FORME. — Elle comprend de petits éléments présentant le type des *lymphocytes* du sang et de la lymphe : leur taille ne dépasse pas celle d'un globule rouge, leur noyau, sphérique, est vivement coloré et entouré d'une mince bordure de protoplasma homogène.

B. DEUXIÈME FORME. — Elle comprend des cellules plus grandes, à cytoplasme bien développé et qu'on peut répartir en plusieurs types dont les principaux sont représentés par les *macrophages* et les *cellules géantes* d'une part, et par les *plasmazellen* et les *mastzellen* de l'autre.

a. *Macrophages*. — Les macrophages sont des cellules dont les formes moyennes ressemblent aux grands mononucléaires du sang, mais qui souvent dépassent de beaucoup ces derniers par leurs dimensions. Leur taille est de 15 à 40 ou 50 μ et même davantage à l'état d'hypertrophie.

Arrondis au repos, ils sont amiboïdes à un degré très prononcé, s'allongent ou s'étalent en expansions ramifiées, et

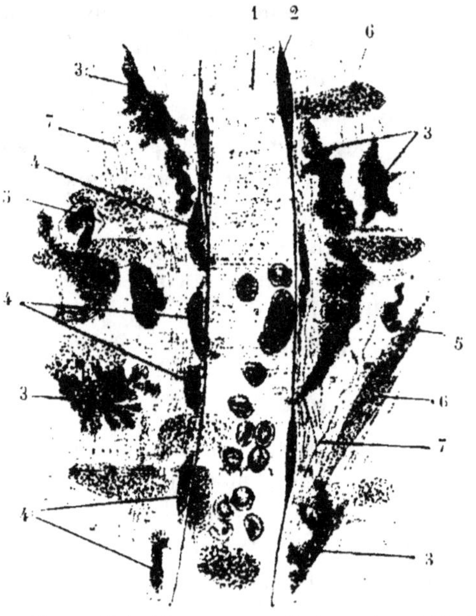

Fig. 83. — Polyblastes et cellules adventitielles
(d'après une planche de Maximow, 1902).

1, capillaire. — 2, cellule endothéliale. — 3, polyblastes. — 4, cellules adventitielles (polyblastes devenus sédentaires). — 5, polynucléaires. — 6, fibroblastes. — 7, fibrilles conjonctives.

prennent alors des aspects dont la variété défie toute description. On pourra se faire une idée de ce polymorphisme, qui leur a valu les dénominations les plus diverses de la part des observateurs, d'après les dessins ci-dessous, empruntés aux remarquables planches de Maximow et à K. Ziegler. Le noyau, qui mesure de 5 à 15 μ, est le plus souvent ovalaire ou réniforme, mais sa configuration est également sujette à varier beaucoup, surtout dans les exemplaires de grande taille : il parait alors irrégulièrement bosselé, bourgeonnant, d'autres fois creusé en cupule ou encore figurant une sorte d'anneau ou de couronne.

Le réseau chromatique nucléaire est serré, comprenant des trabécules et des grains assez gros, à situation principalement périphérique, très foncé quand il est coloré.

Le corps cellulaire offre un spongioplasme réticulé, à mailles

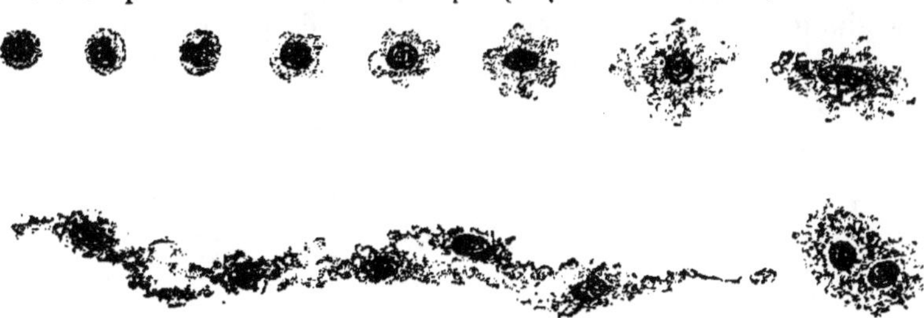

Fig. 84. — Lymphocytes polymorphes (K. Ziegler, 1904).

d'autant plus lâches qu'on l'examine plus près de la surface, ce qui lui donne fréquemment un aspect vacuolaire ; d'ordinaire, la réaction est nettement basophile et souvent très prononcée.

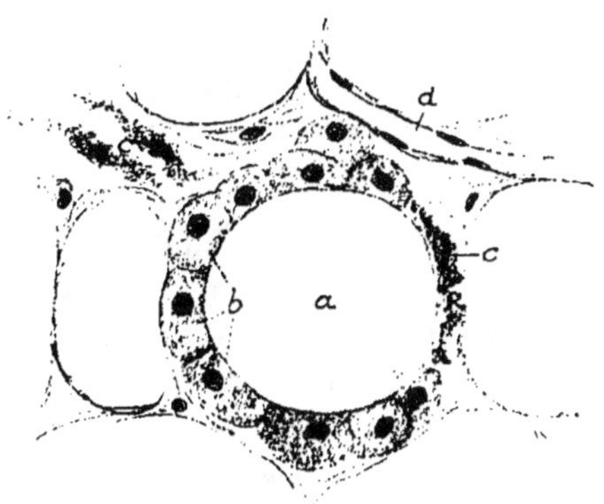

Fig. 85. — Grands mononucléaires lipophages
(d'après K. Ziegler, 1904).
On voit les macrophages appliqués sur une vésicule adipeuse
dont ils vont opérer la résorption.

Maximow, qui a fait une étude très détaillée de ces éléments qu'il appelle *polyblastes*, insiste sur la présence d'un appareil centrosomique bien apparent (centrosomes entourés d'une aire transparente), généralement situé dans la dépression superficielle du noyau, et signale aussi une couche ectoplasmique homogène jouant le principal rôle dans l'émission des prolongements protoplasmiques.

Les macrophages se montrent en grand nombre dans la zone marginale des foyers phlegmasiques, à la partie interne de laquelle ils forment souvent une couche serrée ; de là ils s'avan-

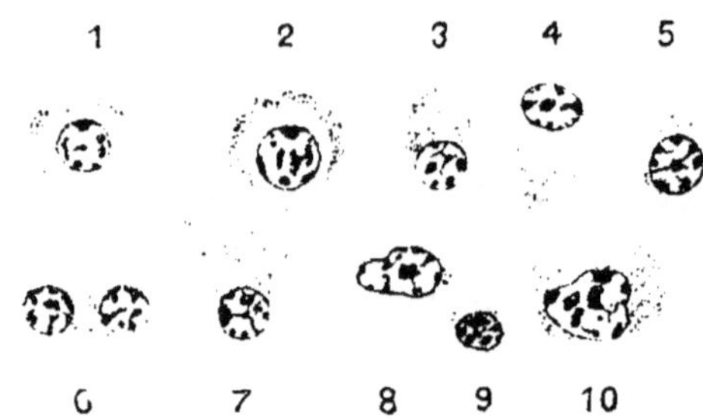

Fig. 86. — Types de plasmocytes provenant d'une épulis. Gr. 730/1.
L'aspect en damier de la chromatine est moins apparent
qu'aux grossissements moyens.

Corps cellulaire arrondi (1, 2), ovoïde (3), allongé (4) ou conique (5). — 6, plasmocyte à deux noyaux. — 7, cytoplasme étalé en éventail, diffluent vers son bord supérieur. — 8, 9, plasmocytes dont le corps cellulaire paraît très réduit, parce qu'il s'est trouvé sectionné transversalement au ras du noyau. — 10, très gros plasmocyte.

cent progressivement vers le centre, englobant activement les microphages, les hématies, les corps étrangers et les détritus de toute nature, liquéfiant les tissus en régression et représentant ainsi les agents les plus efficaces de la résorption. Au cours de ce travail phagocytaire, il en est un grand nombre qui dégénèrent et se détruisent : leurs débris sont aussitôt saisis par de nouveaux arrivants et la réaction se poursuit ainsi jusqu'au moment où le déblai du terrain se trouve achevé.

b. *Cellules géantes*. — Dans toutes les néoformations connectives, on peut observer de grandes cellules à noyaux multiples, souvent disposés en croissant ou en couronne, et dites cellules géantes. Assez rares dans les phlegmasies aiguës, elles se trouvent constamment et en plus grand nombre au contact de certains corps étrangers (voy. p. 282), ainsi que dans la plupart des inflammations nodulaires. C'est une variété de macrophages dont il sera question plus longuement à propos de la néoplasie tuberculeuse.

c. *Plasmocytes*. — Les plasmocytes (plasmazellen), sont des cellules arrondies ou ovales à l'état de repos, à spongioplasme alvéolaire dont les mailles contiennent en abondance, dans la

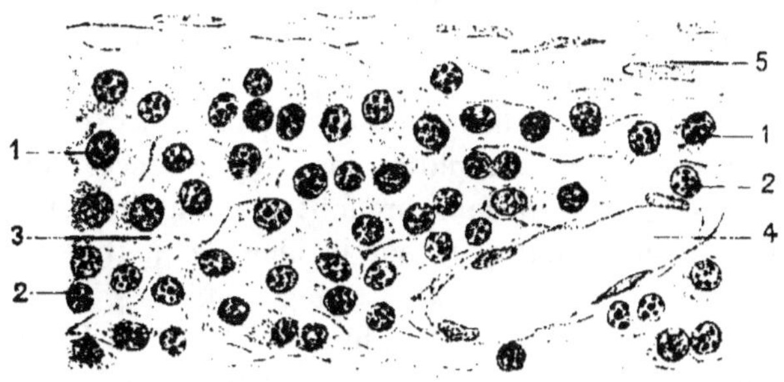

Fig. 87. — Groupe de plasmocytes dans un espace inter-fasciculaire de la paroi de l'utérus (au voisinage d'un carcinome). Gr. 500 1.

1, plasmocytes. — 2, lymphocytes. — 3, trabécules connectives. — 4, capillaire. 5, faisceau de fibres musculaires lisses.

zone périphérique, une substance très basophile (granulo-plasma).

Le noyau est excentrique, rond ou ovalaire, et possède cinq à huit amas de chromatine situés contre la membrane nucléaire, l'ensemble présentant une disposition caractéristique : noyaux en roue (*Radkerne*) ou mieux, en damier. Souvent il y a deux noyaux occupant les deux pôles de la cellule.

Le corps cellulaire est amiboïde, mais ne manifeste aucune activité phagocytaire.

Les plasmocytes se trouvent en grands amas (plasmomes, UNNA) dans la plupart des inflammations nodulaires (tuberculose, syphilis, mycosis fongoïde, lèpre), et en quantité variable dans une série d'inflammations chroniques ainsi que dans les stades tardifs de beaucoup de phlegmasies aiguës (acné, trichophytie, ulcères de diverse nature, bourgeons charnus). On les observe également dans le stroma des tumeurs épithéliales, dans certains lymphadénomes, etc.

Les stades jeunes ne se distinguent pas des lymphocytes. On trouve, d'autre part, des types de passage :

1° Vers les macrophages. Ils sont alors caractérisés par la présence d'une aire protoplasmique transparente avoisinant le noyau et renfermant des centrosomes épars (MAXIMOW) ;

2° Vers les fibroblastes, sous la forme d'éléments ramifiés, à granuloplasma basophile, et dont le noyau offre un nucléole central très net (EHRLICH).

d. *Mastzellen*. — Les mastzellen des tissus sont caractérisées, comme les leucocytes basophiles, par la présence, dans leur cytoplasme, de grains inégaux prenant une teinte rouge violacée (coloration métachromatique) par le bleu de méthylène ou la thionine.

Plus volumineuses que celles du sang, elles atteignent fréquemment un diamètre de 25 à 30 μ, et davantage. Arrondies ou polyédriques lorsqu'elles sont en amas serrés, elles sont plus souvent éparses ou par petits groupes, et alors de forme irrégulière, allongées et ramifiées, et à contours peu nets, les granulations spécifiques semblant s'égrener autour de la cellule. Le noyau ovale, à coloration pâle, est souvent masqué par les grains accumulés dans le corps cellulaire.

Quoique douées d'une grande sensibilité chimiotactique, les mastzellen des tissus enflammés ne renferment jamais de particules phagocytées, et présentent surtout des métamorphoses régressives.

Dans les diverses variétés de mononucléaires que nous venons de passer en revue, on ne voit qu'exceptionnellement des figures de segmentation karyokinétique. Leur évolution, leur synonymie et leur physiologie pathologique seront étudiées dans les paragraphes suivants.

3° Évolution progressive des cellules fixes. — Au delà du rempart cellulaire bordant le foyer central, les phénomènes d'hypertrophie, de mobilisation et de multiplication des éléments fixes sont bien plus accusés qu'au premier stade.

Les cellules connectives étoilées sont reconnaissables à leur noyau plus clair, allongé, vésiculeux, à réseau chromatique délié, avec un ou plusieurs nucléoles. Leur protoplasma, beaucoup plus abondant qu'à l'état normal, offre une structure finement réticulée ; les mitoses y sont fréquentes et très nettes. Par suite de leur accroissement numérique, ces fibroblastes sont plus rapprochés les uns des autres que précédemment, et se groupent par places en amas serrés. Les formes les plus jeunes sont de moindre dimension, elles sont polygonales ou arrondies et se comportent comme des cellules migratrices ; leur nombre est d'autant plus élevé que l'irritation est plus intense. Les formes plus différenciées, à corps allongé ou étoilé, à prolongements ramifiés, peuvent se diviser et se déplacer en se poussant peu à peu vers le foyer, sans perdre leurs connexions anastomotiques avec les cellules voisines (MAXIMOW). Sur certaines d'entre elles, on distingue un mince plan de fibrilles superficielles, parallèles ou divergentes, se continuant au delà des expansions protoplasmiques dans les interstices du tissu et marquant la première ébauche des fibres conjonctives en formation.

Les vaisseaux sont en pleine voie de prolifération. De toutes parts on aperçoit de larges capillaires formant un riche réseau, émettant des diverticules et poussant leurs pointes d'accroissement au milieu des cellules jeunes et des amibocytes de tout ordre. Beaucoup de cellules endothéliales sont plus épaisses et se colorent plus vivement qu'à l'état adulte, et des divisions karyokinétiques se voient de distance en distance. Les bourgeons vasculaires se dirigent en général vers le foyer, comme s'ils subissaient une attraction spéciale de la part de celui-ci.

La néoplasie des vaisseaux lymphatiques, qui a été constatée dans un certain nombre de productions inflammatoires, se fait par le même mécanisme, les endothéliums proliférés jouant le rôle de *lymphangioblastes*.

Il y a lieu de faire mention ici des cellules spéciales appliquées contre la surface externe des petits vaisseaux, cellules *périvasculaires* (RENAUT), *adventitielles* (MARCHAND) ou *périthéliales* (EBERTH). Ces éléments se tuméfient, s'écartent de l'endothélium, deviennent amiboïdes, se multiplient et se comportent comme les clasmatocytes de RANVIER, auxquels plusieurs auteurs récents tendent à les assimiler entièrement.

19.

4° Constitution du tissu de granulation. — Les phénomènes progressifs que nous venons d'énumérer se combinent dans la périphérie du foyer phlegmasique, et il en résulte, au moment où le processus réactionnel arrive à son apogée, la production d'un tissu conjonctif jeune, *tissu de granulation*, *tissu germinatif* (Ziegler).

La description de ce tissu est de première importance, elle nous permettra de grouper dans une vue d'ensemble les notions précédemment acquises. Mais il faut savoir que cette étude offre de sérieuses difficultés, et qu'elle soulève une série de problèmes dont plusieurs attendent encore leur solution définitive.

Si, comme on l'a fait longtemps, on s'en tient à l'examen des bourgeons charnus des plaies, préparés d'après les méthodes courantes en histologie pathologique, on n'y aperçoit à première vue qu'un abondant réseau de larges capillaires gorgés de sang et plongés dans une masse confuse de cellules assez semblables les unes aux autres. Ce n'est qu'à l'aide d'une technique appropriée, et en combinant les renseignements fournis par l'étude d'objets différents, qu'il est possible d'arriver à des notions plus précises et d'opérer le triage des diverses catégories de phlogocytes.

a. *Étude expérimentale*. — Le procédé des chambres de verre ou de celloïdine, placées dans le tissu conjonctif (Ziegler, Maximow), permet de saisir sur le fait et d'étudier séparément, par les moyens voulus, les étapes successives qui marquent l'édification du tissu de granulation, tant à l'intérieur des chambres que dans les parties avoisinantes.

Nous avons vu que dans les formes aiguës ces étapes se résument :

a. Dans les altérations dégénératives plus ou moins prononcées de la partie traumatisée, avec de petites hémorragies punctiformes ;

b. Dans une hyperémie suivie d'une imbibition séreuse au sein de laquelle se produisent des dépôts fibrineux ;

c. Dans une affluence de cellules mobiles qui se succèdent dans un ordre déterminé :

α) Les polynucléaires microphages qui bientôt présentent des lésions dégénératives ;

β) Les mononucléaires macrophages qui phagocytent énergiquement les précédents et s'hypertrophient d'une façon notable.

γ) Les fibroblastes jeunes qui, au début, peuvent être entièrement libres et faire alors l'office de macrophages, mais qui ne tardent pas à prendre une forme anguleuse, à pousser des prolongements par lesquels ils s'anastomosent entre eux, et au contact desquels on voit apparaître des fascicules de fibrilles connectives ;

δ) L'arrivée des fibroblastes est suivie à bref délai de celle des bourgeons angioblastiques, et dès lors tous les éléments essentiels de la néoformation se trouvent réunis.

b. *Examen des pièces fixées.* — En possession de ces données, auxquelles il faut ajouter celles qui ont été obtenues par l'étude de l'inflammation dans les séreuses, dans les tissus invasculaires, etc., nous pouvons entreprendre l'analyse directe du tissu germinatif sur des bourgeons charnus fixés et colorés par les méthodes cytologiques, et qu'il convient de choisir en pleine poussée de croissance. Nous distinguerons ainsi, dans une même préparation, une série de zones superposées, répondant chacune à l'une des phases d'évolution dont la succession chronologique a été établie par les observations sériées faites sur les chambres transparentes.

Sur une coupe pratiquée suivant l'axe d'un bourgeon (fig. 88), nous trouvons, en allant de la surface vers la profondeur :

α) Une mince bordure de fibrine contenant dans ses mailles de nombreux polynucléaires et des globules rouges ; à travers cette couche suinte la sérosité inflammatoire qui s'écoule à l'extérieur, mêlée de globules blancs.

β) La zone superficielle du tissu germinatif, parsemée d'îlots fibrineux, d'hématies éparses ou groupées, et abondamment infiltrée de leucocytes polynucléaires neutrophiles, dont une partie se trouve en voie de dégénérescence. Çà et là, on peut rencontrer aussi, isolés ou par groupes, quelques éosinophiles. A ces éléments viennent se mêler des mononucléaires dont le nombre augmente à mesure que l'on descend. A la partie inférieure de cette couche, se voient des macrophages dont le proto-

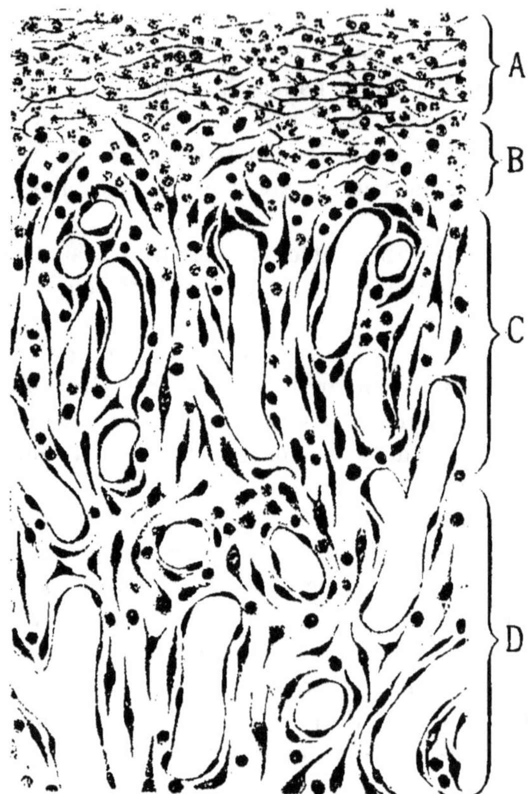

Fig. 88. — Structure d'un bourgeon charnu (figure schématisée).
(Gr. 200/1).

A, pellicule fibrineuse superficielle infiltrée de polynucléaires. — B, couche mince de substance conjonctive anhiste, en partie envahie par les dépôts fibrineux et contenant des leucocytes polynucléaires et mononucléaires, ainsi que des fibroblastes fusiformes. — C, anses capillaires jeunes, à endothélium épais, et se terminant vers la surface par des bourgeons angioblastiques. La substance fondamentale, riche en fibroblastes (dont quelques-uns sont en voie de division) et en amibocytes surtout uninucléés, commence à prendre un aspect fibrillaire. Raréfaction progressive des polynucléaires, à mesure qu'on descend. — D, structure fibrillaire plus accusée de la substance inter-cellulaire. Polynucléaires très clairsemés. Les mononucléaires tendent à se différencier, les uns en plasmocytes, les autres en cellules adventitielles appliquées contre les vaisseaux. Ces derniers sont plus larges, leur endothélium est plat. Ainsi le tissu conjonctif jeune se trouve constitué.

plasma renferme des débris cellulaires variés, des microphages encore reconnaissables à la configuration du noyau, et des globules rouges.

γ) Un peu plus bas, les éléments uninucléés prédominent ; les microphages se font rares, la masse des cellules est moins compacte, et l'on aperçoit plus nettement entre elles une substance fondamentale légèrement troublée par un précipité de fines granulations, qui s'est produit sous l'influence des réactifs fixateurs. Cette substance contient de la mucine, comme celle du tissu conjonctif de l'embryon.

Parmi les éléments cellulaires, on distingue des mononucléaires à type de lymphocytes, des macrophages de forme très variable lorsqu'ils ont été fixés à l'état amiboïde, et des *fibroblastes*. Ces derniers se différencient des amibocytes voisins par leur grand noyau clair, généralement ovale, à charpente chromatique plus lâche et plus ténue, et par leur cytoplasme plus étendu, fusiforme ou étoilé, également clair, finement réticulé, et émettent des expansions ramifiées. On les trouve aussi plus fréquemment en karyokinèse que les autres formes. Dans les points où la matière amorphe est abondante, le tissu peut présenter un aspect très analogue à celui du tissu conjonctif muqueux de la période fœtale.

Suivant les cas, il peut y avoir quelques cellules à prolongements courts, simplement anguleuses ou même arrondies, à noyau à peu près sphérique, et sans caractères spécifiques bien accusés. Elles répondent pour une part à des fibroblastes plus jeunes, mais peut-être en est-il aussi qui se rattachent au groupe polymorphe des mononucléaires ?

Sur les fibroblastes bien développés, on peut constater nettement une fibrillation superficielle dont la direction générale est parallèle au grand axe de la cellule.

δ) Presque au même niveau, l'élément vasculaire fait son apparition. Les premiers capillaires se montrent comme des conduits endothéliaux rectilignes, partant des anses les plus superficielles du réseau sous-jacent, et se dirigeant perpendiculairement vers la surface libre. Leur paroi protoplasmique, très délicate, émet des pointes d'accroissement latérales ou terminales qu'on voit s'avancer au milieu des cellules précédemment décrites.

Au fur et à mesure qu'il s'étend et se complète, le réseau capillaire semble exercer une sorte d'action directrice sur le reste du tissu. Les fibroblastes, qui plus haut n'avaient pas d'orientation bien précise, tendent maintenant à se placer parallèlement aux vaisseaux néoformés, en même temps que la substance fondamentale prend un aspect fibrillaire de plus en plus accusé. Chaque élément fibroblastique est devenu le centre de génération d'un fascicule de filaments déliés, et toutes ces fibres connectives en formation, tantôt accompagnant les vaisseaux, tantôt s'entrecroisant en divers sens, constituent une charpente de soutien qui paraît plus serrée et plus solide à mesure qu'on se rapproche de la base du bourgeon, et par suite de l'état adulte.

Sur les pièces injectées, on voit que chaque bourgeon ou granulation représente un territoire vasculaire autonome, répondant aux arborisations terminales d'un troncule émergeant des tissus sous-jacents.

On remarque en même temps que vers la base de la granulation, dans la région où l'infiltration cellulaire est moins abondante, de gros amibocytes basophiles tendent à s'aligner le long des vaisseaux, affectant une forme et une disposition analogues à celles des cellules dites adventitielles.

Les polynucléaires sont ici très clairsemés, par contre les cellules uninucléées sont nombreuses et attirent vivement l'attention par leur polymorphisme. On les voit éparses ou réunies en amas, souvent groupées autour des petits vaisseaux qu'elles entourent d'un manchon compact. Examinés individuellement, ces éléments peuvent présenter les diverses formes que nous avons signalées plus haut. Les uns sont de la taille des globules rouges, à noyau foncé, à corps cellulaire très réduit, offrant l'aspect de petits lymphocytes ; à côté d'eux, et en particulier au milieu des amas para-vasculaires, on trouve habituellement des lymphocytes plus gros, à cytoplasme très basophile, et prenant volontiers la figure de plasmazellen. Ailleurs, on aperçoit des macrophages à protoplasma vacuolaire ; des cellules dites épithéloïdes, polygonales, finement granuleuses, à noyau vésiculeux ; des cellules géantes. Plus rarement, il y a des mastzellen à grains métachromatiques. Suivant les cas et les points examinés, c'est l'un ou l'autre de ces types qui peut prédominer ou même être représenté à l'exclusion des autres.

Tous ces éléments offrent des expansions amiboïdes quand ils ont été fixés en pleine vie, sinon ils sont arrondis. Le noyau est généralement unique, parfois pourtant il y en a deux ou même davantage. Quant aux cellules géantes, elles peuvent en contenir un nombre considérable.

Telle est, en substance, la constitution du tissu germinatif des bourgeons charnus. Mais il ne faut pas oublier qu'il ne représente qu'un cas particulier de la néoplasie inflammatoire. Celle-ci se retrouve, avec des caractères analogues, dans les processus phlegmasiques les plus variés : quand il sont irrités, le chorion de la peau et des muqueuses, la trame des grandes séreuses et des synoviales, la charpente connective des viscères, les lames connectives inter-organiques, le périoste, etc., présentent, avec des variantes, la même composition élémentaire que le tissu de granulation des plaies.

Il va sans dire que cette division du bourgeon charnu en couches superposées n'a été établie que pour faciliter la description. Comme le montre la figure, le tissu en voie d'organisation, abrité par la pellicule fibrineuse et les leucocytes accumulés, se transforme insensiblement et sans présenter une architecture stratifiée.

Il nous faut examiner maintenant de plus près le rôle physiologique, la provenance et la destinée finale des diverses variétés de cellules inflammatoires, des *phlogocytes* (en prenant ce terme dans son acception la plus large) qui apparaissent dans les parties enflammées et qui entrent dans la constitution du tissu de granulation.

<h2 style="text-align:center">ARTICLE III</h2>

<h1 style="text-align:center">PHYSIOLOGIE DES PHLOGOCYTES</h1>

Cet article comprend : 1º l'étude de la *fonction phagocytaire* ; 2º l'étude du *rôle sécréteur et nutritif des phlogocytes*.

L'activité histolytique et les propriétés histogéniques des cellules inflammatoires seront examinées plus loin.

§ 1. — FONCTION PHAGOCYTAIRE

La phagocytose, nous le savons, met en jeu tout à la fois la *motilité*, la *sensibilité* et les *facultés digestives* des cellules.

1° Motilité amiboïde. — Nous avons indiqué précédemment les conditions générales de la motilité amiboïde qui, chez les animaux homœothermes, doit être étudiée sur la platine chauffante.

Elle est surtout prononcée sur les éléments à protoplasma bien développé, et se manifeste avec un redoublement d'activité dans les processus irritatifs, sur les diverses catégories de phlogocytes.

L'optimum thermique pour la contractilité des leucocytes varie suivant les espèces animales : d'après MAUREL, il est de 39 à 43° chez l'homme. Les températures fébriles activent donc les mouvements, mais on ne peut maintenir les globules blancs au-dessus de 42° pendant quelques heures sans les léser gravement.

L'amiboïsme des lymphocytes ne paraît plus pouvoir être mis en doute (voy. p. 309) : toutefois, il est moins accusé que celui des leucocytes. Leur optimum thermique n'est pas encore bien fixé : certains auteurs le considèrent comme inférieur, d'autres comme supérieur à celui des autres variétés de globules blancs.

2° Chimiotaxisme. — La découverte du chimiotaxisme a éclairé d'un jour nouveau le mécanisme des défenses cellulaires dans les tissus enflammés.

a. *Expériences fondamentales.* — L'influence directrice exercée par le chimiotaxisme sur la migration cellulaire en pathologie, a été constatée par LEBER (1889) sur des spores d'aspergillus fumigatus injectées dans la chambre antérieure de l'œil chez le lapin. Quelques-unes de ces spores étant venues à se fixer sur la face profonde de la cornée et à y germer, il se forma, au niveau de chacune des touffes cryptogamiques en voie de développement,

une petite tache grisâtre constituée par un amas de globules
blancs (fig. 89).

Ayant pratiqué des coupes sur la cornée excisée, Leber constata
que les leucocytes n'étaient nullement en contact avec les cham-

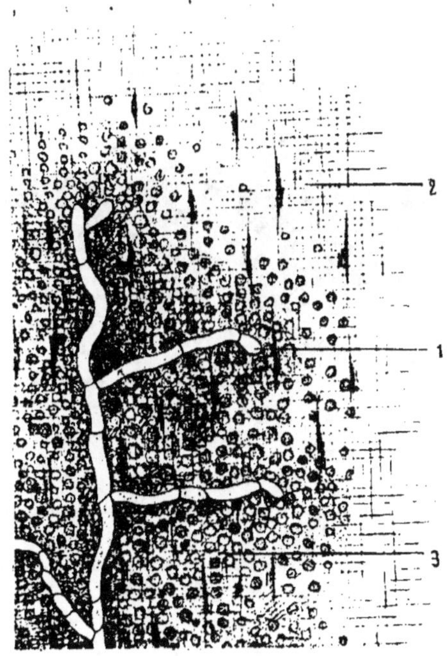

Fig. 89. — Aspergillus fumigatus inoculé dans la chambre antérieure
de l'œil et végétant sur la membrane de Descemet. (Dessin de
P. Verdun, d'après les planches de Leber, 1891). Cornée vue de
face.

1, mycélium ramifié du champignon. — 2, tissu cornéen.
3, amas de leucocytes infiltrant la cornée.

pignons, mais qu'ils se trouvaient accumulés dans le tissu propre
de la cornée, exactement en regard des mycéliums naissants
dont les séparait la membrane de Descemet (fig. 90). Il en
conclut que ce groupement si particulier des amibocytes ne pouvait s'expliquer que par une action attractive due à quelque

produit soluble sécrété par l'aspergillus et diffusant à travers la membrane de Descemet imperméable aux cellules.

De son côté, PEKELHARING (1881) avait observé que lorsqu'il introduisait dans le tissu cellulaire sous-cutané des tampons de coton imprégnés de cultures charbonneuses, les leucocytes s'y

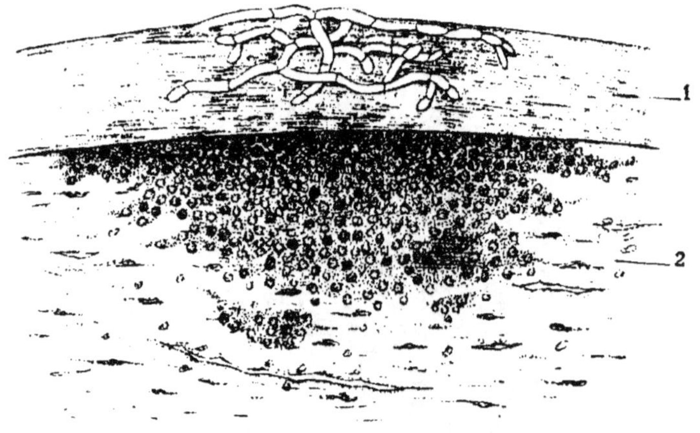

Fig. 90. — Partie profonde de la cornée de la figure précédente vue en coupe. (Dessin de P. VERDUN, d'après les planches de Leber. 1891).
1, membrane de Descemet envahie par le champignon. — 2, tissu cornéen avec amas de leucocytes.

portaient en foule, tandis qu'on ne trouvait qu'un petit nombre de ces éléments dans des tampons simplement stérilisés.

b. *Action attractive ou répulsive.* — La notion du chimiotaxisme est devenue courante en pathologie à la suite des recherches faites au moyen de tubes capillaires contenant les substances à expérimenter et placés sous la peau, dans les séreuses, etc.

Ce procédé, appliqué par LEBER et surtout par MASSART et BORDET (1891), puis par GABRITSCHEWSKY, etc., a permis de reconnaître des propriétés chimiotactiques positives à un grand nombre des sécrétions microbiennes, aux déchets organiques provenant de tissus nécrosés ou altérés, aux cellules étrangères, à l'oxygène, à des substances nutritives. Certains corps ont au

contraire un effet répulsif (chimiotaxisme négatif) : tels l'acide
lactique, le jéquirity.

L'injection dans les cavités séreuses, avec examen consécutif
du liquide dont on prélève des gouttes à différents intervalles,
constitue également un bon moyen de mettre en évidence les
phénomènes de cet ordre.

c. *Influence de la dose de substance active*. — Comme l'avait
remarqué LEBER, les poisons qui, à l'état concentré, sont
répulsifs et même stupéfiants et nécrosants pour les éléments
migrateurs, peuvent se montrer attractifs quand ils sont
dilués à un certain degré (optimum de concentration, voy.
p. 25). Ainsi s'explique la formation d'un rempart d'amibocytes entourant à distance les colonies microbiennes à virulence
prononcée.

d. *Accoutumance*. — D'autre part, les cellules sont capables
de s'habituer rapidement à des corps qui tout d'abord les
repoussaient. Lorsqu'on injecte dans le péritoine du sang, du
bouillon, des poudres en suspension, des microbes virulents, les
leucocytes de la cavité péritonéale s'éloignent et vont s'agglu-
tiner en groupes sur l'épiploon ; mais au bout d'un certain temps,
et surtout à la suite d'injections répétées, on les voit au contraire
affluer en grand nombre.

e. *Action élective*. — Les substances attractives n'influencent
pas indifféremment toutes les cellules mobiles ; dans bien des
cas, elles montrent une action élective à l'égard de telle ou telle
catégorie d'amibocytes. La plupart des bactéries et des produits
solubles bactériens attirent surtout les polynucléaires neutrophiles. Les éosinophiles se dirigent avec prédilection vers les
helminthes et vers leurs sécrétions ; ils affluent dans le péritoine
à la suite d'une injection d'extrait de tænia. Les basophiles
apparaissent en foule dans la plèvre enflammée par une injection d'aleurone (PRÖSCHER, LEVADITI).

Les cellules animales étrangères ou avariées (globules rouges,
spermatozoïdes) et leurs débris (pulpe d'organes finement
broyés, etc.) ainsi que certains microbes (tuberculose, lèpre ;
hématozoaires), agissent principalement sur les macrophages et,
en général, sur les mononucléaires.

3° Phagocytose proprement dite (englobement et digestion intracellulaire. — La généralité de la phagocytose dans la série animale et le rôle capital qui lui est dévolu dans les défenses de l'organisme, ont été mis en évidence par Metchnikoff. Les travaux de cet auteur ont eu pour point de départ l'observation de l'englobement d'un blastomycète parasite (monospora bicuspidata) par les leucocytes d'un petit crustacé cladocère, la daphnie (1884).

Les faits caractéristiques peuvent être pris sur le vif en observant directement sous le microscope une goutte de sang, de lymphe ou de sérosité contenant à la fois des leucocytes et des microbes. On les constate également par l'examen des préparations fixées et colorées.

Chez les animaux supérieurs, la fonction phagocytaire est dévolue principalement aux éléments du sang et du système conjonctivo-vasculaire, *microphages*, *macrophages* et *cellules fixes*.

Nous étudierons d'abord les conditions générales du phénomène, et ferons ressortir ensuite par quelques exemples les particularités propres à chacun des trois groupes de phagocytes.

A. Conditions générales de la phagocytose. — L'étude des phénomènes élémentaires d'englobement et de digestion intracellulaire nous amène, en effet, à examiner de plus près les conditions dans lesquelles ils s'effectuent.

a. *Préhension, englobement d'objets vivants.* — L'inclusion de corpuscules de toute nature s'opère en vertu de la contractilité des phagocytes. Ceux-ci émettent des expansions protoplasmiques qui appréhendent les bactéries, les fixent, les enveloppent, et les attirent peu à peu dans l'intérieur du corps cellulaire. Les microbes eux-mêmes demeurent passifs : jamais on ne les voit pénétrer dans des cellules mortes ou immobiles. Contrairement aux assertions de quelques auteurs, les microbes peuvent être absorbés bien vivants. En effet, les bactéries mobiles peuvent présenter des mouvements quand elles sont incluses dans les vacuoles des globules blancs ; la partie encore libre des trypanosomes, des spirilles, etc., en voie d'englobement, continue de s'agiter. En outre, on peut obtenir des résultats positifs par la culture et l'inoculation de microbes qui ont séjourné quelque temps dans l'intérieur des phagocytes (Metchnikoff, Mesnil). Les polynucléaires peuvent également être saisis par les macrophages sans avoir présenté aucun signe de dégénérescence.

b. *Digestion en milieu acide*. — La digestion des particules attaquables par les cytases s'effectue généralement dans des vacuoles intra-cellulaires remplies d'une sécrétion acide, comme l'indique la coloration vitale par le rouge neutre d'Ehrlich. Les microorganismes inclus perdent peu à peu leur forme et leurs réactions colorantes, montrent des signes de dégradation progressive (déformations, gonflement, fractionnement) et finissent par disparaître.

c. *Facteurs influant sur la phagocytose*. — L'efficacité ou l'insuffisance de la phagocytose relève, d'une part, du degré de nocivité des microparasites, et d'autre part de l'énergie plus ou moins grande des défenses organiques.

α) Les phagocytes de tout ordre ne peuvent détruire les bactéries pathogènes que lorsqu'elles ne sont pas en trop grande quantité ou que leur virulence ne dépasse pas un certain degré.

En inoculant dans le péritoine de cobayes des doses faibles de streptocoques, on voit les polynucléaires, après une phase répulsive de courte durée, arriver en grand nombre, englober les cocci avec une activité croissante et les digérer dans l'espace de deux à trois jours. A dose mortelle, la phagocytose se produit encore, mais elle est incomplète ; au lieu de suivre une marche progressive, elle se ralentit et cesse au bout de quelques heures, tandis que les microbes se multiplient dans le liquide péritonéal (Bordet). Le même fait s'observe dans l'érysipèle, où la phagocytose est énergique et rapide dans les cas bénins ; au contraire, avec des microbes très nocifs, elle se réduit à peu de chose ; la diapédèse elle-même est peu prononcée, et le phénomène prédominant est l'exsudation d'une abondante sérosité dans laquelle pullulent les cocci.

Des microbes très virulents peuvent aussi survivre à l'englobement et recouvrer leur liberté après avoir amené la mort de

la cellule phagocytante. Certains trouvent même dans le protoplasma de celle-ci un bon terrain de culture, y prolifèrent et
finissent par la détruire et la faire éclater.

Parfois, des leucocytes qui se montrent inactifs à l'égard de
bactéries virulentes, sont pourtant capables d'absorber des
espèces moins nocives. En introduisant dans le péritoine du
cobaye un mélange de streptocoques et de proteus, Bordet a vu
la phagocytose s'exercer uniquement sur ces derniers.

Par contre, la défense phagocytaire est puissamment renforcée
chez les sujets immunisés. C'est ce que l'on constate chez le
lapin pour le bacille pyocyanique (Bouchard), chez le cobaye
pour le vibrion du choléra (Metchnikoff, Gruber), etc.

Ces inégalités si prononcées dans l'intensité et dans l'efficacité
de la phagocytose sont dues sans doute pour une part à la qualité même des leucocytes qui peuvent, par exemple, être affaiblis
préalablement à la suite de divers états morbides, paralysés par
certains poisons, tels que l'extrait d'opium ou, au contraire,
excités par des corps faisant office de *stimulines* (peptone, extrait
de thyroïde, sérums leuco-activants).

Mais les recherches de ces dernières années ont montré que
ces variations dépendent bien plus des microbes que des cellules
et qu'elles tiennent surtout à l'intervention de substances spécifiques, de la nature des anti-corps. On sait que dans la lutte
de l'organisme contre les agents infectieux, l'armement des deux
parties en présence est essentiellement constitué par des matières
solubles de deux sortes : les unes, offensives et directement nuisibles à l'adversaire, les autres, défensives et capables de para-
lyser les moyens d'attaque similaires dont dispose celui-ci. Or,
ce sont précisément des facteurs de cet ordre qui jouent un rôle
décisif dans la phagocytose.

Les microbes déversent des poisons lésant les cellules, les *leu-
cocidines*, etc., que tendent à neutraliser des anti-leucocidines, etc.,
élaborées par le sujet infecté. De son côté, celui-ci produit des
anti-corps se fixant sur les bactéries et les rendant plus phago-
cytables, les sensibilisant en quelque sorte à la phagocytose, les
opsonines (Wright), les *tropines* (Neufeld) ; à leur tour, les
microbes se protègent contre ces sensibilisatrices en sécrétant

des substances anti-opsoniques, anti-tropiques, telles que les *aggressines* (BAIL), les *antiphagines*, ou encore en s'entourant d'une membrane isolante, non attaquable par les produits offensifs dirigés contre eux.

Dans ces conditions, l'avantage devra rester à celui des deux combattants qui fournira les sécrétions les plus abondantes et les plus énergiques. Si l'organisme est susceptible d'acquérir une forte immunité anti-bactérienne, il y a aussi, par contre, des souches de bactéries devenues résistantes aux sérums actifs et aux phagocytes.

Fait remarquable, les microbes, une fois sensibilisés ou devenus réfractaires, le restent après qu'on les a tués, montrant ainsi que cet état spécial tient simplement à des modifications chimico-physiques de leur corps et non à quelque propriété vitale.

Nous devons nous borner ici à mentionner brièvement ces actions antagonistes dont l'étude est d'une importance majeure au point de vue du problème de la virulence et de l'immunité. Ajoutons seulement que des phénomènes analogues ont été constatés pour la phagocytose des protozoaires, des globules du sang et de diverses cellules étrangères. Il s'agit donc de réactions défensives (*anti-xéniques*, GRASSET) ayant une signification très générale en pathologie et en biologie.

B. RÔLE RESPECTIF DES DIVERSES VARIÉTÉS DE LEUCOCYTES :

α) Les microphages sont attirés surtout par les bactéries des infections aiguës, qui sont saisies et digérées rapidement dans les cas favorables.

β) Les macrophages détruisent surtout les cellules animales tant étrangères qu'usées ou altérées, et tous les résidus organiques accumulés dans les tissus : à ce titre, ils représentent les principaux agents du travail de résorption que nécessitent les phénomènes régressifs se produisant au cours des divers processus morbides. Ils digèrent les globules rouges et les leucocytes polynucléaires arrivés à la fin de leur carrière ou lésés dans leur vitalité. Ce phénomène, facile à constater à l'état physiologique (cellules érythrophages de la rate, etc.), s'exagère beaucoup dans les infections : chez les sujets qui succombent à la fièvre typhoïde, on trouve dans le tissu de la rate et dans les veines spléniques, dans les ganglions mésentériques hypertrophiés, de gros éléments dont le protoplasma est farci d'hématies et de globules blancs polynucléaires en voie de liquéfaction.

Ils englobent également les protozoaires pathogènes et leurs débris (hématozoaires et grains mélaniques du paludisme, trypanosomes, etc.) et certains microbes tels que les bacilles de la tuberculose et de la lèpre, le tréponème de la syphilis.

Souvent ils achèvent la besogne bactéricide commencée par les microphages. C'est ainsi qu'après injection de microbes du choléra à faible dose dans le péritoine du cobaye, on voit se produire successivement : une première phase de répulsion et d'inactivité des globules blancs, une deuxième phase d'accoutumance, où l'absorption des vibrions par les microphages s'opère avec une énergie croissante, enfin une troisième phase, caractérisée par l'arrivée d'une multitude de macrophages qui s'emparent indistinctement des parasites restés libres et des microphages chargés de vibrions, de façon à déblayer définitivement le terrain (CANTACUZÈNE).

L'évolution des abcès nous présente l'exemple le plus typique de cette intervention décisive des grands phagocytes.

Enfin, les grands mononucléaires agissent aussi par digestion paracellulaire en déversant leurs diastases sur les corps trop volumineux pour pouvoir être inclus dans le protoplasma. Comme exemples, nous citerons la résorption des blocs de fibrine et celle des vésicules adipeuses (fig. 85).

Les cellules géantes doivent être considérées comme une variété spéciale de macrophages ; elles se comportent comme ceux-ci au point de vue de la phagocytose.

γ) La phagocytose par les éléments sédentaires est surtout le fait des endothéliums vasculaires et des cellules des organes hématopoïétiques. Les bactéries, les grains de carmin injectés dans la circulation, disparaissent rapidement du sang ; on les retrouve dans le foie, le poumon, la rate et la moelle des os, qui jouent le rôle de filtres et sont assimilables, à ce point de vue, aux organes phagocytaires des animaux inférieurs. Les corpuscules étrangers y sont inclus en partie dans des leucocytes,

en partie dans les cellules fixes (Foa, Wyssokowitsch). Dans le
foie, l'endothélium des petits vaisseaux, ainsi que les cellules
étoilées de Kupffer, émettent de fins prolongements protoplasmiques et happent au passage les particules colorées ou les
microbes en circulation dont ils se montrent farcis au bout de
quelques minutes (Werigo). Ce phénomène s'observe facilement
sur les lapins auxquels on a injecté des bactéridies du charbon
dans les veines (Bordet).

Il est à remarquer que dans l'invasion finale du sang par les
bactéridies charbonneuses, chez les animaux infectés par inoculation sous-cutanée, les endothéliums se montrent passifs et ne
retiennent pas les microbes ; on peut supposer qu'à cette phase
de l'infection il y a indifférence ou répulsion chimiotactique, ou
encore que les cellules intoxiquées par les poisons microbiens
ont perdu leur pouvoir phagocytaire.

Dans la rate, la phagocytose est exercée par les leucocytes
libres, les cellules de la pulpe et les endothéliums ; dans les
ganglions, par les polynucléaires qu'amènent le sang et la lymphe
et par les cellules du réticulum tuméfiées et mobilisées (macrophages).

Dans la moelle des os, il faut mentionner la participation des
mégacaryocytes, qui englobent des polynucléaires (Domixici).

De même que les endothéliums vasculaires, les fibroblastes,
les cellules plates tapissant les séreuses et les espaces sous-
arachnoïdiens, celles qui entourent les cellules nerveuses dans
les ganglions, etc., peuvent faire office de macrophages sans se
déplacer.

A un moindre degré, et dans certains cas particuliers, les
éléments plus différenciés (cellules épithéliales, nerveuses, névrogliques, sarcoplasme musculaire) peuvent montrer parfois une
certaine activité phagocytaire.

§ 2. — Rôle sécréteur et nutritif
des phlogocytes

Les cellules blanches interviennent dans le métabolisme normal : 1° par les produits qu'elles élaborent dans leur cytoplasme,

et 2° par le fait qu'elles deviennent elles-mêmes la proie des phagocytes.

Ce double rôle s'exagère et nous apparaît d'une manière plus frappante dans l'étude des réactions pathologiques.

1° Chimisme des phlogocytes. — L'activité biochimique des phlogocytes, dont la sécrétion des cytases nous a déjà offert un exemple, s'exerce dans des directions fort variées. Elle se montre aussi bien chez les phagocytes que chez les cellules spéciales non phagocytantes.

A. PHAGOCYTES. — On peut grouper sous trois chefs les réactions qui relèvent du chimisme des phagocytes.

a. *Grains et vacuoles intracellulaires, iodophilie, rhagiocrinie.* — Les granulations spécifiques des leucocytes (EHRLICH) ne peuvent être que l'expression d'une spécialisation fonctionnelle d'ordre chimique.

Dans un grand nombre d'états infectieux, et notamment dans les suppurations, les polynucléaires du sang et des exsudats renferment une substance qui brunit sous l'influence de l'iode. Cette substance *iodophile* (voy. p. 83), se présente dans les cellules tantôt sous la forme de granulations brun-acajou de grosseur variable, ou de blocs irréguliers plus volumineux, tantôt comme une teinte uniforme et plus ou moins foncée du protoplasma tout entier. Elle peut aussi sortir des cellules, comme l'a observé directement SALMON, et figure alors à leur surface des saillies arrondies ou des croissants.

L'injection dans le péritoine de cultures bactériennes vivantes ou mortes (staphylocoque, streptocoque, charbon), que la virulence soit faible ou forte, qu'il y ait ou non phagocytose, est suivie d'une réaction iodophile très nette dans les cellules migratrices de la cavité séreuse.

Il en est de même pour la sérosité prise dans le tissu cellulaire sous-cutané, au point d'inoculation de bactéridies du charbon ou après injection d'essence de térébenthine. La coloration brun-acajou caractéristique apparaît non seulement sur les polynucléaires, mais aussi sur les lymphocytes (Salmon).

RANVIER a signalé le premier cette réaction particulière, qu'il attribue à la présence de glycogène dans les cellules, et cette opinion est partagée par la plupart des auteurs.

La basophilie souvent si prononcée et la vacuolisation du protoplasma des macrophages sont également des signes non douteux de mutations chimiques très énergiques, qui s'opèrent dans ces éléments.

RENAUT a donné une démonstration très élégante de ces phénomènes si intéressants, en appliquant la méthode des colorations vitales aux grands phagocytes de la cavité péritonéale et de l'épiploon.

L'activité glandulaire de ces éléments se traduit par la formation de grains de ségrégation au sein de vacuoles renfermant un liquide qui se teint d'une manière intense sur le vivant par le rouge neutre en solution isotonique, le grain central lui-même demeurant incolore. De là le nom de cellules *rhagiocrines* donné par le professeur de Lyon aux cellules qui présentent ce mode particulier d'élaboration intra-protoplasmique.

b. *Fixation de poisons.* — Indépendamment des corpuscules figurés qu'ils englobent, les globules blancs fixent un grand nombre de substances dissoutes, notamment des poisons tels que l'arsenic, le mercure, l'iode, l'abrine, la pilocarpine, la strychnine, l'atropine. Les lapins qui succombent à des doses minimes d'atropine en injection intra-cérébrale, résistent à de très fortes doses introduites dans les veines, parce que les globules blancs absorbent et retiennent l'alcaloïde. Par analogie, on peut supposer que ce rôle antitoxique s'étend aussi à certains produits microbiens.

c. *Sécrétion de diastases, d'anticorps.* — D'autre part, les leucocytes peuvent déverser dans le milieu intérieur leurs sécrétions externes. Ce sont des diastases variées : fibrin-ferment, ferments fibrinolytiques ; des oxydases, des histolysines, etc. ; de la matière fibrinogène (HEYNSIUS) ; des agglutinines, des bactériolysines, peut-être aussi des antitoxines.

Bien des faits semblent indiquer, effectivement, que la principale source de la production des anticorps doit être cherchée dans les macrophages (Metchnikoff). et dans les cellules des organes de l'hématopoïèse.

B. Cellules spéciales non phagocytantes. — Les phagocytes n'ont pas le monopole de cette exaltation pathologique du chimisme cellulaire. La basophilie du cytoplasme est encore plus marquée et plus constante chez des éléments qui ne participent que peu ou point à la fonction phagocytaire, les plasmazellen et les mastzellen.

Il y a lieu d'admettre avec Maximow que le fait d'emmagasiner une substance colorable par le bleu de méthylène, la pyronine, l'hématoxyline ferrique, n'a rien de spécifique. Il s'observe aussi sur les fibroblastes en voie de prolifération, les ostéoblastes et les myéloplaxes (Askanazy). et n'est que l'expression d'une fonction particulière.

L'accumulation énorme, dans un grand nombre de processus inflammatoires. des lymphocytes basophiles et des plasmocytes qui en dérivent. ne peut s'expliquer qu'en attribuant à ces cellules quelque fonction chimique spéciale et non élucidée.

2° Les cellules servant d'aliment. — On ne saurait mettre en doute que les actes sécrétoires accomplis par les cellules blanches constituent un facteur important du métabolisme dans les foyers phlegmasiques. Mais ces éléments interviennent plus directement encore dans la nutrition du tissu inflammatoire. en se livrant eux-mêmes en pâture à des cellules plus jeunes et plus vigoureuses. Cette absorption de cellules les unes par les autres est partielle (clasmatose) ou totale (cytophagie).

a. *Clasmatose*. — Recklinghausen a vu que les amibocytes de la cornée pouvaient abandonner, par rupture de leurs prolongements en voie de rétraction, des parcelles de leur cytoplasme. Ranvier, constatant le même fait sur les grandes cellules migratrices des membranes séreuses, a désigné sous le nom de *clasmatose* cette sorte d'autotomie des *clasmatocytes*. laissant ainsi derrière eux des fragments protoplasmiques destinés à être saisis et digérés par les phagocytes.

Les mastzellen se comportent d'une manière analogue. en

égrenant autour d'elles leurs granules à réaction métachromatique, dont s'emparent ensuite les macrophages (MAXIMOW). On
tend à admettre aujourd'hui que les clasmatocytes des mammifères ne seraient autre chose que des mastzellen.

b. *Cytophagie*. — Enfin, l'englobement de leucocytes entiers,
particulièrement de polynucléaires, qui peut s'observer sporadi-
quement à l'état normal (organes hématopoïétiques, épiploon)
se produit sur une vaste échelle dans les tissus enflammés, et
surtout au cours de la suppuration.

Sans doute, il s'agit la plupart du temps de microphages plus
ou moins avariés, mais il semble bien que ces éléments puissent
aussi être appréhendés et détruits sans avoir présenté aucun
signe *visible* d'involution.

Les matières assimilables contenues dans l'exsudat liquide,
celles que fournissent la fibrine (RANVIER) et les détritus de
toute sorte amassés dans le foyer, ne suffiraient pas à la grande
consommation nécessitée par le travail de déblai et par l'édification de la néoplasie inflammatoire. Le complément est fourni
par les cellules elles-mêmes qui abandonnent à d'autres, plus pri-
vilégiées, non seulement leurs produits de sécrétion, mais même
tout ou partie de leur propre substance.

ARTICLE IV

PROVENANCE DES PHLOGOCYTES

Dans les articles précédents, nous nous sommes contentés de
classer, d'après leurs fonctions phagocytaires ou chimiques, les
divers types morphologiques des phlogocytes, en prenant ce
terme dans son acception la plus large. Il nous importait
tout d'abord, en effet, de bien mettre en évidence le rôle de ces
éléments dans la physiologie pathologique de l'inflammation.
Nous devons chercher maintenant à définir histologiquement ces
types fonctionnels en cherchant à les rapporter à des *espèces cellulaires* déterminées.

La définition histologique d'un élément anatomique ne pouvant être fondée que sur la connaissance de son cycle évolutif, nous sommes amenés à étudier l'*origine* et le développement des cellules inflammatoires, que nous n'avons examinées jusqu'à présent que dans leur phase de pleine activité.

Le présent article est divisé en trois paragraphes. Le premier, sous la forme d'un bref historique, sert d'introduction et donne la définition du sujet ; le deuxième est un exposé succinct de nos connaissances sur la provenance des diverses catégories de phlogocytes ; dans le troisième, nous essayons de grouper dans une vue d'ensemble les opinions divergentes émises par les auteurs, et de les concilier dans la mesure du possible.

La destinée finale et le rôle histogénique des cellules inflammatoires seront examinés à l'article V.

§ 1. — HISTORIQUE

Il est peu de questions qui aient donné lieu à autant de controverses que celle qui a trait à l'origine des phlogocytes.

Les premiers histologistes (LEBERT, VOGEL, CH. ROBIN) appliquant à la genèse des productions morbides les idées de SCHWANN, professaient que les *globules inflammatoires*, comme les cellules en général, naissaient de toutes pièces dans un *blastème* liquide (exsudat), par une sorte de cristallisation.

VIRCHOW, rejetant cette théorie, proclama le principe de la filiation continue de toutes les cellules, tant normales que pathologiques (1858). Il admit que les phlogocytes résultaient de la *multiplication des cellules fixes du tissu conjonctif* irritées par les agents morbifiques.

La découverte de la diapédèse par COHNHEIM (1866), ébranla profondément toute la doctrine de la pathologie cellulaire. L'origine intravasculaire des cellules inflammatoires fut acceptée comme un dogme par la presque unanimité des pathologistes, et l'on en vint à dénier aux éléments sédentaires des tissus toute réaction active dans les processus phlegmasiques.

Quelques auteurs seulement, et en particulier STRICKER, continuèrent d'attribuer aux cellules fixes le pouvoir de produire des phlogocytes, en invoquant, à l'appui de cette manière de voir, les phénomènes de prolifération qu'on pouvait constater sur les cellules conjonctives, sur celles des tendons, sur les endothéliums, etc.

Depuis cette époque, l'analyse cytologique de la néoplasie inflammatoire a bénéficié des perfectionnements successifs apportés à la technique microscopique. Il faut mentionner surtout à cet égard les travaux de Ranvier et de Cornil, et en général de l'École du Collège de France; l'introduction de la méthode de Flemming, qui a rendu courante l'étude de la karyokinèse : le procédé des colorations différentielles du protoplasma à l'aide des couleurs d'aniline, inauguré par Erhlich.

Mais, en dépit des progrès notables réalisés depuis une trentaine d'années, le débat est loin d'être clos entre les partisans de la provenance hématogène des cellules inflammatoires, et ceux qui admettent que ces éléments prennent naissance dans les tissus.

§ 2. — Origine des diverses catégories de phlogocytes

1º Microphages. — L'opinion ancienne, qui faisait dériver les globules inflammatoires de la prolifération des éléments sédentaires s'appuyait principalement sur des observations portant sur les tissus dépourvus de vaisseaux : sous l'influence des irritations expérimentales, on voyait les cellules du cartilage, de la cornée, etc., se tuméfier et faire place ensuite à des amas de cellules jeunes qu'on pensait être issues des premières par divisions successives (Goodsir, Virchow, His, O. Weber).

Pourtant divers chercheurs avaient été frappés de la ressemblance qui existait entre les globules inflammatoires et les leucocytes du sang.

Après que Recklinghausen eut fait connaître l'existence de cellules migratrices dans le tissu cornéen, Cohnheim publia une série d'expériences décisives qu'on peut résumer comme il suit :

α) En pratiquant une cautérisation vers le centre de la cornée sur une grenouille, l'opacité inflammatoire ne débute pas au voisinage immédiat du point touché ; mais elle se montre à la périphérie de la cornée, d'où elle s'avance peu à peu, sous la forme d'un cône ou d'un croissant grisâtre, vers le centre qu'elle n'atteint qu'après trois jours. Ce croissant est dû à l'envahissement du tissu transparent par une multitude de leucocytes émigrés des vaisseaux périkératiques congestionnés ; au contraire, les cellules propres, examinées au niveau du point de cautérisation, ne présentent que des modifications passives.

β) Lorsque les globules blancs du sang charrient des substances colorantes finement pulvérisées (après injection intraveineuse de carmin, de cinabre, de poudre de charbon), on reconnaît que bon nombre des globules qui apparaissent dans la cornée enflammée renferment des grains colorés.

δ) En opérant sur une grenouille saignée à blanc et dont le sang a été remplacé par la solution physiologique de chlorure de sodium, le tissu cornéen reste transparent.

D'autres expérimentateurs purent constater que des cornées excisées, mortes, et transplantées dans le péritoine, pouvaient encore se remplir, dans ces conditions, d'éléments mobiles, et même de grandes cellules absorbant des grains de carmin préalablement injectés dans les interstices de l'organe (ORTH, SENFTLEBEN).

Tous ces faits plaidaient nettement en faveur de la théorie hématogène, et, à partir de ce moment, il fut admis que la diapédèse était la source à peu près exclusive de l'infiltration cellulaire dans les tissus irrités. Depuis lors, les recherches entreprises à la suite des travaux d'EHRLICH sur les globules blancs n'ont fait que confirmer l'identité des phlogocytes à noyau lobé, et en particulier des pyocytes, avec les polynucléaires du sang.

L'opinion n'a plus varié sur ce point, malgré les observations récentes concernant la formation extra-vasculaire de polynucléaires, en particulier d'éosinophiles, en divers points de l'organisme.

Par contre, pour tous les autres types de phlogocytes, nous devrons examiner comparativement l'origine hématogène et l'ori-

gine histiogène, qui comptent l'une et l'autre des partisans autorisés.

2° Macrophages. — C'est surtout l'origine des macrophages
qui a donné lieu à bien des controverses.

A. ORIGINE HÉMATOGÈNE. — La provenance hématogène des
macrophages a été interprétée de deux manières :

1° Suivant la théorie dualiste d'EHRLICH sur la filiation des globules blancs, ces éléments descendraient uniquement des *grands
mononucléaires* du sang;

2° Mais l'opinion la plus accréditée est qu'ils dérivent des *lymphocytes* auxquels on attribue les mêmes facultés d'amiboïsme
et de migration active qu'aux autres variétés de globules blancs
(MAXIMOW, DOMINICI, E. et K. ZIEGLER, etc.). Les lymphocytes,
une fois sortis des vaisseaux, s'hypertrophient et deviennent de
grands phagocytes.

Il convient toutefois de faire observer que si la motilité amiboïde des lymphocytes est bien prouvée, par contre leur diapédèse en grand nombre dans l'inflammation n'a pu être constatée directement, et qu'elle est contestée par bien des auteurs.

B. ORIGINE HISTIOGÈNE. — Ce mode de formation était le seul
admis il y a quelques années. Il met en cause plusieurs catégories d'éléments : 1° les cellules migratrices normales du tissu
conjonctif; 2° des cellules primitivement mobiles, stabilisées et
devenues sédentaires; on peut désigner sous le nom d'*amibocytes
fixés* ces éléments surajoutés après coup aux cellules autochtones; 3° les cellules connectives fixes à proprement parler,
constituant de fondation les divers tissus de la série conjonctive :
4° les cellules endothéliales.

a. *Cellules migratrices normales.* — Les cellules migratrices à
noyau non lobé qui circulent dans les interstices du tissu lamineux sont en réalité des *phagocytes* normaux, tout prêts à intervenir énergiquement lorsqu'il survient quelque processus irritatif.

Leur provenance n'est pas moins discutée que celle des phagocytes pathologiques : on les considère, soit comme des mono-

nucléaires ou des lymphocytes émigrés et hypertrophiés, soit comme des fibroblastes ou des endothéliums mobilisés, soit enfin comme une famille normale d'amibocytes dont les ancêtres se seraient différenciés de bonne heure dans le mésenchyme de l'embryon (cellules migratrices primitives, SAXER).

b. *Amibocytes devenus sédentaires*. — Le tissu connectif renferme des *cellules spéciales* qui, au moins à un certain stade de leur évolution, se distinguent nettement des fibroblastes, et dont l'étude a révélé des faits d'une portée considérable pour l'histoire de l'inflammation.

RANVIER a décrit sous le nom de *clasmatocytes*, dans les feuillets transparents des séreuses, en particulier dans l'épiploon, de grandes cellules ramifiées, à prolongements courts et massifs, à protoplasma granuleux se colorant vivement par le violet de méthyle B après fixation par l'acide osmique. Il a montré que ces éléments ne sont autre chose que des amibocytes de la cavité péritonéale qui se sont étalés et fixés dans la membrane épiploïque. Sous l'influence d'irritations appropriées, ils redeviennent mobiles et se comportent alors exactement comme les mononucléaires directement issus du sang ou de la lymphe.

Or, on trouve des cellules fort analogues dans diverses parties du système conjonctif. Telles sont notamment les cellules appliquées sur la face externe de la tunique endothéliale des petits vaisseaux, cellules dites périvasculaires, périthéliales ou adventitielles, qu'on peut voir également se tuméfier, se mobiliser et se segmenter quand on les irrite.

c. *Cellules fixes*. — α) La multiplication des cellules ordinaires du tissu conjonctif, — des fibroblastes étoilés, — telle que l'avait conçue en premier lieu VIRCHOW, est aujourd'hui un fait bien établi : nous avons vu combien sont nettes et nombreuses les figures de division karyokinétique dans les fibroblastes irrités. Il en est de même de l'amiboïsme et des propriétés phagocytaires des jeunes cellules connectives. Mais on est loin de s'accorder sur l'importance qu'il convient d'attribuer à ce facteur : source principale de la production des macrophages pour les uns, il ne joue qu'un rôle très accessoire pour d'autres.

A la suite des fibroblastes, des cellules adipeuses, il y a lieu de citer, comme pouvant être touchées par la mobilisation irritative :

β) Les cellules étoilées de la cornée ;

γ) Les cellules cartilagineuses qui prolifèrent et essaiment hors de leurs capsules quand celles-ci se sont ouvertes à l'extérieur ;

δ) Les cellules osseuses, devenues libres par liquéfaction de la substance fondamentale qui les emprisonnait, et entrant ensuite en segmentation ; et aussi, suivant plusieurs auteurs,

ε) Les éléments musculaires (muscles striés, myocarde), et ζ) les cellules névrogliques, sur lesquelles on a observé des phénomènes de même ordre.

Toutes ces cellules fournissent des éléments mobiles qui vont se mêler aux autres amibocytes du tissu de granulation et des exsudats ; et il n'y a aucune raison pour leur refuser le pouvoir phagocytaire qui d'ailleurs a été constaté nettement pour plusieurs d'entre eux.

A la vérité, les partisans de la théorie hématogène font observer que l'arrivée, en masses considérables, des macrophages se produit souvent à un moment où la segmentation mitotique des éléments fixes, et en particulier des fibroblastes, est à peine commencée, et qu'elle est d'ailleurs hors de toute proportion avec celle-ci. Pour répondre à cette objection, ceux qui défendent la manière de voir de Virchow, de Stricker, etc., ont dû admettre l'existence d'une phase de *division directe, amitotique*, des éléments conjonctifs, laquelle précéderait la phase de reproduction karyokinétique (Kiener et Duclert, Marchand).

d. *Endothéliums*. — La participation des cellules endothéliales, tant sanguines que lymphatiques, à la production des macrophages, a été admise par bon nombre d'auteurs : pour les uns, les cellules irritées sont simplement détachées et mobilisées, pour les autres il s'agirait d'éléments jeunes résultant de leur division. On a vu d'ailleurs que dans plusieurs organes les endothéliums absorbent très activement *in situ* et retiennent les bactéries et les autres particules en circulation (phagocytes fixes).

De différents côtés, on a attribué aussi aux bourgeons angioblastiques la faculté d'exercer la phagocytose et de se transformer en cellules géantes. MAXIMOW a vu les cellules constituant la paroi des jeunes capillaires en régression jouer le rôle d'érythrophages, en s'incorporant les globules rouges demeurés dans la cavité isolée du reste du système circulatoire.

Les endothéliums des séreuses se comportent de même. Confirmant les observations antérieures de RANVIER, CORNIL, etc., RENAUT a vu les cellules plates qui tapissent l'épiploon s'hypertrophier sous l'influence des irritants, se dépouiller de leur cuticule, et devenir des amibocytes rhagiocrines et phagocytants (voy. p. 348).

Même pour les partisans les plus décidés de la provenance hématique des macrophages, il est avéré que la mobilisation des fibroblastes, des clasmatocytes et des périthéliums, constitue tout au moins une source accessoire de grands phagocytes. Ceux-ci pourraient donc avoir deux origines distinctes, et cette théorie mixte a rallié beaucoup de suffrages dans ces derniers temps.

3° Cellules géantes. — Les cellules géantes, qui apparaissent fréquemment au cours des processus irritatifs les plus variés, peuvent se former de deux manières :

α) Par fusionnement en un plasmode de plusieurs cellules uninucléées.

β) Par divisions répétées du noyau dans une cellule unique dont le corps s'hypertrophie sans se segmenter lui-même, ce qui tiendrait, suivant WEIGERT, à une lésion primitive du protoplasma cellulaire.

Les cellules géantes formées par le premier de ces modes résultent de la coalescence de plusieurs amibocytes soit hématogènes, soit histiogènes (macrophages) ; les autres dérivent des cellules fixes des tissus : fibroblastes, endothéliums vasculaires et séreux ; certaines d'entre elles semblent répondre à des bourgeons angioblastiques hypertrophiés. Parfois, la coupe transversale des petits vaisseaux thrombosés peut simuler la formation d'un élément multinucléé (fausses cellules géantes, MARCHAND). Ces éléments sont doués d'un pouvoir phagocytaire très prononcé ; leur rôle une fois terminé, ils disparaissent par atrophie.

Il existe aussi des cellules multinucléées musculaires et épithéliales. Ces dernières se trouvent en particulier dans les tumeurs (certains cancroïdes), dans le foie syphilitique, etc. On les a vu encore se produire sous l'influence de la réfrigération expérimentale, dans les épithéliums de la peau et des muqueuses, dans les glandes sébacées et dans la mamelle (voy. p. 428).

4° Plasmocytes (plasmazellen). — L'*origine hématogène* des plasmocytes est admise, à la suite de Neisser, par la grande majorité des anatomo-pathologistes. On les considère comme des lymphocytes émigrés, hypertrophiés, et fixant dans les mailles de leur spongioplasme une substance très basophile.

L'*origine histiogène* invoque de son côté :

1° Une évolution semblable des cellules leucocytoïdes produisant les grands plasmocytes ovalaires, ainsi que des *lymphocytes histiogènes* de Ribbert, et des cellules lymphocytoïdes donnant les petits plasmocytes jeunes.

2° Une différenciation spéciale des *cellules connectives fixes* et des cellules filles résultant de leur prolifération, qui se transforment respectivement en plasmocytes ramifiés ou arrondis, par augmentation de la nucléine (avec disposition *en damier*), et par absorption de granuloplasma basophile (Plasmazellen desmoïdes, Unna, L. Ehrlich).

5° Mastzellen. — On trouve normalement dans le sang, ainsi que dans les tissus, des cellules dont les grains présentent la réaction métachromatique propre aux Mastzellen. Certains auteurs établissent une distinction radicale entre les mastzellen histiogènes et les leucocytes « à engrais » (Mastleucocytes) du sang ; d'autres admettent que les Mastzellen des tissus ne sont que des polynucléaires basophiles, émigrés tels quels, ou ayant acquis seulement après la diapédèse les granulations caractéristiques.

6° Lymphocytes. — Ce terme est pris ici dans le sens restreint du mot et sert à désigner les *lymphocytes proprement dits, petits lymphocytes*.

a. *Origine hématogène*. — Nous avons mentionné déjà la théorie d'après laquelle les petits lymphocytes sortiraient des vaisseaux par diapédèse active, théorie qui compte des partisans autorisés (BAUMGARTEN, LUBARSCH, NEUMANN, ORTH, MAXIMOW, DOMINICI, E. et K. ZIEGLER).

Il n'est pas rare de voir de ces éléments qui sont engagés dans l'épaisseur de la paroi vasculaire qu'ils semblent traverser. Pourtant leur émigration en foule n'a pu être observée directement, comme celle des polynucléaires.

b. *Origine histiogène*. — Si l'on veut chercher dans les tissus eux-mêmes la source des infiltrations lymphocytiques, on se trouve en présence de trois opinions différentes :

α) Les lymphocytes sont *issus des radicules lymphatiques* du territoire enflammé ;

β) Ils proviennent de l'hyperplasie des *amas lymphoïdes microscopiques* qui préexistent dans un certain nombre d'organes (RIBBERT) :

γ) Ils résultent de la multiplication des *endothéliums*, des *périthéliums*, et peut-être aussi d'autres cellules conjonctives (MARCHAND, BORST). Ces cellules, en se divisant, produiraient d'abord des cellules leucocytoïdes (macrophages) qui, par segmentation directe ou indirecte, donneraient naissance à des couvées de petites cellules rondes (cellules lymphocytoïdes). Ce mode de formation serait ainsi à rapprocher de celui qu'on observe dans les centres germinatifs des ganglions.

Il faut bien avouer qu'aucune de ces explications ne parait bien satisfaisante en présence de l'énorme infiltration parvicellulaire qu'on trouve dans une foule de processus phlegmasiques. Les réseaux lymphatiques radiculaires ne renferment qu'un nombre restreint de lymphocytes, les petits amas lymphoïdes de RIBBERT semblent faire défaut dans bien des régions, et l'assimilation des clasmatocytes adventitiels aux lymphoblastes des ganglions n'est pas admise sans contestation.

D'autre part, les aspects pouvant faire penser à une segmentation amitotique des lymphocytes (FOA) ne sont pas très probants.

En résumé, l'état incomplet de nos connaissances sur ces

divers points justifie la faveur dont continue de jouir la théorie hématogène.

§ 3. — Vues d'ensemble concernant la nature et l'origine des phlogocytes

Cherchons maintenant à dégager de toutes ces données quelques notions générales sur la nature et la provenance des phlogocytes.

1° Résumé de l'origine des phlogocytes :

α) Les *microphages* sont, en substance, des polynucléaires émigrés du sang.

β) Les *macrophages* représentent un groupe composite. L'amiboïsme et la phagocytose étant des propriétés communes à toutes sortes de cellules jeunes ou stimulées par l'irritation, il peut se former dans les tissus des phagocytes uninucléés de diverses provenances : conjonctifs, endothéliaux, périthéliaux, myéloïdes lymphoïdes et même musculaires, névrogliques, etc.

Mais, en partant de l'histologie normale, on peut trouver entre ces formes, si hétérogènes à première vue, des affinités qu'il importe de préciser. Les cellules endothéliales des vaisseaux sanguins et lymphatiques présentent des prolongements ramifiés qui s'anastomosent, latéralement avec ceux des cellules voisines de même ordre, et dans la profondeur avec ceux des éléments périthéliaux adjacents et des cellules conjonctives du tissu ambiant. Une disposition analogue s'observe sur les endothéliums des grandes séreuses.

Les endothéliums font donc partie intégrante du réseau protoplasmique général constitué par les cellules connectives ; ce ne sont, à vrai dire, que des éléments conjonctifs spécialisés pour former des couches de revêtement, et pourvus, sur leur surface libre, d'une lamelle homogène, sorte de cuticule élaborée par leur cytoplasme. Chaque lamelle est unie à celles qui lui sont contiguës par une mince bandelette de ciment interstitiel, et l'ensemble figure une mosaïque tapissant les cavités tant vasculaires que séreuses. Il en est de même des couches de cellules plates qui engainent les faisceaux tendineux, de celles du périnèvre, etc.

Cette conception, issue des travaux de RANVIER, est confirmée en tous points par la pathologie : sous l'influence des irritations, les cellules endothéliales s'hypertrophient, s'arrondissent, perdent leur cuticule, peuvent se segmenter et se transformer en amibocytes, tout comme les cellules migratrices ordinaires.

RENAUT, étudiant l'activité à la fois phagocytaire et rhagiocrine des cellules mobiles de la cavité péritonéale, a vu que ces éléments immigrent dans l'épaisseur de l'épiploon, s'y fixent et se multiplient par mitose ; ils poussent ensuite des prolongements qui contractent des anastomoses avec le réseau conjonctif, leur sécrétion spéciale se tarit peu à peu, et finalement rien ne les distingue plus des cellules connectives étoilées du feuillet épiploïque.

Réciproquement les cellules fixes, tant conjonctives qu'endothéliales, lorsqu'elles sont irritées, reprennent leur fonction sécrétoire et leur mobilité. L'état amiboïde et rhagiocrine correspond donc à un stade d'évolution des cellules connectives, et les éléments décrits par RENAUT peuvent être considérés comme des *fibroblastes jeunes*. D'autre part, ils affectent volontiers une situation périvasculaire, et il est hors de doute qu'ils répondent aux clasmatocytes, aux périthéliums, aux polyblastes de MAXIMOW.

Ainsi les cellules connectives fixes, les endothéliums, les cellules errantes qui normalement circulent à travers le feutrage des fibres lamineuses, celles qui, arrêtées dans leur course et devenues sédentaires, figurent les clasmatocytes et les périthéliums, sont à titre égal des membres de la grande famille conjonctive.

Par suite, les amibocytes pathologiques issus des uns ou des autres par voie de segmentation ou de mobilisation, doivent être considérés comme ayant une origine commune ; nous pouvons réunir sous le nom de *macrophages de souche connective* ceux d'entre eux qui manifestent une activité phagocytaire, en y comprenant également les cellules géantes de même provenance.

Si donc nous faisons abstraction des phagocytes myogènes et neurogènes qui n'interviennent que dans des cas spéciaux, lorsque l'irritation affecte les muscles ou le tissu nerveux, il ne reste plus en présence que deux sortes de macrophages : ceux qui viennent du *tissu conjonctif* et ceux qui prennent naissance dans le *système hémo-lymphatique*.

γ) Il en est de même des cellules spéciales non phagocytantes, *plasmocytes et mastzellen* ; ce sont des éléments issus en partie du système hémo-lymphatique, en partie du tissu conjonctif, et adaptés aux mêmes fonctions bio-chimiques par accumulation de substances particulières dans leur cytoplasme.

δ) Avec les *lymphocytes*, auxquels nous ne pouvons assigner ni rôle phagocytaire notable, ni fonction sécrétoire spéciale bien déterminée, la question se trouve transportée sur le terrain de l'*histogénie*, et mise en connexion intime avec celle qui a trait à l'origine des globules du sang.

Nous avons vu que, suivant une opinion assez accréditée, des éléments du type des petits lymphocytes prennent naissance dans les tissus et grossissent ensuite pour évoluer vers l'état de fibroblastes en passant par des stades intermédiaires pouvant répondre, suivant les cas, à la forme macrophage ou à la forme plasmocyte.

Dans cette manière de voir, les *petites cellules rondes* infiltrant les tissus enflammés, c'est-à-dire les cellules dites *indifférentes* ou *embryonnaires* du tissu de granulation seraient les éléments-souche initiant le cycle évolutif des amibocytes connectifs et des cellules qui en dérivent.

On sait aussi que pour plusieurs hématologistes, les lymphocytes des organes hématopoïétiques sont également la forme la plus jeune des cellules hémo-lymphatiques de tout ordre, aussi bien dans la lignée lymphogène que dans la lignée myélogène (DOMINICI).

Plus récemment, on tend à mettre en tête de ligne, non plus les petits lymphocytes eux-mêmes, mais les éléments qu'on considère comme leurs cellules-mères, à savoir les grands lymphocytes, lymphoblastes, myéloblastes, etc., d'une part, les endothéliums, périthéliums, etc., de l'autre.

2° **Théorie dualiste**. — Sans entrer dans le détail des controverses portant sur ce point particulier, on voit qu'il y aurait ainsi *deux séries parallèles de cellules blanches*, se retrouvant avec les mêmes spécialisations fonctionnelles et avec des caractères morphologiques à peu près semblables, d'une part dans le système circulatoire, et d'autre part dans le tissu conjonctif.

La généalogie des éléments hémo-lymphogènes aurait son point de départ dans les *vrais lymphocytes ;* celle des éléments histiogènes dans les *cellules lymphocytoïdes* interstitielles.

C'est l'opinion que professent, avec quelques variantes, beaucoup d'observateurs contemporains.

3° **Théorie uniciste**. — On peut faire un pas de plus dans la voie de la synthèse.

Les amibocytes des deux provenances se mêlent les uns aux autres, par le fait des phénomènes d'émigration et d'immigration à travers les parois endothéliales des capillaires sanguins et lymphatiques, et il est souvent impossible de les distinguer les uns des autres.

En outre, on trouve dans diverses parties du tissu conjonctif des points ayant la même constitution et les mêmes fonctions que les organes hémo et lymphopoïétiques. Ranvier compare la structure de l'épiploon jeune à celle d'un ganglion lymphatique, et l'on sait que Retterer a décrit une origine *plasmodiale* commune à ces deux ordres de formations histologiques.

Dès lors ne semble-t-il pas rationnel de réunir en un tout l'appareil circulatoire et le système connectif, et d'admettre l'identité des mononucléaires hémo-lymphogènes et des formes jeunes des cellules conjonctives ?

Telle est la conception très large qui a prévalu parmi la généralité des auteurs français. Elle s'accorde avec les observations de Metchnikoff, qui, sur des larves de batraciens, a vu, comme autrefois Dutrochet, des leucocytes se fixer et devenir cellules conjonctives.

4° **Conclusions**. — La théorie uniciste et la théorie dualiste

renferment toutes deux une part d'hypothèse, et il reste bien
des points litigieux qu'on ne saurait résoudre *a priori*. C'est
ainsi que la division amitotique, observée sur le vivant chez
certains amibocytes (RANVIER), ne se traduit pas, sur les pièces
fixées, par des signes aussi démonstratifs que le sont les figures
de la karyokinèse ; que la diapédèse en abondance des lymphocytes du sang n'a pu être constatée directement jusqu'à ce jour ;
que les divers cycles évolutifs attribués aux éléments à type de
lymphocytes ne sont encore connus que très imparfaitement, etc.

Mais les deux théories sont propres à nous éclairer sur les
rapports existant entre les diverses cellules, tant normales que
pathologiques, mises en cause par l'inflammation. En effet, ces
vues synthétiques nous montrent la raison d'être des difficultés
qu'on éprouve à établir l'origine exacte des phlogocytes, à en
délimiter nettement les différents types, et à en donner une
nomenclature méthodique.

Les macrophages de toutes sortes, les clasmatocytes, les périthéliums, les rhagiocrines, les polyblastes, les cellules leucocytoïdes, les grands lymphocytes polymorphes, les cellules
grumeleuses, les plasmocytes, les mastzellen ainsi que les polynucléaires iodophiles, nous apparaissent comme de simples
types physiologiques.

Les cellules à amiboïsme suractivé et phagocytantes, les
cellules à chimisme exalté et modifié par des stimulations anormales, sont les unes et les autres des membres d'une ou de
deux grandes familles histologiques, examinés à différents
stades d'évolution et spécialisés dans des fonctions déterminées.
Elles travaillent, chacune à sa manière, à neutraliser les agents
nocifs de tout ordre, et à déblayer le terrain pour la reconstitution finale. Du même coup, l'existence des nombreuses formes
de passage qui ont été décrites : plasmazellen desmoïdes,
plasma-mastzellen, formes d'irritation, etc., n'a plus rien de
mystérieux. Nous voyons en somme le système vasculo-con-
jonctif, l'appareil intermédiaire de la nutrition (RINDFLEISCH)
produire dans toutes ses parties des cellules mobiles coopérant,
par les mêmes procédés, aux défenses suscitées par l'irritation
phlogogène.

Il nous reste à voir, à l'article suivant, quelle est la destinée finale des phlogocytes, et à examiner leur rôle dans l'édification de la néoformation réparatrice.

ARTICLE V

MODES DE TERMINAISON DE L'INFLAMMATION, DESTINÉE DES PHLOGOCYTES, LE PROBLÈME HISTOGÉNIQUE.

§ 1. — MODES DE TERMINAISON

L'inflammation aiguë se termine par *résolution*, par *organisation* ou par *nécrose*, ou bien elle passe à l'état chronique, soit sous la forme atrophique, soit sous la forme productive.

1° Résolution. — La terminaison la plus favorable est la résolution.

Quand les poisons solubles ont épuisé leur action et que la composition du plasma nourricier redevient normale, la stase cède peu à peu; le courant se rétablit ou s'accélère dans les réseaux capillaires du foyer où il était arrêté ou ralenti. Dès lors la margination des leucocytes ne se produit plus, l'émigration cesse, et les parois endothéliales, soustraites à l'influence nocive des agents phlogogènes, reprennent leur tonicité et leur degré de perméabilité habituel.

L'exsudat liquide est repris par les veinules et surtout par les lymphatiques, à moins qu'il ne soit évacué directement à l'extérieur par les voies naturelles ou par ponction.

Ceux des amibocytes extravasés qui n'ont pas péri au cours des stades précédents rentrent dans les vaisseaux, en particulier dans les lymphatiques (voy. p. 306).

Grâce à une assimilation active de substances appropriées, les cellules fixes réparent les altérations qu'elles ont subies; celles qui ont été plus fortement lésées disparaissent par atrophie, par desquamation, par résorption, et sont remplacées par

des éléments jeunes provenant de la segmentation des survivantes.

La résolution se ramène donc en substance à la compensation
du trouble circulatoire et à la résorption de l'exsudat et des
détritus pouvant exister dans le foyer. Lorsqu'elle est achevée,
les parties atteintes ont récupéré leur constitution normale,
même si les réactions ont été très intenses. Tel est, par exemple,
le cas pour l'érysipèle, les catarrhes superficiels, etc.

Les phénomènes sont plus compliqués lorsqu'il y a eu coagulation de l'exsudat, issue abondante de globules rouges, destruction d'une partie notable des éléments normaux de l'organe
malade. Pourtant la résolution avec restauration complète
(*restitutio ad integrum*) est encore possible dans ces conditions,
qui sont celles d'un poumon hépatisé, par exemple. La fibrine
épanchée est fragmentée et liquéfiée progressivement par les
diastases : les éléments cellulaires qu'elle englobait, épithéliums
alvéolaires et leucocytes, tombent pour la plupart en dégénérescence granuleuse, et tous ces détritus, en suspension dans
l'exsudat liquide de la période de retour, sont en partie expulsés
par les bronches, en partie repris par les lymphatiques. Ceux-ci
sont distendus et charrient des débris divers qui vont s'accumuler dans les ganglions les plus proches. Les phénomènes de
régénération sont plus importants que dans le premier cas ;
dans le poumon, ils portent principalement sur le revêtement
épithélial des alvéoles et des bronchioles.

Mais quand les désordres sont plus profonds, que des portions
de tissu plus ou moins étendues ont été détruites, la réfection
intégrale ne peut plus s'opérer, et le processus aboutit, soit à
l'*organisation* (souvent précédée de *suppuration*), soit à la *nécrose*.

2° Organisation, réunion des plaies. — L'organisation
est essentiellement le fait du *tissu de granulation*, dont elle
représente la dernière phase évolutive.

A mesure que s'achève le travail de déblai nécessité par les
lésions qui caractérisent la deuxième phase de l'inflammation,
les fibroblastes jeunes élaborent une substance fibrillaire de
plus en plus abondante : en même temps les cellules mobiles

se retirent, le réseau capillaire néoformé s'atrophie presque entièrement, et finalement il reste, à la place du foyer phlegmasique éteint, un tissu d'une blancheur nacrée, dense et rétractile. Composé d'un feutrage serré de faisceaux conjonctifs, pauvre en vaisseaux et en cellules, ce tissu, dit *inodulaire ou cicatriciel*, est analogue au tissu fibreux, mais plus sec et plus

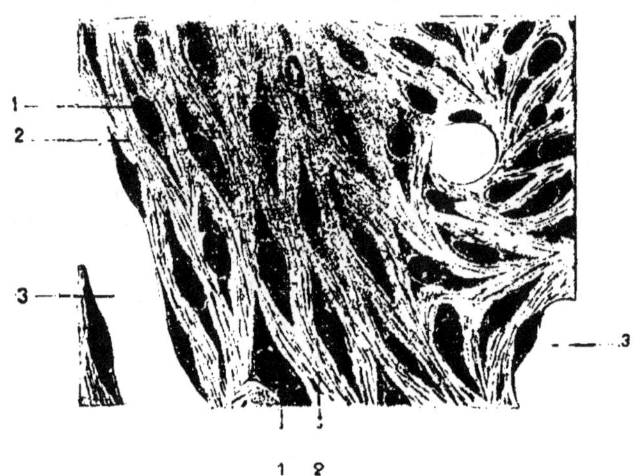

Fig. 91. — Tissu de cicatrice en voie d'évolution. Gr. 400/1.
1, fibroblastes. — 2, substance conjonctive fibrillaire élaborée par ces éléments.
3, capillaires.

dur que ce dernier. Sa genèse et son évolution que nous connaissons déjà en grande partie, ont été étudiées tout d'abord dans la réunion des plaies, qui peut s'opérer soit par *première*, soit par *seconde intention*.

a. *Réunion par première intention.* — En l'absence de toute complication (agents infectieux) ce mode de réunion est de règle pour les sections nettes, faites à l'aide d'un instrument bien tranchant, et dont les surfaces sont exactement affrontées.

A la suite de la blessure, le liquide interstitiel s'épanche entre les bords de la plaie, qui présentent des altérations régressives très légères : les extrémités des fibres lamineuses divisées subissent un gonflement assez marqué et leur aspect fibrillaire s'ef-

face ; le tissu conjonctif acquiert à ce niveau une consistance
gélatineuse, propre à favoriser l'agglutination des surfaces.

Quelques-unes des cellules connectives voisines, directement
atteintes par le traumatisme, sont détruites ; les autres se tuméfient, et poussent des prolongements amiboïdes à travers la
fente ; celle-ci ne tarde pas à être comblée par une mince lame
de tissu néoformé.

Le cas le plus simple est représenté par les plaies perforantes
de la cornée, où la réfection porte exclusivement sur le tissu
cornéen dépourvu de vaisseaux et sur les deux couches épithéliales qui le tapissent.

Dans les sections cutanées, les phénomènes se compliquent
du fait de l'hémorragie : des globules rouges extravasés et un
peu de fibrine coagulée s'interposent entre les lèvres de la plaie,
et provoquent un afflux de leucocytes. Mais en général, la résorption de ces parties marche de pair avec l'édification de la néoplasie conjonctive et vasculaire qui ne s'en trouve pas sensiblement retardée. Même les grandes incisions, comme celle de
la laparotomie, quand elles sont convenablement suturées, se
trouvent solidement réunies par une mince bande cicatricielle,
dans l'espace de deux à trois semaines.

Les choses se passent d'une manière analogue pour les lambeaux qui servent à recouvrir les plaies chirurgicales plus étendues, pourvu qu'ils soient bien vascularisés et exactement affron-
tés. Les conditions se rapprochent alors de celles que présente
une plaie linéaire.

b. *Réunion par deuxième intention.* — Lorsque les bords de la
section demeurent écartés, laissant la plaie béante, la guérison
n'a lieu qu'après qu'il s'est produit une masse de tissu jeune
assez considérable pour combler la brèche.

Dans ce cas, on voit surgir du fond de la plaie, à partir du
troisième jour environ, de petites excroissances rougeâtres, sai-
gnant au moindre attouchement et appelées *bourgeons charnus*,
ou *granulations*. Ce sont des végétations de tissu conjonctif
jeune, pourvues de nombreux capillaires néoformés, qui remplissent peu à peu la perte de substance : à mesure qu'elles
s'élèvent jusqu'au niveau de l'épiderme, celui-ci les recouvre, à

partir des bords, d'une couche de cellules épithéliales, suivant le mode décrit plus haut (p. 163). L'occlusion définitive s'opère ainsi de la périphérie vers le centre ; elle exige un délai plus ou moins long : ce processus constitue la réunion par deuxième intention.

Contrairement à la réunion par première intention, elle s'accompagne d'une réaction inflammatoire plus ou moins prononcée : les bords rougissent et se tuméfient, en même temps que la plaie sécrète une certaine quantité de sérosité rougeâtre ou un peu trouble, contenant des leucocytes ; un mince réticulum fibrineux tapisse la surface des bourgeons.

Les phénomènes réactionnels du côté des vaisseaux sont insignifiants lorsqu'il s'agit de plaies superficielles, peu étendues, et que la cicatrisation s'effectue *à sec*, à l'abri d'une *escarre* constituée par du sang et de l'exsudat coagulés, et par des débris de tissus mortifiés. L'épiderme de nouvelle formation s'insinue sous l'escarre, qui se détache une fois que le revêtement épithélial est complet.

Les réactions sont plus marquées quand cette couche protectrice fait défaut, et surtout quand les tissus qui bordent la perte de substance ont subi une *nécrose* notable (plaies contuses, agents irritants de toute nature). L'exsudation et la diapédèse sont alors très abondantes, la néoplasie réparatrice ne peut progresser qu'au fur et à mesure que les parties mortifiées sont éliminées, et que la plaie *se déterge*, grâce à l'*inflammation limitante*.

Autrefois cette délimitation ne s'accomplissait pas sans suppuration, et l'inflammation suppurative était, pour les anciens chirurgiens, le prélude obligé et le critérium de la réunion par deuxième intention.

Il n'en est plus de même depuis qu'on a appris à préserver les plaies des microbes pyogènes, par des pansements appropriés. Grâce à ceux-ci, des pertes de substance même très considérables, peuvent guérir sans suppuration et avec une réaction de faible intensité. Pourtant l'inflammation n'est pas supprimée complètement, ce qui tient à l'action irritante des tissus nécrosés, des épanchements coagulés et aussi des substances antiseptiques ; c'est par l'emploi des méthodes *aseptiques* qu'elle se trouve réduite au minimum.

En réalité, il n'y a qu'une différence de degré entre les deux modes de réparation ; la réunion par première intention se faisant plus rapidement, avec une réaction très faible et une cicatrice linéaire, souvent peu appréciable.

Certains auteurs (J. Hunter, Macartney, Thiersch) avaient admis la possibilité d'une *réunion immédiate* des parties divisées, sans aucune production de tissu cicatriciel ; mais il n'existe aucun fait bien démonstratif en faveur de cette manière de voir.

Les choses se passent de même dans les inflammations adhésives et dans les sutures expérimentales des surfaces séreuses et muqueuses (Cornil) : dans la cicatrisation des foyers hémorragiques ou suppurés, des infarctus, des vaisseaux thrombosés ; dans la production de capsules isolantes autour des corps étrangers, des parasites, etc.

Il apparait clairement que le tissu cicatriciel n'est qu'un simple tissu de remplissage, ne possédant nullement les propriétés spéciales des éléments différenciés auxquels il s'est substitué. La réparation est incomplète, et l'équilibre physiologique ne peut se rétablir que par le moyen de l'hypertrophie compensatrice.

En raison de sa rétraction lente, le tissu inodulaire produit souvent des déformations très marquées des parties intéressées, des adhérences, des compressions, des sténoses des conduits. Il peut ainsi entrainer des gènes fonctionnelles, engendrer l'atrophie des cellules parenchymateuses, etc. Cette dernière est surtout prononcée dans les cas de sclérogenèse généralisée et progressive affectant la charpente connective des organes, comme dans les cirrhoses.

3° Nécrose. — La mort locale peut être produite directement par la cause morbifique, soit d'emblée (escarre de cautérisation), soit peu à peu, sous l'influence de poisons solubles. D'autres fois elle survient à la suite de la stase prolongée, des thromboses. Dans les cas favorables, il se produit autour

des parties mortifiées une inflammation limitante qui en amène
l'élimination ou la résorption. Nous décrirons ce mode de
réaction à propos de la suppuration (p. 399).

§ 2. — Destinée des phlogocytes,
mécanisme de l'histogénie cicatricielle

D'après la description qui précède, les phlogocytes n'ont pas
tous le même sort : il en est qui ne remplissent qu'une tâche
transitoire, soit qu'ils périssent au cours de la phlegmasie, soit
qu'ils regagnent les vaisseaux pendant la période de déclin ;
d'autres au contraire demeurent sur place et deviennent les
agents du travail d'organisation et de réparation.

Depuis la découverte des phénomènes de migration et de
diapédèse dans l'inflammation, on s'est demandé s'il y avait
là deux catégories distinctes de cellules ayant chacune ses
attributions propres et sa destinée préétablie, ou si tous les
éléments du tissu de granulation étaient aptes à participer, soit
à la phagocytose, soit à la néoformation connective et vasculaire.

On s'accorde assez généralement à admettre aujourd'hui que
l'édification de la néoplasie inflammatoire est le fait des cellules
connectives jeunes, et que les leucocytes polynucléaires, les microphages, n'y sont pour rien. Par contre, il y a de grandes
divergences d'opinion au sujet du rôle qu'il convient d'attribuer
aux amibocytes mononucléaires et aux lymphocytes.

Cette question d'histogénie se rattache intimement à celle qui
concerne l'origine des phlogocytes, et qui a été traitée au paragraphe 2.

La néoformation inflammatoire étant à la fois conjonctive et
vasculaire, s'édifie par le concours des deux sortes de cellules
formatrices, les *fibroblastes* et les *angioblastes*. Il s'agit de déterminer l'origine des uns et des autres.

1° Fibroblastes. — Les fibroblastes jeunes du tissu de granulation ne proviennent pas seulement de la prolifération des cellules conjonctives, mais aussi de celle des *endothéliums*. Le rôle fibroplastique des éléments endothéliaux des vaisseaux tant sanguins que lymphatiques, a été mis en évidence par les travaux de CORNIL, THOMA, ORTH, BORST, etc., notamment en ce qui concerne l'organisation des thrombus. Celui des cellules plates revêtant des membranes séreuses ne peut plus être mis en doute après les résultats obtenus par RANVIER, CORNIL, RENAUT, MARCHAND, BORST, etc. De même que les endothéliums de tout ordre peuvent produire, par mobilisation et par segmentation, des macrophages, tout comme les cellules conjonctives fixes, de même aussi ils sont capables de fournir des cellules élaborant des fibrilles connectives. Si l'on accepte la théorie uniciste exposée à la page 366, on doit encore, avec RENAUT, MAXIMOW, attribuer le pouvoir fibrogénétique aux périthéliums et aux clasmatocytes. On voit, en effet, ces derniers se fixer dans le tissu cicatriciel, se démettre peu à peu de la fonction rhagiocrine, et revêtir toutes les apparences de cellules conjonctives ordinaires.

On ne peut être aussi affirmatif en ce qui concerne les lymphocytes et les éléments dits lymphocytoïdes dont le cycle évolutif n'est pas suffisamment élucidé.

Ainsi les recherches contemporaines montrent que l'anatomie pathologique ne saurait se placer au point de vue d'une spécificité cellulaire absolue et doctrinale, ni s'accommoder d'une subordination trop étroite aux données embryogéniques. Des cellules de provenances différentes manifestent des réactions identiques, aussi bien sur le terrain de la phagocytose que sur celui de l'histogénie réparatrice et cicatricielle, et un ancien macrophage peut devenir fibroblaste au stade de réparation.

2° Angioblastes. — Par contre, il semble bien que le rôle angioplastique soit réservé exclusivement aux endothéliums des vaisseaux.

Les capillaires nouveaux prennent naissance par bourgeonnement progressif des capillaires préexistants, et la théorie d'une vasoformation discontinue, produisant des îlots vasculaires qui ne se mettraient qu'ultérieurement en communication avec le réseau de la circulation générale, n'est plus guère admise aujourd'hui.

CHAPITRE II

DIVISION DES INFLAMMATIONS

La pathologie générale divise les phlegmasies :

1° Suivant leur évolution et leur durée, en *aiguës, subaiguës et chroniques;*

2° En partant de l'étiologie, en *traumatiques, thermiques, toxiques, infectieuses,* etc...;

3° Suivant que l'un ou l'autre des phénomènes réactionnels est prédominant, ou au contraire peu accusé, en *chaudes (congestives)* ou *froides (ischémiques), exsudatives* ou *sèches, productives* ou *destructives, végétantes* ou *torpides, atones,* etc.

La division anatomo-pathologique doit se fonder principalement sur la *nature de l'exsudat* et sur les *modifications des tissus.* L'élément étiologique n'y tient qu'une place accessoire, attendu que des causes très différentes peuvent occasionner les mêmes désordres anatomiques. Par contre, la structure normale des parties affectées influe notablement sur l'aspect des lésions phlegmasiques. On peut distinguer à cet égard trois types généraux, suivant que l'inflammation occupe l'intimité des tissus ou des parenchymes (formes interstitielles et parenchymateuses), qu'elle siège dans les séreuses (formes cavitaires), ou qu'elle se montre à la surface des muqueuses ou de la peau (formes tégumentaires).

Cherchant à tenir compte, dans la mesure du possible, de l'ensemble des facteurs, nous suivrons une marche éclectique et nous décrirons douze formes principales de l'inflammation, réparties en quatre groupes, conformément au tableau suivant :

Inflammations trouvant leur caractéristique dominante

A) Dans l'hyperémie. . . . .   1. Inflammation congestive.

B) Dans l'exsudation. . . . .   2. Inflammation séreuse.
                                         3.   —   fibrineuse.
                                         4.   —   suppurative.
                                         5.   —   hémorragique.

C) Dans une participation importante de   6. Inflammation catarrhale.
   l'élément épithélial. . . . .   7.   —   parenchymateuse.
                                          8.   —   des épithéliums en
                                                         général.

D) Dans les modifi- 1° régressives .   9. Inflammation nécrosique.
   cations des tissus. 2° progressives. 10.   —   productive (sub-
                                                         aiguë, chronique).

E) Formes spéciales . . . . 11. Inflammations scléreuses.
                                         12.   —   nodulaires.

ARTICLE PREMIER

INFLAMMATION CONGESTIVE
OU ÉRYTHÉMATEUSE

L'inflammation congestive est caractérisée par une forte hyperémie, avec une exsudation liquide peu abondante, souvent minime, une diapédèse modérée et des lésions nutritives peu accusées. Elle confine de près à la simple fluxion artérielle dont il est difficile de la distinguer dans certains cas.

Une des formes les plus fréquentes de l'inflammation congestive est représentée par l'érythème de la peau et des muqueuses superficielles, se montrant sous la forme de macules ou de taches rouges plus ou moins étendues. Elle se produit, soit sous l'influence d'irritations locales de médiocre intensité, soit dans certaines intoxications et infections générales (rougeole, scarlatine, intoxication belladonée).

Au microscope on constate une dilatation des vaisseaux et une infiltration de cellules mobiles qui est surtout prononcée vers le sommet des papilles, autour des vaisseaux, des follicules pilo-sébacés et des glandes sudoripares. Elle se propage également dans le corps muqueux : les cellules malpighiennes présentent des altérations dégénératives, d'où la desquamation

squameuse ou furfuracée qui s'observe à la période de réparation.

ARTICLE II

INFLAMMATION EXSUDATIVE

Ce groupe est le plus étendu et le plus varié : on sait que l'É-
cole de Vienne avait considéré l'exsudation comme le phénomène
le plus essentiel du processus inflammatoire. Il comprend quatre
types principaux, caractérisés par la nature de l'exsudat qui
peut être *séreux, fibrineux, purulent* ou *hémorragique*. Chacun
de ces types se subdivise à son tour en trois formes secondaires,
suivant le siège de la phlegmasie (formes *interstitielles, cavitaires, tégumentaires*).

§ 1. — INFLAMMATION SÉREUSE

L'exsudation séreuse est celle qui se rapproche le plus des transsudats normaux ou hydropiques, dont elle se distingue cependant
par sa plus grande richesse en albumines, en particulier en
substances fibrinogéniques, ainsi qu'en éléments cellulaires.

Par elles-mêmes, les phlegmasies séreuses répondent en général à des irritations de médiocre intensité et constituent des
lésions bénignes. Mais le plus souvent elles ne sont pas autonomes et représentent simplement le stade initial des autres
formes exsudatives, notamment des fibrineuses et des purulentes.
D'autre part, elles peuvent aussi être l'expression d'une réaction
organique insuffisante en présence d'agents très virulents (chimiotaxisme négatif), comme cela se produit par exemple dans
le charbon, les formes malignes de l'érysipèle, etc.

Les caractères anatomiques des inflammations séreuses étant
surtout déterminés par leur siège, il y a lieu de distinguer les
épanchements séreux interstitiels, ceux qui se collectent dans
des cavités closes, et ceux qui s'écoulent à l'extérieur.

1° **Forme interstitielle**. — La forme interstitielle constitue
l'*œdème* inflammatoire, dont les lésions propres (consistant en

altérations des éléments fixes, dépôts fibrineux, affluence d'amibocytes, etc.), ont été étudiées précédemment (p. 321).

L'abondance et l'extension de l'œdème dépendent principalement de la texture plus ou moins serrée des tissus affectés. La sérosité s'infiltre et chemine avec facilité dans le tissu cellulaire lâche, produisant des enflures qui souvent s'étendent bien au delà du foyer d'irritation. Le gonflement, quoique appréciable, est moins prononcé dans le stroma des viscères où l'exsudation se révèle surtout par l'aspect humide et brillant des surfaces de section et s'accompagne d'altérations parenchymateuses plus ou moins accusées. Dans certains cas l'œdème peut devenir rapidement menaçant en raison de sa localisation (poumon, glotte).

2° Forme cavitaire. — La forme cavitaire s'observe dans les séreuses viscérales et articulaires et dans les ventricules cérébraux. Les membranes séreuses apparaissent congestionnées et tuméfiées, leur revêtement épithélial est altéré et en grande partie desquamé, la trame est infiltrée de cellules mobiles et de sérosité qui déborde à la surface libre et s'amasse dans la cavité, comprimant et déplaçant les viscères (cerveau, poumons, cœur), gênant le jeu du diaphragme, etc., lorsqu'elle est très abondante. Elle tient en suspension des coagula fibrineux et surtout des *éléments cellulaires* dont l'étude, méthodiquement poursuivie, a pris place en clinique, dans ces dernières années, sous le nom de *cytodiagnostic* (WIDAL). Ce mode d'investigation s'applique principalement aux sérosités pleurales et au liquide céphalo-rachidien. On prélève, par ponction, quelques centimètres cubes de liquide qu'on centrifuge après défibrination, et l'on examine le dépôt à l'aide des procédés usités en technique hématologique. On peut trouver ainsi : des cellules endothéliales desquamées, isolées ou réunies en placards (hydrophlegmasies pleurales d'origine cardiaque ou rénale); des éléments néoplasiques (cancer, sarcome); des leucocytes, dont la formule varie avec la nature de l'affection : les polynucléaires prédominent, au stade d'état, dans les pneumococcies, streptococcies, etc., (méningites et pleurésies aiguës), dans la rachicocaïnisation, — les lymphocytes et les mononucléaires dans les inflammations tuberculeuses et au stade de déclin des autres.

La formule leucocytaire des exsudats n'est pas toujours sous la dépendance de celle du sang. C'est ainsi que dans des cas particuliers, cliniques ou expérimentaux, on a observé des éosi-

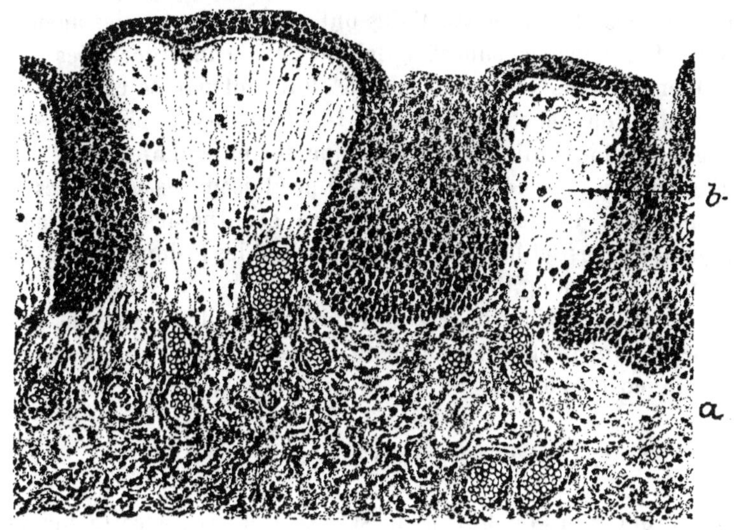

Fig. 92. — Œdème inflammatoire du corps papillaire dans un phlegmon de la cuisse (K. ZIEGLER, 1904).

a, derme à réseau vasculaire très congestionné. — *b*, papilles tuméfiées, distendues par un exsudat montrant des filaments de fibrine et des leucocytes.

nophilies ou des basophilies (leucocytoses à mastzellen) purement locales.

Sans avoir une valeur absolument spécifique, ces données peuvent fournir souvent des indications fort utiles au point de vue du diagnostic et du pronostic. (Voy. RIEUX, *Précis d'hématologie et de Cytologie*).

D'ordinaire les liquides séreux disparaissent par résorption, et les lésions anatomiques concomitantes sont légères, et se réparent aisément.

3° **Forme tégumentaire**. — Les *flux* et les *suintements séreux* se déversent à la surface des muqueuses et de la peau. L'écoulement séro-muqueux caractérise la période de début des catarrhes (voy. p. 412).

Sur la peau, l'exsudat occupe d'abord le corps papillaire (fig. 92), puis fait irruption dans le corps muqueux de Malpighi, dans les points où les cellules épithéliales ont été altérées par les agents nocifs. Les couches superficielles de l'épiderme, décollées sur une étendue plus ou moins grande, finissent par se rompre et le liquide s'épanche à l'extérieur. D'autres fois, l'épiderme est soulevé en bloc, aminci par distension et finalement perforé.

C'est d'après ce mécanisme que se produisent les « cloches » des brûlures et des vésicatoires, les exanthèmes vésiculeux (eczéma, herpès) et bulleux (pemphigus), et les lésions analogues des muqueuses à épithéliums stratifiés.

La sérosité contient des cellules épithéliales dégénérées et des leucocytes qui parfois témoignent d'une action chimiotactique spéciale (éosinophilie).

§ 2. — INFLAMMATION FIBRINEUSE

La production de fibrine n'est pas exclusive à cette forme d'inflammation, puisqu'on l'observe également dans les phlegmasies séreuses et dans les suppurations ; mais elle ne figure dans celles-ci qu'à titre accessoire, tandis qu'ici elle constitue la lésion la plus apparente et la plus caractéristique. Les dépôts fibrineux ont leur siège, soit dans les *interstices des tissus* soit à la *surface des membranes* séreuses ou tégumentaires, soit enfin dans les *conduits* et dans les *cavités des parenchymes* (acini des glandes et du poumon).

1° **Forme interstitielle**. — Cette forme n'appartient en propre à aucun type particulier d'inflammation. La précipitation interstitielle de fibrine ne doit être signalée qu'à titre d'épiphénomène, qu'elle se fasse d'une manière discrète, telle que nous l'avons déjà rencontrée dans les formes séreuses, ou qu'elle s'effectue en quantité plus notable, comme il advient surtout lorsqu'elle est liée à la suppuration ou à la nécrose.

Les filaments de fibrine y présentent souvent une disposition rayonnée (*centres de coagulation*).

2° Inflammation fibrineuse des membranes séreuses (formes cavitaires).

— Au niveau des membranes séreuses, où elle a son maximum de fréquence, l'inflammation fibrineuse s'accompagne le plus souvent d'un épanchement de sérosité, de sorte que les formes *mixtes, séro-fibrineuses*, sont les plus fréquentes.

a. *Forme séro-fibrineuse.* — Elle débute par la formation soit de flocons, soit d'une sorte de voile délicat en suspension dans le liquide épanché ou encore d'une mince pellicule tapissant la surface des feuillets séreux. Les dépôts sont d'abord composés de fibrilles ténues, grisâtres et d'aspect réticulé à l'œil nu, se détachant facilement par lambeaux. Suivant leur richesse en substances fibrinogéniques et en plasmase, les exsudats augmentent ensuite plus ou moins rapidement, deviennent plus opaques, blanchâtres ou jaunâtres, plus fermes et plus adhérents. Ils figurent alors des *fausses membranes* constituées, à l'examen microscopique, par des lamelles fibrineuses et des travées plus épaisses, irrégulièrement enchevêtrées ou disposées par couches parallèles, de façon à présenter une structure feuilletée.

Parfois le revêtement endothélial de la séreuse est encore visible par places au-dessous de la pseudo-membrane; le plus souvent il est détruit ou décollé, et l'on en retrouve çà et là quelques restes dans les fissures qui s'étendent entre les lames fibrineuses et qui renferment également des leucocytes en nombre variable, diversement altérés, ainsi que des microbes (pneumocoques, etc.).

Quand l'action de la cause morbifique se prolonge, l'exsudat procède par poussés successives et peut atteindre une épaisseur de plusieurs millimètres, même d'un centimètre et plus. Sous l'influence de l'action modelante des mouvements de la séreuse, sa surface prend d'abord une apparence finement ridée ou mamelonnée, plus tard inégale, rugueuse, parfois villeuse (péricarde).

b. *Formes sèches.* — Dans quelques cas, les matières extravasées se coagulent en totalité ; il en résulte les formes dites *sèches* de la pleurésie, de la péricardite, de la péritonite, se révélant à l'examen clinique par des frottements. Souvent d'ailleurs cette forme n'est que l'avant-coureur d'un épanchement liquide.

c. *Lésions de la trame, résorption et organisation.* — La trame de la séreuse se montre hyperémiée, tuméfiée, infiltrée de cellules mobiles, et pour peu que les lésions soient bien accusées, elle prend la signification d'un véritable tissu de granulation. Elle ne tarde pas à émettre des végétations de tissu conjonctif jeune et de capillaires néoformés qui, guidées par l'attraction chimiotactique exercée par la fibrine, pénètrent dans les fausses membranes, les fixent, les vascularisent, et en amènent progressivement la résorption.

Par suite de la grande fragilité des néo-capillaires, il se produit souvent des points hémorragiques auxquels succèdent des taches pigmentaires.

La fibrine subit une désintégration moléculaire due aux diastases sécrétées par les phlogocytes (et peut-être aussi par les microbes?) et disparaît peu à peu.

Le processus est en tous points comparable à celui que nous avons décrit à propos des thrombus et des infarctus. On observe, en effet, au sein des masses fibrineuses une organisation conjonctive qui persiste en partie après l'évacuation de l'exsudat.

d. *Épaississements et adhérences fibreuses.* — Il en résulte des épaississements localisés de la séreuse, qui présentent tantôt la forme de plaques nacrées, minces ou plus ou moins surélevées, tantôt celle de couches plus épaisses ou de nodosités irrégulières qui deviennent souvent le siège de dépôts crétacés.

Lorsque deux feuillets séreux sont agglutinés par des dépôts fibrineux, les bourgeons conjonctifs et vasculaires qui en partent se rencontrent et se soudent, produisant des néo-membranes connectives ou *adhérences*, qui s'étirent en raison des tractions mécaniques auxquelles elles sont soumises, et se recouvrent plus tard d'un revêtement endothélial à partir de leurs points d'attache (inflammation dite adhésive).

e. *Dégénérescence fibrinoïde de la trame.* — Dans les formes subaiguës, à évolution prolongée, le tissu conjonctif de la trame

présente fréquemment des parties en dégénérescence hyaline, qui
par leur aspect et leurs réactions se rapprochent beaucoup des
dépôts fibrineux anciens et devenus homogènes. Il se produit, en
effet, assez souvent, dans l'épaisseur même de la membrane

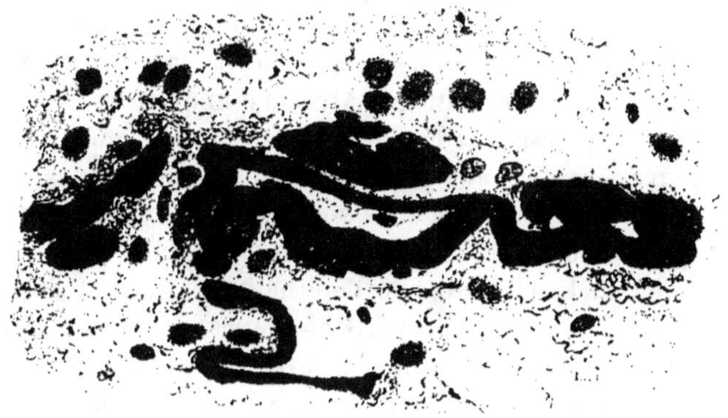

Fig. 93. — Lames hyalines résultant de la dégénérescence fibrinoïde
du tissu conjonctif dans une plèvre tuberculeuse (ZIEGLER, 1897).

séreuse et dans les lymphatiques, des coagula fibrineux qui se
continuent avec ceux de la surface.

Pourtant, il s'agit là d'une association de deux processus bien
différents, et il faut éviter de confondre les fibres conjonctives et
les cellules en *dégénérescence fibrinoïde*, avec les véritables produits d'exsudation.

f. *Métamorphoses régressives*. — Il arrive parfois que le travail
de résorption et d'organisation vient à manquer ou demeure
incomplet. On observe alors des métamorphoses analogues à
celles que nous ont montré les caillots pathologiques intra-vasculaires : l'exsudat *se dessèche* et se racornit ou prend une consistance *caséeuse ;* plus rarement il *se ramollit* et se transforme
en un magma onctueux contenant des gouttelettes graisseuses,
des cristaux de cholestérine, de tyrosine, etc. ; parfois enfin il
subit l'*incrustation calcaire*.

3° Formes tégumentaires. — L'inflammation fibrineuse des téguments siège sur les *muqueuses* ou sur la *peau*. Elle s'y présente sous deux formes, l'une *superficielle*, l'autre *profonde*.

a. *Muqueuses*. — α) La *forme superficielle* (inflammation *diphtérique*) est causée le plus souvent par le bacille de Lœffler ; elle a son siège habituel au niveau du gosier, du pharynx, et des voies respiratoires ; mais elle peut aussi atteindre d'autres régions. Débutant de préférence par les amygdales, sous la forme d'un léger enduit d'un blanc grisâtre ou jaunâtre, les productions fibrineuses s'épaississent ensuite (fausses membranes) et s'étendent progressivement aux parties voisines. Ce qui les caractérise anatomiquement, c'est qu'elles sont simplement appliquées sur la muqueuse sans pénétrer dans son épaisseur : elles occupent en quelque sorte la place de l'épithélium altéré et détruit en grande partie. Sur les coupes histologiques, on constate qu'elles sont constituées par un exsudat stratifié de fibrine fibrillaire ou grossièrement réticulée, en travées homogènes, englobant des groupes de cellules épithéliales dégénérées, de leucocytes et d'hématies, des traînées de mucus répondant aux orifices des glandes et des bactéries (voy. t. II).

Dans les points où l'épithélium revêt le type épidermique (isthme du gosier, amygdales, cordes vocales inférieures) elles sont plus adhérentes et leur ablation amène facilement la rupture de quelques capillaires superficiels. Le chorion dénudé de la muqueuse sous-jacente est congestionné, œdématié, infiltré de leucocytes, avec des dépôts fibrineux discrets, tant interstitiels qu'intra-vasculaires (thrombus capillaires, sanguins et lymphatiques), mais il n'est pas ulcéré, dans la plupart des cas. Lorsque la guérison survient, la lésion se répare sans laisser de traces. Des inflammations pseudo-membraneuses plus ou moins analogues à celle de la diphtérie peuvent être causées par d'autres agents infectieux (streptocoque, staphylocoque, pneumocoque), par la diathèse herpétique, par des irritations chimiques ou thermiques (vapeurs d'ammoniaque, vapeurs très chaudes).

β) Les *formes profondes*, ulcéro-membraneuses, ne relèvent pas, en général, du bacille de la diphtérie. On les observe tantôt sur le pharynx, tantôt sur l'intestin (dysentérie, urémie), les voies génitales, etc.

Elles se distinguent essentiellement des précédentes par leur composition et leur mode de production. Elles résultent en effet de la combinaison d'une exsudation de substance coagulable avec un processus nécrosique intéressant non seulement l'épithélium, mais aussi le tissu propre de la muqueuse. Il s'agit, en réalité, non d'une simple fausse membrane, mais d'une véritable escarre comprenant tout à la fois des dépôts fibrineux, tant superficiels qu'interstitiels, et des couches mortifiées du chorion. Les uns et les autres offrent un aspect hyalin, homogène, et sont intimement confondus en une sorte de croûte sèche et consistante, de couleur variable, faisant corps avec le tissu sous-jacent. Celui-ci est le siège d'une vive réaction se traduisant par l'accumulation d'un rempart leucocytique (inflammation limitante), au niveau duquel s'opère l'exfoliation des parties mortes. L'escarre finit par se détacher, laissant une ulcération qui devra être comblée par du tissu cicatriciel. Il est parfois difficile d'établir une limite précise entre cette forme et les affections purement ulcéreuses, dans lesquelles la muqueuse infiltrée subit une nécrose superficielle sans se recouvrir d'une véritable fausse membrane (stomatite dite ulcéro-membraneuse).

b. *Peau.* — La peau, quand elle est privée de son épiderme, devient accessible aux mêmes germes pathogènes que les muqueuses, et peut présenter des inflammations pseudo-membraneuses, tantôt superficielles, telles que la *diphtérie des plaies et des vésicatoires*, tantôt profondes, ulcéreuses, comme dans la *pourriture d'hôpital*.

c. *Remarque sur la terminologie.* — La terminologie allemande, ne tenant compte que des caractères anatomiques, et non de l'étiologie, désigne les formes superficielles sous le nom de *croupales* et les profondes sous celui de *diphtériques*. Les auteurs français n'appliquent ce dernier terme, ainsi employé, qu'aux lésions offrant le type de celles qui sont causées par l'infection lœfflérienne.

4° Inflammation fibrineuse des glandes et des parenchymes. — L'exsudation de fibrine, en petite quantité, à l'intérieur des conduits et des acini, peut se rencontrer dans les inflammations aiguës de divers organes glandulaires. Elle se produit surtout avec abondance dans l'appareil respiratoire.

L'*hépatisation pulmonaire*, dans la pneumonie franche, résulte de l'épanchement d'un exsudat coagulable dans les vésicules et dans les bronchioles terminales. Les alvéoles du poumon sont comblées par un feutrage de minces fibrilles englobant des épithéliums alvéolaires détachés et dégénérés, des globules rouges et blancs, et des cellules à poussières. Les bouchons fibrineux ont un aspect lobulé et bosselé, reproduisant exactement la forme des acini. Au moment de la résolution, ils subissent la désintégration granuleuse et la liquéfaction, et ils disparaissent par expulsion et par résorption. Lorsqu'ils persistent, ils sont envahis par une néoplasie conjonctive partie des parois alvéolaires et amenant l'induration fibreuse du parenchyme.

Dans la *bronchite fibrineuse*, on observe l'évacuation de caillots fibrineux arborescents moulés sur les ramifications bronchiques (voy. 2° partie).

§ 3. — INFLAMMATION SUPPURATIVE

Nous étudierons tout d'abord : 1° l'*étiologie de la suppuration ;* 2° la *constitution du pus*, ses principales variétés ; 3° les diverses *formes anatomiques de l'inflammation suppurative*. Nous examinerons ensuite certains points concernant la *physiologie de la suppuration* et nous conclurons à l'*unité du processus pyogénique*.

A) — ÉTIOLOGIE

La suppuration n'est pas simplement une inflammation plus intense que les formes à exsudat séreux ou séro-fibrineux. Elle représente un processus particulier, dû à l'influence de causes spéciales : les suppurations observées en clinique sont produites exclusivement par des micro-organismes, ordinairement par les cocci dits pyogènes, staphylocoques et streptocoques, mais aussi par d'autres bactéries : pneumocoque, gonocoque, tétragène, bacille pyocyanique, bacille d'Eberth et coli-bacille, bacille de la tuberculose, actinomyces, germes anaérobies, etc. ; souvent il s'agit d'infections mixtes.

La purulence est donc causée par divers microbes qui peuvent également donner naissance aux autres formes de l'inflammation. Le pouvoir pyogène n'appartient en propre à aucune espèce : c'est une forme de virulence occasionnelle et inconstante, due à des produits solubles sécrétés par les bactéries.

On peut obtenir expérimentalement la suppuration en injectant dans les tissus des cultures filtrées suffisamment concentrées, ou même certaines substances non microbiennes, telles que l'essence de térébenthine, le chlorure de zinc, le sublimé. Ces processus aseptiques restent localisés aux foyers d'irritation et ne manifestent pas la tendance extensive de ceux qui résultent de l'infection par des germes vivants.

Les diverses espèces animales se comportent différemment vis-à-vis des divers agents pyogènes, et en outre, la suppuration se produit plus ou moins facilement suivant l'état de la résistance locale ou générale : telle dose de culture ou de poison, inoffensive pour un organisme vigoureux, devient efficace sur des tissus déjà lésés ou chez des sujets débilités.

B) — Exsudat purulent, ses principales variétés

Nous avons résumé plus haut les principaux caractères du pus qui doit son origine à une *diapédèse massive de leucocytes* accompagnée de l'extravasation, en proportion variable, de sérosité plus ou moins riche en matières albuminoïdes. Quand il est à l'état de pureté, les éléments anatomiques qu'il tient en suspension et auxquels il doit son aspect opaque, lactescent et sa consistance crémeuse, sont représentés presque exclusivement par des globules blancs polynucléaires qui prennent ici le nom de *pyocytes*. Ce liquide ne manifeste aucune tendance à la coagulation.

Suivant les conditions dans lesquelles évolue la suppuration, et les causes dont elle relève, divers autres éléments peuvent venir s'ajouter à l'exsudat primitif, et en modifier notablement l'aspect et la composition.

La coloration du pus varie du blanc grisâtre au jaune verdâtre, selon les proportions respectives des globules et du sérum et selon le degré de dégénérescence des éléments figurés ; quand il y a du sang mêlé à l'exsudat, celui-ci prend une teinte roussâtre qui passe au brun plus ou moins foncé à mesure que l'hémoglobine se décompose. Le bacille pyocyanique donne un pus qui devient bleu au contact de l'air, etc.

La consistance augmente et devient caséeuse dans les foyers anciens où le sérum est résorbé peu à peu, dans certains foyers tuberculeux ; dans les abcès froids, les abcès ossifluents, le pus est fluide et louche ; dans les formes gangréneuses, il prend en outre une odeur fétide, et mérite à peine le nom de pus (pus sanieux).

Outre les leucocytes polynucléaires, le pus renferme habituellement des mononucléaires, des lymphocytes et des globules rouges. Suivant les cas, on y trouve, en plus, des épithéliums ou des endothéliums desquamés, des détritus cellulaires et nucléaires, des gouttelettes de graisse, des cristaux, provenant de la désintégration de ces divers éléments, des fragments de fibres élastiques, etc. ; souvent aussi on voit de grandes cellules bourrées de granulations graisseuses (corpuscules de Glüge).

Les colorations appropriées et les cultures y révèlent la présence de microbes pyogènes libres ou phagocytés, appartenant souvent à plusieurs espèces associées (abcès polymicrobiens), et fréquemment aussi des saprophytes accidentellement surajoutés, surtout quand il s'agit de foyers ouverts.

Dans des cas particuliers, on peut rencontrer encore des amibes, des helminthes, etc.

C) — LES DIVERSES FORMES DE L'INFLAMMATION SUPPURATIVE

Les formes anatomiques de l'inflammation suppurative sont plus variées que celles des phlegmasies précédemment décrites.

Nous les diviserons comme il suit : 1° FORMES INTERSTITIELLES,

circonscrites ou *diffuses* : 2° FORMES CAVITAIRES ; 3° FORMES TÉGU-
MENTAIRES ; 4° SUPPURATIONS MÉTASTATIQUES ; 5° SUPPURATIONS
CHRONIQUES.

1° Formes interstitielles. — La suppuration interstitielle
se présente sous deux aspects différents, suivant que le pus est
collecté en foyer, ou qu'il se trouve à l'état d'*infiltration diffuse*.

A. FOYERS SUPPURÉS, ABCÈS. — Cette forme nous offre au
complet le tableau des lésions engendrées par les agents pyogènes. Outre la diapédèse surabondante des polynucléaires et
l'incoagulabilité de l'exsudat, elle met en évidence un troisième
phénomène qui est d'une importance capitale dans l'évolution
du processus pyogénique, la *fonte purulente des tissus* envahis.

Les parties touchées par les substances phlogogènes sont
détruites et *liquéfiées*, et il en résulte la formation d'une cavité
pathologique remplie de pus, d'un *abcès*.

L'abcès microbien nous présentant l'exemple le plus typique
de l'inflammation suppurative, nous retracerons ci-après les
phases successives de son évolution, en suivant principalement
les descriptions données par KIENER et DUCLERT, MARCHAND,
MAXIMOW.

a. *Phase initiale*. — Premiers effets de l'infection : pullulation des microbes, nécrose et liquéfaction, afflux des microphages, phagocytose.

Les phénomènes initiaux succédant à l'introduction d'une
culture virulente de staphylocoques dans le tissu conjonctif
(sous-cutané, inter-musculaire, etc.), ne se distinguent de ceux
qui ont été décrits plus haut que par leur intensité : dans le
phlegmon circonscrit, l'hyperémie et l'exsudation séreuse avec
dépôts fibrineux interstitiels, sont très marquées, ainsi que la
dégénérescence et la nécrose des éléments fixes, qui dès le début
tendent à la liquéfaction : les noyaux des fibroblastes, des
cellules adipeuses, etc., sont tantôt gonflés, tantôt ratatinés,
pâles, la structure réticulée est effacée (chromatolyse) ; le protoplasma, parsemé de vacuoles, ne tarde pas à devenir diffluent
et se résout en granulations ; les faisceaux lamineux, gonflés

et montrant des séries linéaires de gouttelettes brillantes, subissent un dissolution progressive. Mais ce qui frappe surtout dès les premières heures, c'est une infiltration très abondante de polynucléaires, qui bientôt forment des amas compacts au voisinage du point infecté.

Suivant le degré de virulence, les microphages arrivent immédiatement au contact de la colonie bactérienne et englobent activement les cocci, ou bien ils sont d'abord tenus à distance par l'action stupéfiante des toxines et s'accumulent en une couche marginale serrée (rempart cellulaire). Mais ce moment d'hésitation est passager, et bientôt ils immigrent dans le centre du foyer, qui commence ainsi à se transformer en pus (KIENER et DUCLERT).

Les bactéries sont alors en pleine pullulation, d'aspect normal et bien colorables ; par contre, beaucoup de leucocytes présentent déjà des signes manifestes de dégénérescence. A côté de microphages vivants et actifs, on en voit de diversement altérés, chromatolyse, pycnose, fragmentation des noyaux ; perte des granulations spécifiques, nécrose homogène ou diffluence et désagrégation du cytoplasme.

Dans la partie périphérique où la diapédèse s'effectue avec son maximum d'intensité, les cellules fixes entrent au contraire en réaction, et l'on y constate l'hypertrophie aiguë des fibroblastes, des endothéliums vasculaires et des cellules adventitielles.

A ce moment, le foyer donne à la palpation la sensation d'un noyau rénitent, entouré d'un œdème plus ou moins étendu.

b. *Stade d'augment, constitution d'une membrane pyogénique.* — La lutte engagée entre les cellules et les microbes se poursuit pendant un certain temps à l'avantage de ces derniers. Les cocci prolifèrent, donnant naissance à de nouvelles colonies, au voisinage de la première ; sous l'influence destructive des poisons qu'ils déversent, de nouvelles portions de tissu sont mortifiées et tombent en déliquescence, de sorte que la zone réactionnelle recule peu à peu, constamment battue en brèche à sa face interne, et tendant sans cesse à se reformer plus loin.

Ainsi le tissu enflammé qui environne le foyer est liquéfié de proche en proche, en même temps qu'il subit un refoulement mécanique dû à l'afflux incessant de sérosité et de leucocytes vers la cavité centrale. A peine ébauchée à la fin du stade précédent, celle-ci s'agrandit rapidement, et bientôt le pus est rassemblé en quantité suffisante pour que l'on puisse constater la fluctuation, lorsque le foyer est accessible au toucher.

L'excavation est encore anfractueuse, traversée par des cloisons, des brides et des effilochures pariétales répondant à des restes du tissu en voie de destruction : travées fibreuses, vaisseaux, fibres musculaires, etc., souvent à peine reconnaissables. Mais ces vestiges disparaissent à leur tour, et la cavité se régularise et s'arrondit.

Ce travail de désorganisation s'effectue d'ordinaire sans épanchement de sang, grâce à l'obturation préalable des petits vaisseaux par thrombose.

A mesure que les contours de la collection purulente se précisent, la fluctuation devient plus nette et l'engorgement périphérique diminue : l'abcès est mûr. La paroi se différencie en une couche distincte, épaisse de quelques dixièmes de millimètre, la *membrane pyogénique* des anciens anatomo-pathologistes. Elle se compose de deux zones : l'une interne, non vasculaire, séparée du pus par un mince enduit de fibrine et de leucocytes accumulés, et dans laquelle les éléments fixes, qui d'abord s'étaient hypertrophiés et avaient proliféré, sont en voie de nécrose ; l'autre externe, où les phénomènes de diapédèse et de néoplasie sont très apparents. Les fibroblastes y sont volumineux, leur nombre est accru, et leurs noyaux présentent des figures de division, ainsi que ceux des endothéliums vasculaires. Cette zone, qui se confond insensiblement avec le tissu ambiant, est en outre infiltrée de cellules mobiles parmi lesquelles, au milieu de la foule des polynucléaires, se montrent des lymphocytes et des globules rouges.

Dans le pus central, les microphages dégénérés et morts se trouvent en masse compacte ; mais, d'autre part, la phagocytose s'exerce avec énergie, les cocci sont inclus en grand nombre dans les cellules et présentent des signes d'involution (perte de

la colorabilité). Çà et là on peut en voir de petits groupes
s'avançant jusque dans la membrane pyogénique. Le pus renferme également des détritus nucléaires et granulo-graisseux, des
globules rouges, des débris de tissus, qui modifient sensiblement
son aspect primitif.

c. *Déclin de l'action nocive, intervention des macrophages, néoplasie connective et vasculaire.* — Sous la double influence de la
phagocytose et des produits solubles déversés par les cellules,
la végétabilité des microbes s'amoindrit peu à peu, leur action
nocive s'épuise, et les défenses organiques prennent le dessus.

Ce déclin du processus infectieux s'annonce par une diminution de l'exsudation séreuse et de la diapédèse des polynucléaires,
et surtout par l'entrée en scène des macrophages. Les cellules
uninucléées, qui occupent en nombre croissant la zone externe
de la membrane d'enveloppe, envahissent la couche interne
nécrosée, s'avancent en grossissant de plus en plus jusque dans
la pellicule fibrineuse, et forment à ce niveau une bordure
serrée de grands phagocytes qui englobent indistinctement les
microphages morts ou vivants, les microbes qui restent, les
débris de toute nature qui encombrent la cavité de l'abcès.
Quelques-uns se détachent et immigrent dans le foyer lui-même
pour y poursuivre leur travail de déblai jusqu'au moment où
ils succombent et tombent en détritus qui vont servir de
pâture à de nouveaux arrivants.

Ainsi, au moment où les polynucléaires ont terminé leur rôle,
se constitue un puissant appareil phagocytaire marginal qui
procède efficacement au nettoyage du terrain (CORNIL, BARDEN-
HEUER, ZIEGLER, KIENER et DUCLERT, MARCHAND, MAXIMOW).
Que sont ces *pyophages*, dont le protoplasma se montre bourré
de toutes les particules étrangères qu'ils ont absorbées et dont
beaucoup acquièrent ainsi une taille énorme? Considérés
presque unanimement jusqu'à ces derniers temps comme des cellules *épithélioïdes* provenant de la segmentation des fibroblastes,
ou comme des clasmatocytes mobilisés, ils seraient, au contraire, suivant plusieurs auteurs récents, des mononucléaires
hématogènes, des lymphocytes émigrés et hypertrophiés.

Pendant ce temps, la zone extérieure est le siège d'une néo-

plasie connective et vasculaire qui va progresser rapidement.
Les fibroblastes élaborent des faisceaux fibrillaires disposés en
nappes concentriques, et la prolifération des endothéliums

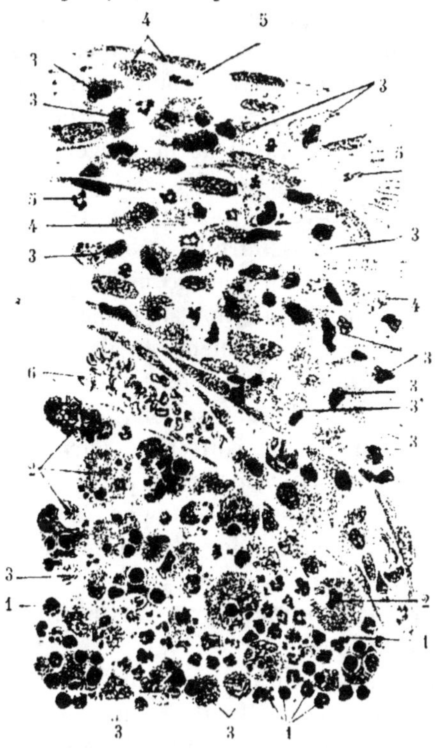

Fig. 94. — Structure d'une membrane pyogénique
(d'après une planche de MAXIMOW, 1905).

1, leucocytes du pus (microphages). — 2, grands macrophages du pus (pyophages)
bourrés de microphages et de détritus. — 3, 3, macrophages du pus et de la membrane pyogénique (polyblastes) montrant l'hypertrophie progressive de ces éléments.
— 3', un macrophage (mononucléaire, polyblaste) en mitose. — 4, fibroblastes. —
5, leucocytes polynucléaires. — 6, capillaire contenant du sang.
Les vaisseaux capillaires marquent la limite entre la membrane pyogénique et la
collection purulente.

irrités fournit un abondant réseau de néo-capillaires. Ainsi la
membrane pyogénique, devenue beaucoup plus épaisse, se montre
constituée par un véritable tissu de granulation qui à la périphérie, tend à s'organiser en capsule cicatricielle, tandis que sa

face interne émet des bourgeons empiétant progressivement sur la cavité centrale.

Outre les cellules mobiles à type de fibroblastes jeunes, de macrophages et de lymphocytes, ce tissu peut contenir aussi des plasmocytes et des mastzellen ; ces dernières sont détruites et leurs grains sont absorbés par les phagocytes (Maximow).

d. *Phase terminale, résorption et évacuation du pus, réparation.* — Après l'arrêt définitif de la pyogenèse, le pus, qui ne représente plus qu'une masse nécrosée, peut être résorbé intégralement quand l'abcès est de petites dimensions. Les pyophages continuent de dissoudre les débris qui disparaissent peu à peu et cèdent le terrain aux bourgeons du tissu de granulation ; ceux-ci poussent dans l'excavation, la cloisonnent en se soudant les uns aux autres, et la comblent ; finalement il se forme à la place de l'abcès un noyau cicatriciel.

Parfois le travail d'organisation devance la résorption, constituant autour de la collection purulente une couche fibreuse : l'abcès est *enkysté* (kyste purulent). Il arrive alors assez souvent que le pus se dessèche par résorption du sérum et qu'il reste un magma solide, d'aspect caséeux, pouvant se calcifier ultérieurement.

Mais le mode de terminaison le plus ordinaire est l'*évacuation du pus* à l'extérieur.

L'ouverture d'une collection purulente peut s'effectuer spontanément : la suppuration détruit les tissus dans le sens de la moindre résistance, jusqu'à ce que l'abcès perce et se vide à la surface de la peau ou des muqueuses, laissant à découvert une perte de substance, une *ulcération*. La progression du pus peut se trouver gênée par la présence de tissus très résistants, notamment par les membranes fibreuses, les aponévroses ; il fuse alors le long de l'obstacle et va parfois faire son apparition dans un point éloigné de celui où il a pris naissance : c'est ce qu'on observe dans les abcès dits *par congestion,* ceux par exemple qui sont consécutifs à une carie vertébrale, et qui vont se faire jour au niveau de l'arcade crurale.

La perforation spontanée des foyers suppurés abandonnés à eux-mêmes n'amène pas toujours la guérison. Fréquemment ils ne communiquent avec l'extérieur que par des *trajets fistuleux* étroits, qui ne fournissent au liquide qu'un passage insuffisant, se tapissent eux-mêmes de tissu de granulation, et dont l'orifice devient le siège d'écoulements chroniques plus ou moins intermittents.

D'autres fois l'abcès s'ouvre dans les séreuses ou même dans un gros vaisseau, entraînant des phlegmasies graves (péritonite) ou des accidents mortels (embolie).

Au contraire, l'incision chirurgicale limite les dégâts d'une suppuration progressive et crée une large issue, permettant un déblai plus rapide et plus complet de l'excavation, surtout quand celle-ci présente des anfractuosités et des prolongements pouvant servir de réceptacle au pus et aux germes nocifs ; d'autre part, les bords de la plaie sont alors constitués par des téguments sains se prêtant mieux à la néoplasie réparatrice.

L'évacuation du pus et le nettoyage mécanique du terrain facilitent singulièrement les phénomènes de réparation. L'ouverture de l'abcès met fin à la tension douloureuse qui régnait dans la partie affectée : au niveau de la membrane pyogénique, la résorption lente et pénible de substances plus ou moins nocives se trouve supprimée ; le pus s'écoule sans obstacle et dans les tissus libérés, le gonflement et la rougeur diminuent à vue d'œil. L'appareil phagocytaire devenu inutile disparaît, la paroi suppurante se déterge et granule abondamment de manière à combler la perte de substance. La sécrétion purulente tarit et fait place à un suintement séreux, qui persiste jusqu'au moment où le revêtement épithélial vient recouvrir la surface des bourgeons charnus d'une couche protectrice, à l'abri de laquelle s'achève la cicatrisation.

Le tissu de granulation évoluant vers l'état adulte, se montre de moins en moins riche en cellules. A mesure que la production de fibres conjonctives progresse de la profondeur vers la surface, les interstices où circulaient les amibocytes se rétrécissent, et les cellules mobiles, les macrophages en particulier, disparaissent.

La plupart s'atrophient et se détruisent ; les survivants se fixent dans le tissu nouveau à l'état d'éléments sédentaires (clasmatocytes, cellules périthéliales). Ils y prennent une forme allongée, leur protoplasma très réduit perd ses vacuoles et sa réaction basophile, et bientôt rien ne les distingue plus des cellules connectives avoisinantes.

Mais si l'on vient à provoquer une nouvelle inflammation dans la cicatrice, ils se réveillent et reprennent leur amiboïsme et leur activité sécrétoire (MAXIMOW).

e. *Suppuration des plaies.* — Sur les plaies infectées par des microbes pyogènes, l'appareil macrophagocytaire ne présente jamais un développement aussi prononcé. Quant au reste, ces plaies se comportent comme des abcès largement ouverts, suppurent jusqu'à ce que la végétation du tissu de granulation l'emporte sur l'action destructive des germes, et se ferment ensuite par un mécanisme analogue à celui qui a été décrit ci-dessus. C'est ce qui constitue la réunion par deuxième intention, après suppuration.

f. *Abcès résultant de l'infection des vaisseaux et des glandes.* — Il arrive fréquemment que les collections purulentes prennent naissance, non plus en plein tissu connectif, mais dans des cavités préformées de petites dimensions. L'infection pyogène des tissus peut à la vérité se faire par effraction directe, mais elle emprunte non moins fréquemment, soit les voies sanguine ou lymphatique, soit les conduits naturels (infections dites ascendantes des glandes et des parenchymes).

Dans ces cas, les microbes, arrêtés dans un capillaire sanguin ou lymphatique, ou ayant pénétré dans un canalicule ou dans un cul-de-sac à revêtement épithélial, détruisent d'abord la paroi qui leur oppose une barrière temporaire et envahissent ensuite le tissu conjonctif : ainsi se forment les foyers suppurés des os, du cerveau, les abcès du poumon, du rein, de la mamelle, etc.

g. *Abcès aseptiques.* — La description qui précède s'applique également dans ses grandes lignes aux suppurations amicrobiennes, telles qu'elles sont provoquées, par exemple, par l'essence de térébenthine. La principale différence est que les processus aseptiques demeurent strictement localisés au point d'irritation, et n'ont aucune propension à s'étendre. En outre, avec la térébenthine, on observe une action nécrosante plus précoce et plus marquée. Mais les phénomènes histologiques sont analogues à ceux des abcès bactériens (BARDENHEUER).

h. *Suppuration consécutive à la nécrose : inflammation limitante.* — Dans cette forme. l'inflammation suppurative se

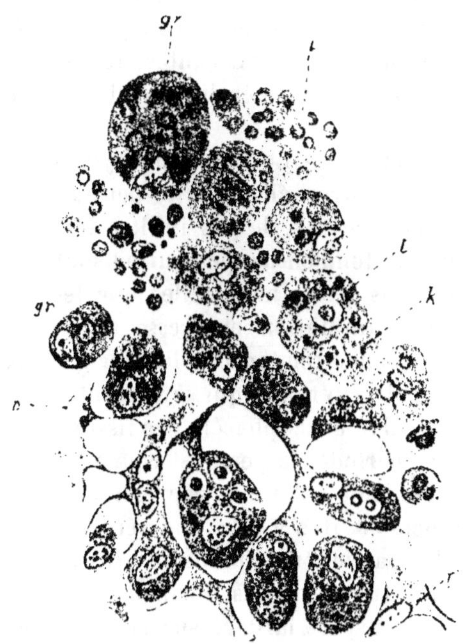

Fig. 95. — Partie de la membrane pyogénique d'un abcès aseptique (essence de térébenthine) (d'après BARDENHEUER).
gr, grands macrophages bourrés de leucocytes *l* et de débris nucléaires *k*.
r, trabécules du réticulum conjonctif.

déclare *au pourtour d'un foyer de nécrose* préexistant. Elle développe son action liquéfiante à la limite des parties vivantes et des parties mortes, et amène ainsi l'isolement, la mobilisation et l'élimination de ces dernières. De là le nom d'inflammation ou de suppuration limitante. C'est par ce mécanisme qu'on voit se détacher les escarres de la peau et des muqueuses, s'éliminer les bourbillons du furoncle et de l'anthrax, les séquestres osseux, des portions étendues de membres atteints de gangrène sénile, des fragments de poumon gangrénés, etc. Il reste une surface tapissée par du tissu de granulation qui peut passer à l'état cicatriciel. Il s'agit donc, en principe, d'un processus curateur, tendant à circonscrire les lésions et à débarrasser l'organisme des parties nécrosées. Mais souvent l'intervention chirurgicale doit aider la nature, et pour les foyers viscéraux on doit redouter des complications menaçantes, telles que les perforations dans les séreuses, la généralisation de l'infection.

B. Phlegmon diffus. — Le processus pyogène, au lieu de se cantonner dans un foyer circonscrit, peut affecter une allure envahissante : dans ce cas, le pus infiltre les mailles du tissu conjonctif lâche, s'étend en nappes qui ne sont maintenues que par les parties plus résistantes, telles que les aponévroses, la peau, etc., et l'inflammation progresse ainsi sans manifester pour ainsi dire aucune tendance à limiter son action. C'est le phlegmon diffus (Dupuytren), qui se présente sous forme d'un œdème purulent aigu avec sphacèle des tissus.

A la première période, la peau est rouge avec des marbrures plus foncées ; l'œdème est mou, dépressible ; il y a des phlyctènes, et à l'incision il s'écoule une sérosité opalescente. Au second degré, les parties tuméfiées sont plus résistantes, le tissu cellulaire est infiltré de dépôts fibrineux, de consistance poisseuse, et offre un aspect lardacé sur la coupe. A la troisième période, l'empâtement augmente et la fluctuation devient manifeste : la peau amincie se décolle sur de grandes étendues et se mortifie par places ; le tissu conjonctif n'est plus représenté que par des lambeaux déchiquetés, comme macérés dans des nappes de pus fétide. Finalement il ne reste plus qu'une sorte de sanie grisâtre ou brunâtre sous la peau gangrénée.

Franchissant la barrière que lui opposent les aponévroses, le processus de désorganisation peut s'étendre au loin, et la mort survient au milieu de phénomènes adynamiques très prononcés.

Ces formes extrêmes de l'affection ne se voient plus guère, grâce à l'emploi des antiseptiques. Mais même les cas de moyenne gravité entraînent souvent des délabrements irréparables et sont suivis d'atrophie du membre et d'une impotence fonctionnelle plus ou moins marquée.

En somme, le phlegmon diffus, dont le streptocoque à haute virulence est l'agent habituel, est un processus mixte, en partie phlegmasique et en partie gangréneux.

A plus forte raison en est-il ainsi des formes dites putrides, qui sont dues, soit à l'invasion secondaire d'un foyer suppuré par les bactéries de la putréfaction, soit à l'action de germes spéciaux, notamment des anaérobies.

De même que dans le sphacèle pur et simple, la liquéfaction des tissus, avec ou sans dégagement de gaz, est ici sous la dépendance directe des fermentations microbiennes ; l'action dissolvante des leucocytes, si tant est qu'elle doive entrer en ligne de compte, n'intervient que très accessoirement. Les véritables réactions phlegmasiques sont submergées par les phénomènes destructifs, et ne peuvent se développer d'une manière efficace qu'au pourtour de la zone de mortification, dans les cas favorables (inflammation limitante).

Les processus de cet ordre ne rentrent plus dans le cadre des inflammations ; leur histoire appartient de plein droit à celle de la gangrène.

2º Formes cavitaires : inflammation suppurative des séreuses et des synoviales. — La suppuration des séreuses peut se présenter comme une simple collection de pus bien liquide amassé dans la cavité, s'accompagnant d'une hyperémie et d'un gonflement très prononcés de la membrane séreuse ; celle-ci est abondamment infiltrée de cellules migratrices et l'épithélium de recouvrement est altéré et souvent détruit sur de grandes surfaces.

Mais la forme habituelle est l'inflammation fibrino-purulente. Parfois l'exsudation fibrineuse est bornée à la formation d'une couche tapissant les parois ; plus ordinairement la cavité est remplie de fausses membranes épaisses, d'un jaune verdâtre, farcies de leucocytes, s'enlevant par paquets gélatineux et présentant dans la suite une organisation vasculo-conjonctive plus ou moins avancée. Dans ces cas, la suppuration a succédé à une phlegmasie séro-fibrineuse. Il est fréquent alors d'observer des points hémorragiques, et toujours on trouve des globules rouges et des taches de pigment hématique dans les concrétions fibrineuses ainsi que dans le pus qui les baigne. Celui-ci tient en suspension des gouttelettes de graisse, des cristaux gras, etc. Les pyocytes offrent des altérations très accusées; quand la résorption du sérum s'opère, leurs cadavres, agglomérés avec la fibrine en désintégration, constituent des amas caséeux qui se dessèchent peu à peu et sont enveloppés par le tissu connectif néoformé. A la longue, ce dernier passe à l'état scléreux.

Ces foyers indurés et enkystés, souvent localisés à une portion limitée de la séreuse (culs-de-sac de la plèvre et du péritoine) subissent volontiers l'incrustation calcaire.

Dans les articulations, l'inflammation suppurée présente : 1º des *formes superficielles*, dites parfois catarrhales, dans lesquelles la synoviale est rouge et tuméfiée, recouverte d'un enduit jaunâtre, et qui peuvent se terminer par résolution; 2º des *formes profondes*, intéressant les cartilages, les extrémités osseuses et les tissus péri-articulaires. Celles-ci affectent une marche destructive et leur terminaison la plus favorable est l'ankylose.

La suppuration suit une évolution analogue dans les gaines tendineuses et dans les bourses séreuses.

3º Formes tégumentaires. — Les catarrhes purulents des muqueuses seront étudiés à l'article III. Nous nous bornerons à consacrer une brève mention aux cavités muqueuses qui ne s'ouvrent au dehors que par des orifices très étroits s'obstruant facilement quand ils deviennent le siège d'une inflammation. Telles sont l'oreille moyenne, les sinus du nez, l'appendice iléocæcal.

Dans ces parties, la suppuration évolue souvent en vase clos, se frayant un chemin dans diverses directions en détruisant les tissus, et exposant aux mêmes complications que les abcès profonds.

Dans les affections pustuleuses de la peau et des muqueuses à structure dermo-papillaire, le pus peut siéger exclusivement dans l'épaisseur de l'épiderme. Il se produit alors des foyers de dégénérescence et de dislocation des cellules malpighiennes, dans lesquels l'exsudat inflammatoire fait irruption, décollant et soulevant les couches cellulaires superficielles. Souvent, au début, le liquide épanché est séreux et les leucocytes n'y affluent qu'ultérieurement. D'autres fois la collection purulente empiète plus ou moins profondément sur le derme et sur le tissu sous-cutané.

4° Suppurations métastatiques, pyémie. — Outre l'extension graduelle par continuité et par contiguïté, la suppuration peut encore se propager à distance, lorsque les germes pyogènes se trouvent introduits dans les vaisseaux et sont emportés par le torrent circulatoire, donnant naissance, dans les points où ils s'arrêtent, à des foyers secondaires.

Ce transport s'effectue par deux mécanismes distincts : tantôt les microbes charriés par le sang ou la lymphe sont à l'état libre, ou dans le corps des phagocytes, isolés ou en petits groupes, tantôt ils voyagent en colonies plus nombreuses, incluses dans des caillots pathologiques.

a. *Dissémination des microbes à l'état libre*. — Nous avons vu plus haut que la thrombose des petits vaisseaux de tout ordre, qui est de règle au niveau de la zone d'envahissement des inflammations purulentes, s'oppose efficacement, dans la plupart des cas, à l'entrée des germes nocifs dans la circulation. Il arrive cependant que cette protection devienne insuffisante, principalement pour les microbes très virulents et végétant très abondamment.

C'est dans les lymphatiques, qui jouent un rôle très actif dans la résorption, que pénètrent le plus souvent les agents pyogènes, et c'est aux ganglions régionaux que se communique habituellement l'infection secondaire, produisant des adénites suppurées, des bubons.

Au contraire, les bactéries entraînées par le sang sont déposées dans des points parfois fort éloignés, et y provoquent, soit la formation d'abcès métastatiques, généralement multiples et de petit volume (viscères, muscles, etc.), soit des suppurations plus étendues, particulièrement dans les séreuses et les articulations.

b. *Thrombose et embolie infectieuses.* — Le processus pyogénique peut se propager aux parois des veines, entraînant la formation de thrombus dans lesquels pénètrent les microbes après avoir traversé les tuniques du vaisseau. Ces thrombus septiques sont éminemment fragiles et donnent lieu facilement à des embolies. Lorsque les fragments de caillots mobilisés présentent un certain volume et qu'ils vont s'enclaver dans des artères terminales, il en résulte des infarctus, semblables d'abord à ceux qui ont été décrits au livre IV, mais qui ne tardent pas à suppurer. Si les artères ne sont pas terminales et que, par suite, il ne se forme pas d'infarctus (voy. p. 263) l'embolus n'en deviendra pas moins le point de départ d'une inflammation suppurative.

Fréquemment les emboli infectés s'effritent en parcelles qui vont occasionner de petits abcès métastatiques analogues à ceux que cause le transport pur et simple des microbes. Ainsi la thrombophlébite suppurée représente souvent le trait d'union entre la lésion primitive et les accidents secondaires, lesquels peuvent, à leur tour, être la source de nouvelles métastases.

c. *Pyémie.* — Lorsqu'il se forme un grand nombre de foyers disséminés, que la suppuration se généralise en quelque sorte, on a le tableau de l'*infection purulente* ou *pyémie*.

Cette invasion de tout l'organisme est due à la grande virulence des microbes ou à une insuffisance des défenses organiques, et peut avoir son point de départ dans des foyers suppurés de tout ordre : plaies infectées, ostéomyélites, furoncles, surface d'insertion du placenta, suppurations des séreuses et des articulations, otites, endocardite ulcéreuse, etc.

Elle se traduit anatomiquement :

1° Par des *lésions locales* au niveau du foyer primitif, lésions qui sont très apparentes pour les foyers superficiels, tels que les plaies infectées : celles-ci prennent mauvais aspect, les bourgeons charnus présentent une teinte grisâtre et se flétrissent, l'écoulement diminue et devient sanieux, l'inflammation revêt l'allure extensive du phlegmon diffus et se propage par les veines et les lymphatiques en même temps que par le tissu cellulaire ;

2° Par des *foyers métastatiques* dans les viscères, en premier lieu dans le poumon, puis dans les séreuses et les articulations, les os, les muscles. On observe en même temps un gonflement de la rate et une dégénérescence parenchymateuse du foie, du rein et du myocarde.

Les hémorragies sont fréquentes dans ces formes généralisées de l'infection.

La septicémie proprement dite se distingue de la pyémie par l'absence de métastases : la pullulation des bactéries dans le sang amène la mort par infection générale sans qu'il se produise de foyers suppurants localisés.

5° Suppurations chroniques. — La suppuration tend à la chronicité lorsque l'irritation pyogène elle-même se répète ou se perpétue et s'installe en quelque sorte à demeure. Ce résultat est dû, soit à la grande résistance des germes nocifs, soit à des conditions locales favorisant l'infection et lui permettant de se prolonger, soit encore à l'état d'infériorité de l'organisme qui ne peut pas faire les frais d'une défense efficace

Le processus peut être chronique d'emblée et relève alors de causes infectieuses ou diathésiques spéciales parmi lesquelles la tuberculose tient la première place, particulièrement dans ses localisations osseuses, séreuses et ganglionnaires.

Lorsque les suppurations chroniques succèdent aux formes aiguës, elles ne suivent pas une marche égale et continue, mais procèdent par *poussées successives*, séparées par des rémittences de durée variable, et revêtent une allure subaiguë, l'intensité des réactions neuro-vasculaires diminuant de plus en plus, à mesure que l'affection traîne en longueur. On assiste ainsi à des alternatives d'augment et de décroissance du processus pyogénique, selon que ce sont les actes de défense qui ont momentanément le dessus, ou que c'est au contraire la pullulation des bactéries qui reprend avec une nouvelle vigueur, réveillée par quelque circonstance adjuvante.

a. *Foyers ouverts*. — Quand les foyers sont ouverts, chaque recrudescence de végétabilité et de virulence des microbes amène la nécrose d'une partie du tissu de granulation qui borde l'ulcération. Celle-ci ne tend que fort lentement à la réparation et prend le nom d'*ulcère*; la sécrétion du pus est généralement peu abondante; la néoplasie conjonctive peut être exubérante (ulcères dits *végétants*), ou au contraire réduite à un minimum. Dans ce cas la perte de substance demeure stationnaire, et souvent ses bords sont épaissis et indurés (ulcères dits *calleux*, *torpides*).

Les foyers plus profonds, irréguliers et anfractueux (*clapiers purulents*), ceux qui ne communiquent avec l'extérieur que par des trajets fistuleux, offrent des conditions particulièrement favorables à l'entretien d'une suppuration prolongée.

b. *Abcès froids.* — Les abcès froids, indolents et à évolution pour ainsi dire indéfinie, à pus mal lié et grumeleux, à membrane limitante inégale, épaisse, parsemée de granulations tuberculeuses, sont de véritables cavernes creusées au sein des tissus. Ce n'est que lorsque le processus est arrêté qu'on trouve une paroi kystique fibreuse plus mince et plus unie, entourant tantôt un liquide louche ou citrin, tantôt une masse solide, caséeuse.

c. *Phlegmon chronique.* — Le phlegmon chronique, à marche torpide, caractérisé par l'hyperplasie diffuse et l'induration du tissu conjonctif, avec des points de suppuration discrets, se développe secondairement autour de lésions inflammatoires anciennes : ostéo-périostites, arthrites (tumeur blanche), varices. Il en existe une variété, siégeant surtout à la région cervicale, remarquable par l'extrême dureté des parties atteintes (phlegmon *ligneux*, RECLUS).

d. *Formes cavitaires.* — Dans les séreuses (plèvre, péritoine) les suppurations prolongées s'accompagnent d'une abondante formation de néo-membranes, avec épaississement considérable des feuillets tant viscéraux que pariétaux, adhérences très étendues et cloisonnement de la cavité. Le pus est contenu dans des loges séparées, limitées par un tissu scléreux renfermant souvent des plaques calcaires; liquide dans les collections récentes, il est caséeux et plus ou moins consistant dans les foyers anciens.

Ces processus pyogènes de longue durée, tels que ceux qu'on observe si fréquemment dans les articulations, ceux qui affectent les gaines et les bourses séreuses, sont presque toujours de nature tuberculeuse.

c. *Formes tégumentaires.* — L'histoire des suppurations chroniques de la peau rentre dans celle des ulcères et des fistules dont il a été traité plus haut. Pour les muqueuses, voyez la description du catarrhe purulent, p. 414.

D) — Remarques sur la physiologie de la suppuration et sur la nature des pyocytes

Ces remarques ont trait aux phénomènes de *peptonisation* et de *fibrinogenèse* qu'on observe dans les foyers suppurés, à la *nature des pyocytes* et à l'*unité du processus pyogénique*.

1° Peptonisation. — Parmi les particularités qui distinguent l'inflammation suppurative, il en est deux qui méritent qu'on s'y arrête un instant : l'*incoagulabilité du sérum* du pus, et la *fluidification des tissus*.

Ces deux phénomènes sont en connexion intime, et doivent être attribués l'un et l'autre à une sorte de peptonisation due à la présence de *diastases anticoagulantes et liquéfiantes*. On les observe nettement dans les suppurations purement chimiques, par exemple dans celles qui sont provoquées par l'essence de térébenthine, bien que ce corps soit un coagulant énergique. Ils ne sauraient donc être attribués aux seuls produits bactériens, et, sans vouloir exclure de parti pris toute influence microbienne, on doit admettre qu'ils sont dus essentiellement à l'activité zymogène des phlogocytes. En outre, l'autolyse doit intervenir aussi pour une part importante dans la dissolution des tissus. Celle-ci, qui caractérise les suppurations interstitielles circonscrites, ne doit donc pas être considérée simplement comme une sorte de nécrose liquéfiante. Il est à remarquer, en effet, que lorsque l'action nécrosante des cocci est bien accusée, et qu'elle se traduit par la mortification en bloc du terrain primitivement attaqué, sous forme de bourbillon, d'escarre, de séquestre, ce ne sont pas ces parties brutalement tuées au premier choc qui tombent en déliquescence. Elles persistent au contraire au milieu du pus qui les baigne, et la fluidification s'exerce sur la zone avoisinante, composée de tissus plus ou moins altérés par les toxines, mais encore vivants.

En outre, l'action dissolvante porte en première ligne sur les matières fondamentales (connective, osseuse, etc.), ou encore sur la substance striée des muscles, c'est-à-dire sur les produits élaborés par les cellules ; ces dernières ne sont pas toujours détruites, elles peuvent se trouver mises en liberté et se transformer en phlogocytes.

La liquéfaction et la résorption opérées par les cellules tout autour du foyer occupé par les agents nocifs nous apparaissent ainsi comme une mesure de protection ; elles font la part du feu et traduisent de la façon la plus tangible l'action limitante et éliminatrice de l'inflammation. Il en est tout autrement pour la nécrose colliquative du phlegmon diffus, qui, comme nous l'avons dit, se rattache aux processus gangréneux.

2° Formation de fibrine. — D'ailleurs, la peptonisation ne s'observe pas indistinctement dans la totalité du territoire enflammé, ni à toutes les phases du processus.

Suivant les points et les moments, elle peut faire place à la coagulation, et l'on voit alors se former des dépôts de fibrine, aussi bien dans les interstices et dans les vaisseaux qu'à la surface du tissu de granulation ou des séreuses. Souvent ces dépôts sont résorbés à leur tour : la fibrinogenèse et la fibrinolyse se combinent de diverses manières dans les actes de défense, suscitées alternativement par les cellules blanches qui sont capables de fournir, suivant les circonstances, des coagulines ou des diastases liquéfiantes.

3° Définition des pyocytes. — D'après ce qui a été dit plus haut, on voit que les discussions relatives à la nature des pyocytes n'offrent qu'un intérêt secondaire. Il est hors de doute que les globules de pus sont principalement représentés par des polynucléaires émigrés du sang ; mais à ces éléments viennent se mêler d'autres cellules mésenchymateuses, et une définition histologique précise des pyocytes se heurte aux mêmes difficultés que celle des phlogocytes en général.

Il est évident aussi que les globules du pus ne sont pas simplement des cadavres. A la vérité, ils sont en majorité voués à la destruction, mais nous connaissons maintenant le rôle important qu'ils remplissent avant de périr.

Par contre les autres cellules mêlées aux exsudats, tels que les épithéliums desquamés, représentent des éléments surajoutés, dégénérés ou agonisants, qui ne participent pas à l'activité des amibocytes issus du mésenchyme.

E) — Unité du processus pyogénique

Il est facile de voir que le processus pyogénique, en dépit des aspects divers sous lesquels il se présente suivant les parties qu'il atteint, reste identique à lui-même quant au fond. Si les phénomènes de liquéfaction limitante, si apparents dans les formes interstitielles, manquent souvent dans les suppurations des séreuses et des téguments, cela tient vraisemblablement à à la dilution abondante ou à l'évacuation facile des substances nocives. Grâce à ces conditions favorables, les parois séreuses, les chorions muqueux ou le derme cutané à l'état d'inflammation peuvent jouer en quelque sorte le rôle de membranes pyogéniques sans être détruits. Mais si les choses viennent à changer, par suite de cloisonnement des cavités ou d'obstruction des orifices d'écoulement, si la virulence s'exalte, la suppuration peut également prendre une allure destructive ou amener des thrombus, des métastases et l'infection générale. Les gonococcies, étudiées au paragraphe 6, offrent un exemple typique de cette généralisation d'un processus pyogène d'abord superficiel.

Quel que soit le siège, le processus reste le même : il s'agit en somme d'une modalité particulière de l'action nocive, à laquelle répond une forme spéciale de la réaction inflammatoire.

§ 4. — Inflammations hémorragiques

La présence de globules rouges en quantité notable, dans un exsudat séreux, fibrineux ou purulent, ne constitue pas un type

spécial d'inflammation, mais plutôt un épiphénomène dont la
production relève de divers mécanismes pathogéniques.

Elle implique une altération très prononcée des parois vasculaires et a souvent une signification fâcheuse.

On sait que l'ischémie temporaire d'un organe, produite par

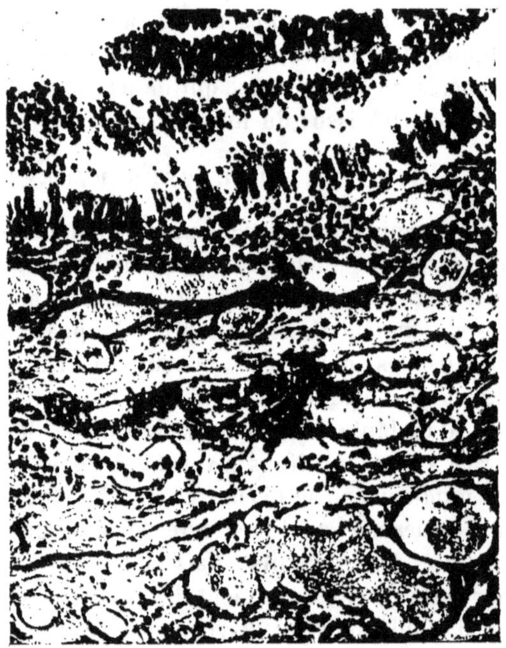

Fig. 96. — Paroi d'une bronche dilatée et enflammée. Gr. 150/1.

— Les cellules migratrices accumulées dans le chorion se sont infiltrées dans l'épithélium qui est soulevé et dissocié : elles se trouvent également en grand nombre
dans le mucus contenu dans la cavité bronchique. Les vaisseaux du chorion et de
la tunique fibreuse sont dilatés et gorgés de sang.

pincement de l'artère nourricière, entraîne, suivant sa durée,
des lésions qui s'échelonnent de la façon suivante : 1° hyperémie
simple ; 2° congestion avec œdème ; 3° congestion avec épanchement hémorragique ; 4° stase définitive et mortification
(COHNHEIM).

L'exsudation hémorragique proprement dite marque en

quelque sorte la limite des perturbations nutritives encore compatibles avec la survie des tissus. Aussi la voit-on souvent associée à la nécrose ou à la gangrène.

La perméabilité anormale des petits vaisseaux, permettant au sang de s'extravaser par diapédèse et par ruptures capillaires multiples, peut être due :

α) A l'intensité de l'irritation locale, causée, par exemple, par des substances corrosives ou par certains poisons infectieux possédant à cet égard une action spéciale (formes hémorragiques des exanthèmes : variole noire).

β) A une sorte de faiblesse congénitale ou acquise du système capillaire, caractérisant les diathèses dites hémorragiques : hémophilie, scorbut.

γ) A des altérations générales de la nutrition, comme celles qui résultent des cachexies (tuberculose, cancer), des anémies chroniques, etc.

δ) A l'existence de troubles circulatoires très prononcés (stase, thromboses, etc.) ;

ε) A des lésions du réseau capillaire dues à des phlegmasies antérieures ou répétées.

Il y a lieu de distinguer des exsudats primitivement hémorragiques, les cas où il s'agit d'un épanchement accidentel de sang dans un exsudat déjà formé, par suite de quelque rupture vasculaire survenant dans le voisinage du foyer.

ARTICLE III

INFLAMMATIONS TROUVANT LEUR CARACTÉRISTIQUE DOMINANTE DANS UNE PARTICIPATION IMPORTANTE DE L'ÉLÉMENT ÉPITHÉLIAL

Les altérations phlegmasiques des épithéliums, que nous n'avons signalées jusqu'ici qu'en passant, devront être étudiées de plus près dans ce groupe où elles occupent une place importante. Après les avoir décrites dans les inflammations *catar-*

rhales et *parenchymateuses*, nous compléterons leur histoire en relatant quelques formes spéciales dans le paragraphe 3.

§ 1. — Inflammation catarrhale

Cette sorte de phlegmasie s'observe sur les muqueuses, et le *flux catarrhal* en est le signe le plus apparent. Habituellement décrite parmi les inflammations exsudatives, elle s'en distingue pourtant en ce que ce flux n'est pas un simple exsudat et qu'il renferme, en plus de celui-ci, des substances provenant de la muqueuse elle-même.

A la vérité, l'écoulement aqueux et transparent qu'on observe au début, répond à la sérosité inflammatoire sortie des vaisseaux dilatés et se frayant une issue facile vers la surface libre, grâce à la mollesse et à la perméabilité du revêtement épithélial. Mais bientôt l'aspect du liquide se modifie ; il devient d'abord épais et filant, parce qu'il s'y joint du mucus ; plus tard il se trouble, et cette opacité n'est pas produite seulement par des leucocytes extravasés, elle est due pour une bonne part à la présence de *cellules épithéliales desquamées*.

L'examen histologique de la muqueuse enflammée et du liquide catarrhal révèle à première vue la raison d'être de ces changements successifs.

1° Catarrhe séro-muqueux. — Les glandes muqueuses, dont la sécrétion est souvent diminuée au stade initial, montrent au contraire à la période d'état une activité exagérée : leur cavité est distendue par l'afflux rapide du produit de sécrétion qui s'échappe en abondance par l'orifice du conduit excréteur dilaté, et les cellules mucipares présentent tous les signes d'un fonctionnement accéléré. L'accumulation de matière muqueuse dans leur cytoplasme, accumulation qui se fait d'une manière graduelle à l'état normal, s'effectue ici avec une sorte de précipitation : en certains points, tous les corps cellulaires en sont gorgés ; en outre, au lieu d'évacuer simplement leur contenu dans la lumière glandulaire, ils y tombent eux-mêmes. Les cellules de remplacement qui leur succèdent subissent le même sort et, par le fait de cette desquamation hâtive et désordonnée, la sécrétion renferme une grande quantité d'éléments figurés en état de dégénérescence muqueuse.

L'épithélium superficiel offre des altérations de même ordre : les cellules mucipares, dites caliciformes, y sont beaucoup plus nombreuses que de coutume ; les éléments prismatiques, avec ou sans cils, et même les cellules jeunes de la couche profonde, sont distendus par des boules mucineuses, se détachent prématurément, et apparaissent en foule au sein du liquide catarrhal qui les entraîne.

Les assises épithéliales sont comme disloquées par places, sous l'influence du courant d'exsudation et des leucocytes qui les traversent, émigrant du chorion vers la surface libre (fig. 96).

A l'usure intensive des éléments sécréteurs répond une prolifération plus énergique, se traduisant par la présence, en nombre anormal, de cellules jeunes, petites et arrondies, à la partie profonde de l'épithélium.

Ainsi le liquide catarrhal tient en suspension des cellules épithéliales et des leucocytes ; suivant que c'est l'une ou l'autre espèce d'éléments qui prédomine, le catarrhe est dit desquamatif ou purulent.

2º Catarrhe desquamatif. — Dans les formes desquamatives, l'aspect des cellules épithéliales varie avec le lieu d'origine. Beaucoup d'entre elles sont d'ailleurs déformées et diversement altérées, si bien qu'on ne peut plus les rapporter avec certitude à un type déterminé : tels sont certains corpuscules muqueux.

Dans les inflammations séro-muqueuses des voies respiratoires, auxquelles se rapporte la description ci-dessus, les éléments cellulaires sont le plus souvent isolés. Au contraire, dans certaines diarrhées profuses, l'épithélium intestinal se trouve décollé par lambeaux se présentant comme des fausses membranes qui flottent dans la sérosité, et sur lesquelles on peut distinguer des diverticules répondant aux villosités et aux glandes de Lieberkühn (choléra).

Le catarrhe purement desquamatif s'observe sur les muqueuses à épithélium stratifié, peu perméable à l'exsudat liquide : tels sont les enduits qui recouvrent la langue dans les pyrexies.

Il peut cependant se produire aussi des exsudations séreuses qui soulèvent les couches épithéliales les plus superficielles sous la forme de phlyctènes transparentes (aphtes de la face interne des joues, des lèvres, etc.), analogues aux éruptions vésiculeuses de la peau, et laissant après leur rupture une petite excoriation arrondie que borde une zone de congestion.

3° Catarrhe purulent. — Le catarrhe suppuré peut succéder aux formes séreuses et muqueuses, mais il peut aussi exister à l'état autonome, ainsi que nous en voyons un exemple dans la blennorrhagie.

Dans cette affection, les gonocoques se logent de préférence dans les dépressions de la muqueuse uréthrale (cryptes de Morgagni, conduits des glandes de Littre), y pullulent et ne tardent pas à pénétrer dans les interstices de l'épithélium pour arriver progressivement jusque dans le chorion sous-jacent. Cette pénétration s'effectue facilement à travers les épithéliums prismatiques ; au contraire, les revêtements à type pavimenteux stratifié lui opposent une résistance très marquée. Elle suscite une congestion avec exsudation séreuse, et une abondante diapédèse de polynucléaires qui infiltrent le tissu conjonctif ainsi que l'épithélium, englobent les parasites et les transportent vers la surface.

Les assises épithéliales apparaissent bouleversées, beaucoup de cellules sont dégénérées ; la surface libre est tapissée d'une couche de pyocytes avec une foule de microbes libres ou phagocytés. Les gonocoques inclus dans les cellules s'y développent sans être altérés ni digérés, et il semble que les phagocytes eux-mêmes soient peu incommodés de leur présence. Les microorganismes se trouvent exclusivement dans les globules blancs et non dans les éléments épithéliaux.

Dans les cas bénins, l'invasion microbienne, refoulée par les phagocytes qui ne cessent d'affluer de la profondeur, rétrograde peu à peu vers la surface et le processus aboutit à la résolution.

Sinon, on voit se produire des lésions plus profondes : l'épithélium est détruit par places; le chorion bourgeonne et peut s'ulcérer, l'infiltration s'étend jusqu'au tissu érectile et tend vers la sclérose. Il en résulte des *rétrécissements* cicatriciels du canal, qui de leur côté favorisent la prolongation de l'infection. Celle-ci procède par poussées successives, produisant des désordres plus ou moins étendus sur la paroi de l'urèthre, se propageant aux voies spermatiques, etc. On sait que d'autre part le transport métastatique des germes peut entraîner la formation de foyers articulaires et viscéraux, et même, dans les formes graves, la pyémie.

Les gonococcies des autres muqueuses (conjonctive, rectum, trompe de Fallope) entraînent des lésions analogues à celles de l'urèthre.

4° Lésions du chorion, hémorragies, ulcérations. — Dans toutes les formes qui précèdent, la trame conjonctive est hypérémiée, tuméfiée et infiltrée de cellules mobiles, principalement au voisinage de l'épithélium et autour des glandes. D'ordinaire, le processus en reste là : aussi les formes aiguës sont-elles bénignes dans la plupart des cas et se terminent-elles par résolution : la congestion, l'exsudation et l'hypersécrétion rétrogradent peu à peu, en même temps que s'opère la réfection des épithéliums.

Par contre, les phlegmasies intenses ou prolongées s'accompagnent souvent de lésions plus profondes, avec diverses complications parmi lesquelles les plus communes sont les hémorragies et les ulcérations.

Dans les inflammations phlycténulaires, les érosions, au lieu de se refermer à bref délai, peuvent s'agrandir et confluer, mettant à vif le chorion sur des surfaces plus ou moins étendues. Les leucocytes affluent alors en grand nombre: la muqueuse paraît très rouge, boursouflée et rugueuse; elle donne issue à un suintement purulent, présente fréquemment des taches hémorragiques dues à des ruptures capillaires, et subit parfois des nécroses superficielles suivies d'ulcérations rebelles.

L'intestin des cholériques, l'urèthre dans la blennorrhagie aiguë ne présentent que des lésions superficielles quoique l'inflammation soit très intense. Au contraire, la dysentérie nous offre l'exemple d'une phlegmasie catarrhale à marche destructive, s'accompagnant d'ulcérations étendues.

5° Catarrhes chroniques, formes productives et formes atrophiques. — La chronicité du processus peut tenir à la nature spéciale de l'infection. Mais les affections catarrhales d'étiologie banale sont aussi très sujettes à passer à l'état chronique et peuvent alors engendrer des lésions anatomiques durables.

Parmi les causes qui entretiennent l'état d'irritation et favorisent les récidives, il faut citer la stase sanguine (voies respiratoires, etc.). Les poussées d'inflammations subaiguës se succèdent à intervalles plus ou moins rapprochés, pendant lesquels la résolution ne se fait jamais que d'une manière incomplète. Les exulcérations se multiplient, particulièrement au niveau des parties saillantes, ainsi que les petits foyers hémorragiques. Ces derniers prennent en vieillissant une teinte noirâtre, de sorte que la muqueuse offre une pigmentation de plus en plus accusée. L'écoulement diminue, mais les irritations répétées finissent par amener une hyperplasie lente et progressive, portant à la fois sur les épithéliums et sur le stroma. La trame connective, infiltrée de cellules jeunes, se couvre de granulations fongueuses, et le processus aboutit à la formation de substance fibrillaire produisant parfois un épaississement diffus du chorion, mais plus souvent des nodosités circonscrites ou des excroissances polypeuses. Les glandes prolifèrent de leur côté, émettant vers la profondeur des diverticules ramifiés, de forme irrégulière, et présentent fréquemment des dilatations kystiques. Quand ces végétations épithéliales se développent dans les polypes, ceux-ci offrent la structure de *fibro-adénomes* pédiculés.

A la longue, la néoplasie peut tendre vers la sclérose : le tissu conjonctif néoformé revient sur lui-même, le réseau capillaire entre en régression, les glandes s'atrophient, et la muqueuse paraît indurée, peu vasculaire, à surface lisse ou accidentée,

parsemée çà et là d'îlots ardoisés répondant à des dépôts de
pigment hématogène.

§ 2. — INFLAMMATION PARENCHYMATEUSE

L'inflammation parenchymateuse se distingue des autres
formes en ce que les altérations des éléments différenciés (épithéliums glandulaires, fibres musculaires, cellules et fibres nerveuses) y sont très prononcées. Il s'agit surtout ici de la
tuméfaction trouble des cellules parenchymateuses (voy. p. 68).

Virchow admettait que l'opacité et le gonflement étaient dus
à l'absorption, en quantité exagérée, des substances assimilables
contenues dans l'exsudat : c'est sur cette conception d'une *irritation nutritive*, et d'un exsudat pénétrant dans l'intérieur des
cellules, que le grand pathologiste avait édifié sa théorie de l'inflammation parenchymateuse.

Mais, il ne faut pas oublier que, pour lui, le terme de parenchyme avait un sens plus étendu que celui que nous lui attri-
buons actuellement : il considérait, par exemple, comme parenchymateuses les cellules étoilées du tissu de la cornée, et ce
sont précisément ses observations sur la kératite qui lui avaient
servi de point de départ.

Or, de nos jours, c'est surtout aux *cellules mésenchymateuses* que
la cytopathologie accorde la faculté d'exalter ainsi leur vitalité
sous l'influence de stimulations anormales ; cet état d'irritation,
état éminemment actif, répond à ce que nous décrivons sous le
nom d'*hypertrophie aiguë*.

Au contraire, la tuméfaction trouble ou albumineuse des éléments nobles dérivés des feuillets epithéliaux ou des myotomes,
représente à nos yeux un état d'amoindrissement vital, une
dégénérescence.

Les réactions phlegmasiques étant essentiellement le fait du
mésenchyme (tissu conjonctif et vaisseaux), un état dégénéra-
tif des épithéliums du rein, du foie, etc., ne saurait constituer
à lui seul une inflammation ; il n'y a réellement néphrite ou
hépatite, que lorsque le stroma de l'organe affecté présente,
en même temps, les phénomènes d'hyperémie, d'exsudation et

d'infiltration qui caractérisent la réaction neuro-vasculaire des phlegmasies.

En fait, il existe dans ces organes des états purement dégénératifs du parenchyme, car celui-ci est beaucoup plus vulnérable que le squelette conjonctif. Par contre, dans les inflammations confirmées, l'un et l'autre sont **intéressés**; et suivant que ce sont les lésions épithéliales ou les lésions vasculo-connectives qui prédominent, nous disons que l'inflammation est parenchymateuse ou interstitielle. Mais il n'y a pas lieu d'attacher un sens doctrinal à cette distinction.

En somme, on se trouve en présence de processus mixtes qui offrent bien des analogies avec certaines phlegmasies catarrhales.

Pratiquement, une inflammation est dite parenchymateuse lorsqu'elle s'accompagne d'altérations bien accusées des cellules différenciées. Il ne s'agit donc que d'une association de lésions, les unes dégénératives, les autres phlegmasiques, et qui, dans leur généralité, nous sont connues. C'est surtout dans les reins, le foie et les centres nerveux qu'on trouve ce genre d'inflammation.

Tout ce qui a trait aux cas particuliers sera relaté dans la deuxième partie du Précis.

§ 3. — Lésions phlegmasiques
des épithéliums

Les modifications des épithéliums irrités sont de deux ordres, les unes passives, les autres actives.

1° Altérations régressives. — Il ressort de la description donnée ci-dessus que dans les processus phlegmasiques aigus, les éléments spécialisés, les épithéliums en particulier, offrent surtout des altérations régressives. Toute la gamme des lésions étudiées au chapitre II est ici représentée, depuis la mortification rapide, soit diffluente, soit momifiante, jusqu'aux atrophies lentes ou aux dégradations partielles, aux diverses dégénéres-

cences, tantôt susceptibles de réparation, tantôt aboutissant à
la désorganisation graduelle, à la nécrobiose.

Si les cellules très différenciées se comportent autrement vis-
à-vis des irritants que celles des systèmes conjonctif et vasculaire, cela tient à leur grande vulnérabilité : tel poison, bactérien
ou autre, qui exercera une stimulation énergique sur les cellules du stroma, aura, à dose égale, une action destructive sur
les épithéliums avoisinants.

2° Processus réactionnels. — Il ne faudrait pas conclure
de là, cependant, que ces derniers ne jouent qu'un rôle purement
passif dans les inflammations.

A la vérité, la réaction phagocytaire est réduite chez eux à un
minimum presque négligeable (au moins en ce qui concerne les
animaux supérieurs), mais en revanche, leur activité formatrice
peut présenter un accroissement très prononcé.

Il en résulte des phénomènes néoformatifs qui se produisent à
différents stades et dont la signification varie suivant les cas.

A. PROLIFÉRATIONS PRÉCOCES. — Les uns sont précoces, se
manifestent dès le stade d'augment des phlegmasies aiguës et
témoignent d'une suractivité fonctionnelle qui paraît être sous
la dépendance de l'irritation phlogogène.

Tels sont l'épaississement et l'hyperkératose des épithéliums
stratifiés dans divers états morbides; la rénovation précipitée
des cellules mucipares dans les catarrhes; la prolifération des
cellules pepsinifères dans les gastrites (HAYEM).

B. NÉOFORMATIONS TARDIVES. — Les autres se montrent plus
tardivement, et appartiennent à diverses catégories :

a. *Régénération et hypertrophie compensatrice.* — Un de ces
groupes comprend les phénomènes de réparation tendant au
remplacement des éléments qui ont été détruits : quand cette
multiplication réparatrice se fait sur place, c'est la *régénération*
pure et simple, plus ou moins parfaite; quand elle s'opère à
distance, c'est l'*hypertrophie compensatrice*. L'une et l'autre ont
un but physiologique et s'arrétent quand celui-ci est atteint
(voy. livre III).

b. *Végétations papillaires superficielles et intra-kystiques, coccidiose.* — Il arrive que les épithéliums nouvellement formés sont plus nombreux que ceux qui ont disparu, simplement parce que le substratum conjonctif sous-jacent s'est modifié et qu'il offre une surface plus étendue à recouvrir. C'est ce qu'on observe

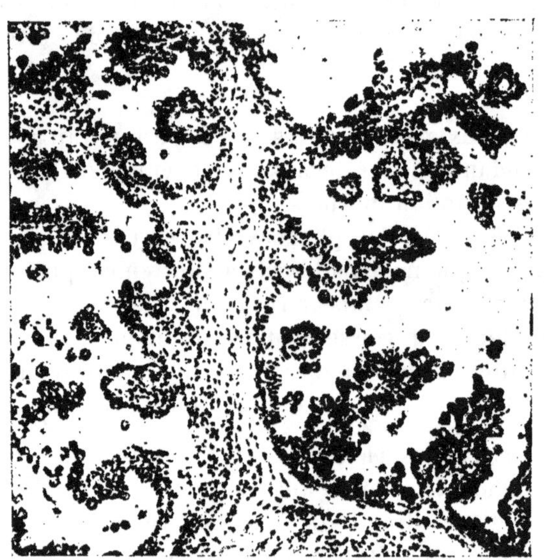

Fig. 97. — Coccidiose du foie (lapin) Gr. 60.1.

sur les excroissances papillaires de la peau et des muqueuses, dans les kystes pathologiques ou expérimentaux à parois végétantes (CORNIL et CARNOT), ainsi que dans l'infection coccidienne du foie.

Celle-ci est causée par des parasites du groupe des sporozoaires, qui font leur habitat des cellules épithéliales — en particulier de celles de l'intestin (souris, chat, homme, etc.). Le cas le plus typique se rapporte au *coccidium oviforme* ou *cuniculi*, qu'on trouve fréquemment dans les voies biliaires du lapin et qui a été rencontré également dans le foie humain.

Sa présence est révélée par des noyaux d'un blanc jaunâtre, d'une consistance molle, atteignant le volume d'une lentille (lapin) ou d'un œuf (homme). Au niveau de ces foyers, les conduits biliaires sont dilatés, cystoïdes et renferment une multitude de coccidies. Les parois des kystes sont hérissées de villosités ramifiées, telles qu'on les voit sur certains adénomes. Le parenchyme hépatique avoisinant est atrophié et sclérosé.

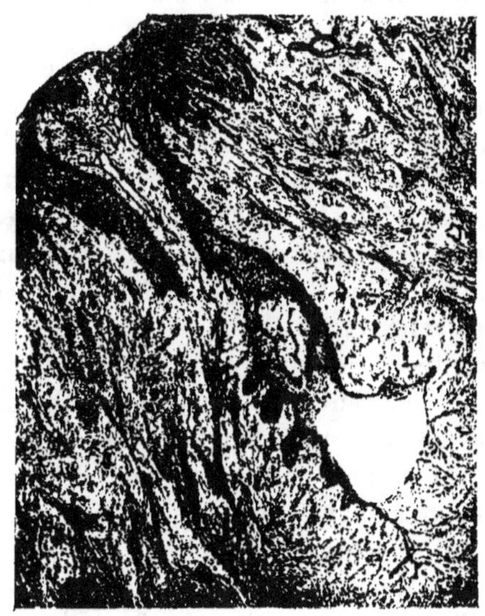

Fig. 98. — Epulis. Gr. 60/1.

L'épithélium de la surface émet un bourgeon atypique qui pénètre profondément dans le tissu fibreux de la petite tumeur et dont l'extrémité est creusée d'une cavité kystique.

Le contenu, caséeux ou semi-liquide, montre des parasites dont les uns sont encore inclus dans des cellules épithéliales desquamées, les autres libres. Ces derniers représentent de petites masses protoplasmiques granuleuses, nues ou entourées d'une capsule transparente, à double contour très net. Par reproduction asexuée (schizogonie) ou sexuée (sporogonie), ils donnent naissance à des corpuscules mobiles, soit des *mérozoïtes*, soit des *sporozoïtes* (corpuscules falciformes) qui vont infecter des épithéliums sains où ils recommencent leur cycle évolutif (Voy. P. Verdun, *Précis de Parasitologie*).

c. Bourgeonnement atypique des épithéliums. — D'autres fois le processus réparateur est troublé, exubérant, et revêt un caractère franchement morbide. Ces anomalies de la régénération et de l'hypertrophie compensatrice se manifestent, par exemple, dans le *bourgeonnement atypique des épithéliums tégumentaires* et de leurs glandes annexes, dans les *hyperplasies nodulaires* et adénomateuses des parenchymes.

α) Au niveau des cicatrices, dans le lupus, etc., on voit parfois le corps muqueux de Malpighi émettre des prolongements irréguliers, qui pénètrent dans le tissu conjonctif néoformé et s'étendent plus ou moins loin vers la profondeur. RETTERER a observé des faits de même ordre au cours de ses expériences sur la muqueuse vaginale du cobaye. Les glandes sébacées peuvent également s'hyperplasier au cours du processus de cicatrisation, dans l'acné, etc...

Dans les gastrites chroniques, ainsi qu'au pourtour des ulcères anciens cicatrisés, on peut observer une hyperplasie des glandes qui s'allongent dans le tissu sous-muqueux, se ramifient en doigts de gant, et montrent fréquemment des dilatations kystiques. Dans certains cas, l'aspect de ces néoformations se rapproche beaucoup de celui des adénomes.

On peut encore citer ici la prolifération que présente le revêtement épithélial des canaux des glandes salivaires après ligature du conduit excréteur.

β) Dans les inflammations interstitielles chroniques des divers organes, on peut trouver, en même temps que la sclérose conjonctive, des proliférations épithéliales d'aspect adénomateux, procédant par foyers bien limités et plus ou moins nombreux. Étudiées principalement dans les scléroses du foie et du rein, elles ont été signalées également dans la glande pituitaire et dans la capsule surrénale (LETULLE).

Ces nodules, ainsi que les végétations épithéliales atypiques de la catégorie précédente succédant aux irritations prolongées, sont souvent difficiles à distinguer de l'épithélioma et bien des faits semblent indiquer qu'ils peuvent devenir le point de départ de tumeurs carcinomateuses.

d. Néoformations kystiques. — Ici la prolifération épithéliale donne naissance à des parties entièrement nouvelles et qu'on ne saurait rattacher à aucune réaction physiologique. Tels sont les bourgeons à évolution cystoïde qu'on voit partir de la face profonde de certains épithéliums stratifiés.

Ces sortes d'invaginations épithéliales s'isolent par atrophie du pédicule et se creusent plus tard de cavités kystiques ; elles ont été signalées dans les irritations chroniques de la peau (kystes épidermiques), de la conjonctive et de la muqueuse des voies urinaires (cystite et uretérite kystiques, fig. 99).

Ces lésions sont à rapprocher de celles que produisent les œufs de Bilharzia séjournant dans l'épaisseur de la muqueuse vésicale et dont l'action irritante se traduit par la formation de végétations papillomateuses, de bourgeons épithéliaux plongeant dans le tissu conjonctif et même parfois de véritables épithéliomes envahissants (ALBARRAN et BERNARD).

GIANI a réussi à reproduire expérimentalement (chez le lapin) des formations cystoïdes de cet ordre, en introduisant dans la vessie un tube de celloïdine renfermant une culture de bacilles de Koch. Il a montré ainsi qu'elles pouvaient prendre naissance indépendamment des sphères épithéliales sous-muqueuses d'origine congénitale signalées par von BRUNN, et il admet qu'elles résultent de toute irritation prolongée, mécanique ou autre, de l'organe.

Contrairement à plusieurs observateurs, il considère comme des produits de dégénérescence épithéliale, et non comme des coccidies, les corpuscules ovalaires, granuleux ou hyalins, contenus dans les kystes.

e. *Molluscum contagiosum (epithelioma contagiosum)*. — L'épithélioma contagiosum représente un exemple intéressant de néoformation à caractères histologiques bien tranchés, suscitée par un agent pathogène inoculable et portant spécialement son action sur les cellules malpighiennes.

L'épithélioma ou molluscum contagiosum, ou acné varioliforme, se présente sous la forme de petites tumeurs multiples, arrondies et proéminentes, dont la grosseur varie de celle d'un grain de millet à celle d'un pois et qui siègent le plus souvent à la face ; leur consistance est pâteuse, leur surface lisse, leur

coloration est celle de la peau normale. On peut en exprimer
une substance blanchâtre et onctueuse par un petit orifice situé
au sommet.

Sur la coupe, les tumeurs se montrent constituées par un
assemblage de lobules à disposition rayonnée, séparés par de
minces cloisons connectives. Ce sont des sortes de culs-de-sac
à paroi épaisse, qui s'ouvrent dans une cavité commune. L'ensemble rappelle une glande sébacée hypertrophiée ; mais en
réalité les lobules répondent à des bourgeons épithéliaux conoïdes

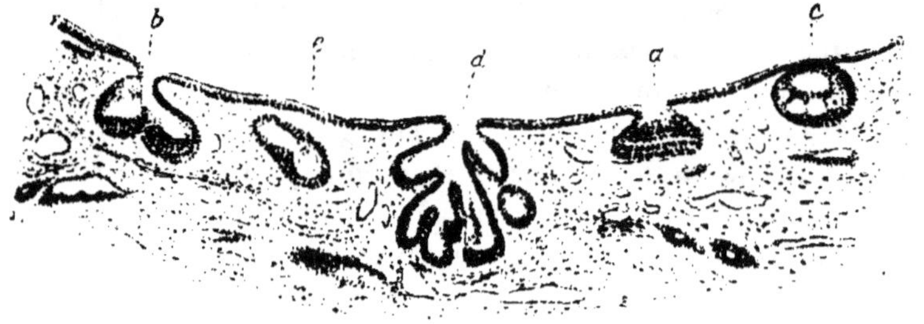

Fig. 99. — Cystite kystique (O. STARK, 1899).

ou pyramidaux, provenant d'une hyperplasie du corps muqueux
de Malpighi dont ils offrent la structure et avec lequel ils se continuent à la périphérie de la tumeur. Ils sont limités du côté du
derme par une couche basilaire d'éléments cylindriques ; les
cellules polygonales qui font suite à ces derniers perdent rapidement leur aspect normal, parce qu'elles renferment un corpuscule d'abord granuleux, puis homogène et de forme ovoïde,
qui bientôt remplit tout le corps cellulaire en refoulant le noyau
vers la surface.

Ces corps particuliers, *corpuscules du molluscum*, ne tardent
pas à devenir libres et s'accumulent dans la cavité centrale,
constituant la matière opaque dont il a été question ci-dessus.

Les corpuscules sont anhistes, opalescents, entourés d'une
membrane résistante, et se colorent par l'hématoxyline, la safranine, etc. Ils résultent d'une dégénérescence colloïde massive
des cellules malades (fig. 100).

Divers auteurs les avaient considérés comme des sporozoaires et avaient admis que l'acné varioliforme, de même que l'affection analogue qui s'observe chez les oiseaux, était une coccidiose. Les deux maladies sont, en effet, contagieuses et inoculables ; mais il a été constaté que l'agent pathogène traversait

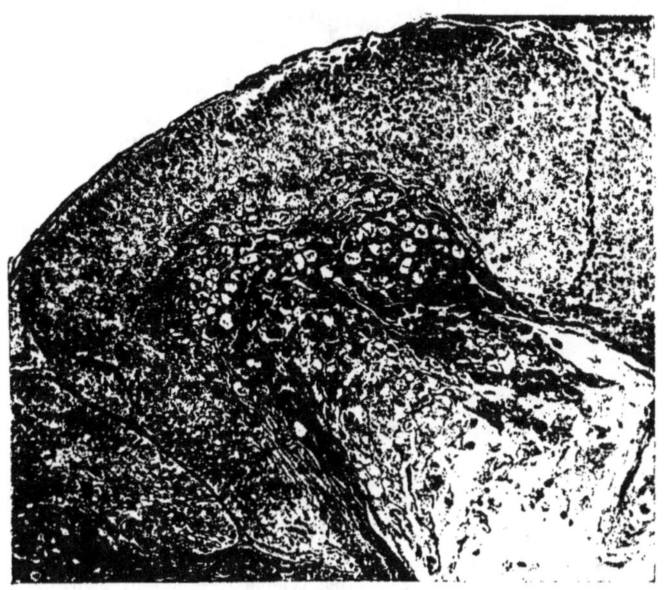

Fig. 100. — Coupe d'un lobule conoïde de molluscum contagiosum de la paupière. Gr. 150/1.

A la périphérie, couche de structure épidermique limitée par une rangée de cellules basales cylindriques. Au centre, cavité remplie de corpuscules du molluscum résultant de la dégénérescence spéciale des cellules malpighiennes.

les filtres en porcelaine, ce qui parait peu compatible avec l'hypothèse de sa nature sporozoïque.

Les foyers, une fois vidés, se réparent sans laisser de cicatrice.

f. *Les épithélioses.* — Le virus de l'épithélioma contagiosum nous offre l'exemple d'un germe infectieux incitant des cellules épithéliales à la prolifération, et imprimant en même temps à leur évolution une direction anormale.

Suivant les recherches de Bosc et de Borrel, certains autres

virus, et notamment ceux des fièvres éruptives, auraient une
action analogue.

L'injection de virus claveleux, en particulier, serait suivie
d'une multiplication active des épithéliums, et l'on pourrait

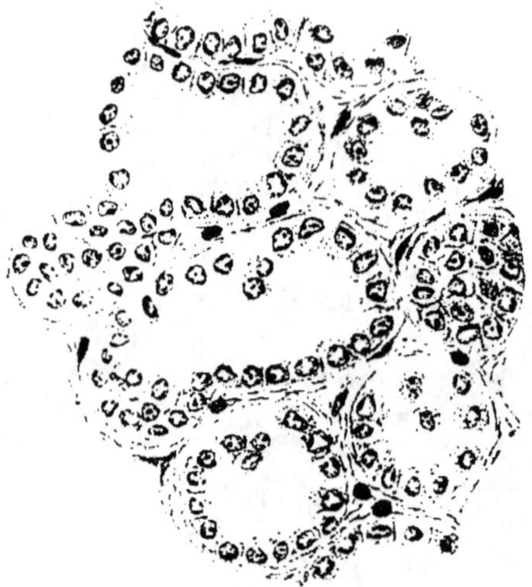

Fig. 101. — Épithéliose claveleuse du poumon chez le mouton
(lésion de Bosc). Gr. 400/1.

1, alvéoles pulmonaires dont l'épithélium épaissi a pris la forme cubique
ou cylindrique. — 2, cloisons conjonctives inter-alvéolaires.

provoquer par ce procédé la formation de nodosités épithéliales
d'ailleurs vouées à une dégénérescence rapide.

La figure 101 montre l'aspect du parenchyme pulmonaire dans
une nodosité claveleuse au début. L'épithélium des alvéoles a
pris le type cubique ou cylindrique bas (comme il arrive également dans les bronchites chroniques) et offre une apparence
rappelant celle d'une glande acineuse.

Bosc admet que ces lésions sont causées par des coccidies
et applique directement ces données à l'étiologie des tumeurs
épithéliales malignes. BORREL incline plutôt à penser qu'il
s'agit de processus irritatifs de nature phlegmasique, produits
par des virus ultra-microscopiques. Des lésions initiales mésodermiques précéderaient la néoplasie épithéliale, et les inclu-

sions cellulaires observées ne seraient que des produits de dégénérescence, des pseudo-parasites. Il propose, en conséquence, de réunir sous le nom d'*épithélioses*, le molluscum contagiosum, la clavelée, la vaccine, la variole, et la peste bovine.

Il est à remarquer cependant que dans plusieurs de ces maladies pustuleuses, les altérations régressives des épithéliums l'emportent de beaucoup sur les phénomènes de prolifération.

g. *Cytologie des épithéliums irrités*. — Au cours des hyperplasies dont nous venons de donner un aperçu, les cellules considérées individuellement peuvent présenter, outre les dégénérescences les plus variées, des particularités morphologiques parmi lesquelles nous mentionnerons les changements de type, l'hypertrophie, les modifications du mode de reproduction, la formation de cellules géantes.

α) Les changements de type semblent répondre dans certains cas à un effort d'adaptation ou de défense. On peut citer, à cet égard, la métamorphose muqueuse qui atteint souvent des parties fort étendues de l'appareil glandulaire de l'estomac, dans les gastrites (HAYEM) ; la transformation des cellules cylindriques en épithéliums pavimenteux, qui a pour effet de couvrir d'une couche protectrice les muqueuses soumises à des pressions ou à des frottements répétés (polypes saillants des fosses nasales, col utérin en prolapsus), et qui s'observe également, dans la blennorrhagie, sur la muqueuse uréthrale où elle oppose une barrière plus résistante à l'invasion gonococcique.

β) La prolifération des épithéliums irrités s'effectue soit par division mitotique, soit par segmentation directe : les deux modes de reproduction peuvent se succéder ou se combiner au cours d'un même processus. Par suite de l'accélération des phénomènes néoformatifs, l'aspect des cellules se modifie et peut s'écarter notablement de celui qu'elles offrent à l'état normal. C'est ainsi que dans la régénération des épithéliums stratifiés, lors du glissement des cellules marginales qui marque la première phase du processus réparateur (RANVIER), ces éléments s'étalent sur le chorion dénudé, et prennent la forme de plaques protoplasmiques dont beaucoup contiennent deux ou trois noyaux, et dont quelques-uns représentent de grandes cellules multinucléées. On admet que celles-ci doivent leur origine à des divisions nucléaires directes et répétées, car la karyokinèse ne s'observe que plus tard et à quelque distance du bord de la plaie.

Il s'agit évidemment ici d'une manifestation active, s'accompagnant tout à la fois d'une hypertrophie des épithéliums mobi-

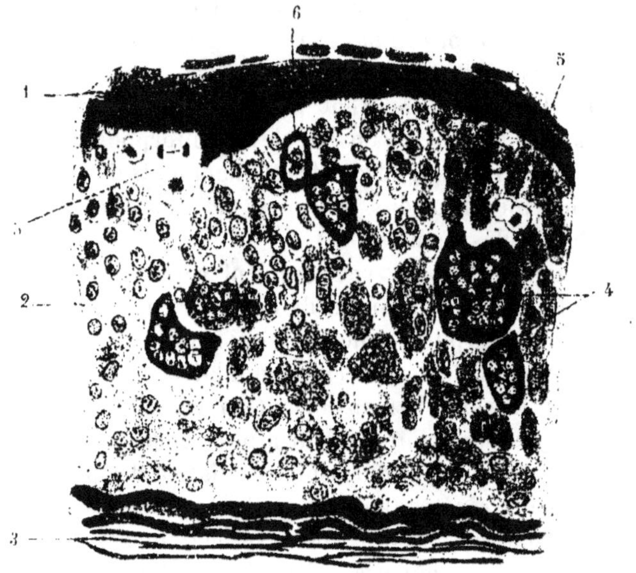

Fig. 102. — Épiderme de la cuisse, modifié par des congélations répétées (FUERST, 1898).

1, couche cornée. — 2, couche de Malpighi. — 3, derme. — 4, cellules géantes. 5, mitoses. — 6, mitose géante.

lisés, et d'une déviation du mode de prolifération qui leur est habituel.

Les mêmes faits se produisent dans les expériences où l'on fait intervenir l'action du froid (fig. 102) ou de la chaleur, sans qu'il y ait perte de substance de l'épiderme ou des revêtements glandulaires, et aussi, à un moindre degré, dans l'hyperplasie inflammatoire des cellules glandulaires de l'estomac (HAYEM). Nous les retrouverons encore dans les tumeurs.

γ) Il n'en est plus de même des *cellules géantes* décrites dans les lésions parenchymateuses du foie, du rein, etc. Les masses protoplasmiques à noyaux multiples qui se forment dans certaines lésions hépatiques montrent des altérations prononcées des noyaux et du cytoplasme, et tout indique qu'elles résultent simplement de la coalescence de cellules dégénérées, s'acheminant vers la disparition.

Les cellules géantes intra-canaliculaires trouvées dans certains cas de néphrite sont également l'indice d'une régénération troublée et imparfaite.

D'une façon générale il semble fort douteux qu'il existe des cellules géantes épithéliales assimilables à celles que fournit le mésenchyme, et capables, comme celles-ci, de jouer le rôle de phagocytes vis-à-vis des bactéries.

Conclusions. — En résumé, les épithéliums, outre les altérations régressives qui sont de règle dans les processus phlegmasiques, peuvent présenter aussi des modifications progressives. Mais celles-ci revêtent un caractère spécial, et ne sont pas de même ordre que les réactions inflammatoires proprement dites (phagocytose, etc.), essentiellement dévolues aux éléments conjonctifs et vasculaires. Il n'existe donc pas d'*épithélites* au sens propre du mot.

Par contre, les proliférations épithéliales confinent de près, dans certains cas, aux néoplasies autonomes, et forment en quelque sorte la transition des néoformations irritatives aux vraies tumeurs.

ARTICLE IV

INFLAMMATIONS TROUVANT LEUR CARACTÉRISTIQUE DOMINANTE DANS LES MODIFICATIONS DES TISSUS

Beaucoup de phlegmasies sont susceptibles de prendre, à un moment donné, une allure soit destructive, soit hyperplastique. Nous avons signalé à ce sujet divers exemples qu'il nous suffira de rappeler brièvement. Dans certains cas cependant, les faits de cet ordre apparaissent d'une manière si constante et prennent un développement si accusé qu'ils peuvent servir à caractériser des formes particulières de l'inflammation.

§ 1. — INFLAMMATION NÉCROSIQUE

Nous avons vu précédemment se produire des mortifications plus ou moins importantes, des ulcérations, etc., au cours des inflammations suppurées et gangréneuses. Il est, en outre, des phlegmasies que l'on qualifie plus particulièrement de *nécrosiques*, parce que la nécrose en constitue le terminaison régulière et obligée.

Elle s'y présente généralement sous la forme de *foyers caséeux* disséminés dans les tissus infiltrés, et qui, par la suite, grandissent, confluent les uns avec les autres, et produisent ainsi des ravages souvent très étendus. Les processus de cet ordre relèvent essentiellement de la tuberculose et de la syphilis, et seront décrits plus loin, avec ces maladies (voy. t. II).

§ 2. — INFLAMMATION PRODUCTIVE

1° **Formes secondaires**. — L'exubérance de la néoformation conjonctive, à laquelle les formes dites productives doivent surtout leur caractère spécial, peut s'observer dans la plupart des types phlegmasiques que nous avons passés en revue.

Dans les cavités closes, elle se révèle par la présence de *néomembranes*, qui tantôt demeurent appliquées contre la surface de la séreuse, sous la forme de plaques blanchâtres et dures, plus ou moins proéminentes, tantôt constituent les brides et les cloisons fibreuses qui sont les reliquats des inflammations dites adhésives.

Sur les muqueuses, elle se traduit, soit par l'hyperplasie, diffuse ou localisée, du chorion, soit par des végétations polypeuses ; sur la peau, par l'épaississement uniforme (éléphantiasis) ou nodulaire (fibromatose) des téguments, ou par des excroissances

papillaires siégeant de préférence au voisinage des orifices naturels. Les chéloïdes cicatricielles représentent également un type
bien accusé de néoformation cutanée post-inflammatoire.

On peut encore citer ici les capsules et les noyaux cicatriciels isolant les corps étrangers et les helminthes, l'artérite
noueuse.

Le tissu osseux nous offre aussi des exemples frappants de ces
hyperplasies soit locales, soit généralisées à des portions plus ou
moins étendues du squelette. Le cal exubérant, les ostéophytes
périostiques (ostéite productive), la sclérose osseuse interstitielle
(ostéite condensante), sont des lésions circonscrites auxquelles
on peut attribuer sans hésitation une origine irritative.

Les faits énoncés plus haut nous ont montré que l'élément épithélial peut s'associer à la prolifération conjonctive pour une part
plus ou moins importante (polypes adénomateux, papillomes
avec hyperkératose, kystes végétants, hyperplasies glandulaires).

L'augmentation durable du tissu propre des ganglions dans les
adénites chroniques et celle des autres organes lymphoïdes, doit
aussi trouver place ici ; on sait d'ailleurs qu'elle aboutit dans
bien des cas à l'atrophie scléreuse.

2° Formes primitives. — A côté de ces inflammations qui
deviennent productives à un moment donné de leur évolution,
et le plus souvent en passant à l'état chronique, il en est d'autres
qui dès le principe affectent une allure silencieuse, si bien que
leur début ne se révèle par aucun signe bien apparent, et qu'on
ne les reconnaît souvent qu'à un stade plus ou moins avancé.

Ces processus, chroniques et productifs d'emblée, sont surtout
représentés par les *scléroses viscérales* auxquelles nous consacrons
le paragraphe 3, ainsi que par les *scléroses nerveuses* qui seront
étudiées dans le tome II.

§ 3. — Sclérose

La sclérose consiste en une augmentation de la charpente de
soutien (conjonctive ou névroglique) des organes, accompagnée

le plus souvent d'une atrophie des éléments différenciés. Suivant que ces deux processus combinés se tiennent la balance ou que l'un d'eux vient à prédominer, le volume des parties intéressées peut être normal, accru ou diminué.

La sclérose entraine en général une *induration* notable des organes ; sur la coupe, leur substance parait plus pâle, blanche ou grisâtre. Le tissu interstitiel n'est pas seulement plus abondant, il est aussi plus dense, plus sec, de consistance fibroïde, peu vasculaire, et ressemble au tissu de cicatrice. Dans quelques cas, la coloration est brunâtre (induration brune), par suite d'une accumulation de pigment hématique (foie, poumon, estomac). Il existe cependant aussi des formes molles, notamment sur la peau, le myocarde.

La sclérose peut atteindre presque toutes les parties du corps : les téguments, les glandes, les muscles, les séreuses, les vaisseaux, les centres nerveux.

La transformation scléreuse affecte des dispositions topographiques variées et importantes à connaitre pour la détermination des états morbides dont elle relève : on la trouve circonscrite ou généralisée, diffuse ou systématisée suivant le trajet des conduits glandulaires, des vaisseaux ou des cordons nerveux.

Au point de vue histogénique, elle offre à considérer deux modalités différentes :

α) L'induration scléreuse est le plus souvent l'aboutissement des inflammations interstitielles de longue durée. Elle résulte de la rétrocession du tissu de granulation qui, après avoir végété activement au cours des périodes aiguës ou subaiguës, tend à revenir à l'état de repos. Ce tissu s'appauvrit peu à peu en éléments cellulaires, ne conserve de son riche réseau vasculaire néoformé qu'un petit nombre de capillaires souvent larges et béants sur la coupe, et se densifie progressivement grâce à une hypergenèse considérable de fibres lamineuses et aussi, dans certains cas, de fibres élastiques. Ces phénomènes sont analogues à ceux qu'on observe dans les bourgeons charnus des plaies.

C'est principalement dans les grandes scléroses viscérales qu'on peut suivre les diverses étapes de cette involution d'une

néoplasie connective franchement phlegmasique à ses débuts :
on la trouve dans le poumon (catarrhes chroniques, conioses) ;
dans le foie où la répartition des lésions, tantôt diffuses, tantôt
systématisées le long des veines ou des voies biliaires, caractérise les différentes variétés de la cirrhose ; dans le rein, la
rate, le pancréas, les glandes génitales, les ganglions lymphatiques.

L'architecture des organes sclérosés est bouleversée ; leur
parenchyme paraît comme découpé en lobules, en îlots de configuration variable, par un réseau de travées et de nodosités
fibreuses, et il présente des altérations régressives souvent très
prononcées.

Par suite de la raréfaction du parenchyme et de la rétraction
graduelle du stroma hyperplasié, les viscères sont ordinairement rapetissés, diversement déformés : leur surface est inégale, granuleuse.

Les scléroses cutanées sont hypertrophiques ou atrophiques,
dures ou molles, tantôt localisées, tantôt généralisées à une
grande partie du tégument, comme dans l'éléphantiasis, la sclérodermie.

Les membranes séreuses atteintes d'inflammation chronique
peuvent aussi s'épaissir et s'indurer parfois sur une grande
étendue.

En vieillissant, le tissu inodulaire devient sujet à diverses
modifications involutives, notamment à la dégénérescence hyaline et à l'imprégnation calcaire.

β) A côté des scléroses cicatricielles, terme ultime de phlegmasies bien caractérisées, il en existe d'autres qui se montrent
sans qu'on puisse constater aucune trace d'une néoplasie inflammatoire antécédente. Ce sont les scléroses dites *bâtardes* (LE-
TULLE), répondant à des processus éminemment chroniques et
dans lesquelles la phase de prolifération connective et vasculaire fait défaut. Elles résultent d'irritations faibles et prolongées, ne suscitant ni diapédèse ni multiplication cellulaire bien
appréciables. Les noyaux des cellules conjonctives n'entrent pas
en division et la réaction que présentent ces éléments se réduit
à une mise en jeu de leur *activité plastique* (voy. p. 30 et 150) :

tout se borne à une élaboration supplémentaire de substance inter-cellulaire sous forme de fibres lamineuses (et assez souvent de fibres élastiques), analogue à celle qui marque le dernier stade de la sclérose cicatricielle, avec cette différence qu'elle est réalisée par les cellules anciennes rappelées à l'activité et non par des fibroblastes de nouvelle formation. Le tissu conjonctif ainsi modifié est fibroïde, sec, homogène, non vascularisé et voué à bref délai aux métamorphoses régressives. Les faisceaux lamineux tuméfiés, à fibrillation peu distincte, disposés en nappes compactes et pauvres en éléments cellulaires, offrent l'aspect et les réactions colorantes de la dégénérescence hyaline à laquelle vient fréquemment s'adjoindre la calcification.

Cette variété de sclérose apparait le plus souvent sous forme de foyers limités. Elle s'observe principalement sur les parois des vaisseaux (athérome, scléroses artérielles et veineuses) ; sur les viscères où elle figure une sorte de glaçure ou d'enduit nacré, comparable à une couche d'émail (foie, rate) ; dans les foyers ischémiques (infarctus du rein, de la rate, du cœur) ; dans les territoires où la nutrition est entravée par une stase prolongée (foie et rein cardiaques).

Les éléments différenciés se détruisent et la gangue conjonctive elle-même entre en régression granulo-graisseuse, s'incruste de sels minéraux ou disparait peu à peu par résorption. L'atrophie graduelle des glomérules du rein qui ont subi la transformation fibroïde est un exemple bien net de ce dernier mode de terminaison.

Au pourtour de ces foyers de sclérose atone et dystrophique (athérome, infarctus) il peut se développer une zone de réaction franchement inflammatoire, de sorte qu'il n'est pas rare de trouver, à un moment donné, une association des deux modalités de la sclérose.

Certains états morbides peuvent se traduire par une véritable diathèse sclérogène : tels sont l'alcoolisme, le saturnisme, la goutte, le diabète, la syphilis, la tuberculose, le paludisme (LETULLE).

c. Les *scléroses nerveuses*, tantôt purement névrogliques, tantôt mixtes, à la fois névrogliques et conjonctives, sont décrites au livre VIII du tome II.

ARTICLE V

INFLAMMATIONS NODULAIRES

Ces inflammations seront étudiées avec les *Maladies infectieuses*, au livre I du tome II.

CHAPITRE V

RÉSUMÉ SYNTHÉTIQUE ET SIGNIFICATION DU PROCESSUS INFLAMMATOIRE

§ 1. — RÉSUMÉ SYNTHÉTIQUE

Si, pour finir, nous cherchons à nous faire une idée d'ensemble de l'inflammation, il est facile de voir que tous les phénomènes élémentaires dont se compose cette réaction organique complexe dépendent d'une même cause. Ils se produisent sous l'influence de l'irritation exercée par les agents phlogogènes qui sont représentés en dernier ressort par des *poisons solubles*. Ces derniers sont le plus souvent d'origine microbienne, mais il en est aussi qui se forment aux dépens de nos propres tissus.

Ces poisons agissent *localement* et *à distance*.

1° Action locale. — Leur action locale se traduit par des *altérations passives* et par des *modifications actives*.

A. ALTÉRATIONS PASSIVES. — Les altérations passives sont représentées :

α) Par les dégénérescences et la nécrose des cellules et des tissus ;

β) Par l'hypérémie résultant de l'ectasie vasculaire due à l'atonie des vaisseaux directement impressionnés par les toxines ;

γ) Par l'exsudation liquide accompagnant l'hypérémie.

B. MODIFICATIONS ACTIVES. — Les modifications actives se rapportent à deux séries d'opérations :

a. *La constitution d'un appareil phagocytaire*, se faisant :

α) Par l'afflux de cellules mobiles, la diapédèse s'effectuant sous l'influence de l'attraction chimiotactique.

β) Par l'hypertrophie aiguë, la mobilisation et la multiplication des cellules fixes.

Cet appareil (tissu de granulation) a pour fonction de neutraliser, de détruire les agents nocifs et de déblayer le terrain.

b. *La réparation des dégâts* réalisée par la mise en jeu de l'activité histogénique des cellules irritées et aboutissant soit à une restauration complète des parties lésées, soit à la cicatrisation.

2⁰ Action à distance. — Elle s'exerce :

α) Par les voies nerveuses, provoquant l'hyperémie artérielle réflexe ;

β) Par l'intermédiaire du milieu intérieur. Les poisons charriés par la circulation vont impressionner : 1⁰ les centres vaso-moteurs dont ils exaltent ou abaissent l'excitabilité (ectasines et anectasines) ; 2⁰ les centres thermo-régulateurs, d'où l'hyperthermie fébrile ; 3⁰ les organes hématopoïétiques, d'où la leuco-cytose, l'élaboration d'anti-corps, etc.

γ) Le sang lui-même présente des modifications de sa coagulabilité (hyperinose, inopexie), de son alcalescence, etc.

Ce résumé montre comment les diverses parties du terrain anatomique participent, chacune à sa manière, à la réaction phlegmasique, et l'on constate, en outre, l'intervention des grands appareils organiques, les centres nerveux et le système vasculaire.

§ 2. — SIGNIFICATION ET RÔLE

Il est de notion courante que l'inflammation remplit un rôle de défense et de préservation de l'organisme vis-à-vis des agressions morbifiques. L'inondation plasmatique alimentée par la congestion réflexe, la concentration au point lésé d'une multitude d'amibocytes doués de propriétés phagocytaires et sécrétoires très énergiques, l'exaltation des activités histogéniques des cellules fixes, nous apparaissent comme des opérations défensives propres à libérer l'économie des agents nocifs et à réparer les dommages qu'ils ont occasionnés.

Pour les affections microbiennes en particulier, on sait que l'intensité de la réaction locale est en raison inverse de la gravité de l'infection générale et de la réceptivité des sujets (Bouchard).

Pourtant l'utilité de l'inflammation ne saurait être admise sans restriction. En effet, les réactions morbides sont loin d'offrir l'équilibration exacte de celles qu'on observe en physiologie ; elles sont proportionnées, non au but à atteindre, mais à la nature et à l'intensité de l'irritation.

Ce défaut d'appropriation se révèle à chaque pas dans l'étude des phlegmasies : les grands épanchements pleuraux, les congestions massives, les œdèmes des poumons, l'œdème cérébral ou glottique sont des phénomènes qui se produisent sans égard pour le bien du malade. Il en est de même des adhérences qui immobilisent les feuillets des séreuses, des rétrécissements cicatriciels, des scléroses, etc.

Ce serait donc une erreur de vouloir attribuer à l'inflammation la valeur d'un processus toujours bienfaisant et salutaire. Loin d'être infaillibles dans leurs manifestations, les forces médicatrices naturelles doivent être l'objet d'une surveillance attentive et présentent fréquemment des écarts justiciables de l'intervention thérapeutique.

C'est ainsi que dans certaines inflammations expérimentales où la réaction vasculaire était très prononcée et hors de proportion avec l'action nocive de l'irritant, on a observé un décours plus simple et une réparation plus rapide, lorsque le processus était rendu ischémique par paralysie des réflexes vaso-moteurs. Inversement, il est des cas où l'on obtient des effets favorables en traitant les foyers par la congestion artificielle (méthode de Bier).

LIVRE VI

TUMEURS, BLASTOMES OU NÉOPLASMES

Ce livre est divisé en deux chapitres: le premier étudie les *tumeurs en général*, le second est consacré à la description des divers *néoplasmes en particulier*.

CHAPITRE PREMIER

DES TUMEURS EN GÉNÉRAL

L'appellation de *tumeurs* doit être réservée, en anatomie pathologique, aux productions morbides constituées par des tissus néoformés, à l'exclusion des intumescences localisées, des *grosseurs* dues à des collections liquides (foyers hémorragiques, épanchements séreux ou purulents, kystes par rétention), à des parasites (kystes hydatiques), à des déplacements d'organes (hernies).

Les néoplasmes se différencient des hypertrophies fonctionnelles et des hyperplasies régénératrices ou inflammatoires par leur structure plus ou moins atypique, par l'apparente spontanéité de leur genèse, par leur tendance à un accroissement illimité.

Ils apparaissent le plus souvent sans causes bien déterminées, se développent comme des formations autonomes, affranchies du consensus organique, progressent indéfiniment, et ne remplissent aucune fonction utile à l'économie. Une tumeur donne l'impression d'une sorte de masse étrangère à la partie du corps sur laquelle elle est implantée, menant une vie à part, et ne se tenant en relation avec le reste de l'organisme que par les vaisseaux qui servent à la nourrir.

Ce caractère d'indépendance est plus ou moins prononcé, suivant les cas : il ressort surtout d'une manière frappante, lorsque les cellules néoplasiques, émancipées des liens physiologiques et proliférant d'une manière désordonnée, se comportent comme de véritables parasites et que la tumeur peut être inoculée en série à des sujets sains (voy. p. 682).

§ 1. — MORPHOLOGIE

1° Caractères macroscopiques. — Les tumeurs se présentent ordinairement comme des *masses circonscrites* tantôt incluses dans l'épaisseur des tissus, tantôt proéminentes en partie ou en totalité à la surface de la peau ou dans les cavités naturelles. Leur forme est généralement arrondie, souvent bosselée, lobée, tubéreuse ou irrégulière. Celles qui font saillie sont sessiles ou pédiculées ; les unes figurent des élevures plates ou hémisphériques, unies ou mamelonnées, diversement lobulées ; les autres revêtent l'aspect d'excroissances massives, polypeuses, de battants de cloche, de champignons, ou celui de végétations grêles et déliées, simples et papillaires, ou arborescentes et villeuses.

Plus rarement les néoplasmes sont à l'état d'*infiltration diffuse*, donnant à l'œil et au doigt l'impression d'une intumescence mal délimitée qui se confond insensiblement avec les parties saines.

Le volume des tumeurs est fort variable : les plus petites sont à peine visibles ; les plus grandes dépassent les dimensions d'une tête d'adulte : les productions kystiques en particulier peuvent atteindre un volume énorme.

La consistance n'est pas moins inégale et peut varier beaucoup dans les différentes parties d'une même tumeur. Le tissu morbide peut être ferme, tantôt plus ou moins élastique, tantôt dur comme du bois ou de la pierre (formes dites *squirrheuses*) ; d'autres fois mou, friable, et même déliquescent (formes dites *encéphaloïdes, médullaires*). Les portions diffluentes peuvent donner la sensation de fluctuation.

L'examen à l'œil nu des tumeurs sectionnées montre l'architecture intérieure de celles-ci et donne aussi des renseignements sur leur composition : il fait voir les ectasies vasculaires, les kystes, les foyers de toute nature, ainsi que certaines grosses particularités structurales (constitution uniforme ou variée ; division en lobes et lobules ; texture fibreuse lâche ou serrée ; couches stratifiées ; aspect spongieux, aréolaire). Il permet également de distinguer les parties muqueuses ou graisseuses, les nodules cartilagineux, les formations osseuses ou crétacées. La couleur propre des néoplasmes est fréquemment masquée par la présence de réseaux vasculaires très riches et gorgés de sang (formes télangiectasiques, fongus hématode, etc.), et pour la bien apprécier il est parfois nécessaire de laver légèrement la surface de section sous un filet d'eau. Le tissu est d'ordinaire blanchâtre, grisâtre ou rosé, opaque ou semi-transparent, lardacé. Sa teinte est souvent modifiée par des épanchements hémorragiques, (collections sanguines, infarctus), ou par leurs résidus (pigments hématiques noirâtres, bruns, couleur de rouille). Il est aussi des blastomes se distinguant par des pigmentations particulières (tumeurs mélaniques, xanthome, chlorome),

Ce qui contribue le plus à effacer la coloration primitive, ce sont les altérations régressives, les dégénérescences et les nécroses, qui font apparaître sur la coupe, soit des îlots, des taches ou des marbrures jaunâtres, soit des foyers tantôt caséeux, tantôt diffluents, remplis d'une bouillie plus ou moins liquide ou d'une matière muqueuse.

Dans les néoplasmes superficiels, ces phénomènes de dénutrition, combinés à la rétraction cicatricielle des travées squirrheuses, peuvent se traduire par des enfoncements des téguments, des dépressions d'aspect rayonné (*ombilication*).

Plus fréquemment, on observe l'ouverture des foyers à l'extérieur, l'*ulcération* dont la genèse et la progression sont favorisées en outre par les agents irritants du dehors, notamment par les microbes. Il se produit ainsi des pertes de substance profondes, cratériformes, ou s'étendant simplement en surface, et dont l'aspect varie beaucoup suivant la nature et le siège de la néoformation, ainsi que sous l'influence des infections surajoutées (processus suppuratifs et gangréneux).

Il peut arriver ainsi que la tumeur se trouve détruite en grande partie, et ne soit plus représentée que par un *ulcère* dont le fond et les bords sont plus ou moins infiltrés et indurés.

En résumé, les principales formes macroscopiques des néoplasmes sont au nombre de trois : *grosseur ou végétation circonscrite, infiltration diffuse, ulcération.*

2° Caractères microscopiques. — Les tumeurs dérivent de cellules préexistantes ; comme les parties normales, elles sont formées de cellules et de substances intercellulaires, et pourvues d'un réseau vasculaire nourricier ; leur structure rappelle en général celle du terrain d'origine.

Toute tumeur se compose d'un *parenchyme* et d'un *stroma* conjonctif et vasculaire.

A. PARENCHYME. — C'est le parenchyme qui représente la partie essentielle et caractéristique du néoplasme.

Tous les éléments anatomiques, à l'exception peut-être des cellules nerveuses centrales, peuvent donner naissance à des néoplasmes, et l'on retrouve dans ceux-ci la reproduction plus ou moins fidèle du tissu ou de l'organe aux dépens duquel ils se sont développés.

Pourtant l'homologie n'est jamais complète, et le caractère pathologique de la néoformation se manifeste, à divers degrés selon les cas, par des anomalies portant aussi bien sur les cellules considérées individuellement que sur le tissu morbide pris dans son ensemble.

a. *Cellules néoplasiques.* — Les cellules néoplasiques s'éloignent fréquemment du type physiologique par leur forme irrégulière, par leur volume souvent exagéré, et par leur structure : les particularités spécifiques du cytoplasme, telles que la fibrillation, les mitochondries, etc., sont plus ou moins effacées, ou défigurées ; par contre, on y trouve fréquemment des produits de dégénérescence : vacuoles, gouttelettes graisseuses, glycogène, substances liquides, pigments ; des inclusions diverses : cristaux, leucocytes, etc. Les noyaux sont de taille inégale, souvent hypertrophiés, ainsi que les nucléoles, et prennent, à l'occasion des proportions inusitées, figurant de véritables *noyaux géants* qui existent en grand nombre dans certaines tumeurs. Le réseau chromatique est tantôt appauvri, tantôt augmenté et diversement déformé, de même que la membrane nucléaire.

La multiplication se fait habituellement par division mitotique dont les phases peuvent être observées parfois avec une grande netteté, grâce aux dimensions des éléments (mitoses géantes). Mais les noyaux en division présentent aussi de nombreuses irrégularités, des dégénérescences, etc., dont la description doit être renvoyée au chapitre des tumeurs malignes, où elles sont surtout fréquentes et accentuées (voy. p. 609).

D'autres fois, on constate les apparences de la *segmentation directe*, de la *fragmentation* ou du *bourgeonnement* nucléaire.

Il arrive assez souvent que la division du corps cellulaire ne marche pas de pair avec la multiplication du noyau ; aussi n'est-il pas rare de trouver des cellules à plusieurs noyaux, et des plasmodes multinucléés. Ceux-ci peuvent aussi résulter d'une coalescence de cellules plus petites (symplastes).

b. *Tissus néoplasiques*. — Le cachet morbide spécial apparaît d'une manière non moins nette dans l'*évolution* des cellules et dans la manière dont elles remplissent leur rôle histogénique en produisant les tissus néoplasiques.

Ici se place une distinction de première importance :

α) Il est des tumeurs où les processus d'histogenèse se déroulent régulièrement et aboutissent à la production de tissus morbides de forme adulte, de constitution à peu près normale. Ces néoplasmes à *type histologique adulte* forment le groupe des tumeurs dites *homologues, homœomorphes*.

β) Mais bien souvent l'évolution histogénique reste incomplète ou s'effectue d'une manière irrégulière et anormale.

Les cellules alors n'arrivent pas à l'état adulte ; elles s'arrêtent à l'une ou à l'autre des phases transitoires par lesquelles

elles passent dans le cours régulier du développement, et continuent de proliférer dans cet état imparfait.

De là toute une catégorie de néoplasmes à maturation incomplète, constitués par des tissus peu ou point différenciés, jeunes, et trouvant leurs analogues non plus dans l'organisme adulte, mais chez l'embryon (J. MULLER) : ce sont les *tumeurs à type embryonnaire*.

En outre, l'anatomie microscopique des tumeurs se complique de particularités insolites, d'anomalies de différenciation se traduisant par des faits d'hétéroplasie, de métaplasie, de réversion atavique des cellules. Parfois l'histogenèse reste à l'état d'ébauche plus ou moins informe et l'on se trouve en présence de formations mal caractérisées, telles que les tissus dits chondroïdes, ossiformes. De même, on voit des éléments épithéliaux qui ne s'acheminent vers aucun type déterminé et qui persistent dans une forme en quelque sorte indifférente. De ces arrêts et de ces déviations du développement, joints au polymorphisme et aux altérations dégénératives variées des cellules néoplasiques, il résulte des néoformations à type spécifique de moins en moins accusé.

Dans les cas extrêmes, les caractères distinctifs s'effacent à tel point que les blastomes ne peuvent être rapportés avec certitude à aucun tissu normal, soit adulte, soit embryonnaire.

Ces néoplasmes à forme embryonnaire ou tout à fait atypique répondent aux tumeurs appelées *hétérologues* ou *hétéromorphes*, les *sarcomes* et les *cancers*.

B. STROMA. — Le stroma, indispensable à la nutrition du néoplasme, ne fait jamais défaut; mais il est plus ou moins développé et varie notablement dans ses dispositions anatomiques.

Très apparent et séparé du parenchyme par des limites nettes dans la plupart des tumeurs épithéliales, il est souvent moins distinct dans les néoformations conjonctives et peut même se trouver réduit au réseau vasculaire dans certains cas.

Les descriptions qui suivront donneront une idée des différents aspects sous lesquels il peut se présenter.

Les vaisseaux sanguins néoformés ont en général des parois très minces ; ce sont des capillaires plus ou moins dilatés. Les ramifications artérielles et veineuses que l'on peut rencontrer sont préexistantes au processus néoplasique et n'appartiennent pas en propre au tissu morbide. Il en est de même des nerfs : les blastomes n'ont pas d'innervation propre. On ne possède que peu de renseignements sur la formation nouvelle des voies lymphatiques dans les tumeurs.

§ 2. — Développement des néoplasmes

Généralement les tumeurs tirent leur origine d'un seul foyer primitif (origine unicentrique) : cependant il est des cas où elles débutent simultanément ou successivement en plusieurs points plus ou moins éloignés les uns des autres (origine pluricentrique). Que le point de départ soit unique ou multiple, l'évolution d'un néoplasme présente deux phases distinctes : 1° un stade initial au cours duquel se constitue le foyer primaire ; 2° une période consécutive caractérisée par l'accroissement de ce foyer.

1° Premier stade, origine du néoplasme. — Le point d'origine d'un néoplasme répond le plus souvent à un territoire très circonscrit.

L'hyperplasie morbide ne porte que sur un nombre limité de cellules ; en principe, elle pourrait même ne porter que sur une seule.

Un cancroïde cutané ou un épithélioma de la muqueuse de l'estomac, examinés à un stade très jeune, ne sont représentés que par un petit groupe de prolongements qui partent de l'épiderme ou des glandes gastriques et bourgeonnent vers la profondeur ; au pourtour du petit néoplasme naissant on peut apercevoir des saillies issues du corps muqueux de Malpighi ou des glandes en tubes, où l'hypergenèse épithéliale en est à ses premiers débuts.

Ici donc l'altération semble se communiquer de proche en proche, par une sorte de contamination, aux éléments normaux contigus à la partie malade. C'est ce qu'on appelle l'*accroisse-*

ment appositionnel, se traduisant par une transformation graduelle en tissu morbide du tissu sain avoisinant. Mais ce mode d'extension ne dure que peu de temps ; bientôt il s'arrête, et dès lors la néoformation tranche par son aspect sur les parties normales adjacentes.

Lorsqu'il y a plusieurs petits foyers primaires peu éloignés

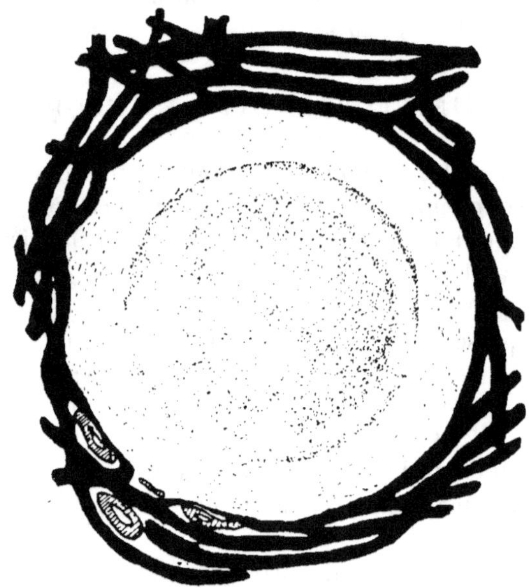

Fig. 103. — Croissance expansive ou centrale
(schéma, d'après RIBBERT).

Le champ rouge représente la masse principale de la tumeur. La zone rouge ponctuée répond à la zone de prolifération qui refoule excentriquement le tissu conjonctif et les glandes figurés en noir.

les uns des autres (origine pluricentrique), il advient souvent qu'en grandissant ils se rejoignent et se fusionnent en une tumeur unique.

2° Deuxième stade, période d'accroissement. — Le foyer néoplasique, une fois constitué et individualisé, ne grandit plus que par *multiplication de ses éléments propres*. Cet accroissement

autonome distingue nettement les vrais néoplasmes des hyperplasies inflammatoires et infectieuses qui s'étendent en se propageant de proche en proche aux tissus sains. Il peut s'effectuer
suivant deux modes différents :

a. *Accroissement central, expansif.* — La néoformation cellulaire peut se faire dans toute l'épaisseur de la tumeur, qui aug-

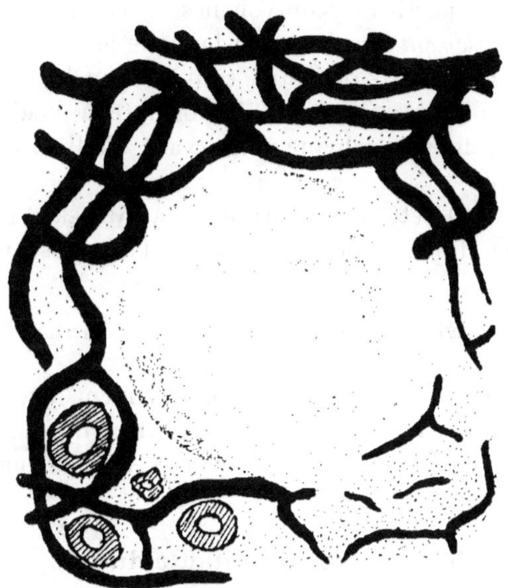

Fig. 104. — Croissance avec infiltration (schéma, d'après
RIBBERT).

La partie rouge ponctuée répond à la zone d'envahissement
dont les éléments s'infiltrent dans les tissus avoisinants figurés en noir.

mente de volume en bloc et représente une masse nettement
circonscrite, refoulant peu à peu les tissus dans lesquels elle est
incluse, comme le ferait, par exemple, un kyste hydatique. C'est
l'*accroissement* dit *central*, ou *expansif*.

b. *Accroissement périphérique, envahissant.* — D'autres fois,
au contraire, la partie centrale de la tumeur ne prolifère plus
que médiocrement, tandis que les cellules pullulent énergiquement à la périphérie, donnant naissance à des bourgeons néo-

plasiques déliés qui s'infiltrent dans les tissus ambiants ainsi que dans les voies lymphatiques. Le tissu morbide pousse en quelque sorte des racines dans son entourage, envahissant et détruisant de proche en proche les parties saines auxquelles il se substitue.

Les néoplasmes qui se comportent ainsi ne se délimitent que vaguement des parties circumvoisines, attendu qu'il existe une *zone d'envahissement* au niveau de laquelle les cellules patholo-giques et les éléments normaux sont entremêlés. Ces derniers peuvent ici prendre une part importante à l'édification du stroma, celle du parenchyme conservant d'ailleurs strictement son autonomie.

Les figures 103 et 104 empruntées à RIBBERT, donnent un aperçu schématique de ces deux modes d'accroissement.

§ 3. — RELATIONS AVEC LES TISSUS VOISINS

La néoformation est reliée anatomiquement à son entourage par ses vaisseaux nourriciers et par le stroma, qui sont en con-tinuité avec le réseau vasculaire et avec le tissu conjonctif des parties voisines.

1° Action destructive et irritante du néoplasme. — Le contact du parenchyme néoplasique exerce sur les territoires organiques adjacents une double influence, à la fois destructive et irritante.

Lorsque l'accroissement est central, la destruction est lente, limitée, et se présente comme une atrophie par compression ; la réaction irritative se traduit par la formation d'une capsule autour de la tumeur. Le stroma ne grandit alors qu'aux dépens de sa propre substance, il est autonome comme le parenchyme et l'un et l'autre s'accroissent corrélativement, comme dans un organe normal.

S'il s'agit au contraire d'une néoplasie envahissante, l'infiltra-tion diffuse des parties saines entraine des altérations régres-sives plus rapides et plus étendues, qui souvent marchent de pair avec des phénomènes réactionnels très prononcés.

Dans ces cas, le stroma s'agrandit aux dépens de la charpente connective des tissus envahis, qui se trouve annexée et incorporée à la tumeur, à mesure que progresse la poussée du parenchyme néoplasique. Aussi peut-on y rencontrer des vestiges de toute sorte ayant échappé à la destruction : artères, veines, nerfs, réseaux élastiques, ilots cartilagineux ou osseux, graisse, éléments musculaires ou glandulaires.

L'irritation spéciale exercée par les cellules parenchymateuses sur ce stroma ainsi conquis de proche en proche, produit des résultats variables suivant les circonstances :

Fréquemment on observe un afflux de cellules mobiles et une prolifération irritative des éléments fixes, en première ligne des cellules connectives et des endothéliums vasculaires, de sorte que la zone d'envahissement prend l'aspect d'un tissu de granulation mou et riche en vaisseaux, qui offre un terrain favorable au bourgeonnement du parenchyme néoplasique dont il facilite l'extension.

D'autres fois, le tissu conjonctif est au contraire le siège d'une genèse abondante de fibres lamineuses (souvent aussi de fibres élastiques, et forme de larges bandes scléreuses difficilement perméables aux éléments envahisseurs dont elles retardent la progression.

En place d'une corrélation plus ou moins ordonnée entre la croissance du parenchyme et celle de la charpente vasculo-connective, il y a ici un véritable antagonisme entre ces deux parties : les éléments mésodermiques avoisinant le blastome sont irrités par les produits solubles que déversent les cellules néoplasiques.

Parfois enfin la réaction est très faible et le stroma n'est formé, pour la plus grande partie, que par les restes des tissus anciens, demeurés passifs en présence de l'infiltration morbide.

Ainsi l'abondance et la composition de la charpente connective des tumeurs sont susceptibles de varier dans de larges limites : tantôt celle-ci est dure et fibreuse, tantôt molle, riche en cellules jeunes, ou encore d'apparence myxomateuse, d'autres fois très vasculaire et même télangiectasique.

Abstraction faite des réactions ci-dessus, ce sont les phénomènes destructifs qui prédominent au pourtour des néoplasmes infiltrants. Sous l'action histolytique de ceux-ci, les muscles, la graisse, les glandes, les nerfs, les os, tous les éléments différenciés des tissus présentent des altérations régressives et disparaissent pour céder la place aux cellules pathologiques.

2° Hyperplasie de voisinage. — Le stroma peut renfermer en outre, divers éléments néoformés sous l'influence de l'irritation de voisinage. Celle-ci peut entraîner, par exemple, une hypergenèse de fibres élastiques ; elle peut porter sur le périoste qui donne naissance à des stalactites osseuses s'étendant parfois à une grande partie de la charpente connective, ou bien sur les formations épithéliales voisines qui émettent des prolongements pleins (corps muqueux de Malpighi) ou creux (glandes) etc.

Ces hyperplasies *collatérales* sont un simple épiphénomène qui s'observe également au pourtour des lésions phlegmasiques et des ulcères de diverse nature (voy. p. 422). Mais l'appréciation en est délicate lorsqu'elles accompagnent les tumeurs, car elles peuvent en imposer pour une contamination progressive des parties saines et faire croire à un accroissement appositionnel du néoplasme. C'est ainsi que parfois la tuméfaction et la multiplication des endothéliums lymphatiques ont été interprétées comme une transformation de ces éléments en cellules cancéreuses ou sarcomateuses.

D'après ce qui a été dit plus haut, nous devons admettre que l'étude de la zone d'envahissement d'une tumeur déjà avancée en évolution ne saurait fournir aucun renseignement sur son origine première ; celle-ci ne peut être reconnue qu'au stade de début.

§ 4. — MÉTAMORPHOSES RÉGRESSIVES

Nous n'ajouterons que peu de chose à ce qui a été dit plus haut à ce sujet. Les éléments néoformés offrent un caractère de caducité d'autant plus prononcé que leur pullulation est plus active et plus désordonnée.

α) *Les cellules du parenchyme néoplasique* présentent les dégénérescences granuleuse et graisseuse, vacuolaire, pigmentaire, l'accumulation de glycogène, la calcification, etc., ainsi que des transformations ou des sécrétions qui sont en rapport avec leur origine : perles cornées dans les cancroïdes, production de matière colloïde dans les tumeurs thyroïdiennes, de mucus dans celles du tractus digestif. De même, les noyaux montrent les diverses altérations dont il a été question au chapitre II : hyper- et hypochromatose, chromatolyse, morcellement, etc. Ces lésions élémentaires donnent lieu à des apparences parfois très bizarres et dont certaines ressemblent beaucoup à des parasites intra-cellulaires, avec lesquels on les a souvent confondues (voy. p. 673).

β) *L'insuffisance de l'irrigation* sanguine représente une cause puissante de dénutrition et peut se produire par divers mécanismes : tantôt la pullulation excessive du parenchyme donne naissance à de gros amas cellulaires qui refoulent les capillaires environnants et dont le centre, par suite, se nécrose. De même dans les chondromes, les fibromes, la partie centrale des lobules néoformés, trop éloignée des vaisseaux, tombe en déliquescence muqueuse.

Souvent aussi les progrès du néoplasme, la torsion du pédicule, etc., amènent l'oblitération des troncs nourriciers par compression, par envahissement ou par thrombose, et il se produit ainsi des stases, des œdèmes, des foyers de nécrose ischémique souvent très étendus ; il n'est pas rare d'observer des suffusions sanguines et même de véritables infarctus hémorragiques, des pigmentations hématiques.

γ) Enfin les *agents extérieurs*, mécaniques, thermiques, et surtout infectieux, peuvent contribuer pour leur part à activer les processus destructifs dans les tissus morbides (ulcération ; foyers suppurés, putrides).

δ) De son côté le stroma vasculaire peut être atteint de transformation hyaline, muqueuse, amyloïde ou crétacée.

§ 5. — ÉVOLUTION, BÉNIGNITÉ ET MALIGNITÉ

Les signes sur lesquels se fonde la distinction clinique des tumeurs en bénignes et en malignes dépendent, en première ligne, du mode d'accroissement et de propagation des blastomes.

Les néoplasmes à accroissement central, notamment quand ils sont abrités sous une capsule fibreuse, sont bien isolés des parties voisines ; ils n'adhèrent que faiblement à celles-ci, conservent une certaine mobilité, grandissent lentement, ne s'ulcèrent que par exception et d'une façon tardive, et demeurent strictement localisés. Leur action nocive est surtout d'ordre mécanique et l'ablation chirurgicale n'est généralement pas suivie de récidive.

Or, ces particularités, caractérisant une évolution *bénigne*, sont l'apanage ordinaire des tumeurs homologues, à type histologique adulte, à texture compacte et solide.

Au contraire, les tumeurs à accroissement périphérique font corps avec les tissus adjacents auxquels elles sont comme soudées par les radicules néoplasiques qu'elles émettent sur leur pourtour : elles grossissent rapidement, désorganisant à bref délai les parties qu'elles infiltrent et auxquelles elles se substituent, et entraînant les désordres les plus graves. Elles s'ulcèrent souvent de bonne heure et très largement, récidivent fréquemment après opération, et tendent à se propager à distance sous forme de foyers métastatiques disséminés dans l'organisme.

Cette marche destructive et *maligne* est propre aux blastomes hétérologues, à forme embryonnaire ou très atypique, constitués par des tissus mous et peu cohérents, éminemment caducs, les *sarcomes* et les *épithéliomes*.

Ainsi, l'analyse histologique est à même de fournir des données de première importance en ce qui concerne la bénignité ou la malignité d'une production morbide.

Nous verrons cependant par la suite que la distinction entre les deux catégories de tumeurs n'a rien d'absolu, car un néoplasme, après avoir eu des allures bénignes pendant une période plus ou moins prolongée, peut prendre une marche envahissante à un moment donné (Voy. p. 678).

D'autre part, une tumeur, tout en restant bien localisée, peut constituer une lésion grave en raison de son volume ou de son siège. La compression résultant de son expansion graduelle peut entraîner des conséquences funestes lorsqu'elle s'exerce sur des organes importants tels que les centres nerveux, les nerfs, le cœur et les gros vaisseaux, l'arbre respiratoire, les voies digestives, les grands conduits excréteurs : par leur seule présence, les polypes d'un certain volume peuvent obstruer le naso-pharynx, la glotte ou l'intestin.

§ 6. — GENÈSE ET ÉTIOLOGIE

La description qui précède se rapporte surtout à l'histoire des néoplasmes déjà constitués et en pleine évolution. Il nous faut maintenant examiner de plus près leur *stade initial*, leur *mode de naissance*.

Les tumeurs peuvent avoir leur point de départ non seulement dans des tissus adultes et normaux, comme nous l'avons admis implicitement jusqu'ici, mais aussi dans des tissus jeunes, embryonnaires, malformés ou encore diversement altérés par des affections antécédentes. L'origine histogénique des néoplasmes est assez intimement liée à leur étiologie pour que l'on doive étudier conjointement ces deux questions.

Comment les cellules néoplasiques se trouvent-elles mises en possession d'une puissance de végétation si considérable qu'elles se multiplient indéfiniment, deviennent autonomes, et se comportent comme des parasites destructeurs vis-à-vis des parties normales de l'organisme ?

C'est là un des problèmes les plus obscurs et les plus discutés de la pathologie. Pour le résoudre, on a mis en cause l'*irritation cellulaire*, le *parasitisme*, des *facteurs tératogéniques* et des *troubles histo-mécaniques*.

Nous réservant de compléter cette étude quand nous traiterons de l'étiologie des tumeurs malignes, nous nous bornerons à exposer sommairement ci-après les principales théories en cours. Toutes sont fondées plus ou moins explicitement sur l'hypothèse d'une modification des qualités biologiques des cellules ; seules, les théories histo-mécaniques rapportent en principe l'origine du processus néoformatif à une perturbation de l'équilibre qui existe normalement entre les divers tissus.

1° Origine irritative. — Cette théorie cherche la cause de la blastomatose dans des influences extérieures variées, mécaniques, physiques, chimiques, et surtout microbiennes, incitant les cellules à proliférer.

Dans cet ordre d'idées, il est assez rare qu'on ait à invoquer un *traumatisme unique*, comme dans le cas où un ostéo-sarcome se développe dans le cal d'une fracture, par exemple. Généralement il s'agit d'*irritations répétées*, chroniques. On fait valoir, par exemple, que l'épithéliome siège avec prédilection au niveau des orifices naturels exposés à de fréquentes insultes du dehors : contact habituel du tuyau de la pipe pour le cancroïde labial des fumeurs; irritation chimique des téguments pour les cancers professionnels, souvent multiples, des ramoneurs, des paraffineurs, des goudronneurs, etc. Le plus fort contingent est fourni par les inflammations, surtout dans leurs formes chroniques et au cours du processus de cicatrisation : épithéliomes prenant naissance sur des dermatoses invétérées (xérodermie, eczéma, lupus, syphilis), sur des ulcères anciens (jambes, estomac), sur des fistules osseuses, sur des cicatrices (en particulier celles des brûlures) : adénomes et épithéliomes liés à la cirrhose, etc.

Dans cette manière de voir, il n'y aurait, entre les phlegmasies et les tumeurs, qu'une différence de degré dans l'aberration formative et le passage des unes aux autres serait représenté par les inflammations productives telles que les leucoplasies, les verrues cutanées, les polypes des muqueuses.

Mais la statistique prouve que ces processus irritatifs n'aboutissent que rarement au processus néoplasique ; en outre, les expériences entreprises dans cette direction ont été absolument négatives (voy. p. 677).

On est donc conduit à n'attribuer aux irritations banales qu'un rôle simplement adjuvant ou occasionnel, soit qu'elles frayent la voie à quelque *agent infectieux spécial* et inconnu, soit qu'elles viennent à frapper des *parties disposées* à la blastomatose: d'où la *théorie parasitaire* et celle de la *prédisposition*.

2° Parasitisme. — Pour admettre la nature infectieuse des tumeurs, on s'est appuyé d'abord sur des faits cliniques : observations d'endémicité (maisons à cancer), d'auto-inoculation spontanée (par exemple d'un cancroïde de la lèvre inférieure à la supérieure) ou opératoire (foyers secondaires développés dans le trajet de la piqûre après ponction d'un péritoine cancéreux), de contagion (transmission entre conjoints de cancers des organes génitaux, etc.). D'autre part, au point de vue anatomique, la production de métastases, l'éruption d'une multitude de nodules cancéreux miliaires peuvent prêter à des rapprochements avec les lésions d'origine microbienne (tuberculose, morve).

Nous dirons plus loin quelques mots des recherches poursuivies dans le but de découvrir des parasites animaux ou végétaux, spécifiques des tumeurs. Pour le moment, il nous suffira de constater qu'il n'existe aucun exemple authentique d'un néoplasme produit par une inoculation microbienne : les faits de ce genre qui ont été cités se rapportent à de simples hyperplasies inflammatoires (pseudo-blastomes).

3° Prédisposition. — Quelques auteurs, se fondant principalement sur les faits d'hérédité, ont parlé d'une *prédisposition générale*, d'une *diathèse néoplasique*. Mais c'est surtout la *prédisposition locale* qui a été mise en cause.

On considère que les tumeurs ont leur point de départ dans des territoires circonscrits, des *germes isolés* du reste de l'organisme et soustraits aux influences par lesquelles s'exerce l'administration normale de l'économie, à savoir : les actions mutuelles des groupes cellulaires les uns sur les autres, l'influx nerveux (RINDFLEISCH), la régulation des circulations locales.

Cette séparation a été envisagée sous deux points de vue : elle peut être *anatomique, mécanique* ou simplement *biologique*.

a. *Isolement anatomique.* — L'isolement peut s'opérer : 1° chez *l'adulte*, par des traumatismes (certains kystes épidermiques, etc.), ou par des processus pathologiques variés, notamment par des inflammations (îlots découpés dans les lobules hépatiques par la cirrhose, etc.), 2° pendant la vie fœtale, par des *troubles du développement embryonnaire* : persistance anormale de vestiges tels que des îlots de cartilage échappant à l'ossification, de portions des conduits de WOLFF ou du canal thyroïdien, de restes épithéliaux paradentaires (MALASSEZ) ; isolement de lobules glandulaires (thyroïde, capsules surrénales, etc.), soit dans le corps même des organes, soit à distance (hétérotopie, lobules erratiques) ; production d'organes surnuméraires (ovaires, mamelles) ; malformations histologiques au sein des organes (rein polykystique congénital). C'est la théorie des *germes embryonnaires* des tumeurs, initiée surtout par COHNHEIM.

Il est à remarquer cependant que la plupart des vestiges fœtaux et des petits organes erratiques ne donnent pas naissance à des néoplasmes. La théorie de COHNHEIM nous explique les faits d'hétérotopie, elle nous rend compte de la provenance et de la structure histologique de certaines tumeurs ; mais elle ne nous renseigne pas sur la cause initiale. Les tissus embryonnaires greffés montrent une vitalité supérieure à celle des tissus adultes transplantés, mais leur accroissement est limité comme celui de ces derniers. L'isolement anatomique ne suffit donc pas à produire une tumeur.

b. *Isolement biologique*. — Aussi, d'après les idées du jour, cet isolement anatomique n'est efficace que s'il est doublé d'un *isolement biologique*, d'un vice d'organisation intérieur, dû à une anomalie de différenciation. Ce vice pourrait d'ailleurs exister chez des cellules d'apparence et de situation normales, sans qu'aucun signe visible vînt déceler l'état particulier dans lequel se trouveraient ces éléments.

Cet état, impliquant l'autonomie et la tendance à l'hyperplasie déréglée, constituerait la prédisposition à la blastomatose qui se manifesterait alors quand des causes irritantes occasionnelles viendraient agir sur le terrain déjà préparé : il en serait donc comme pour les cas de gigantisme post-traumatique (COHNHEIM, BORST).

De même que l'isolement anatomique, il peut être inné ou acquis.

Tandis que les uns, rattachant la genèse des néoplasmes à la tératogénie, professent que l'isolement biologique des cellules est toujours inné et congénital, d'autres pensent au contraire qu'il peut se produire sur des cellules soit adultes, soit plus ou moins jeunes, sous l'influence de divers processus pathologiques,

et cela par perte de la différenciation (anaplasie, HANSEMANN ;
retour au type embryonnaire indifférent, RIBBERT). Il s'agirait
d'une sorte de *déclassement* entraînant une émancipation graduelle des cellules, et pouvant aboutir à la blastomatose. Cette
conception on le voit, nous ramène sensiblement à la théorie
irritative.

Mais, quelque opinion que l'on professe au sujet de la date et
de la nature de la modification initiale, il apparaît clairement
que celle-ci doit porter sur les cellules elles-mêmes : chaque cellule est malade pour son compte. *Le mal est intra-cellulaire* et
les éléments anatomiques intéressés sont nocifs de naissance,
ou ils le deviennent comme des bactéries deviennent virulentes
(ISRAEL).

4° Théorie histo-mécanique. — Cette théorie, développée
surtout par RIBBERT, s'appuie sur les mêmes faits que la précédente. Elle diffère de celle-ci en ce qu'elle admet que l'anomalie
première ne réside pas tant dans les cellules prises individuellement que dans le *groupe cellulaire isolé*, envisagé comme un tout
et dans les rapports qu'il affecte avec les parties ambiantes. On
peut la résumer comme il suit :

Toute cellule est apte à proliférer ; à l'état normal sa tendance
à l'hyperplasie est contenue par l'organisation intérieure propre
à chaque tissu et par la barrière qu'opposent à celui-ci les tissus environnants. Elle se déploie au contraire librement et
s'exalte progressivement, si l'organisation intérieure fait défaut
ou si l'action limitante des parties voisines vient à faiblir.

On se rappelle, à ce propos, que THIERSCH déjà avait attribué
la production de l'épithéliome cutané aux altérations séniles
venant diminuer la résistance qu'oppose normalement le tissu
dermique à l'envahissement dont il est menacé par l'épiderme.

La conception de RIBBERT fait donc intervenir également l'anaplasie cellulaire ; seulement celle-ci n'est pas primitive, elle se
produit secondairement à la suite des troubles histo-mécaniques.

5° Conclusions. — En substance, on peut envisager, pour la
genèse des tumeurs, les possibilités suivantes :

a. *Prédisposition innée*. — Les cellules sont prédisposées à la blastomatose par suite d'une anomalie idioplastique résultant d'un vice de développement (*théorie tératogénique*).

b. *Prédisposition acquise*. — Les cellules deviennent autonomes et néoplasiques :

1° Par symbiose avec des microbes spécifiques venus du dehors (*théorie microbienne*) ;

2° Par un déclassement graduel (anaplasie) avec adaption progressive à la vie parasitaire (à l'exemple des bactéries), lequel peut survenir

α) Sous l'influence directe d'irritations chroniques de divers ordres (*théorie irritative*).

β) Indirectement, par le fait de lésions préparatoires qui ont troublé l'équilibre existant normalement entre les tissus (*théorie histo-mécanique*).

CHAPITRE II

DES TUMEURS EN PARTICULIER

Les règles fondamentales à suivre pour la classification des néoplasmes sont au nombre de deux :

1° Les caractères distinctifs doivent être tirés du parenchyme ;

2° On doit classer les tumeurs en les mettant en parallèle avec les parties normales dont elles dérivent et dont elles reproduisent plus ou moins fidèlement la structure, c'est-à-dire en se fondant sur leur *composition histologique* et sur leur *histogénie*.

En conséquence, on a coutume d'admettre les trois divisions principales de Virchow :

α) *Tumeurs histoïdes*, dont chacune résulte de la *néoformation d'un tissu* déterminé ;

β) *Tumeurs organoïdes* ou *épithéliales*, dont la structure rappelle celle des *organes* et dans lesquelles l'élément épithélial entre pour une part importante ;

γ) *Tumeurs complexes*, dont la genèse se rattache directement à des *anomalies de développement*.

A l'encontre de ces principes, beaucoup de néoplasmes ont reçu des désignations créées empiriquement d'après des caractères morphologiques plus ou moins accessoires ou se rapportant au stroma. Parmi ces noms anciens, il en est qui sont encore d'un usage courant, si bien qu'il serait difficile de les supprimer ; d'autres doivent être conservés jusqu'à nouvel ordre, faute de données histogéniques suffisantes. Il s'en est suivi une certaine confusion dans la nomenclature oncologique.

Pour y parer dans la mesure du possible, nous donnerons les synonymes les plus usités pour chaque espèce, et nous rattacherons les formes à dénominations particulières ou à détermination incertaine, aux types bien établis dont elles se rapprochent le plus. Ces formes spéciales figurent en italiques sur le tableau ci-dessous.

CLASSIFICATION DES TUMEURS

PREMIÈRE SÉRIE FORMES ADULTES TYPIQUES (homologues).	DEUXIÈME SÉRIE FORMES JEUNES, ATYPIQUES (hétérologues). SARCOMES ET CARCINOMES

SECTION I — Tumeurs histioïdes.

Groupe conjonctif et vasculaire.

Fibrome.	Fibrosarcome, S. fibro-plastique.
Myxome.	Myxosarcome, S. myxoplastique.
Lipome.	Liposarcome, S. lipoplastique.
Chondrome.	Chondrosarc., S. chondroplastique.
Chordome.	
Ostéome.	Ostéosarcome, S. ostéoplastique.
Mélanome.	Mélanosarcome.
Xanthome.	Xanthosarcome.
Lymphome.	Lymphosarcome, S. lymphoïde.
	Chlorome.
Myélome.	Myélosarcome.
Angiome.	Angiosarcome, S. angioplastique.
	Sarcomes non homologués, à cellules : rondes, fusiformes, polymorphes, géantes.

Groupe musculaire. Myome. — Myosarcome, S. myoplastique.

Groupe nerveux. Neurome. Gliome et neuro-épithéliome. — Sarcome névroglique.

SECTION II — Type intermédiaire.

Endothéliome des vaisseaux, des méninges, des séreuses.
Psammome.
Périthéliome.
Cylindrome (partie).
Cholestéatome (partie).

Formes atypiques de même désignation.

SECTION III — Tumeurs organoïdes (épithéliales).

Groupe fibro-épithélial.
Papillome.
Adénome.
Kystes.
Cylindrome (partie).
Adamantinome.
Cholestéatome (part.)

Types particuliers.
Hypernéphrome.
Paragangliome.
Tumeurs chorio-placentaires.

Épithéliome (carcinome).

SECTION IV — Tumeurs complexes.

Tumeurs mixtes.
Kystes dermoïdes complexes.
Tumeurs tératoïdes et tératomes.

Sarcomes et carcinomes complexes.

SECTION I

TUMEURS HISTIOIDES

Les tumeurs histioïdes se répartissent en trois groupes, savoir :
1º Le *groupe conjonctif et vasculaire* ;
2º Le *groupe musculaire* ;
3º Le *groupe nerveux*.

ARTICLE PREMIER

GROUPE CONJONCTIF ET VASCULAIRE

Ce groupe renferme deux séries : 1º les *formes adultes*, homologues ; 2º les *formes jeunes*, hétérologues.

A chaque tissu normal correspond un type de tumeur histoïde *simple*. Mais il arrive souvent que plusieurs tissus de la famille conjonctive se trouvent représentés dans une même néoformation. Nous mentionnerons, à la suite de chacun des types simples, celles des associations néoplasiques ou tumeurs histioïdes *composées* dans lesquelles on le rencontre le plus fréquemment.

PREMIÈRE SÉRIE

FORMES ADULTES, TYPIQUES (HOMOLOGUES)

§ 1. — FIBROME

Le fibrome est une tumeur composée uniquement de tissu conjonctif avec des vaisseaux. Il est tantôt compact et dur, tantôt lâche et mou, et l'on observe également des formes de consistance intermédiaire.

1º Fibromes durs. — Les fibromes durs, tumeurs fibroïdes ou desmoïdes, se présentent comme des nodosités arrondies, bien limitées, à surface unie, bosselée ou lobée. Ils sont inclus dans les tissus ou forment des tubérosités saillantes, des polypes.

Ils sont le plus souvent uniques, si ce n'est au niveau de la peau. Leur volume varie depuis celui d'une tête d'épingle jus-

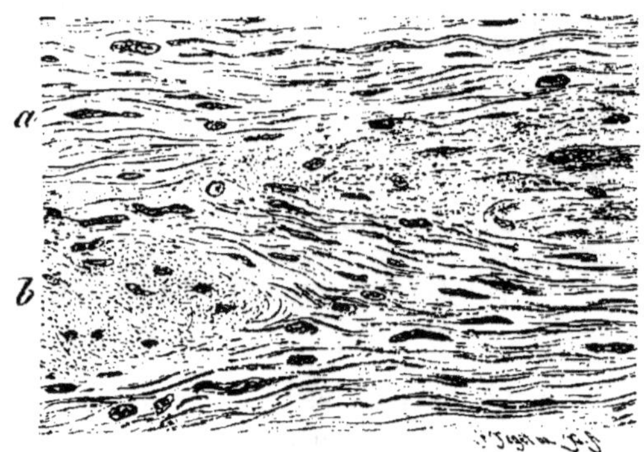

Fig. 105. — Fibrome (ZIEGLER).

Trousseaux fibreux sectionnés longitudinalement (*a*) et transversalement (*b*). .

qu'à celui d'un utérus gravide et au-delà ; leur poids peut atteindre plusieurs kilos.

Durs et consistants, ils crient sous le couteau et montrent une section uniforme, légèrement bombée, de couleur blanche ou gris rosé, avec un reflet nacré, sèche ou à peine humectée par un peu de sérosité.

La texture est dense et serrée, comparable à celle du derme ou de la tunique albuginée. Sur les préparations histologiques on voit des faisceaux lamineux se croisant en tous sens, entre lesquels sont interposées des cellules plates à prolongements ramifiés et dont on n'aperçoit guère que le noyau dans le tissu adulte. On trouve, en outre, des vaisseaux et assez souvent des fibres élastiques. Ces diverses parties sont unies par une petite quantité de substance amorphe très tenace. Souvent les faisceaux conjonctifs sont groupés en amas concentriques ou en tourbillons.

La richesse en cellules varie suivant les cas et aussi dans les diverses régions d'une même tumeur. Dans les points où le néoplasme est en voie d'accroissement, on observe des fibroblastes plus nombreux, à protoplasma bien apparent et des cellules rondes en foyers ou en traînées.

Lorsqu'il y a plusieurs noyaux fibreux agglomérés, ils sont réunis par des cloisons de tissu conjonctif lâche renfermant les principales ramifications vasculaires.

Les fibromes prennent naissance dans la peau et dans les muqueuses ; dans le tissu cellulaire sous-cutané, sous-muqueux, sous-séreux, intermusculaire ; dans les aponévroses, dans le périoste ; dans la charpente connective des glandes (mamelle, rein) ; dans la gaine des nerfs.

Le réseau vasculaire des fibromes est de richesse fort variable. Les uns ne présentent que de rares capillaires très étroits ; d'autres au contraire possèdent un grand nombre de vaisseaux qui demeurent béants sur la section et saignent abondamment quand ils sont ouverts : tels les polypes pharyngiens insérés sur la base du crâne. Il en est enfin qui offrent une structure caverneuse rappelant celle des angiomes (faux angiomes).

Les fibromes sont sujets à diverses métamorphoses régressives : la pigmentation à la suite d'hémorragies interstitielles, la dégénérescence hyaline, graisseuse ou muqueuse, la calcification. Le ramollissement muqueux, des accumulations locales de sérosité et des ectasies lymphatiques y deviennent parfois la cause d'une véritable transformation cystoïde. Ceux des os et du périoste sont souvent ossifiés en partie. Enfin, lorsque leur surface est exposée aux agents irritants du dehors, on peut les voir s'enflammer et s'ulcérer.

A côté des fibromes purs, il convient de signaler des productions plus complexes dans lesquelles le tissu fibreux se trouve combiné au myxome, au lipome, au myome. Ceux qui renferment des inclusions de nature épithéliale se rapprochent des adénomes. La transformation la plus importante est la dégénérescence sarcomateuse.

2° **Fibrome mou.** — Le fibrome mou est, comme le précédent. de forme arrondie, souvent lobé ou lobulé. Sa texture est lâche, analogue à celle du tissu cellulaire œdématié. Les faisceaux conjonctifs entrecroisés y constituent un feutrage dont les aréoles contiennent une substance séro-muqueuse plus ou moins abondante, assez fluide pour s'écouler sur la coupe ; fréquemment il y a des excavations d'apparence kystique.

Le réseau capillaire est généralement bien développé ; des

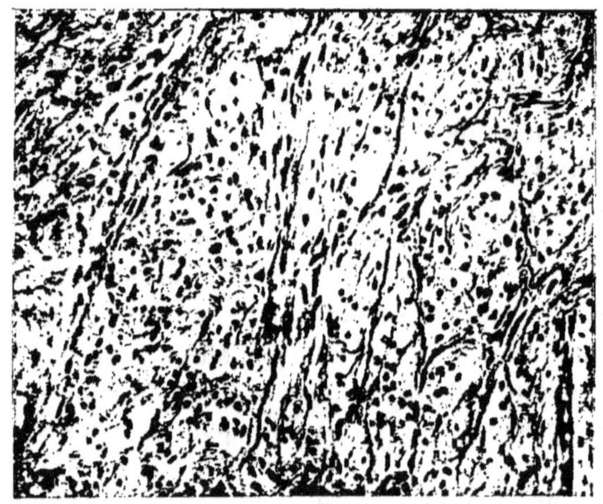

Fig. 106. — Fibrome. Gr. 150/1.
Faisceaux fibreux entrecroisés et sectionnés en divers sens.

cellules fusiformes et étoilées s'anastomosent au sein de la matière liquide interstitielle et l'on constate également la présence de cellules rondes isolées ou agminées.

Le siège de prédilection des fibromes mous est le système tégumentaire, tant externe qu'interne. Ceux qui sont cutanés sont représentés surtout par les *verrues molles* et par des masses moins nettement délimitées qui soulèvent la peau en forme de bourrelets ou de replis pendants (*fibroma pendulum* ou *molluscum*). Sur les muqueuses, ce sont des excroissances polypeuses, moins fréquentes que les adénomes de même aspect dont elles se différencient par l'absence d'éléments glandulaires proliférés.

En ce qui concerne les autres localisations anatomiques, les altérations régressives et les associations néoplasiques, ils se comportent comme les fibromes durs.

Les fibromes sont en général des tumeurs bénignes, à croissance expansive et très lente ; ils ne deviennent gênants que par leur volume et par la compression qu'ils exercent sur les organes voisins et ils ne récidivent pas après ablation.

3° **Formes spéciales.** — Nous mentionnons, pour finir, quelques formes spéciales de la néoplasie fibromateuse.

α) *Les fibromes cutanés multiples*, tantôt confinés dans le territoire de distribution d'un nerf, et souvent disposés d'une façon symétrique, tantôt répartis sans ordre dans l'étendue de la peau, doivent être attribués à un vice de développement. Ils siègent dans le derme et dans le tissu cellulaire sous-jacent et ont surtout leur point de départ dans les enveloppes conjonctives et dans la charpente interstitielle des glandes et des nerfs. Les fibromes, parfois très volumineux, échelonnés sur les

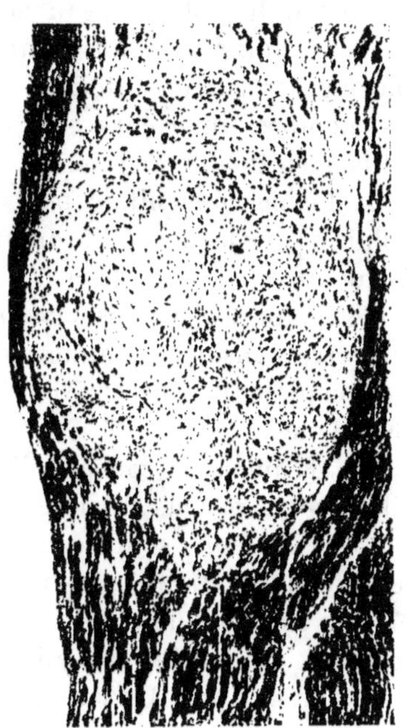

Fig. 107. — Neuro-fibrome cutané Gr. 30/1 (Préparation de R. CESTAN).

Les faisceaux nerveux sont refoulés et en partie interrompus par un nodule fibreux.

troncs nerveux, sur le plexus myentérique, etc. (faux neuromes) et les nodosités cutanées relèvent d'une même affection, la *neurofibromatose* (maladie de RECKLINGHAUSEN). C'est une forme grave à cause de l'extension que prend la néoplasie et de sa tendance à évoluer vers le sarcome.

Autour des nerfs, la néoformation peut offrir l'aspect d'un enchevêtrement de cordons noueux, le *neuro-fibrome* dit *plexiforme*.

β) On connaît aussi des *fibromes plexiformes péri-canaliculaires* développés autour des conduits galactophores et envahissant d'ordinaire les deux mamelles.

γ) *L'éléphantiasis* est un état caractérisé par une hyperplasie fibreuse diffuse de la peau et du tissu sous-cutané ; les téguments s'épaississent au point de produire une intumescence énorme des parties atteintes. L'affection occupe de préférence les membres inférieurs et les organes génitaux externes. Elle est congénitale ou acquise.

La forme congénitale peut être héréditaire et présente des affinités avec la neuro-fibromatose : elle coexiste d'ailleurs assez fréquemment avec celle-ci.

L'éléphantiasis acquis, endémique dans les régions tropicales, doit être considéré comme une hyperplasie inflammatoire du tissu conjonctif consécutive à des lymphangites et des adénites chroniques.

Il s'accompagne souvent d'ectasies très prononcées des lymphatiques et parfois aussi des vaisseaux sanguins.

δ) *Les chéloïdes* sont des productions fibreuses de la peau qui se développent tantôt sans cause apparente (ch. spontanée) tantôt à la suite de plaies (ch. cicatricielle), sous la forme de bourrelets ou de saillies irrégulières se continuant parfois à leur pourtour par des digitations rayonnées. Le tissu en est très dense et consistant, d'un blanc terne ou rosé, pauvre en éléments cellulaires et en vaisseaux, et composé presque exclusivement de faisceaux conjonctifs d'aspect homogène, étroitement enchevêtrés. Ce sont des cicatrices hypertrophiées plutôt que de véritables tumeurs : pourtant elles montrent une grande tendance à récidiver lorsqu'elles ont été enlevées chirurgicalement.

ε) Les plaques d'aspect cartilagineux qu'on observe à la surface des séreuses (foie, rate, etc.) et qui ont été décrites sous le nom de *fibromes cornéens* ou *lamelleux*, ne sont autre chose que des épaississements inflammatoires circonscrits de ces membranes. Elles sont dépourvues de capillaires et leur structure stratifiée rappelle celle de la cornée ou de la tunique interne des vaisseaux.

§ 2. — MYXOME

Ce genre de néoplasme présente des aspects anatomiques variés et s'associe fréquemment à d'autres tumeurs.

1° Description. — Les myxomes sont des tumeurs conjonc-

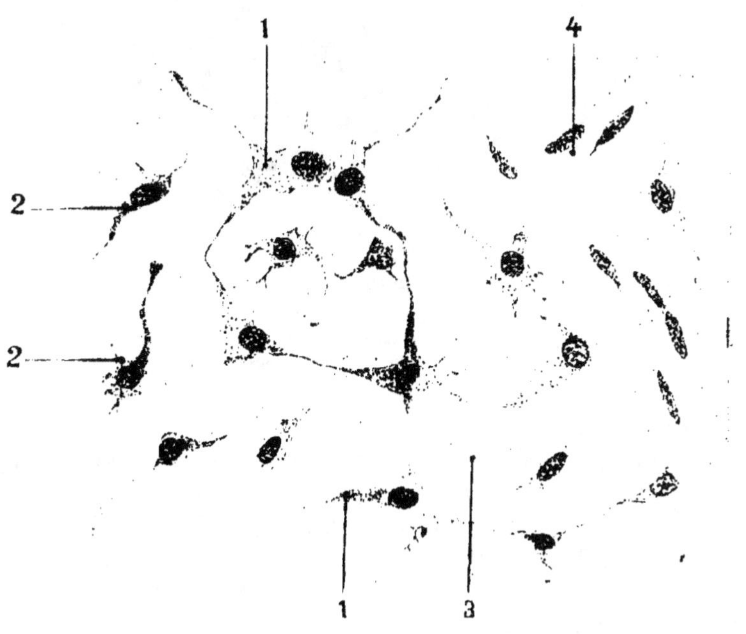

Fig. 108. — Myxome pur. Gr. 600/1.

1, 1, cellules anastomosées. — 2, 2, cellules isolées (ou à anastomoses non comprises dans la coupe). — 3, substance fondamentale gélatineuse. — 4, capillaire.

tives de forme arrondie ou lobée, tantôt bien circonscrites et encapsulées, tantôt à limite moins nette ; ils sont surtout caractérisés par leur consistance molle, presque fluctuante. La coupe montre une masse visqueuse et tremblotante, se soulevant

en saillie sur la surface de section, grisâtre et demi-transparente
ou ambrée et vitreuse et permettant d'apercevoir la coloration
rouge des vaisseaux. A l'examen microscopique, on voit un
réseau capillaire assez riche, des cellules rondes et surtout des
cellules ramifiées et anastomosées et parfois des fibres élastiques.
Tous ces éléments figurés sont maintenus écartés et comme dis-

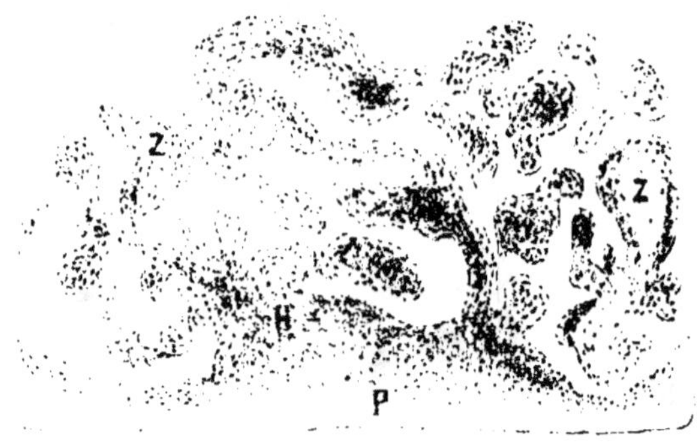

Fig. 109. — Myxome villeux d'une valvule pulmonaire
(d'après RIBBERT).

P, tissu de la valvule. — H, proéminence répondant au pédicule de la tumeur.
Z, végétations myxomateuses.

sociés par une substance fondamentale gélatineuse dans laquelle
ils sont plongés; l'action de l'acide acétique fait apparaître dans
cette matière amorphe un réticulum délié de mucine.

Telle est l'image classique du myxome pur, image qui peut se
trouver modifiée diversement par la présence de fibrilles conjonctives, d'ectasies vasculaires, par la dégénérescence muqueuse
ou graisseuse des cellules.

Les myxomes ont leur siège dans le tissu cellulo-graisseux
sous-cutané du dos, de la cuisse, de l'aisselle ; à l'ombilic, à la
face, à la vulve et au scrotum ; dans les tissus sous-muqueux
d'où ils s'élèvent volontiers sous forme de végétations papillaires
ou polypeuses ; dans le cœur ; dans les aponévroses, le périoste,
la moelle des os ; sur les nerfs, où ils sont souvent multiples et
se comportent à la façon des neuro-fibromes.

Les myxomes du cœur ont l'aspect de masses polypeuses tantôt arrondies, tantôt arborescentes, faisant saillie dans les cavités. Ceux qui sont issus de l'endocarde sont invasculaires; ceux qui naissent dans le tissu sous-endocardique sont pourvus d'un réseau capillaire. Les formes villeuses peuvent causer des embolies lorsque des fragments du néoplasme sont arrachés et entraînés par le torrent circulatoire.

Le type physiologique du myxome est représenté par le tissu muqueux, très répandu chez l'embryon et formant aussi la gelée de Wharton du cordon ombilical.

Souvent les fibromes mous œdémateux ont été pris pour des myxomes. Si l'on a soin d'éviter cette confusion (absence de la réaction mucinique), on est assez rarement dans le cas de poser le diagnostic de myxome pur. Le plus souvent le tissu myxomateux se trouve associé aux autres formes de la néoplasie conjonctive et l'épithète *myxo* figure surtout couramment dans la dénomination des tumeurs composées : myxo-lipome, myxochondrome, etc. Il entre aussi dans la constitution de productions morbides plus compliquées, telles que les myxangiomes, certains adénomes (sein), les tumeurs mixtes de la parotide et du testicule.

La *môle hydatiforme* du placenta, souvent décrite comme une variété de myxome, sera étudiée avec les autres tumeurs placentaires.

Une des associations les plus fréquentes et les plus importantes du myxome est représentée par le *myxo-sarcome*, caractérisé par la présence d'amas et de cordons cellulaires sarcomateux au sein d'un tissu muqueux.

Participant ainsi à une foule de néoplasies diverses, le myxome constitue un type de tumeur difficile à délimiter avec quelque précision. Sa signification clinique est également variable : les formes pures et les combinaisons avec le fibrome et le lipome sont en général bénignes ; il en est pourtant qui récidivent opiniâtrement. L'évolution vers le sarcome est d'un pronostic nettement défavorable.

2° Origine. — La genèse du myxome a été comprise de deux manières différentes :

α) Pour bien des auteurs le tissu myxomateux ne constitue pas à proprement parler une espèce histologique distincte : il répond, soit à des stades jeunes des autres tissus de la série conjonctive, soit à des formes métaplastiques ou à des types de passage (du tissu conjonctif au cartilage, par exemple).

C'est ainsi qu'on admet généralement que le *fibro-myxome*,

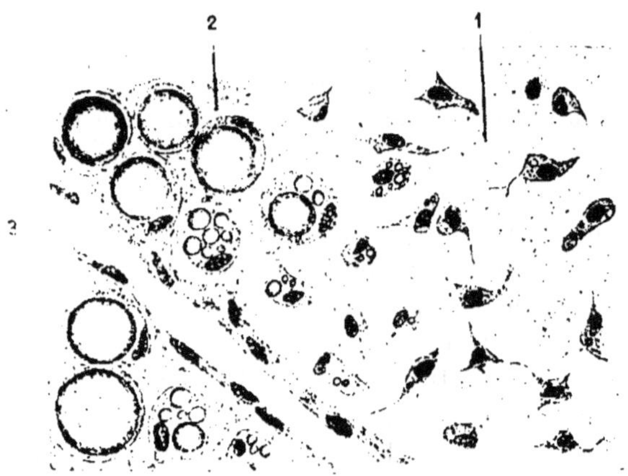

Fig. 110. — Myxo-lipome de la cuisse (Prép. de J. Tapie). Gr. 400/1.

1, tissu myxomateux à substance intra-cellulaire homogène et dont les cellules se remplissent peu à peu de graisse (en allant de droite à gauche). — 2, tissu adipeux (cellules graisseuses et stroma conjonctif). — 3, capillaire.

le *chondro-myxome* résultent de ce que les faisceaux lamineux ou la substance cartilagineuse subissent la transformation muqueuse en même temps que les cellules prennent la forme étoilée caractéristique. De même, dans le tissu adipeux, les cellules perdent leur graisse et s'entourent d'une matière fondamentale gélatineuse à travers laquelle elles poussent des prolongements ramifiés, donnant ainsi l'aspect du *myxo-lipome*, etc. Mais la métaplasie peut aussi se faire en sens inverse, les cellules myxomateuses se remplissant peu à peu de graisse. Telle est l'interprétation que nous avons adoptée pour la tumeur à laquelle se rapporte la figure 110.

β) Suivant la théorie de Cohnheim, qui s'appuie surtout sur

l'existence de formes congénitales et infantiles, les tumeurs proviennent de *germes mésenchymateux mixtes*, les diverses variétés des tissus conjonctifs végétant côte à côte, d'une façon indépendante, et sans se transformer les unes dans les autres.

§ 3. — LIPOME

1º Description. — Les lipomes se présentent comme des
masses tubéreuses, aplaties ou lobées, plus ou moins molles :

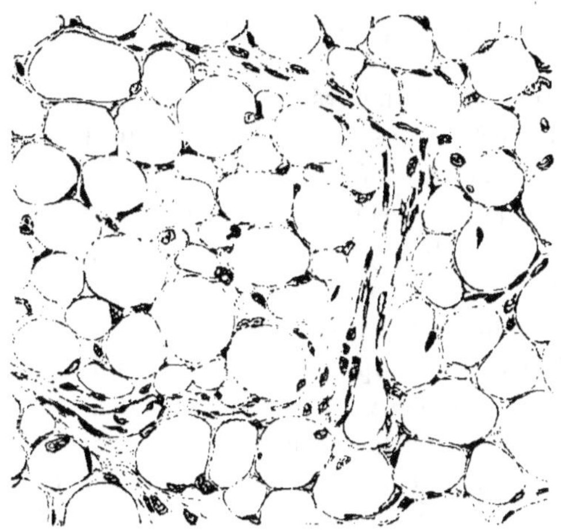

Fig. 111. — Lipome (ZIEGLER).

Vésicules adipeuses groupées en lobules au sein d'un stroma conjonctif.

ils sont d'ordinaire bien circonscrits, souvent pourvus d'une
capsule, et n'affectent que rarement la forme diffuse.

Ils sont constitués par des cellules adipeuses réunies en lobules
que séparent de minces travées connectives et dont chacun possède son réseau vasculaire indépendant. Les lobules sont groupés à leur tour en lobules secondaires et en lobes plus volumineux entre lesquels s'étendent des cloisons conjonctives plus
épaisses. Les artérioles lobulaires s'embranchent sur des rameaux plus gros provenant des artères lobaires qui elles-mêmes
sont généralement issues d'un seul tronc principal, de sorte

que l'ensemble présente la disposition d'une sorte de grappe.

Cette composition histologique est analogue à celle du tissu adipeux normal dont elle ne s'écarte que par quelques caractères secondaires : lobulation moins distincte et aspect plus compact sur la coupe ; coloration d'un jaune plus clair, parfois presque blanchâtre, comme celle de la graisse dans le jeune âge ; dimensions plus considérables des vésicules graisseuses dont le diamètre peut dépasser 150 μ : présence dans les zones d'accroissement, de jeunes lipoblastes montrant les stades successifs de la réplétion graisseuse.

Souvent le stroma renferme des mastzellen en nombre variable.

La consistance des tumeurs est d'autant plus faible que le stroma fibreux est moins développé : lorsqu'il est très abondant, on a la variété dite *lipome dur, stéatome*.

Il existe aussi des formes très vasculaires, à ectasies veineuses prononcées, lipomes dits *caverneux* ou *érectiles ;* d'autres présentent des *dilatations lymphatiques*.

Les métamorphoses régressives les plus fréquemment observées sont : l'*atrophie* simple, par résorption de la graisse ; la *nécrose* en foyers qui peuvent ensuite se *calcifier* ou être remplacés par des *cavités cystoïdes ;* celles-ci peuvent encore résulter du *ramollissement muqueux* ou d'une déliquescence localisée des cellules adipeuses (*kystes huileux*). Ces divers troubles nutritifs sont attribués au traumatisme, à la torsion des vaisseaux nourriciers, etc.

Le lipome entre en combinaison avec divers autres néoplasmes : en première ligne avec le *myxome ;* puis, avec l'*angiome*, le *fibrome*, le *chondrome*. Les formes composées sont bien moins communes que le lipome pur. Parmi elles, le *lipome sarcomateux* est la seule qui puisse présenter un caractère prononcé de malignité.

Le lipome est un néoplasme très fréquent ; habituellement unique, il peut parfois se trouver en grand nombre et atteint dans quelques cas un volume énorme ; on en voit qui pèsent de 30 à 40 kilos.

Le siège de prédilection des lipomes est le pannicule adipeux principalement au niveau du cou, de la nuque, du dos, des épaules, du siège, de la paroi abdominale. Il en est qui émergent, refoulant la peau et constituant des tumeurs pédiculées, *lipome pendulum*.

Dans la région cervicale, l'hyperplasie du tissu graisseux prend quelquefois la forme d'un gros bourrelet, figurant une sorte de collier, lipome annulaire (*Fetthals*).

On les trouve également dans les séreuses (mésentère, grand épiploon, plèvre costale) ; dans la paroi de l'estomac ou de l'intestin, tantôt occupant le tissu sous-muqueux, tantôt poussant dans la cavité sous forme de polypes ; dans la mamelle, le rein, les méninges.

Dans les synoviales, ils peuvent revêtir l'aspect de productions villeuses (lipome dit *arborescent*) se développant dans l'intérieur des jointures. Des végétations analogues se voient dans le péritoine, et il peut s'en détacher des fragments qui constituent une forme des *corps libres* des articulations ou des séreuses.

D'après ce qui précède on voit que les lipomes ont leur point de départ aussi bien dans le tissu adipeux préexistant que dans des parties normalement dépourvues de graisse.

2° Origine et évolution. — Au point de vue histogénique, il s'agit d'une véritable néoformation d'éléments jeunes qui peu à peu se remplissent de matière grasse. Le développement se fait d'une manière autonome, aux dépens d'un germe initial, et non par infiltration graisseuse progressive des cellules conjonctives voisines, comme dans la polysarcie. Ainsi s'explique l'agencement anatomique décrit plus haut. Ce caractère d'autonomie apparaît non moins nettement dans l'évolution des néoplasmes ; on voit en effet, des lipomes continuer de grossir alors que l'organisme du porteur est en voie de déchéance et d'amaigrissement.

La croissance des lipomes, éminemment centrale et d'ordinaire très lente, s'accélère parfois sous l'influence des fonctions génitales (puberté, grossesse, ménopause). Ce sont des tumeurs très bénignes, sans aucune tendance à la récidive ni à la généralisation.

La pathogénie des lipomes est peu connue et sans doute diverse. Les traumatismes, les pressions répétées peuvent influer sur leur production (lipomes professionnels).

Les lipomes multiples du tégument externe peuvent offrir une disposition symétrique qui semble indiquer une influence neurotrophique. Il en est qui se développent dans les ganglions lymphatiques : ceux-ci sont envahis par le hile et remplacés peu à peu par du tissu graisseux (adéno-lipomatose).

L'hérédité paraît évidente, dans un certain nombre de cas : pour expliquer la formation des lipomes hétéroplastiques on a eu recours à la théorie des *germes erratiques* qui paraît surtout vraisemblable pour les lipomes intra-crâniens et pour ceux du rein. Il est rare d'observer le lipome à l'état congénital, si ce n'est dans des formations tératologiques, telles que les polypes pileux du pharynx et certains cas de spina bifida.

§ 4. — CHONDROME

1° Description. — Les chondromes présentent, au point de vue de leur morphologie et de leur évolution, des caractères bien tranchés et leur diagnostic est, en général des plus faciles.

a. *Caractères anatomiques*. — Ils sont essentiellement constitués par des noyaux cartilagineux de faible dimension, de forme arrondie ou irrégulière, agglomérés par un stroma conjonctif peu abondant en masses tantôt unies, tantôt bosselées ou lobées. Ils sont nettement limités, pourvus d'une capsule et ils offrent au toucher et à la section une consistance caractéristique, à la fois dure et élastique.

Sur la coupe, on voit des ilots d'une substance tantôt blanche et opaque, tantôt gélatineuse et demi-transparente, ou encore d'apparence fibreuse, entre lesquels s'étendent des travées connectives et vasculaires se continuant avec l'enveloppe générale de la tumeur.

Toutes les variétés du tissu cartilagineux peuvent se rencontrer dans les chondromes, isolément ou juxtaposées. C'est le cartilage hyalin qu'on trouve le plus communément, avec des particularités de structure qui font que souvent il s'éloigne sensiblement du type physiologique. Tantôt les cellules ont leur aspect normal, tantôt elles sont plus petites ou plus grandes, parfois plurinucléées, plus ou moins polymorphes et réparties sans régularité. Les capsules sont souvent peu nettes ; elles peuvent manquer ou acquérir au contraire des dimensions exagérées et

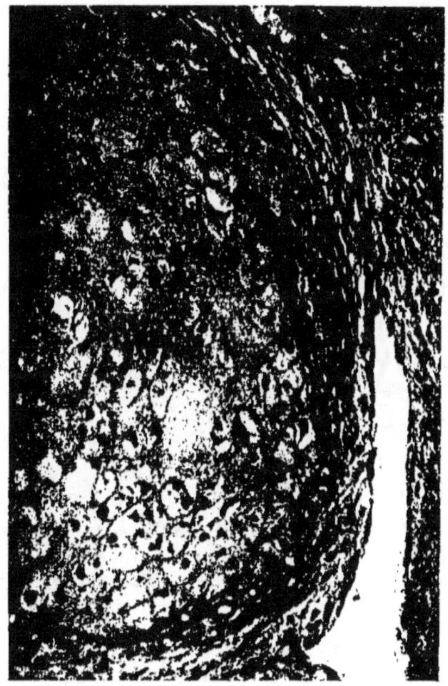

Fig. 142. — Nodule cartilagineux hyalin
dans un tératome du testicule. Gr. 150/1.

Le noyau cartilagineux est entouré d'une membrane fibreuse
faisant office de périchondre.

renfermer plusieurs cellules ou un groupe de capsules secondaires. Une forme très répandue est le *cartilage à cellules ramifiées*, occupant les points nodaux d'un système de fins canalicules creusés dans la substance fondamentale ; les auteurs ont coutume de la rapprocher du cartilage des céphalopodes. La substance amorphe montre des fibrilles d'abondance variable et affectant parfois une disposition rayonnée autour des cellules.

b. *Développement*. — Le tissu propre du chondrome n'étant
pas vasculaire, le néoplasme se développe par nodules ou foyers
indépendants les uns des autres et dont chacun tire sa subsistance des vaisseaux du tissu conjonctif ambiant; celui-ci joue
tout à la fois le rôle d'un stroma nourricier et d'un périchondre.

L'accroissement peut être central ou appositionnel, c'est-à-

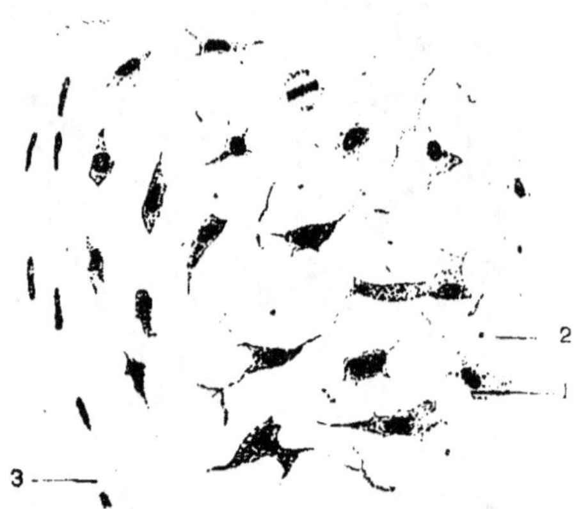

Fig. 113. — Chondrome à cellules ramifiées.
(Fémur. Prép. de TAPIE). Gr. 250 1.

1, cellules cartilagineuses à prolongements ramifiés et dépourvues de capsules. —
2, substance fondamentale du cartilage. — 3, cloison conjonctive figurant un périchondre.

dire qu'il se fait : 1° par division des cellules préexistantes; et
2° aux dépens des cellules périchondrales qui tantôt se transforment directement (*métaplasie*), tantôt prolifèrent et donnent
naissance à des éléments jeunes, *chondroblastes*, évoluant progressivement vers la forme adulte.

Les cellules cartilagineuses en voie de multiplication contiennent de la matière glycogène et forment des amas plus
serrés, pouvant affecter une disposition en colonnes, comme
dans l'ostéogénie enchondrale; elles sont douées d'amiboïsme.

c. *Modifications secondaires*. — Lorsque les nodules néoplasiques ont acquis un certain volume, ils se laissent parfois
pénétrer par des vaisseaux issus du stroma, à la manière des
épiphyses au stade d'ossification. Cette vascularisation s'accom-

pagne d'une résorption de la partie centrale du cartilage à laquelle se substitue un tissu médullaire, tandis que la zone corticale continue de s'accroître au contact du périchondre.

Cette production d'espaces médullaires est souvent liée à une calcification préalable et semble répondre à une ébauche d'ossification ne dépassant pas le stade initial.

D'autres fois on assiste à une néoformation osseuse typique, s'effectuant tantôt suivant le mode physiologique de l'ostéogénie enchondrale, tantôt par métaplasie. Il est rare qu'elle envahisse le chrondrome tout entier qui se trouve alors converti en ostéome. D'habitude elle n'est que partielle et occupe les parties profondes. Lorsqu'on trouve une couche osseuse à la surface du néoplasme, elle appartient généralement à un os ancien distendu par la tumeur.

Plus fréquemment que ces phénomènes d'ordre progressif, on trouve des modifications régressives, telles que la *calcification* qui peut porter soit sur les capsules, soit sur la substance fondamentale, et surtout la *dégénérescence muqueuse*.

Sous l'influence de celle-ci, la matière inter-cellulaire prend une consistance gélatineuse et donne la réaction de la mucine. Quand elle est très accusée, les cellules elles-mêmes subissent la fonte muqueuse ou l'altération granulo-graisseuse ; des portions plus ou moins étendues du tissu morbide tombent en déliquescence et il se forme des excavations cystoïdes (certains kystes des os). Ces troubles nutritifs atteignent principalement le centre des lobules.

L'imprégnation calcaire diffère de celle qui précède l'ostéogénie par l'absence de vascularisation.

Les chondromes voisins de la peau peuvent s'ouvrir à travers les téguments et prendre l'aspect d'ulcérations calleuses et torpides, dont le fond et les bords sont constitués par une coque cartilagineuse nécrosée à sa surface (*ulcère cartilagineux*).

d. *Associations.* — Les principales associations néoplasiques du chondrome sont : le *fibro-chondrome*, le *chondro-lipome*, l'*ostéochondrome* et le *chondro-myxome*.

En ce qui concerne ce dernier, il est parfois difficile de distinguer la métaplasie myxomateuse de la simple dégénérescence

muqueuse, particulièrement pour le cartilage à cellules étoilées.
Pour le *chondro-sarcome* et le *chondrome ostéoïde*, voyez ci-après,
page 515. Le cartilage entre également dans la composition des

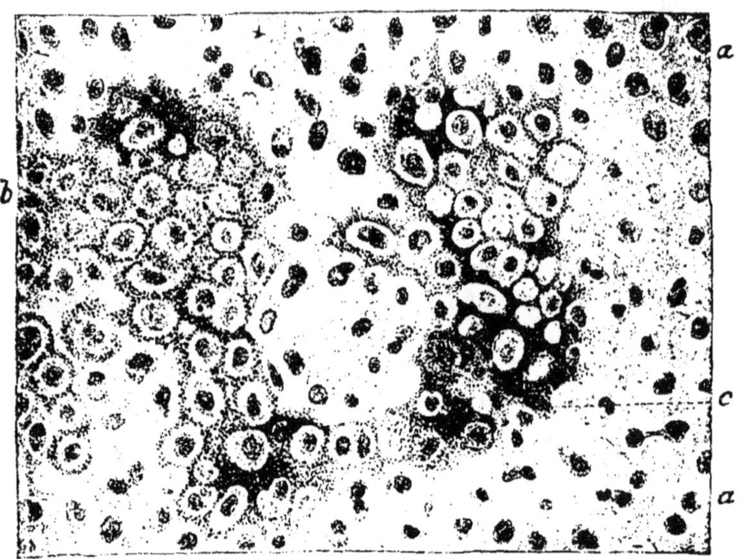

Fig. 114. — Chondrome calcifié du périoste (ZIEGLER).
a, cartilage hyalin. — b, c, cartilage calcifié.

tumeurs mixtes (glandes salivaires, testicule) et dans celle de la
plupart des *tératomes*.

c. *Formes principales.* — Il est d'usage de diviser en deux groupes
les néoformations cartilagineuses :

1° Les *ecchondroses* qui sont de simples excroissances hyperplas-
tiques des cartilages préexistants. Généralement multiples et de
petit volume, elles siègent sur les cartilages épiphysaires et
costaux, sur les anneaux de la trachée, sur le larynx ; elles s'ossifient fréquemment.

Pour l'*ecchondrose sphéno-occipitale*, voyez le paragraphe suivant.

2° Les *chondromes* proprement dits, qui ont leur point de
départ tantôt dans le squelette, tantôt dans les parties molles

(chondromes hétérotopiques). Ils sont uniques ou multiples.

Les chondromes des os sont superficiels (ecchondromes, péri-chondromes) ou profonds (enchondromes), formés en ma-jeure partie de cartilage hya-lin et s'ossifiant assez souvent. Ils occupent de préférence les mains, plus rarement les pieds, et s'y développent en grand nombre, principalement au ni-veau des phalanges, consti-tuant des masses noueuses et amenant des déformations très prononcées des parties. On les trouve fréquemment aussi sur les os des épaules et sur ceux du bassin, où ils deviennent parfois énormes, dépassant le volume d'une tête d'adulte.

Les chondromes hétéroto-piques sont souvent constitués par du fibro-cartilage. Ils peu-vent siéger dans les aponé-vroses, le diaphragme, le tissu cellulaire sous-cutané; mais on les trouve surtout à l'état de tumeurs mixtes dans la région cervico-faciale (parotide, etc.) et dans le testicule, plus rare-ment dans l'ovaire, la ma-melle, le poumon.

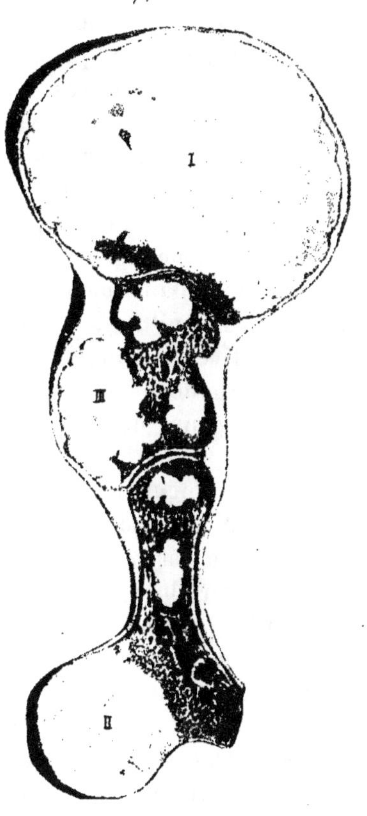

Fig. 115. — Chondromes multi-ples du médius (RIBBERT, 1904).

La plus grosse tumeur occupe la phalangette (I).

Le fibro-cartilage à fibres élastiques ne se voit guère que dans les *chondromes auriculaires*.

2° **Origine et évolution.** — L'histoire des chondromes pré-sente un certain nombre de données qui font penser à une ori-gine tératogénique.

Les chondromes du squelette sont souvent multiples d'emblée ;
l'influence de l'hérédité sur leur production est établie par plusieurs observations ; ils se montrent surtout chez les adolescents
et ils siègent de préférence vers les extrémités des os longs. Or,
on sait combien est fréquente la persistance de petites portions
des cartilages épiphysaires, épargnées par l'ossification et demeurant incluses dans la diaphyse. La présence de ces îlots hétérotopiques, dans laquelle le rachitisme ne semble pas jouer le
rôle prépondérant que lui avait attribué Virchow, a fourni la
première base anatomique positive à la théorie de Cohnheim sur
la genèse des néoplasmes.

Cependant, dans bien des cas, et en particulier pour les
tumeurs congénitales, il s'agit évidemment de perturbations
moins tardives et remontant à la période embryonnaire.

C'est également par des germes erratiques, isolés accidentellement au cours de la vie intra-utérine, qu'on a cherché à
expliquer la formation des chondromes extra-squelettiques.

Ainsi les tumeurs cartilagineuses des glandes salivaires et du
cou seraient issues de fragments détachés des arcs branchiaux ;
celles du sein dériveraient de l'ébauche des côtes ; celles du testicule, des vertèbres ; celles de la région auriculaire, du cartilage
du pavillon ; celles du poumon, des anneaux de la trachée.

L'existence assez fréquente de nodules cartilagineux hétérotopiques dans diverses régions ne saurait être contestée ; mais
il ne semble pas que leur rôle dans la pathogénie des chondromes soit aussi général qu'on avait cru devoir l'admettre.

Il paraît hors de doute que ces néoplasmes peuvent prendre
naissance au sein des tissus chondrogènes, périoste et moelle,
dans des points où le microscope ne saurait déceler la présence d'éléments cartilagineux préexistants. De même pour la
genèse des chondromes siégeant dans les parties molles, il y a
lieu de faire une part importante aux phénomènes d'hétéroplasie et de métaplasie. Ici encore les anomalies de la différenciation doivent tenir une plus grande place que la dislocation
mécanique des ébauches embryonnaires.

Quant aux traumatismes et aux inflammations, il est
probable que ce sont là de simples facteurs occasionnels

qui ne deviennent efficaces que chez des sujets prédisposés.

Abstraction faite des formes sarcomateuses, dont il sera question plus loin, le chondrome ne mérite que sous réserves son ancienne réputation de bénignité. Il est vrai que, d'ordinaire, son accroissement est purement périchondral et qu'il ne cause alors qu'une gêne mécanique ; mais parfois le périchondre fait défaut, les cellules cartilagineuses prolifèrent elles-mêmes et envahissent les tissus ambiants. Dans ce cas, la tumeur peut végéter dans l'intérieur des veines après en avoir perforé les parois et former des métastases dans les poumons; plus rarement, on l'a vue se propager par les voies lymphatiques.

§ 5. — CHORDOME

Le chordome (RIBBERT) est un tumeur constituée par le tissu de la notocorde.

Il en existe une forme bénigne et une forme maligne.

1° Forme bénigne. — Connue depuis longtemps, cette forme est représentée par des excroissances molles, de faible dimension, siégeant habituellement sur le clivus de Blumenbach. Enracinées en quelque sorte dans les aréoles de l'apophyse basilaire ou de la portion attenante du sphénoïde, elles émergent à la face postérieure de l'os par un mince pédicule qui traverse la dure-mère et se renfle ensuite en un petit corps arrondi, de la grosseur d'un pois ou d'une cerise, adhérent à la pie-mère en regard de l'artère basilaire. Ce corps, translucide, de consistance gélatineuse, et dépourvu de vaisseaux propres, est formé de grosses cellules vésiculeuses réunies par un peu de substance inter-cellulaire.

VIRCHOW, pensant que ces productions étaient une variété de chondromes, leur avait donné le nom d'*ecchondroses physaliphores*. H. MÜLLER, le premier, leur assigna une origine chordale; mais cette opinion ne fut généralement admise qu'à la suite des recherches de RIBBERT. Ces petites tumeurs ne se révèlent par aucun symptôme et se réduisent, en somme, à des trouvailles d'autopsie.

2° Forme maligne. — Mais des observations plus récentes ont fait connaître que les vestiges de la chorde dorsale pouvaient aussi donner naissance à des néoplasmes envahissants, détruisant sur une grande étendue les parties osseuses, comprimant les centres nerveux et entraînant des accidents mortels.

Ces *chordomes malins* figurent une masse irrégulièrement

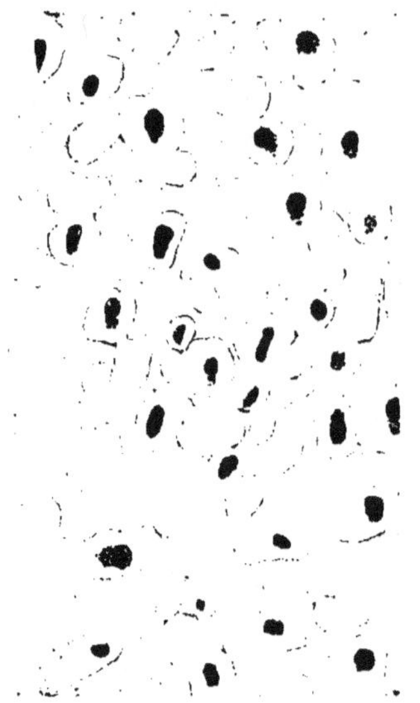

Fig. 116. — Chordome malin sphéno-occipital. (Cas de FREN-KEL et BASSAL, 1910. Dessin de E. ESCURRÉ. Gr. 300.1.

Tissu néoplasique rappelant l'aspect du cartilage. Matière fondamentale homogène, creusée de cavités arrondies dans lesquelles sont logées les cellules chordales.

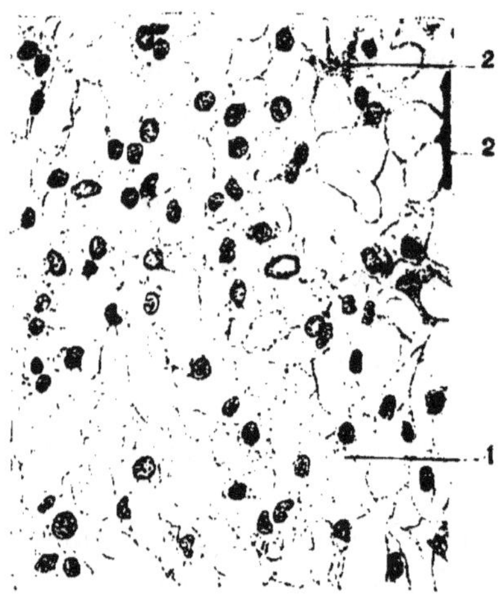

Fig. 117. — Chordome malin sphéno-occipital. (Cas de FREN-KEL et BASSAL, 1910). Gr. 350/1.

1, tissu néoplasique offrant l'aspect d'une sorte de plasmode réticulé, parsemé de noyaux. — 2, trabécules de substance inter-cellulaire homogène.

bosselée, adhérente à la base du crâne plus ou moins profondément érodée. La surface de section montre un parenchyme tantôt mou, tantôt assez ferme, grisâtre ou jaunâtre, avec des suffusions hémorragiques et des foyers de nécrose, cloisonné par des travées conjonctives. Dans les points où il n'est pas altéré, ce tissu propre peut se présenter à l'examen microscopique sous des aspects assez dissemblables :

a. Par endroits, il est constitué par une substance amorphe homogène, creusée de petites cavités ovalaires à bord net, dans lesquelles sont contenues les cellules néoplasiques, de sorte qu'il ressemble à première vue à du cartilage hyalin (fig. 116). Il se distingue cependant de celui-ci par les réactions de la matière fondamentale qui sont celles de la mucine (coloration intense par la thionine) et surtout par l'évolution toute spéciale des éléments cellulaires.

Ceux-ci subissent, en effet, une vacuolisation et une hypertrophie progressives, dont on peut suivre les étapes successives sur la figure 28. Par suite de cette transformation, les cavités agrandies confluent en des lacunes de plus en plus spacieuses, à contour polycyclique, en même temps que la substance intercellulaire subit une diminution très prononcée. Il est à remarquer que le contenu des vacuoles, ou *physalides*, ne manifeste aucune affinité pour les colorants, de sorte qu'elles se détachent sur la coupe comme des espaces vides.

b. Ainsi se trouve réalisée l'image reproduite dans la figure 117 : la matière amorphe a presque disparu, les cellules physaliphores sont intimement pressées les unes contre les autres et l'ensemble offre l'apparence d'une sorte de plasmode fenêtré, à mailles très inégales, parsemé de noyaux occupant les points nodaux du réseau, où le cytoplasme est plus ou moins abondant.

Telle est la structure de la plus grande masse du tissu pathologique, structure bien spéciale et caractéristique des tumeurs issues de la notocorde.

On a signalé des néoplasmes identiques au niveau du sacrum et l'on doit admettre qu'il peut se développer des chordomes partout où il existe des dérivés ou des vestiges de la chorde dorsale, c'est-à-dire sur toute la longueur du rachis et de la base du crâne, jusqu'au voisinage de la selle turcique.

§ 6. — Ostéome

1º Description, formes diverses. — Comme les os normaux, les ostéomes sont constitués par du tissu osseux et du tissu médullaire, associés en proportions variables.

L'*ostéome dur* offre une texture analogue à celle de la substance compacte de la diaphyse des os longs ; il est composé presque exclusivement d'os et de vaisseaux, avec très peu de moelle. Les formes particulièrement denses et presque invasculaires sont désignées sous le nom d'ostéomes *éburnés*.

L'*ostéome spongieux* a une structure alvéolaire, à espaces médullaires plus spacieux. La moelle est rouge, graisseuse ou gélatineuse, suivant les cas.

L'histogénie s'effectue tantôt suivant le mode physiologique, aux dépens du périoste, de la moelle ou du cartilage, tantôt au sein du tissu conjonctif, par hétéroplasie ou par métaplasie.

Les néoformations osseuses ont en majorité leur point de départ dans le squelette et comprennent les *exostoses* et les *ostéomes proprement dits*.

Ces derniers, nettement caractérisés comme tumeurs par leur développement autonome et progressif, n'embrassent qu'un domaine assez restreint.

Les exostoses se présentent comme des excroissances tantôt arrondies ou coniques, sessiles ou pédiculées, tantôt lamelleuses, hérissées d'aspérités et de forme très irrégulière.

Les unes sont purement osseuses, d'origine périostique et souvent de nature irritative. Telles sont les éminences plates ou plus ou moins saillantes, à base circulaire, qu'on trouve principalement sur la voûte du crâne. Elles sont dures d'emblée, éburnées, ou au contraire spongieuses et peuvent alors devenir compactes par apposition continue d'os jeune sur les parois des cavités médullaires.

D'autres, dites *exostoses cartilagineuses*, débutent sous la forme d'ecchondroses qui s'ossifient par la suite. Elles sont situées vers les extrémités des os longs, sont souvent multiples et symétriquement réparties, parfois héréditaires, apparaissent dans le jeune âge (exostoses de croissance), et offrent ainsi de grandes analogies avec les ecchondroses multiples dont il a été question précédemment. Comme celles-ci, elles proviennent de germes cartilagineux disséminés par suite d'une anomalie du développement. Il faut remarquer cependant qu'elles naissent de préférence sur les os de l'avant-bras et du bras, tandis que les ecchondroses non ossifiantes occupent surtout les mains ; la même différence s'observe pour les membres inférieurs.

Sur la coupe elles figurent des saillies osseuses surmontées d'une zone superficielle de cartilage ; on peut les considérer comme des portions détachées des disques cartilagineux tant diarthrodiaux qu'épiphysaires.

Il en est qui sont coiffées d'une sorte de bourse séreuse communiquant parfois avec la cavité de l'articulation qu'elles avoisinent (*exostosis bursata*).

Nous signalerons encore l'*exostose sous-unguéale* siégeant ordinairement au gros orteil et tantôt ostéo-cartilagineuse, tantôt simplement osseuse.

Tandis que les exostoses sont généralement de petite dimension, les *ostéomes* proprement dits peuvent atteindre le volume du poing. Ils se distinguent des chondromes par leur consistance pierreuse, nullement élastique, par leur surface le plus souvent lisse ou peu accidentée, et par leur accroissement plus lent.

2° Siège, évolution. — Les ostéomes prennent naissance, soit à la superficie des os, soit dans la profondeur (ostéomes *centraux* ; quand ils sont petits, on les appelle aussi *enostoses*).

Ce sont des tumeurs bénignes et lorsqu'ils occupent le squelette, en particulier les os des membres, ils n'ont souvent qu'une importance médiocre au point de vue clinique. Dans quelques cas on les a vus se développer à la suite d'un traumatisme.

Il en est cependant qui prennent de la gravité en raison de leur siège. Tels sont ceux de la voûte cranienne qui offrent l'aspect de masses globuleuses ou ovoïdes faisant saillie aussi bien sous le cuir chevelu que du côté de la dure-mère et pouvant comprimer les centres nerveux ; ceux qui se développent dans les sinus de la face dont ils distendent progressivement les parois, et font ensuite irruption sous la peau ou dans les fosses nasales, dans l'orbite, etc.

Les ostéomes vrais des parties molles sont rares. Les plus communs sont ceux de l'encéphale (hémisphères, cervelet, ganglions centraux) qui sont de forme irrégulière, atteignent la grosseur d'une noix et doivent être distingués des foyers calci-

fiés de même localisation. On les trouve encore quelquefois
dans le poumon ou dans le testicule.

3° Tumeurs dentaires. — A côté des exostoses et des
ostéomes, parfois volumineux, qui prennent naissance au niveau

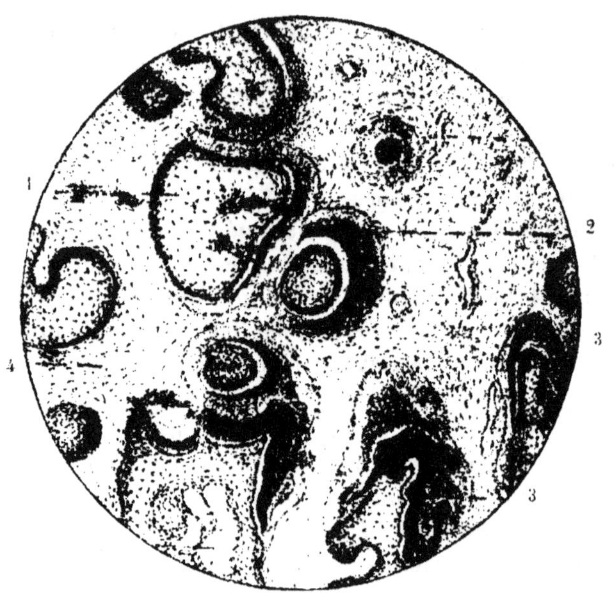

Fig. 118. — Odontome du maxillaire inférieur
chez une fillette de 9 ans (d'après SCHLŒSSMANN).

1, îlot épithélial offrant la composition de l'organe adamantin ; on voit la membrane intermédiaire et une couche d'émail, le tout entouré par la paroi folliculaire.
— 2, autre ébauche dentaire montrant en plus une couche d'ivoire. — 3, ébauches
plus développées. — 4, petite cavité kystique, au centre d'une ébauche.

du rebord ou du périoste alvéolaires, il y a lieu de mentionner
spécialement ceux dont l'origine est en rapport avec l'évolution
des dents. Ils ne sont formés que de tissu osseux et proviennent
du cément (ostéomes *cémentaires*).

Les *odontomes* proprement dits présentent au contraire des
germes dentaires plus ou moins complets, avec dentine et émail.
La figure 118 montre d'après SCHLŒSSMANN, une production de ce

genre comprenant des formations folliculaires bien caractérisées ; seulement, comme le fait remarquer cet auteur, il n'y a
point de papille centrale et, par suite, on observe une disposition inverse de celle qui existe à l'état normal : c'est l'ivoire
qui figure une sorte de calotte recouvrant l'émail.

Une ossification partielle est un épiphénomène qu'on observe
fréquemment dans des tumeurs de toute nature ; mais il s'agit
le plus souvent de néoplasmes *ossifiants* et non de véritables
tumeurs composées. Celles-ci sont bien moins communes, et
l'on ne peut guère citer à cet égard que l'association avec le
fibrome et avec le chondrome.

Remarques. — *a*. On trouve assez fréquemment, dans certaines régions, des formations osseuses ou cartilagineuses siégeant dans les parties molles et dérivant apparemment de
parcelles erratiques, accidentellement détachées du squelette en
voie de développement.

Tels sont les nodules cartilagineux ou osseux branchiogènes,
occupant les parties latérales du cou ou les amygdales, et
affectant volontiers une disposition symétrique ; les productions
analogues situées dans l'appareil respiratoire (trachée, bronches,
poumons), dans les méninges et les membranes de l'œil ; peut-
être aussi les os et les cartilages péniens.

La dénomination d'ostéome ou de chondrome ne saurait
s'appliquer à ces vestiges qui d'habitude n'ont qu'un accroissement très limité, mais seulement aux vrais néoplasmes dont ils
deviennent parfois le point de départ.

b. On ne doit pas non plus ranger parmi les tumeurs les *hyperplasies* osseuses localisées ou diffuses, d'origine irritative. Mais
il convient d'ajouter que la distinction est parfois fort difficile
entre les divers groupes de néoformations constituées par les
tissus squelettiques (voy. tome II).

§ 7. — TUMEURS PIGMENTÉES

Nous décrirons sous cette rubrique le *mélanome* et le *xanthome*.
Comme on le verra ci-après, l'origine de ces tumeurs est loin

d'être élucidée, de sorte qu'il est difficile de leur assigner une place dans la classification. Ce n'est donc que sous réserve que nous les rangeons, suivant l'usage, dans le groupe des néoplasies conjonctives.

1° Mélanome. — Les mélanomes sont, le plus souvent, congénitaux. Les uns occupent les membranes de l'œil et sont constitués par des taches ou des nodules pigmentaires erratiques situés sur l'iris, sur la sclérotique, dans la gaine du nerf optique ou dans le tissu cellulo-graisseux de l'orbite. Il existe aussi des observations de taches mélaniques des centres nerveux et des méninges.

Les autres siègent sur la peau et appartiennent à la classe des *nævi*. Les nævi sont des tumeurs conjonctives, généralement pourvues d'un riche réseau de larges vaisseaux sanguins ou lymphatiques, souvent garnies de poils. Par suite on décrit des formes fibreuses, angiomateuses et lymphangiomateuses, pileuses, etc.

Les nævi pigmentaires ou signes, se présentent tantôt comme de simples taches ou comme des plaques ne s'élevant guère au-dessus du niveau de la peau, à contour arrondi ou irrégulier, tantôt comme des saillies verruqueuses, le plus souvent multiples, ne dépassant pas en moyenne la grosseur d'un pois, mais atteignant parfois un diamètre de plusieurs centimètres. Leur consistance est molle et leur coloration varie du gris au brun noirâtre.

La masse principale d'un nævus est caractérisée par un stroma fibreux creusé de petites cavités arrondies et de canaux irréguliers, à limite imprécise, que remplissent des amas de cellules polymorphes dites *cellules du nævus*. Le tout est recouvert par une lamelle dermique et tapissé par l'épiderme.

Les grains pigmentaires sont contenus, d'une part dans l'épiderme, et plus particulièrement dans la couche des cellules basales, d'autre part dans des cellules allongées et ramifiées (chromatophores, mélanoblastes) occupant la couche dermique superficielle et les cloisons du stroma ; en troisième lieu dans les amas cellulaires intra-alvéolaires où la pigmentation est très inégale et souvent même fait entièrement défaut (V. *mélano-sarcome*).

Suivant l'opinion la plus répandue, ces amas résultent de la prolifération des endothéliums lymphatiques. Pour certains auteurs, les cellules propres du nævus répondraient à des formes embryonnaires, imparfaites, des chromatophores (RIBBERT). La théorie d'UNNA leur assigne au contraire une origine ectodermique. Les mêmes divergences existent en ce qui concerne l'histogénie des néoplasmes pigmentaires à évolution maligne (voy. p. 524).

En résumé, les mélanomes bénins relèvent pour la plupart d'un vice de développement. Parfois ils sont répartis symétriquement ou localisés dans des territoires nerveux déterminés. Leur étude présente surtout de l'intérêt parce qu'ils donnent naissance, assez fréquemment, au mélano-sarcome (nævo-carcinome, UNNA).

2° Xanthome. — Le xanthome, xanthelasma, est un néoplasme cutané reconnaissable à sa coloration jaune, et qui offre des analogies avec le nævus. Comme celui-ci, il se présente sous la forme de taches, de plaques ou d'élevures tubéreuses ou polypeuses. Il est constitué par un stroma fibreux circonscrivant des alvéoles arrondis et des fentes anfractueuses qui contiennent des amas de cellules spéciales, les cellules du xanthome. Ce sont des éléments arrondis, polygonaux ou fusiformes, dont le cytoplasme renferme des granulations pigmentaires d'un jaune clair ou plus ou moins foncé. Il en est parfois qui prennent la forme de cellules géantes. On admet généralement qu'ils proviennent d'une hyperplasie des endothéliums lymphatiques. D'autres les considèrent comme des plasmocytes ou encore comme des cellules adipeuses embryonnaires. En effet, les cellules jeunes sont infiltrées de gouttelettes *graisseuses* qui paraissent se transformer peu à peu en pigment : celui-ci serait donc un *lipochrome*.

A l'état de complet développement, le xanthome, examiné sur les coupes, montre les espaces inter-fasciculaires du derme agrandis et comme distendus par une masse granuleuse uniforme, parsemée de noyaux (substance xanthomateuse) et dans laquelle il est souvent impossible de distinguer des limites cellulaires. Tel est l'aspect représenté sur la figure 119. On remarquera que, dans les cloisons connectives, les fibres élastiques offrent une apparence normale, ce qui différencie le xanthome vrai du *pseudo-xanthome élastique* dû à un gonflement et à une dégénérescence particulière de ces fibres (DARIER).

Les nodules occupent la partie profonde du derme et se

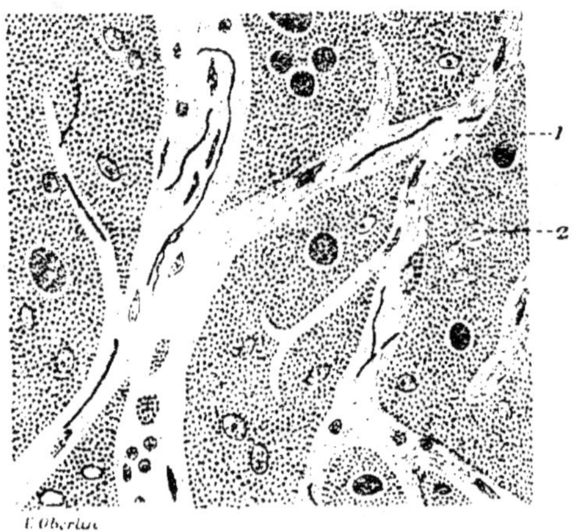

Fig. 119. — Xanthome. (Prép. de J. TAPIE). Gr. 300/1.

1, faisceaux conjonctifs du derme renfermant des cellules conjonctives, des fibres élastiques, des lymphocytes et des mastzellen. — 2, espaces inter-fasciculaires distendus par une masse grenue (matière xanthomateuse), parsemée de noyaux et de petits blocs arrondis, homogènes ou granuleux.

groupent volontiers autour des glandes sébacées et sudoripares, ainsi que des vaisseaux.

Les paupières sont le siège de prédilection des productions xanthomateuses, bien que celles-ci puissent se développer dans toutes les régions de la peau. Elles sont souvent multiples et parfois ordonnées symétriquement suivant le trajet des nerfs. On les trouve également sur la cornée, sur les muqueuses (bouche, œsophage, voies respiratoires), sur les séreuses, sur la membrane interne des vaisseaux.

On a signalé des formes sarcomateuses auxquelles conviendrait la dénomination de *xantho-sarcome*.

Le xanthome à forme de tumeur se montre surtout dans le jeune âge et peut être congénital : on a observé des combinaisons avec le nævus, et ces faits semblent indiquer qu'il doit son origine à un trouble du développement.

Il est des formations de structure xanthomateuse qui ne sauraient être considérées comme de véritables néoplasmes. Telles sont celles qui se produisent chez les ictériques, les diabétiques, ainsi que les taches du xanthome sénile.

§ 8. — LYMPHOME ET MYÉLOME

Les productions lymphadéniques dites *lymphomes bénins* répondent en substance à des hyperplasies inflammatoires chroniques. Les vrais néoplasmes lymphoïdes sont des *sarcomes* (p. 525).

Pour le *myélome*, voy. p. 526.

§ 9. — ANGIOME

Les angiomes sont des tumeurs dont la partie essentielle et prédominante est constituée par des vaisseaux. On distingue l'*hémangiome*, angiome proprement dit, formé par des vaisseaux sanguins, et le *lymphangiome* formé par des vaisseaux lymphatiques.

1º Tumeur vasculaire sanguine, hémangiome. — En principe, la dénomination d'angiome devrait être réservée aux seules productions pathologiques constituées par des vaisseaux *néoformés*. Mais à l'examen des pièces, on constate que les conduits vasculaires ne sont pas seulement *plus nombreux* qu'à l'état normal ; ils sont aussi plus ou moins *élargis* et diversement *modifiés dans leur structure*. En outre, le tissu conjonctif ambiant présente une hyperplasie notable.

Les changements de calibre et de composition histologique pouvant porter aussi bien sur les vaisseaux anciens que sur les nouveaux, il est souvent fort difficile de faire exactement la part de la néoplasie proprement dite. Aussi plusieurs des formations vasculaires qu'en raison de leurs caractères extérieurs on a l'habitude de décrire sous le nom d'angiomes, n'ont-elles pas la signification de tumeurs au sens strict du mot.

A. FORMES PRINCIPALES. — En éliminant *les varices* et *les anévrismes* qui sont de simples dilatations des veines ou des artères,

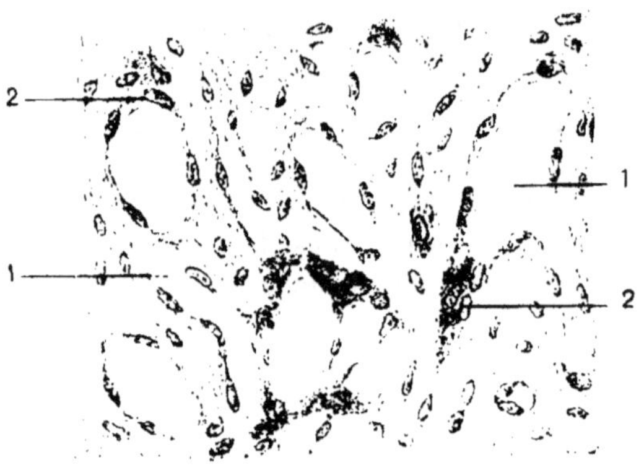

Fig. 120. — Angiome capillaire cutané. (Dessin de ARGAUD).
Gr. 250 1.

1, Vaisseaux capillaires dans un stroma connectif fibrillaire. — 2. Éléments à protoplasma foncé, plurinucléés, répondant aux parties bourgeonnantes de la membrane endothéliale (angioblastes, pointes d'accroissement).

les hémangiomes offrent à étudier trois formes principales : l'angiome *capillaire*, l'angiome *caverneux* et l'angiome *artériel*.

a. *Angiome simple ou capillaire.* — Il est formé d'un lacis très serré de nombreux vaisseaux capillaires qui sont tout à la fois dilatés et allongés, à parcours sinueux, et dont la paroi est plus ou moins épaissie. L'ensemble affecte une disposition lobulée, chaque lobule représentant un territoire vasculaire distinct qui possède son artériole et sa veinule propres. Souvent cette lobulation ne fait que traduire la composition anatomique normale des parties : c'est ainsi que, dans le pannicule adipeux, par exemple, la transformation angiomateuse peut envahir successivement et de proche en proche les réseaux nourriciers des lobules graisseux. D'autres fois la tumeur s'accroît d'une manière plus indépendante, produisant des houppes vasculaires terminales dont les capillaires bourgeonnent activement et dissèquent en quelque sorte les organes au sein desquels elle se propage.

L'angiome simple est dit *télangiectasique* lorsque le fait le plus apparent est l'élargissement des capillaires, ceux-ci conservant à peu près leur structure normale. Il est dit *hypertrophique* quand le calibre des capillaires est peu augmenté et que leur paroi est renforcée par une sorte de gaine conjonctive adventice, à couches concentriques et riche en noyaux. Si, en même temps, l'endothélium épaissi fait une saillie plus prononcée dans la cavité, les lobules, vus à un faible grossissement, offrent quelque ressemblance avec ceux d'un adénome.

On trouve d'ailleurs des formes intermédiaires entre les deux types, et, d'une façon générale, l'aspect des préparations microscopiques peut varier notablement suivant le degré d'évolution des lésions, l'abondance du stroma, etc.... La télangiectasie est presque toujours prononcée en quelques points, surtout lorsqu'elle se propage aux petites veines et l'altération tend alors à se rapprocher du type caverneux.

L'angiome simple siège principalement à la face et au cou, où il occupe le derme et le tissu cellulaire sous-cutané et constitue les *nævi vasculaires*. Ceux-ci se présentent : 1° comme de simples taches d'un rouge vif ou vineux, dont le diamètre varie de celui d'une lentille à celui d'une pièce de cinq francs ; les bords sont diffus et sur le pourtour on observe souvent de petites macules isolées ; 2° comme des élevures plates de même apparence, mais nettement limitées ; 3° comme des saillies arrondies, les *verrues molles*, formées par des papilles hypertrophiées, avec ou sans production de pigment.

Les nævi cutanés sont fréquents chez le nouveau-né ; situés souvent sur les lignes de soudure des bourgeons faciaux ou des arcs branchiaux de l'embryon (*angiomes fissuraux*), ils relèvent d'une malformation locale des tissus. Parfois ils occupent les muqueuses des lèvres ou des joues.

Les nævi congénitaux rétrocèdent souvent spontanément. D'autres se développent à une époque plus tardive, en divers points du tégument externe. Plus rarement, on les trouve dans les os, le cerveau, la mamelle.

b. *Angiome caverneux.* — Cet angiome offre une structure aréolaire comparable à celle des organes érectiles. Il est constitué

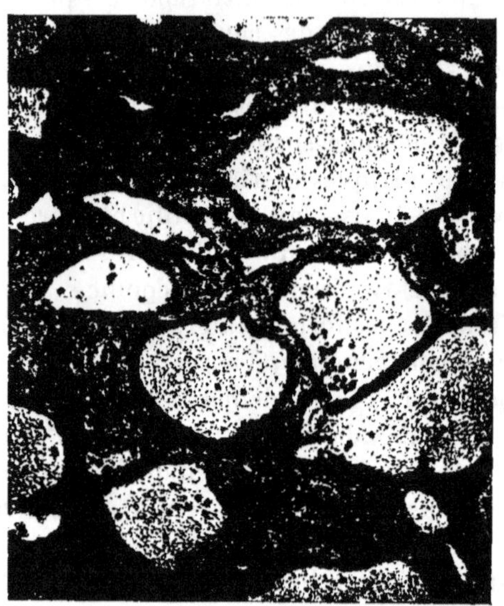

Fig. 121. — Angiome caverneux du foie. Gr. 50/1.

par une charpente de travées fibreuses tapissées d'une couche endothéliale et limitant des espaces à travers lesquels circule le sang.

Interposé entre des artères afférentes et des veines efférentes, ce système lacunaire tient la place d'un réseau capillaire aux dépens duquel il s'est développé par un double processus d'ectasie progressive des voies sanguines et de prolifération conjonctive interstitielle. Les veines aussi peuvent être impliquées dans le processus ainsi que leurs vasa vasorum; lorsqu'elles prédominent, on constate dans la trame spongieuse la présence de fibres élastiques et de fascicules musculaires lisses.

Les angiomes caverneux forment également des nævi congénitaux revêtant l'aspect de taches vineuses tantôt plates et unies, tantôt saillantes et mamelonnées. Souvent très larges et parfois multiples, ces nævi caverneux se produisent dans les mêmes conditions que les angiomes simples. Les deux formes s'associent quelquefois et l'angiome simple, en vieillissant, peut prendre le type caverneux.

Les angiomes caverneux viscéraux ont leur siège de prédilection dans le foie. Tantôt ils sont solitaires et peuvent alors devenir très gros, tantôt ils forment des noyaux plus petits disséminés à la surface ou dans la profondeur de l'organe. Aux stades de début, leur limite est peu précise; plus tard, ils sont entourés d'une capsule fournie par le tissu conjonctif périportal. Ils se voient surtout à un âge avancé et résultent d'une dilatation graduelle des capillaires intra-lobulaires avec sclérose interstitielle et atrophie du parenchyme. La stase veineuse semble jouer un rôle important dans leur production.

On les trouve plus rarement dans la rate, les reins, l'utérus, l'intestin, la vessie, la moelle des os, les muscles (langue), le cœur, le placenta.

Il en est qui s'obturent par thrombose, se rétractent en vieillissant et subissent une atrophie fibreuse plus ou moins prononcée.

c. *Angiome artériel.* — Il offre à étudier deux variétés bien distinctes. L'une, assez rare, est représentée par des tumeurs parfois volumineuses, situées sous la peau ou dans l'épaisseur des muscles et formées d'un grand nombre de petites artérioles et de vaisseaux de passage développés dans un stroma conjonctif assez abondant.

L'autre, plus fréquente, répond à l'*anévrisme cirsoïde* et est constituée par un amas d'artères allongées, flexueuses et dilatées. Elle siège surtout à la tête (cuir chevelu) et forme une tumeur pulsatile qui donne à la palpation la sensation d'un paquet de lombrics et qui peut amener l'usure des parties osseuses adjacentes.

Elle doit son origine à une hypertrophie des vaisseaux comparable à celle qui se produit sur les collatérales après ligature d'un tronc principal; cette hypertrophie gagne peu à peu les capillaires et même, suivant certains auteurs, les veines dont les parois épaissies subissent une sorte d'artérialisation analogue à celle qu'on observe dans l'anévrisme artérioso-veineux.

B. Associations, genèse, évolution. — Les angiomes se combinent au fibrome, au myxome, au sarcome, etc. D'ailleurs, divers néoplasmes très vasculaires peuvent devenir *érectiles* (faux angiomes).

La genèse de vaisseaux nouveaux se fait naturellement suivant le type capillaire par bourgeonnement angioblastique. Mais souvent cette néoformation semble ne jouer qu'un rôle accessoire, et il s'agit surtout d'une hyperplasie des parois et du stroma associée à une ectasie plus ou moins prononcée.

L'angiome est en général une tumeur bénigne et semble relever dans la plupart des cas d'une malformation congénitale des réseaux vasculaires. Les formes envahissantes appartiennent au groupe des endothéliomes.

2° Lymphangiome. — Les considérations que nous avons émises ci-dessus sur la nature et la pathogénie des hémangiomes, s'appliquent également aux lymphangiomes. La néoformation et la dilatation des vaisseaux blancs, l'hyperplasie de leurs parois et du tissu interstitiel interviennent concurremment, se combinant de diverses manières dans les tumeurs vasculaires lymphatiques, et la part qui revient à la néoplasie proprement dite est encore plus difficile à établir ici que pour les capillaires sanguins. Si justifiée qu'elle puisse être en théorie, l'exclusion des états simplement ectasiques n'est possible que dans un petit nombre de cas, par exemple pour les varices

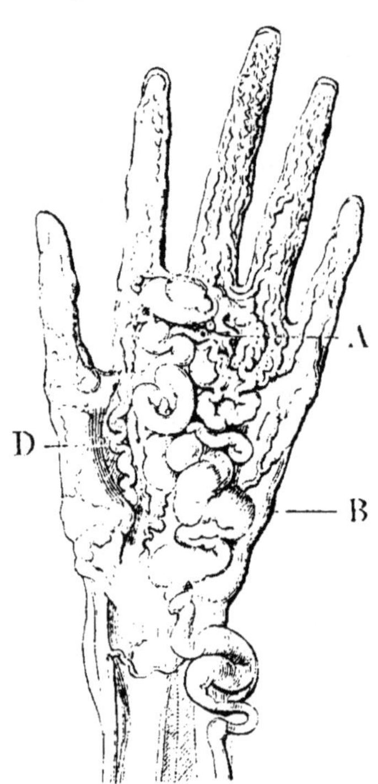

Fig. 122. — Anévrisme cirsoïde (Vidal, de Cassis).

A, B, Artère cubitale très variqueuse. — D, Artère radiale moins atteinte.

naissance aux dépens de cellules absolument normales et adultes, incitées à l'hyperplasie par une cause inconnue. Mais bien des auteurs admettent que l'origine de la néoplasie se trouve dans des éléments affectés de quelque anomalie de développement, ayant conservé un caractère embryonnaire, et par suite une grande puissance de prolifération. A l'appui de cette théorie, on fait valoir ce fait que les sarcomes peuvent avoir leur point de départ dans des néoformations bénignes (fibromes, ostéomes, chondromes, nævi, etc.), ainsi que l'existence de sarcomes congénitaux.

L'accroissement se fait par multiplication des éléments propres de la tumeur, et l'extension du néoplasme à sa périphérie est liée le plus souvent à celle du réseau vasculaire : les capillaires et les cellules sarcomateuses qui les entourent prolifèrent conjointement, produisant ainsi des bourgeons néoplasiques qui pénètrent dans les tissus environnants.

4° Caractères macroscopiques. — L'aspect extérieur des sarcomes est celui de tumeurs arrondies, pouvant atteindre un volume considérable, souvent lobées ou lobulées, bien limitées dans les premiers stades, plus tard adhérentes aux parties voisines et plus ou moins confondues avec elles. La consistance est variable, tantôt molle et même diffluente, tantôt ferme, fibreuse, ou même dure, ligneuse, dans les formes squelettiques.

La surface de section permet souvent de constater que la masse néoplasique se compose de plusieurs nodosités agglomérées. Le tissu morbide est d'un blanc grisâtre ou jaunâtre, opaque dans les formes encéphaloïdes, brillant et souvent rosé dans les néoplasmes de consistance moyenne, offrant l'apparence de l'os dans les formes dures. Les parties très vascularisées présentent une coloration rouge (fongus hématode).

Dans les tumeurs anciennes, dans celles dont l'accroissement est rapide, il se produit fréquemment des foyers de dégénérescence graisseuse ou muqueuse, de nécrose, de ramollissement, des cavités kystiques, des ulcérations, des hémorragies, des pigmentations qui modifient profondément l'aspect et la consistance du tissu morbide, suivant les points considérés.

5° Siège. — Le sarcome a son siège principalement dans la peau, les muscles et les aponévroses, le squelette et le périoste, l'encéphale et les méninges (formes surtout endothéliales), les séreuses, les gaines des vaisseaux et des nerfs, plus rarement dans les viscères.

La tumeur primitive est habituellement unique; les formes à foyers primaires multiples s'observent sur la peau, dans le squelette et dans le système lymphatique.

6° Évolution. — L'accroissement, central dans la première période, prend ensuite une allure rapidement envahissante et destructive: les tumeurs récidivent obstinément et tendent à l'ulcération et à la généralisation. Celle-ci s'opère principalement par la voie sanguine, produisant des métastases dans les poumons, le foie, les reins, la rate, le squelette, etc. Dans certains cas, on trouve d'innombrables foyers secondaires disséminés dans tout l'organisme. Les ganglions lymphatiques régionaux restent souvent indemnes, sauf dans quelques formes spéciales.

Le caractère de malignité peut s'accuser d'une manière plus ou moins précoce, et en général l'évolution du sarcome présente des différences très notables suivant les cas.

Le retentissement de la sarcomatose sur l'état général diffère de la cachexie cancéreuse et présente les caractères d'une anémie progressive, avec des altérations du sang très nettes dans certaines formes (hypoglobulie, leucocytose).

7° Étiologie. — Les sarcomes se développent surtout dans le jeune âge ou même avant la naissance, ce qui vient à l'appui de la théorie de Cohnheim. Il n'est pas rare de les voir apparaître à la suite d'un traumatisme. Les données tendant à leur faire attribuer une origine parasitaire n'ont jusqu'ici qu'un caractère hypothétique (voy. p. 673).

8° Classification. — Les sarcomes n'étant autre chose que des tumeurs histioïdes à type embryonnaire, c'est-à-dire des formes jeunes du fibrome, du chondrome, de l'ostéome, etc., il est rationnel de les classer parallèlement aux néoplasmes adultes de la série conjonctive et vasculaire.

C'est ainsi qu'au *fibrome* correspond le *sarcome fibro-plastique* (fibrome sarcomateux, fibro-sarcome) essentiellement constitué par des fibroblastes ; au *chondrome*, le *sarcome chondroplastique* (chondrome sarcomateux, chondro-sarcome) constitué par des cellules ayant la valeur de chondroblastes, etc.

En plus, comme la néoformation répond, suivant les cas, à l'une ou à l'autre des phases que parcourt le tissu correspondant avant d'arriver à l'état adulte, il y aura lieu d'établir pour chaque sorte de sarcome autant de subdivisions qu'il y a d'étapes morphologiques bien tranchées dans l'évolution normale de ce tissu.

Par exemple, pour le tissu conjonctif ordinaire ou proprement dit, on aura :

α) Le sarcome à cellules rondes (fibroblastes au 1ᵉʳ stade) ;

β) Le sarcome à cellules fusiformes (fibroblastes au 2ᵉ stade) ;

γ) Le sarcome à cellules fusiformes avec interposition de substance fondamentale fibrillaire (fibroblastes au 3ᵉ stade).

Malheureusement, cette classification basée sur l'*histogénie* ne peut s'appliquer à tous les cas. En effet :

1° Les formes très jeunes se ressemblent dans les différents types conjonctifs : dans un sarcome à petites cellules rondes, les éléments sarcomateux ne présentent aucune marque apparente qui nous permette de dire avec certitude si ce sont des fibroblastes, des chondroblastes ou des lipoblastes, etc. Ce sont des cellules indifférentes, dépourvues de caractère spécifique.

De même, à considérer des cellules fusiformes, nous ne savons pas *a priori* si ce sont de futurs fibroblastes, comme dans le tissu connectif jeune, si elles possèdent la propriété d'engendrer de l'os ou du cartilage, comme font celles du périoste, ou même s'il s'agit de myoblastes ou de neuroblastes.

Pourtant on doit admettre qu'en réalité le sarcome à fibroblastes est la forme la plus fréquente.

2° Il existe des formes tout à fait *atypiques*, et qu'on ne peut rapprocher d'aucun tissu normal, soit adulte, soit embryonnaire.

Il y a donc, de ce chef, deux catégories de tumeurs auxquelles n'est pas applicable le principe *histogénique*, et qu'on a coutume de classer simplement d'après leurs *caractères morphologiques*, savoir : 1° les *formes très jeunes*, communes à tous les types de la série ; 2° les *formes atypiques*. Pour la détermination de ces dernières, on s'est fondé trop souvent sur des *particularités structurales* choisies d'une manière tout à fait arbitraire et se rapportant tantôt au parenchyme, tantôt au stroma. De là des confusions regrettables et une nomenclature des plus compliquées.

Appliquant les notions qui précèdent à la classification des sarcomes, nous avons réparti ces tumeurs en trois catégories :

1° Les sarcomes sans homologation histologique précise, parmi lesquels les formes *à petites cellules* répondent aux types *très jeunes*, embryonnaires et indifférents, les formes *à grandes cellules* et à *cellules polymorphes* aux sarcomes *atypiques*.

2° Les sarcomes plus différenciés pouvant être mis en parallèle avec les types adultes.

3° Les sarcomes *mixtes*, ou mieux *composés*.

Les variétés particulières sont rattachées autant que possible aux formes principales ; celles qui n'ont pu trouver place ailleurs sont mises à la fin.

CLASSIFICATION DES SARCOMES

I. SARCOMES SANS HOMOLOGATION PRÉCISE, A DÉTERMINATION SIMPLEMENT MORPHOLOGIQUE :

    1° S. à cellules (α) petites : rondes. (β) grandes.

    2° S. à cellules (α) petites : fusiformes. (β) grandes.

    3° S. à cellules géantes, S. myéloïde ;

    4° S. à cellules polymorphes.

II. SARCOMES OFFRANT AU MOINS UNE ÉBAUCHE DE DIFFÉRENCIATION ET CLASSÉS PARALLÈLEMENT AUX TUMEURS HISTIOÏDES ADULTES :

    1° S. fibroplastique, fibro-sarcome, forme jeune du fibrome ;

    2° S. myxoblastique, myxo-sarcome, forme jeune du myxome ;

    3° S. lipoblastique, lipo-sarcome, forme jeune du lipome ;

    4° S. chondroplastique, chondro-sarcome, forme jeune du chondrome ;

    5° S. ostéoplastique, ostéo-sarcome, forme jeune de l'ostéome ;

    6° S. mélanique, mélano-sarcome, forme atypique du mélanome ;

    7° Xantho-sarcome, forme atypique du xanthome ;

    8° Lympho-sarcome, forme atypique du lymphome ;

    9° Myélo-sarcome, forme atypique du myélome ;

    10° Chlorome.

    Formes spéciales :

    11° *Angio-sarcome ;*

    12° *S. angio-plastique.*

III. SARCOMES COMPOSÉS.

Remarque. — Les considérations ci-dessus s'appliquent en

grande partie aux formes jeunes des tumeurs musculaires et nerveuses, les myo-sarcomes, les neuro- et les glio-sarcomes, qui
se trouvent décrits dans le groupe suivant, à la suite des
formes adultes correspondantes.

§ 1. — SARCOMES SANS HOMOLOGATION PRÉCISE

1° Sarcome à cellules rondes, sarcome globocellulaire. —
Il comprend deux variétés : l'une à *petites*, l'autre à *grandes cellules*.

α) Le *sarcome à petites cellules rondes* présente l'aspect

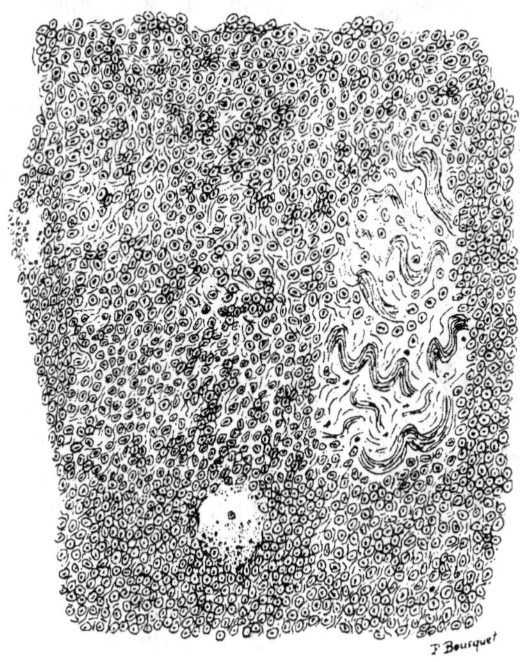

Fig. 124. — Sarcome à petites cellules rondes (DUPLAY et CAZIN).

du tissu de granulation jeune dont il est parfois difficile à
distinguer aux premiers stades. Il est constitué par de petits
éléments arrondis, à noyau sphérique ou ovalaire, plus ou moins
riche en chromatine, souvent pourvu d'un nucléole, à proto-

plasma peu abondant et très fragile, entre lesquels se trouve en faible quantité une substance amorphe finement granuleuse.

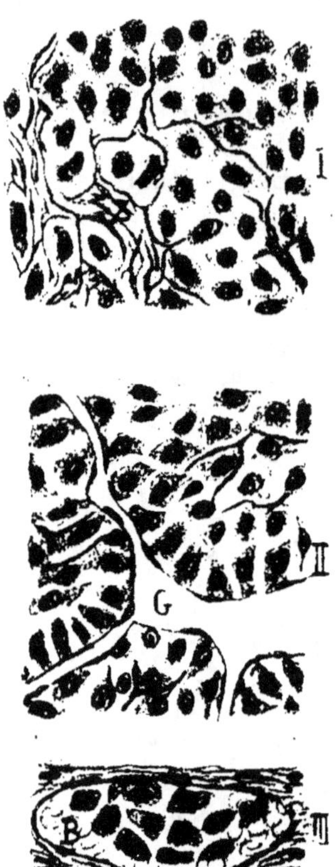

Fig. 125. — Sarcome dit globocellulaire de l'amygdale (d'après Ribbert).

I. cellules rondes séparées par une mince trame fibrillaire. — II, cellules accolées à un vaisseau dilaté. — III, cellules néoplasiques dans la lumière d'un vaisseau.

Le stroma conjonctif de ces tumeurs est peu développé ; ce sont des masses molles, blanchâtres ou rosées, parcourues par un riche réseau de capillaires et présentant fréquemment des points hémorragiques. Ces néoplasmes prennent naissance dans le tissu connectif des muscles, dans le périoste, plus rarement au niveau des muqueuses, de la peau, dans les glandes (rein, testicule) ou dans les centres nerveux. Ce sont des tumeurs extrêmement malignes (sarcomes dits médullaires, encéphaloïdes, embryonnaires) à accroissement rapide et envahissant, se généralisant par les voies sanguines et lymphatiques.

β) Le *sarcome à grandes cellules rondes* est formé de cellules plus volumineuses, arrondies ou polyédriques, à cytoplasme bien développé, à noyau rond ou ovalaire, vésiculeux, renfermant des nucléoles très nets. Souvent il y a deux noyaux et il n'est pas rare d'observer des cellules multinucléées. Ces éléments sont inclus dans les mailles d'une charpente conjonctive à trabécules minces sur lesquelles se montrent des cellules étoilées ou fusiformes.

Dans certains cas le stroma fibreux est plus apparent, à travées plus épaisses, circonscrivant de petites cavités arrondies que remplissent des groupes de cellules sarcomateuses pressées les unes contre les autres, d'aspect épithélioïde. C'est le *sarcome alvéolaire* (BILLROTH), proche de l'endothéliome et qui peut prêter à confusion avec le carcinome ; pourtant une technique appropriée permet généralement de déceler de fins prolonge-

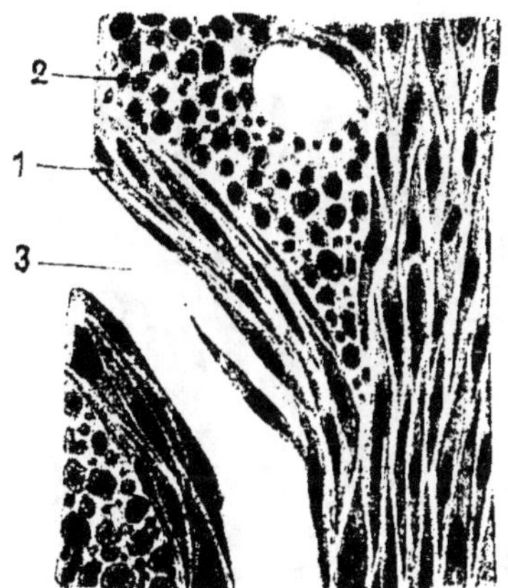

Fig. 126. — Sarcome fasciculé à petites cellules. Gr. 350 1.

1, cellules fusiformes vues suivant la longueur. — 2, cellules fusiformes sectionnées transversalement. — 3, vaisseau capillaire.

ments connectifs issus de la paroi des alvéoles et allant se subdiviser dans les amas cellulaires.

Ces tumeurs siègent de préférence dans l'œil, le squelette et la peau : l'évolution est habituellement moins rapide que dans la première variété.

2° Sarcome fuso-cellulaire, fasciculé, tumeur fibro-plastique. — C'est la forme la plus fréquente. Les tumeurs de ce type se présentent comme des masses arrondies ou des nodosités irrégulières, d'ordinaire assez nettement circonscrites, de consistance variable, tantôt dures et rénitentes, tantôt plus ou moins molles, et pouvant atteindre un grand volume. Le tissu sectionné paraît blanc ou rougeâtre, d'aspect lardacé, très vasculaire. Comme dans le groupe précédent, on a coutume de décrire deux variétés, suivant la taille des cellules.

α) Le *sarcome fuso-cellulaire à petites cellules* est constitué par des éléments étirés en fuseaux, à noyaux allongés, et disposés en trousseaux ou en travées d'épaisseur inégale, enchevétrés en tous sens. Le tissu est très analogue à celui des cicatrices jeunes. Les cellules paraissent contiguës les unes aux autres, la substance

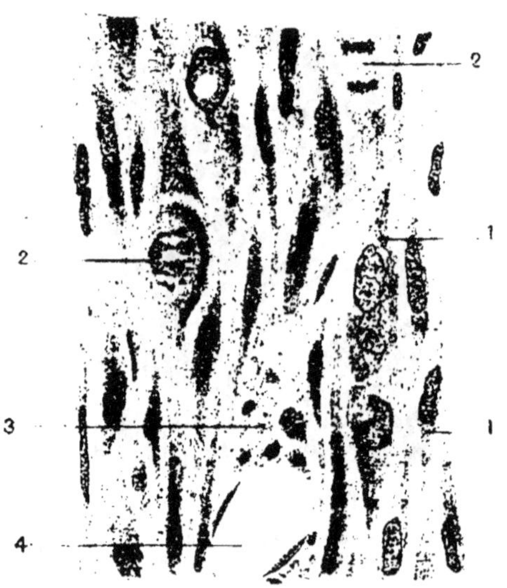

Fig. 127. — Sarcome fasciculé à grandes cellules.
(Marge de l'anus). Gr. 350/1.

1, grandes cellules fusiformes, de tailles très inégales, à noyaux très polymorphes: souvent il y a deux noyaux. — 2, gros noyau en mitose irrégulière. — 3, cellules vues en section transversale. — 4, vaisseau capillaire.

fondamentale n'existant qu'en quantité à peine appréciable. Un stroma conjonctif peu développé s'étend entre les fascicules sarcomateux, qui souvent sont orientés parallèlement aux vaisseaux. Ceux-ci sont nombreux et assez larges, sans paroi bien distincte; souvent même il est difficile de constater la présence d'un revêtement endothélial, et le sang paraît circuler dans de simples canaux ou dans des lacunes anguleuses creusées dans le tissu pathologique.

Les tumeurs de cette catégorie ont leur point de départ dans

les muscles et les aponévroses, le périoste, les téguments externe
ou interne, les gaines des vaisseaux et des nerfs.

Leur degré de malignité est variable : les récidives sont fréquentes, mais la tendance aux métastases est d'ordinaire peu
prononcée. Les formes encapsulées sont relativement bénignes.

β) Le *sarcome fuso-cellulaire à grandes cellules* contient des
cellules pouvant atteindre jusqu'à 100 μ de long, sur 20 de large.
La dimension réelle ne s'observe bien que sur les cellules disso-

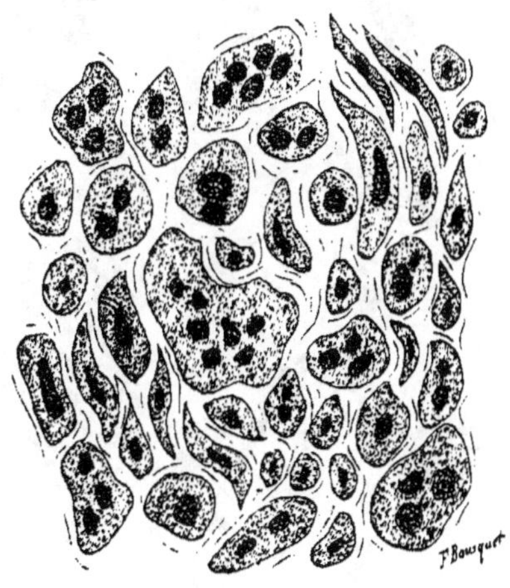

Fig. 128. — Sarcome à cellules polymorphes (DUPLAY et CAZIN).

ciées, qui montrent des prolongements polaires effilés beaucoup
plus étendus qu'on ne pourrait le supposer d'après l'examen des
coupes. Ces gros éléments possèdent un protoplasma finement
granulé et un ou deux noyaux clairs, de forme ovoïde. En outre,
leur aspect est beaucoup moins uniforme que dans la variété
précédente ; tantôt arrondies, tantôt plates, à contours irréguliers, à prolongements multiples et inégaux, elles affectent les
formes les plus disparates. La configuration des noyaux n'est pas
moins variable.

Le groupement en faisceaux est souvent peu net, et suivant la
prédominance de tel ou tel type morphologique élémentaire, on
a pu décrire diverses variétés s'écartant plus ou moins du type

29.

fusiforme : tels sont le *sarcome à cellules épithélioïdes*; le *sarcome endothélioïde* dont l'aspect rappelle celui des endothéliomes, surtout lorsque les cellules lamelleuses constituent des manchons périvasculaires; le *sarcome à cellules étoilées*; le *sarcome à cellules réticulées*, etc. (voy. *Endothéliome* et *Myxosarcome*).

γ) Lorsque le polymorphisme des cellules est très accusé, la

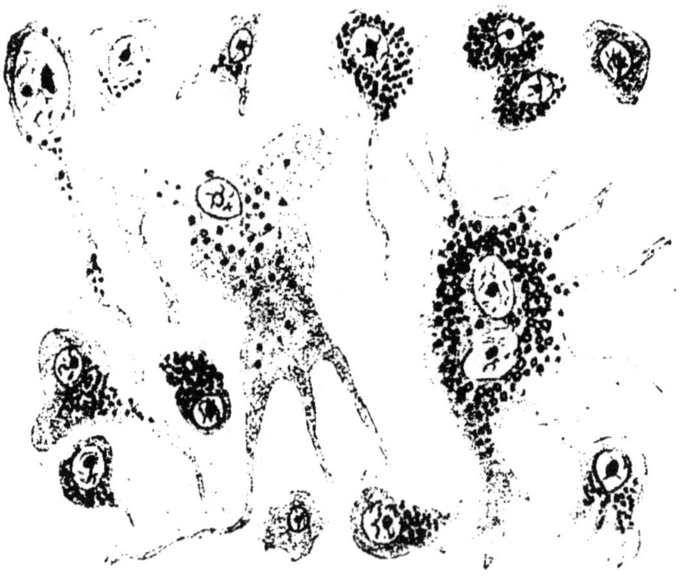

Fig. 129. — Éléments d'un sarcome à cellules polymorphes
(d'après Ribbert).

disposition fasciculée peut s'effacer complètement : le tissu morbide ne montre qu'un amas confus d'éléments dissemblables, entassés sans ordre dans les intervalles du réseau vasculaire. Ces formes tout à fait atypiques ont reçu le nom de *sarcome à grandes cellules polymorphes* (fig. 128 et 129).

Tous ces sarcomes à gros éléments sont en général plus mous et plus malins que le sarcome fasciculé à petites cellules. Ils ont les mêmes points d'origine que ce dernier, et peuvent en outre se développer dans les méninges et les glandes.

3° Sarcome à cellules géantes, sarcome myéloïde. tumeur à myéloplaxes. — Les tumeurs de cet ordre sont caractérisées par la présence de nombreuses cellules à noyaux multiples. Alors que ces éléments ne se rencontrent qu'à l'état sporadique dans les autres sarcomes, ils existent ici en grande quantité, tantôt séparés les uns des autres et assez régulièrement espacés, tantôt agglo-

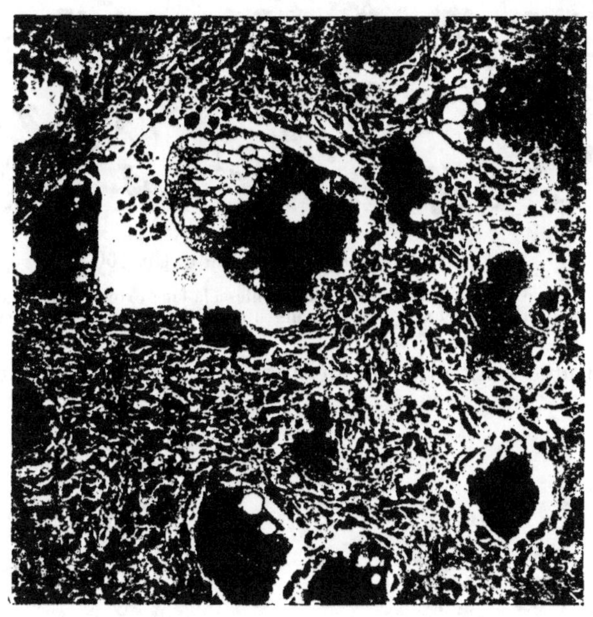

Fig. 130. — Sarcome myéloïde. Gr. 200/1.

Sarcome fasciculé à grandes cellules atypiques, parsemé de myéloplaxes
dont plusieurs sont creusées de vacuoles claires.

mérés en groupes plus ou moins nombreux au sein du tissu sarcomateux ou fibro-sarcomateux.

Cette forme spéciale du sarcome a son siège de prédilection sur les os, mais elle peut prendre naissance également dans les membranes fibreuses, les gaines des tendons et les glandes. Les tumeurs du squelette sont périostiques ou intra-osseuses. Les cellules multinucléées revêtent le type des myéloplaxes (CH. ROBIN) et leur coloration propre communique au tissu morbide une

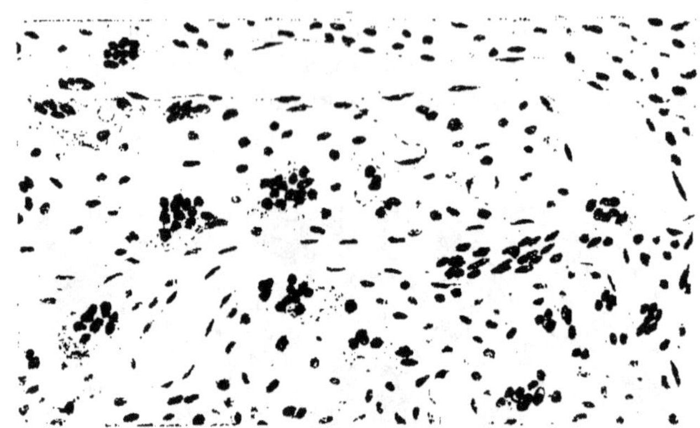

Fig. 131. — Sarcome myéloïde. Gr. 160/1.

La figure montre plusieurs myéloplaxes adjacentes à la face externe de l'endothélium des capillaires et deux de ces éléments situés à l'intérieur des vaisseaux.

teinte rouge sang plus ou moins prononcée. Il a paru d'abord

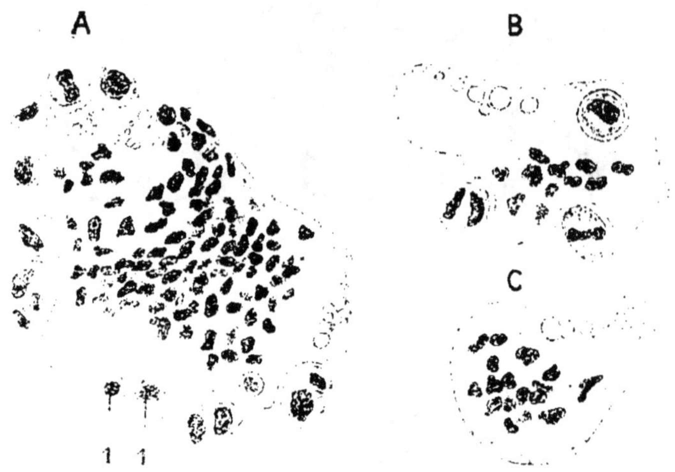

Fig. 132. — Éléments d'un sarcome myéloïde du tibia. Gr. 350/1.

A, B et C, une grande, une moyenne et une petite myéloplaxe, à protoplasma vacuolisé par places; la surface de A et de B est creusée de fossettes dans lesquelles sont logées des cellules sarcomateuse. Dans les points où la coupe est tangentielle, celles-ci sont incluses, en apparence, dans le cytoplasme des myéloplaxes (1, 1).

tout naturel d'admettre qu'elles étaient issues, soit des cellules propres de la moelle ou des cellules osseuses mises en liberté par résorption de la substance fondamentale, soit des éléments du périoste. Depuis lors, leur origine a été diversement interprétée : on les a fait dériver des cellules connectives, des endothéliums vasculaires ainsi que des éléments angioblastiques. Une étude cytologique plus approfondie permettra sans doute d'assigner des caractères distinctifs aux cellules géantes, suivant leur provenance.

Généralement les tumeurs de ce groupe ne forment pas de métastases ; elles constituent des lésions locales de gravité variable. Il en est de bénignes, telles que les épulis, qui d'ailleurs sont peut-être des hyperplasies inflammatoires et non de véritables néoplasmes.

§ 2. — SARCOMES HOMOLOGUÉS AUX TYPES ADULTES

Dans le premier groupe des sarcomes, la néoplasie ne présente aucun caractère spécial permettant de la rattacher avec certitude à l'un ou à l'autre des tissus de substance conjonctive ; au contraire, les tumeurs du second groupe nous montrent des formes à évolution plus avancée et assez typique pour qu'on puisse y retrouver des particularités morphologiques propres à des tissus normaux déterminés et aux tumeurs adultes qui en dérivent. On peut les considérer comme des fibromes, des myxomes, des lipomes, des chondromes, etc., *sarcomateux*, c'est-à-dire répondant à un stade de développement plus ou moins jeune, mais pourtant pourvus de caractères spécifiques suffisants pour qu'on puisse les homologuer aux formes adultes.

1° Sarcome fibro-plastique, fibro-sarcome, sarcome fibromateux. — Le fibro-sarcome est formé de cellules fusiformes disposées en tractus et en faisceaux, comme dans le sarcome fasciculé, mais séparées les unes des autres par une quantité notable de substance fondamentale nettement fibrillaire. Ces cellules sont donc des *fibroblastes*, et le tissu pathologique présente la plus grande analogie avec celui des cicatrices en voie de maturation. Il s'en distingue cependant en ce que les cellules sont de grosseur inégale, ainsi que les noyaux, en ce qu'elles sont plus polymorphes, et que leur cytoplasme est plus développé.

Plus la matière inter-cellulaire est abondante, et plus le fibro-sarcome se rapproche du fibrome. Macroscopiquement il ressemble beaucoup à celui-ci et se présente sous l'aspect de masses tubéreuses bien circonscrites, parfois encapsulées, de consistance ferme ; la surface de section est blanchâtre, et la texture fasciculée y est très apparente.

Le fibro-sarcome se rencontre au niveau des membranes fibreuses, des tendons, du périoste, dans la peau, dans la mamelle, etc.

Relativement bénin dans la plupart des cas, il peut manifester pourtant une tendance très prononcée à la récidive.

2° Myxo-sarcome, sarcome myxomateux, sarcome à cellules étoilées. — Le myxo-sarcome ne diffère du myxome que par une plus grande richesse en éléments cellulaires, et par la présence, à côté de tissu muqueux bien caractérisé, de masses compactes constituées par des cellules arrondies. A la périphérie de ces amas, les cellules poussent des prolongements et s'entourent d'une matière amorphe muqueuse, évoluant ainsi graduellement vers le type myxomateux.

Le tissu des tumeurs est grisâtre, gélatineux. Elles se développent surtout dans le tissu conjonctif lâche, les enveloppes des nerfs et des centres nerveux, la moelle des os. Leur accroissement est rapide, envahissant, et il n'est pas rare qu'elles donnent lieu à la formation de foyers métastatiques. Ce qui a été dit plus haut des rapports génétiques pouvant exister entre le myxome et le lipome s'applique également au myxosarcome.

3° Sarcome lipomateux. — On a donné ce nom à des sarcomes prenant naissance dans le tissu adipeux ou dans le tissu conjonctif lâche, et dont les éléments sont abondamment infiltrés

de graisse. Il est à remarquer que cette infiltration est très inégale, et que la texture générale ne se rapproche guère de celle
du tissu graisseux. Il est donc fort douteux que ces productions
morbides atypiques répondent réellement à une forme jeune du
lipome. Le sarcome dit lipoblastique est rare et relativement
bénin.

**4° Sarcome chondroplastique, chondro-sarcome, sar-
come chondromateux.** — Au sein d'un tissu constitué par des
cellules de toutes formes, arrondies, anguleuses, allongées,
et très vasculaire par places, cette variété de sarcome montre
des îlots et des travées d'une substance fondamentale analogue
à celle du cartilage hyalin. Dans cette matière, nettement cartilagineuse ou simplement chondroïde suivant les cas, sont
incluses les cellules polymorphes, isolées ou réunies par amas
dans des cavités de configuration variable : le plus souvent on
n'observe pas de capsules péri-cellulaires bien formées. Cependant on voit parfois des cellules disposées en séries linéaires,
la substance intercellulaire peut être calcifiée par endroits, et
l'ensemble offre alors l'aspect d'une sorte de cartilage d'ossification demeuré à l'état d'ébauche informe et défiguré par une
prolifération désordonnée des cellules.

Les chondro-sarcomes siègent habituellement sur le squelette ;
ils peuvent se développer aussi dans des chondromes préexistants. Leur consistance est inégale ; sur la coupe, des parties sarcomateuses ou molles et en transformation muqueuse, alternent
avec des portions dures répondant aux formations cartilagineuses atypiques. L'évolution est rapide. les métastases, assez
peu fréquentes, sont souvent purement sarcomateuses sans
aucune trace de chondrogenèse.

**5° Sarcome ostéo-plastique, ossifiant ; ostéo-sarcome ;
ostéome sarcomateux ; tumeur ostéoïde.** — On peut trouver des formations osseuses en quantité plus ou moins notable
dans la plupart des sarcomes siégeant sur le squelette, et que la
chirurgie qualifie couramment d'ostéo-sarcomes.

Envisagées au point de vue de l'histologie pathologique, ces formations osseuses sont de deux ordres. Dans une première catégorie elles répondent simplement à de l'os ancien en voie de destruction, ou bien elles résultent d'une hyperplasie de voisinage suscitée par l'action irritante du néoplasme. Elles appartiennent donc au stroma ou à la capsule enveloppante et non au parenchyme de la tumeur, et ne représentent qu'une partie accessoire de celle-ci ; elles sont constituées enfin par du tissu osseux typique et bien formé.

Il est au contraire des sarcomes dans lesquels ce sont les éléments propres du parenchyme qui manifestent une activité ostéogénique : les cellules sarcomateuses, rondes, fusiformes ou polymorphes, se comportent à la façon des ostéoblastes et s'entourent d'une substance fondamentale analogue à l'osséine, capable de fixer les sels calcaires. Les productions osseuses sont alors une partie intégrante et essentielle de la néoplasie : c'est le groupe des sarcomes ostéoplastiques ou ossifiants au sens strict du mot ; ce sont ceux que nous avons surtout à décrire ici.

a. *Point de départ, formes profondes et superficielles.* — Les ostéo-sarcomes ont leur point d'origine tantôt dans la profondeur de l'os (sarcomes centraux, intra-osseux, myélogènes), tantôt dans le périoste (sarcomes superficiels, périostiques).

Les premiers appartiennent le plus souvent aux formes molles, et contiennent des cellules géantes plus ou moins nombreuses. Ils érodent l'os de dedans en dehors ; à la résorption qui s'effectue dans les parties profondes répond une réaction irritative du périoste, se traduisant par la production de couches osseuses nouvelles à la périphérie. Ainsi l'os semble se dilater, se boursoufler progressivement, formant souvent autour du néoplasme une coque qui s'amincit de plus en plus et finit par être perforée, livrant passage au tissu morbide. D'autres fois, le développement du sarcome est trop rapide pour se prêter à cette sorte d'encapsulation temporaire, et la continuité de l'os est interrompue de bonne heure.

L'usure est plus lente pour les sarcomes périostiques, qui tendent plutôt à envelopper l'os d'une masse néoplasique fusiforme, arrondie ou bosselée.

b. *Caractères histologiques.* — La néoformation osseuse qui s'effectue au sein du parenchyme sarcomateux se distingue habituellement à première vue par son caractère imparfait et rudimentaire. La matière amorphe est homogène, la texture lamelleuse lui fait défaut et elle ne s'imprègne de calcaire que d'une manière irrégulière et incomplète. Les éléments inclus sont souvent réunis à plusieurs dans une même cavité : ils affectent les

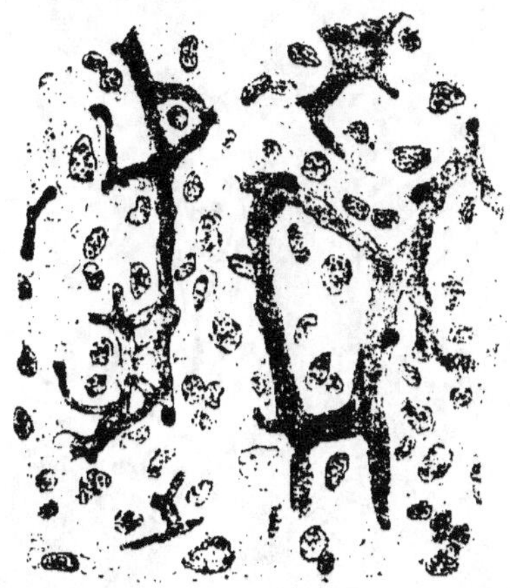

Fig. 133. — Sarcome ostéoïde du tibia. Gr. 350/1.
Les cellules sarcomateuses ont élaboré une charpente irrégulière de substance homogène (substance osseuse imparfaite, dite ostéïde).

formes les plus diverses et n'offrent que rarement l'aspect radié si spécial des véritables cellules osseuses. Ce tissu atypique se rapproche pourtant par sa structure du tissu osseux en voie de formation non encore calcifié, dit ostéoïde, tel qu'il se rencontre dans les stades jeunes de l'ossification tant normale que pathologique (voy. tome II).

Parfois il est à peine indiqué et n'existe que par petits îlots discrets noyés dans la masse des éléments sarcomateux. Le plus souvent, il est plus abondant et plus uniformément répandu (sarcome ostéoïde) ; la tumeur est alors très dure, et, pour peu que la calcification soit prononcée, on ne peut en opérer la section qu'à l'aide de la scie.

Le tissu ostéoïde constitue une charpente réticulée souvent

très délicate et tantôt irrégulière, rappelant la substance spongieuse des os (formes centrales), tantôt ordonnée en travées s'irradiant à partir de la base d'implantation du néoplasme (formes périostiques).

Entre les trabécules se voient des amas de cellules sarcoma-

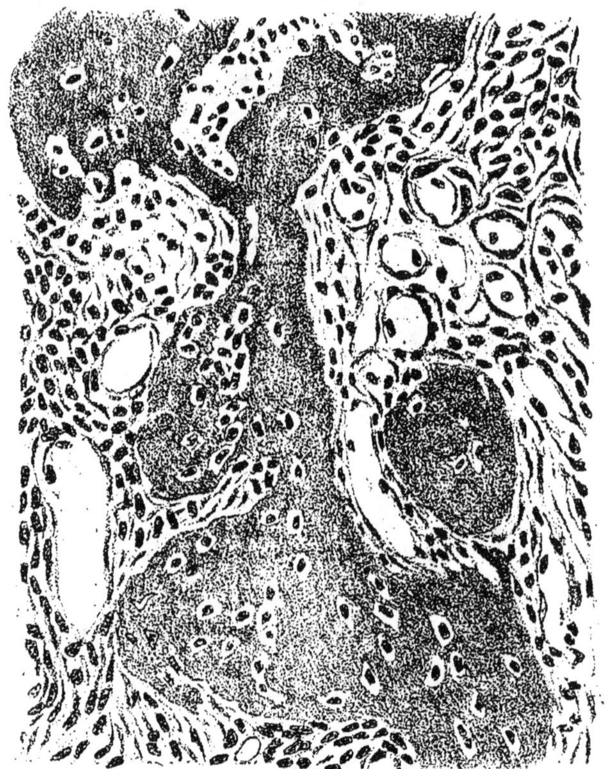

Fig. 134. — Sarcome ostéoïde (Brault). Gr. 200,1.

teuses abondamment vascularisés et figurant une sorte de tissu médullaire. Celui-ci est généralement très atypique ; pourtant on peut y trouver des éléments semblables à des lymphocytes, à des myélocytes, et même à des érythroblastes (Hansemann, Borst).

c. *Formes mixtes.* — Il n'est pas rare de trouver des formes mixtes, à la fois ostéo et chondro-plastiques (ostéo-chondro-sarcome). Par suite des phénomènes de résorption et de néoformation osseuse et cartilagineuse, de la présence de portions myéloïdes, myxomateuses, fibreuses, etc., la composition histologique des sarcomes squelettiques peut devenir très complexe. On peut observer les associations les plus diverses, et toutes les formes de passage entre les divers types décrits ci-dessus, depuis le sarcome pur jusqu'à des tumeurs très compliquées.

Tous ces aspects s'expliquent par ce fait que le processus néoplasique est une imitation désordonnée et atypique de l'ostéogénie normale.

L'os ancien, en voie d'usure et de résorption (diaphyses) présente par places l'aspect dit *grillagé*, dû à la formation de lacunes et de canaux perforants (RECKLINGHAUSEN).

d. *Formes caverneuses, hémorragiques.* — Les sarcomes mous myélogènes sont très vasculaires, et même parfois pulsatiles. Les vaisseaux, larges et à parois très minces, donnent souvent lieu à des hémorragies, d'où résultent des foyers de ramollissement qui se présentent sous la forme de kystes hématiques plus ou moins volumineux.

e. *Caractères physiques; siège, évolution.* — Les tumeurs peuvent atteindre le volume d'une tête d'adulte. Leur consistance est très variable, tantôt molle, tantôt d'une dureté comparable à celle de l'os, suivant que la production de tissu ostéoïde est plus ou moins abondante.

Elles s'observent surtout chez les sujets jeunes, au cours de la période d'accroissement du squelette, et débutent fréquemment au niveau des extrémités épiphysaires des os longs. On les a trouvées aussi quelquefois dans des glandes, en particulier dans la mamelle; dans ces cas exceptionnels, leur présence doit sans doute s'expliquer par l'existence de germes squelettiques aberrants.

Tous les ostéo-sarcomes affectent une marche envahissante et destructive, à laquelle la présence d'une capsule fibreuse n'oppose jamais qu'un obstacle temporaire. Le degré de malignité le plus prononcé appartient aux formes molles, encéphaloïdes.

Les métastases se font le plus souvent dans les poumons, parfois dans les ganglions lymphatiques.

6° Mélanosarcome. — Nous décrirons ici toutes les tumeurs mélaniques envahissantes, bien que la nature sarcomateuse de certaines d'entre elles doive être considérée comme fort douteuse.

a. *Histologie*. — Le sarcome mélanique présente une coloration

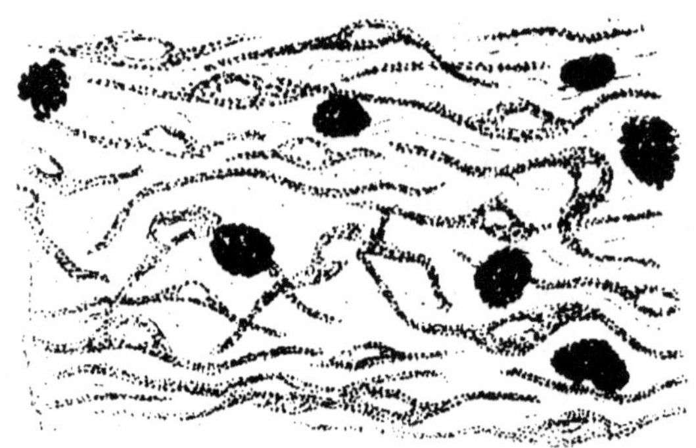

Fig. 135. — Mélanosarcome cutané.

Longues cellules rubanées mélanifères, à noyau clair, et cellules arrondies farcies de pigment qui masque le noyau (d'après RIBBERT, 1904).

variant du gris cendré ou du brun clair au noir le plus foncé, coloration due à la présence de granulations pigmentaires dans le protoplasma des cellules sarcomateuses. Suivant la forme et la disposition de ces dernières, le néoplasme peut revêtir deux types histologiques différents :

α) Dans le *premier type*, les cellules sont allongées, fusiformes, à prolongements polaires tantôt effilés, tantôt rubanés, très allongés et ramifiés à leurs extrémités; les granulations mélaniques, petites, de grosseur égale, sont uniformément réparties dans le cytoplasme. Ces éléments qui offrent une ressemblance frappante avec les cellules pigmentaires normales (chromatophores, chromatoblastes) sont mélangés à des cellules arrondies, étoilées ou polymorphes. Le tout est agencé en tractus moins compacts et moins réguliers que ceux du sarcome fasciculé, et qui sont souvent orientés parallèlement au trajet des vaisseaux.

β) Dans le *second type*, la structure est celle du sarcome alvéolaire. Un stroma conjonctif limite des cavités que remplissent de grandes cellules rondes ou polygonales, d'aspect

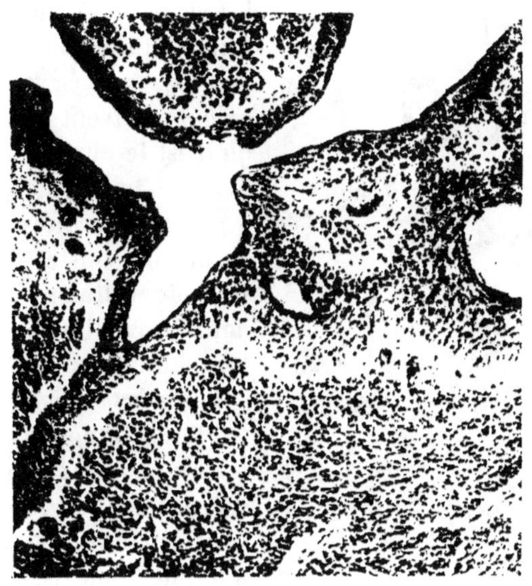

Fig. 136. — Nævo-carcinome, partie superficielle. Gr. 60/1.
On voit au-dessous de l'épiderme et séparés de lui par une zone dermique claire et intacte, les amas de cellules néoplasiques pigmentées.

souvent épithélioïde, intimement tassées les unes contre les autres. En certains points, on peut cependant déceler entre elles de minces filaments connectifs issus du stroma, et constituant une sorte de réticulum lâche, plus ou moins apparent.

La pigmentation est ici beaucoup moins régulière que dans le premier type; les grains mélaniques, tantôt agglomérés en gros blocs anguleux, tantôt à l'état de granulations à peine perceptibles, sont distribués sans ordre et en quantité fort variable : certaines cellules n'en contiennent que fort peu ou en sont dépourvues, d'autres en sont farcies au point que le noyau se trouve masqué. Dans ce cas le protoplasme est souvent atteint dans sa vitalité, il s'agit d'une véritable dégénérescence pigmentaire.

Le pigment n'existe pas seulement dans les cellules intra-alvéolaires, mais aussi dans les éléments fusiformes ou ramifiés du stroma, ainsi que dans les amibocytes qui y circulent; souvent même c'est là qu'il est le plus abondant, tandis que le parenchyme paraît à peu près incolore. Fréquemment on constate la pénétration de cellules néoplasiques dans les capillaires sanguins et lymphatiques.

b. *Caractères macroscopiques*. — Le mélanosarcome forme des tumeurs aplaties ou tubéreuses, souvent lobées et pouvant atteindre des dimensions notables. Son tissu est de consistance variable, très vasculaire, très inégalement coloré suivant les points examinés. On voit des parties noires comme l'encre de Chine alterner avec des portions plus claires ou tout à fait blanches.

c. *Siège*. — Il émane de régions dans lesquelles il existe normalement des cellules mélanogènes, en première ligne des membranes de l'œil et des parties pigmentées de la peau et des muqueuses avoisinantes.

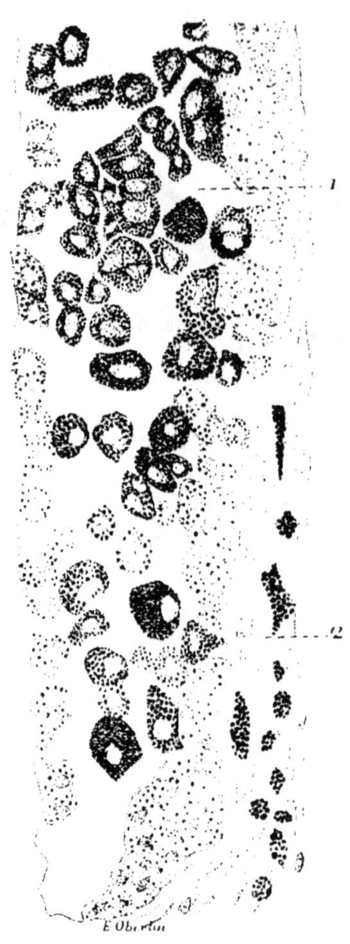

Fig. 137. — Nævo-carcinome cutané. Gr. 325/1.

1, portion d'un alvéole bordé d'une couche de cellules peu pigmentées, d'aspect épithéliforme. Le centre de l'alvéole est occupé par des éléments volumineux, remplis de granulations mélaniques. — 2, une travée du stroma conjonctif renfermant des cellules pigmentées.

Fréquemment il prend son origine dans les nævi pigmentaires congénitaux ou acquis, beaucoup plus rarement dans les méninges, les centres nerveux.

d. *Malignité, métastases.* — C'est le plus malin des néoplasmes : il s'accroît très rapidement, infiltre et détruit les tissus environnants, s'ulcère de bonne heure et récidive presque fatalement ; les métastases sont précoces et souvent en très grand nombre. Des tumeurs secondaires se développent dans les lymphatiques autour du foyer primitif et dans les ganglions régionaux. Mais c'est surtout par la voie sanguine que s'effectue la généralisation : il peut se produire des milliers de noyaux métastatiques de toute grosseur dans le foie, les reins, les poumons, le cœur, l'intestin, les séreuses, le squelette, les centres nerveux, les méninges, etc. Même lorsque l'ablation chirurgicale a été faite de bonne heure et avec succès, le mal est sujet à récidiver, parfois après plusieurs années, soit sur place, soit à distance.

Les noyaux disséminés présentent les mêmes inégalités de coloration que la tumeur originelle ; il arrive même qu'un sarcome cutané incolore donne lieu à des métastases mélaniques, et inversement.

Comme métamorphose régressive, il faut signaler la production d'hémorragies, et de foyers de ramollissement laissant écouler à l'incision une bouillie noirâtre.

e. *Provenance et nature des cellules et du pigment.* — L'histogénie du sarcome mélanique a donné lieu aux mêmes différences d'opinion que celles des éléments chromogènes normaux ou næviques.

Pour les uns, les cellules mélanophores sont d'origine conjonctive, analogues à celles de la généralité des sarcomes dont elles ne diffèrent que par la pigmentation.

Pour d'autres, elles résultent de la prolifération d'une catégorie cellulaire spéciale et bien différenciée, les *chromatophores*, d'où la dénomination de chromatophorome (RIBBERT). Les amas de cellules épithélioïdes ne seraient que des cellules chromogènes très atypiques.

On a admis aussi de divers côtés que les éléments parenchymateux des tumeurs cutanées à type alvéolaire provenaient d'une hyperplasie des *endothéliums* lymphatiques.

Suivant UNNA enfin, ces mêmes éléments appartiendraient à des *bourgeons épithéliaux* issus des parties pigmentées du corps muqueux de Malpighi et isolés ensuite par disparition du pédicule. Il s'agirait ainsi, non d'une production sarcomateuse, mais d'une néoplasie épithéliale, d'un *carcinome mélanique*, nævo-carcinome.

Quelle que soit la théorie histogénique à laquelle ils se rallient, la plupart des auteurs professent que le point de départ des tumeurs doit être cherché, non dans des éléments normaux et adultes, mais dans des groupes cellulaires atteints d'une anomalie du développement, dans des *germes embryonnaires*, suivant la conception de COHNHEIM.

Les granulations mélaniques ont été considérées longtemps comme des pigments *autochtones*, c'est-à-dire formés de toutes pièces dans les cellules chromogènes, et dépourvus de fer; on pensait que les grains donnant les réactions ferriques, qui peuvent se rencontrer dans les sarcomes, étaient purement accidentels et provenaient des extravasats hémorragiques si fréquents dans ces tumeurs.

Cette opinion ancienne est battue en brèche depuis qu'il est prouvé que les pigments hématogènes perdent leur fer en vieillissant; de divers côtés on tend aujourd'hui à admettre que la mélanine dérive en dernier ressort de l'hémoglobine, et qu'elle ne représente que le terme ultime d'une série de transmutations subies par cette substance au cours des élaborations bio-chimiques intra-cellulaires (voy. p. 112 et 125).

f. *Phénomènes de transport.* — Quand les tumeurs sont riches en pigment, ce dernier est mis en liberté en grande quantité dans les foyers de dégénérescence; englobé par les cellules migratrices faisant fonction de phagocytes, il est transporté dans les cloisons du stroma, dans les lymphatiques, etc.

Le pigment ainsi contenu dans les cellules non sarcomateuses du stroma a donné lieu cependant à des interprétations divergentes: pour les uns, il serait élaboré directement par ces éléments ; pour d'autres, notamment pour les partisans de la théorie d'UNNA, il y serait simplement importé.

La substance mélanique peut être solubilisée, reprise par les cellules normales (épithéliums du foie, du rein ; endothélium des capillaires sanguins), et donner lieu à une coloration diffuse des séreuses. Une partie peut être éliminée par les reins, produisant la mélanurie.

7° **Xantho-sarcome**. — (Voy. p. 490.)

8° **Lymphosarcome, lymphocytome, sarcome lymphadénoïde**. — Cette dénomination ne s'applique pas indifféremment à toutes sortes de sarcomes ganglionnaires. Le lymphosarcome offre une texture qui rappelle celle du tissu adénoïde des follicules lymphatiques. Il se différencie du sarcome à cellules rondes par la présence d'une fine charpente réticulée englobant dans ses mailles les cellules parenchymateuses. Celles-ci ressemblent, soit aux lymphocytes proprement dits, petits ou moyens, soit et plus fréquemment, aux cellules génératrices, à protoplasma plus développé, formant les centres germinatifs des follicules. Il est à remarquer cependant que les trabécules du réticulum sont moins régulières et moins apparentes que dans le tissu lymphoïde normal ; comme dans celui-ci, elles se continuent avec les travées connectives plus grosses et avec les gaines périvasculaires constituant le stroma de la tumeur.

Il existe aussi des *lymphosarcomes à grandes cellules* qui, d'après certains auteurs, dériveraient, non des éléments folliculaires, mais des cellules endothéliales ou réticulaires.

Ce genre de néoplasmes se présente comme une masse molle, d'aspect encéphaloïde, contenant souvent des foyers de dégénérescence graisseuse ou caséeuse. Son évolution est des plus malignes.

Le lymphosarcome prend naissance surtout dans les ganglions, plus rarement dans la rate, les amygdales, les follicules lymphoïdes de toutes les régions, la moelle osseuse. Le point de départ est dans un foyer unique ; la croissance se fait très rapidement : le tissu morbide distend la capsule du ganglion, la perfore et s'infiltre dans les parties environnantes, affectant une marche éminemment destructive, s'ulcérant de bonne heure quand il atteint les téguments, et entraînant une cachexie précoce. Les métastases se font aussi bien dans les ganglions voisins que par la voie sanguine (poumons).

Au point de vue histologique, les *néoplasmes lymphosarcomateux* offrent de grandes analogies avec le *lymphadénome* ou *lymphome malin* leucémique ou aleucémique, dont ils diffèrent surtout par leur évolution clinique (voy. t. II).

Cette question a donné lieu à bien des controverses, et la distinction est difficile à établir. C'est ainsi qu'on a décrit :

α) Une *lymphosarcomatose généralisée* (KUNDRAT), à foyer primitif moins nettement circonscrit, et présentant jusqu'à un certain point des caractères intermédiaires entre le lymphosarcome vrai et les lymphomes à marche progressive.

β) Une *leucosarcomatose* dont les éléments constituants ont l'aspect de grands lymphocytes et passent en grand nombre dans le sang (STERNBERG).

Des considérations analogues ont été émises au sujet des deux formes suivantes, le myélome et le chlorome.

9° Myélome et myélosarcome. — On désigne sous le nom de myélome une production morbide du système osseux, due à une hyperplasie des éléments de la moelle rouge. Histologiquement, on peut en décrire deux formes, suivant que les cellules constituantes se rapprochent des myéloblastes et des myélocytes, souvent mêlés à des érythroblastes (myélome proprement dit) ou au contraire des lymphocytes et des plasmocytes (lymphomyélome ou mieux lymphome médullaire).

Le myélome peut être profond ou périostique ; il débute sous la forme de foyers primaires multiples, jaunâtres ou rougeâtres, parfois télangiectasiques, à limite souvent indécise, qui ont leurs sièges de prédilection dans les vertèbres, les côtes, le sternum, la voûte cranienne. En s'accroissant, ils amènent l'usure progressive des os, entraînant des fractures spontanées; mais ils restent cantonnés dans le squelette. Souvent on observe de l'albumosurie.

Le *myélosarcome*, au contraire, perfore le périoste, envahit les parties molles avoisinantes et peut donner lieu aussi à des métastases. C'est la forme maligne du myélome, débutant dans certains cas par un foyer unique.

Plusieurs auteurs tendent à rapprocher ces néoplasmes des lésions leucémiques ou pseudo-leucémiques, suivant qu'il existe ou non de la leucocythémie.

10° Chlorome. — Le chlorome est une néoplasie peu commune qui répond à une *variété pigmentée des hyperplasies leucémiques, pseudo-leucémiques* ou *lymphosarcomateuses*, dont elle possède la constitution histologique.

Les tumeurs, habituellement multiples, prennent naissance le plus souvent dans le périoste des os du crâne ou de la face (région orbitaire), parfois sur les côtes ou sur les vertèbres. Elles se distinguent par une *coloration verte* ou vert jaunâtre (*cancer vert*, Aran) qui peut se retrouver aussi dans les foyers secondaires; ceux-ci ont été observés dans les viscères (rate, reins, foie, intestin), dans les ganglions lymphatiques, la moelle des os, les séreuses.

Conjointement avec les tumeurs pigmentées, il est fréquent d'en observer d'incolores.

Les cellules, plus ou moins atypiques, ressemblent à de grands lymphocytes, à noyau arrondi ou lobé, à cytoplasme basophile, se rapprochant du type Rieder (Pappenheim) et peuvent apparaitre en grand nombre dans le sang. Il existe également une forme à cellules myéloïdes (myélochlorome). On ne connait pas exactement la nature ni la provenance (hématogène?) de la substance colorante. Insoluble dans l'alcool, l'éther, le chloroforme, elle a pu être extraite par l'acide acétique dilué (Butterfield).

11° Angiosarcome. — L'angiosarcome n'est pas une espèce néoplasique bien définie. On a donné ce nom :

α) Aux sarcomes pourvus de vaisseaux très nombreux ou très larges, c'est-à-dire aux sarcomes avec abondante néoformation vasculaire et aux sarcomes télangiectasiques.

β) A ceux dont les cellules sont juxtaposées en tractus ou
en manchons périvasculaires. Or, cette disposition peut se rencontrer, à un degré plus ou moins prononcé, dans différents

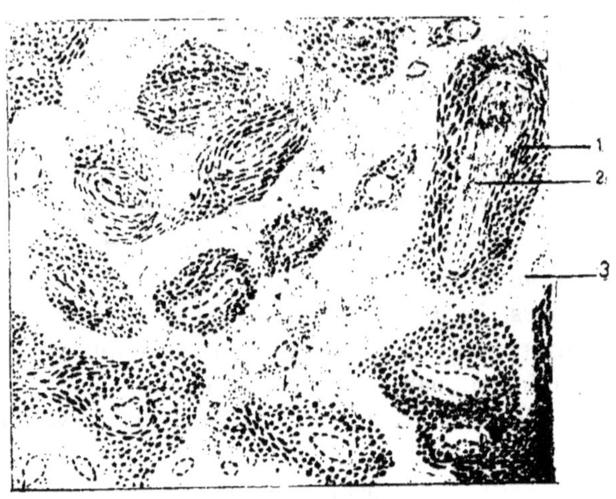

Fig. 138. — Sarcome fasciculé disposé en manchons périvasculaires
(angio-sarcome). Gr. 40,1.

1. tractus sarcomateux. — 2. vaisseau. — 3. stroma conjonctif.

néoplasmes : elle se montre de la manière la plus typique dans
les endothéliomes et les périthéliomes (Voy. p. 558).

12° Sarcome angioplastique.

— Le sarcome angioplas-
tique (MALASSEZ et MOXON) est constitué par des amas de cellules
polyédriques ou polymorphes entremêlés de masses protoplasmiques multinucléées de forme irrégulière (cellules géantes,
plasmodes), anastomosées en réseau, creusées de petites vacuoles
claires et de cavités plus grandes contenant des globules sanguins. Ces formations sont parfois en continuité avec les capillaires. Il peut exister en outre d'abondants dépôts fibrineux.

Il s'agit de tumeurs pouvant acquérir de grandes dimensions,
nettement circonscrites, et dont le tissu rougeâtre et friable
présente à la coupe une apparence semblable à celle d'un

thrombus. D'ordinaire, la partie centrale est en régression ; seule la zone périphérique est bien vivante et montre des éléments souvent infiltrés de glycogène et dont les noyaux sont en voie de segmentation directe ou indirecte.

Le foyer primitif occupe surtout le testicule ou le foie ; les

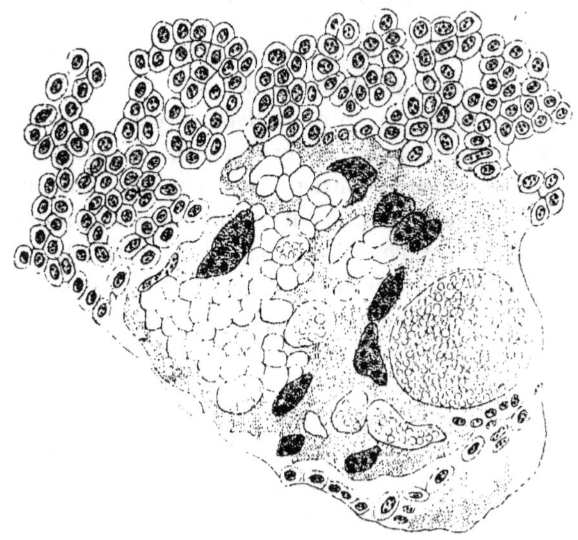

Fig. 139. — Sarcome angioplastique (BRAULT). Gr. 300 1.

métastases, parfois nombreuses, se trouvent dans le foie, le poumon, les ganglions lymphatiques, etc.

Ces tumeurs, peu fréquentes, ont été décrites parfois comme des formes hétérotopiques de l'épithélioma chorial (voy. p. 671), avec lequel elles ont beaucoup d'analogie tant par leur structure que par leurs caractères macroscopiques. D'autres les considèrent au contraire, à la suite de MALASSEZ et MONOD, comme des sortes d'angiomes jeunes à l'état d'ébauche informe, résultant d'un bourgeonnement atypique d'éléments angioblastiques. En effet, la présence de formations plasmodiales vacuolisées dans un néoplasme n'implique pas nécessairement que celui-ci dérive de l'ectoblaste fœtal. En outre, si l'hypothèse d'une origine choriale paraît vraisemblable pour les tumeurs développées sur des tératomes du testicule, il n'en est pas de même pour celles qui ont leur siège primaire dans le foie (BRAULT, STERNBERG), et dont les métastases demeurent parfois cantonnées dans cet organe.

§ 3. — SARCOMES MIXTES, COMPOSÉS

Il y a lieu de distinguer plusieurs cas en ce qui concerne la composition des tumeurs de cet ordre :

α) Il n'est pas rare de voir coexister avec une forme adulte (ou plus ou moins avancée en évolution), une forme jeune du même type, notamment lorsqu'une néoformation jusqu'alors adulte se complique de l'apparition d'un tissu homologue inachevé, embryonnaire (ce qu'on appelle improprement la dégénérescence sarcomateuse du fibrome, du chondrome, etc.).

β) D'autre part, on peut trouver des tumeurs composées dans lesquelles sont représentés plusieurs des types sarcomateux décrits ci-dessus : le fait est fréquent pour les sarcomes squelettiques, mais s'observe également pour les autres formes, y compris les musculaires et les nerveuses étudiées à l'article II.

γ) Enfin des tissus néoformés adultes peuvent coexister avec des formes jeunes d'autres tissus. C'est aux associations de ces deux dernières catégories que devraient être réservées les dénominations mixtes de fibrosarcome, chondrosarcome, de myxoliposarcome, ostéo-chondrosarcome, myxoendothéliome, etc., souvent attribuées aux formes simples des divers types. Pour éviter les confusions, il est bon de désigner ces derniers sous les noms de sarcome fibroplastique, chondroplastique, etc.

δ. Quant à la combinaison du sarcome avec des productions épithéliales ou tératoïdes, il en sera question plus loin.

ARTICLE II

GROUPE MUSCULAIRE

Les blastomes musculaires se rapprochent à bien des égards, par leurs caractères extérieurs et leur évolution, des tumeurs conjonctives.

Ce groupe comprend des formes adultes ou *myomes* et des formes jeunes, les *myosarcomes*.

§ 1. — MYOME

Les myomes sont constitués par des éléments musculaires qu'accompagne un stroma conjonctif et vasculaire. On distingue le *myome à fibres striées* et le *myome à fibres lisses*.

1º Myome à fibres striées (rhabdomyome). — Le myome à fibres striées bien développées ne se trouve presque jamais à l'état pur. Les tumeurs renfermant du tissu musculaire strié bien adulte sont généralement des tumeurs complexes (tératomes) dans lesquelles les faisceaux striés sont associés à du tissu adipeux, à des formations squelettiques, etc.

2º Myome à fibres lisses (léiomyome). — Formé de fibres musculaires de la vie organique, le léiomyome offre une texture fasciculée rappelant celle des tumeurs fibreuses et fibroplastiques.

Les cellules musculaires sont agencées en faisceaux qui s'entre-croisent en tous sens, affectant volontiers une disposition en amas concentriques ou diversement ondulés, d'autres fois orientés autour des vaisseaux en forme de manchons à direction longitudinale ou circulaire. Elles offrent les mêmes caractères morphologiques qu'à l'état normal, et se différencient des cellules conjonctives par leur dimension uniforme, par les réactions colorantes du cytoplasme et par leur noyau en forme de bâtonnet étroit, très allongé, légèrement flexueux, à extrémités mousses.

En ce qui concerne l'histogénie, on doit admettre que les fibres lisses néoformées dérivent d'éléments musculaires préexistants, adultes ou embryonnaires.

La charpente connective prend souvent un développement assez notable pour justifier la dénomination courante de *fibro-myome*.

Les myomes sont d'observation fréquente, et se développent le plus souvent dans les tuniques musculaires des organes creux.

Ils se présentent comme des corps arrondis, habituellement bien circonscrits, rarement diffus, souvent multiples, isolés ou agminés. Leur grosseur est très variable ; on en trouve de très petits à côté de masses tubéreuses du volume d'un œuf ou du poing ; il en est qui deviennent énormes. Tantôt ils sont interstitiels, tantôt ils offrent l'aspect de masses polypeuses, sessiles ou pédicu-

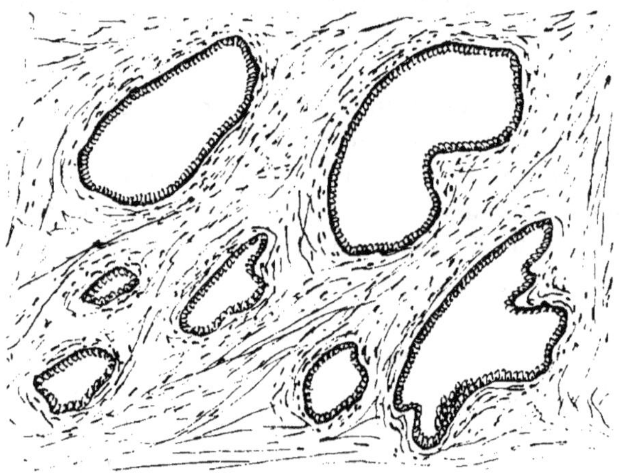

Fig. 140. — Fibro-myome kystique (DUPLAY et CAZIN).

lées, soulevant la muqueuse ou la séreuse au-dessous de laquelle ils ont pris naissance.

La consistance, généralement ferme et fibroïde, est d'autant plus dure que le tissu fibreux est plus abondant ; elle est plus faible dans les myomes purs et peut diminuer beaucoup sous l'influence des altérations dégénératives. Sur le vivant, on constate une différence notable suivant que les éléments de la tumeur sont à l'état de contraction ou de relâchement. La coloration du tissu est grisâtre, tirant un peu sur le rouge. Comme modifications régressives, il faut signaler la dégénérescence graisseuse, la nécrose hyaline, la calcification très fréquente, l'infiltration œdémateuse, le ramollissement muqueux pouvant amener la formation de cavités cystoïdes remplies d'une matière filante, parfois mélangée de sang.

On peut trouver aussi des kystes lymphangiectasiques. Rarement le réseau vasculaire sanguin acquiert un développement excessif ; le myome prend alors un aspect *caverneux* et présente souvent des foyers hémorrhagiques.

Les myomes ont leur siège de prédilection dans l'utérus et dans ses annexes. Les plus jeunes sont purement musculaires, mais les parties fibreuses tendent à prédominer à mesure qu'ils avancent dans leur évolution.

Von Recklinghausen a montré qu'on y trouve fréquemment des formations épithéliales tubulées ou cystiques, tantôt petites et sporadiques, mais d'autres fois très développées et proliférant activement (*adénomyomes* de l'utérus, fig. 140).

Ces inclusions épithéliales répondent soit à des proliférations des glandes de la muqueuse, soit à des dérivés du corps ou du canal de Wolff ou du conduit de Müller ; dans ce dernier cas elles indiquent que l'origine des tumeurs doit être rapportée à une anomalie remontant à la vie embryonnaire.

Quelques auteurs se sont appuyés sur ce fait, et sur la constatation de l'hérédité dans un certain nombre d'observations, pour appliquer la théorie de Cohnheim à la totalité des myomes. Il faut remarquer pourtant que beaucoup de ceux-ci ne renferment aucune trace d'éléments glandulaires et que divers facteurs pathogéniques ont été mis en cause pour en expliquer la genèse. C'est ainsi que ceux de l'appareil génital se voient surtout chez les femmes stériles, où leur présence est liée aux inflammations chroniques, aux catarrhes, aux hémorragies ; il en est, d'autre part, de plexiformes qui semblent provenir d'une hyperplasie des tuniques contractiles des vaisseaux.

On rencontre encore les myomes dans les parois du tube digestif (intestin, estomac, œsophage), dans les voies urinaires, dans la prostate, sur la peau, dans les glandes génitales et les organes génitaux externes. Les vrais myomes sont parfois difficiles à distinguer des hyperplasies diffuses, d'origine irritative, fibromusculaires ou musculo-épithéliales, de la matrice et de la trompe.

Des fibres lisses entrent aussi dans la composition d'un certain nombre de tumeurs mixtes plus ou moins complexes :

myomes renfermant à la fois des éléments lisses et des fibres striées ; lipomyomes ; tératomes et embryomes.

Le myome pur est en général une tumeur bénigne, mais les troubles locaux qu'il occasionne entraînent fréquemment l'intervention chirurgicale.

Par contre, les formes mixtes peuvent présenter un caractère de malignité. Tel est le cas pour certains adénomyomes dans lesquels la prolifération épithéliale prend une allure envahissante (dégénérescence dite *carcinomateuse*). Pour le myome malin, voy. le § 2).

§ 2. — MYOSARCOME, MYOME SARCOMATEUX, MYOME MALIN

La dénomination de *myosarcome* prête à confusion ; il serait préférable de lui substituer celle de tumeur ou de sarcome à myoblastes, sarcome myoblastique, pour désigner des néoplasmes constitués par des éléments musculaires incomplètement développés et atypiques. Il en existe deux formes qui correspondent à celles du myome adulte.

1° Myome sarcomateux à fibres striées (rhabdomyome sarcomateux). — C'est la forme histologique sous laquelle se présentent habituellement les néoplasmes constitués par du tissu musculaire strié.

Généralement on n'y trouve qu'un petit nombre de faisceaux striés d'aspect à peu près normal ; encore le myolemme fait-il défaut ou est-il à peine indiqué. Ce qui prédomine, ce sont des faisceaux à type embryonnaire dont la substance contractile constitue un manchon entourant un axe central de protoplasma granuleux parsemé de noyaux, et surtout des formes jeunes plus ou moins atypiques : fibres rubanées et éléments fusiformes à striation partielle ou peu distincte ; cellules allongées ou arrondies, non striées ; masses protoplasmiques à noyaux multiples. On voit aussi des faisceaux qui s'accroissent en se ramifiant à leurs extrémités, comme dans la régénération du muscle.

Le stroma, souvent très vasculaire, est formé de tissu conjonctif fibrillaire ou muqueux.

Les éléments en voie de multiplication contiennent une grande quantité de glycogène. Les plus anciens faisceaux peuvent présenter de la dégénérescence cireuse.

Les tumeurs forment des nodosités plus ou moins bien cir-

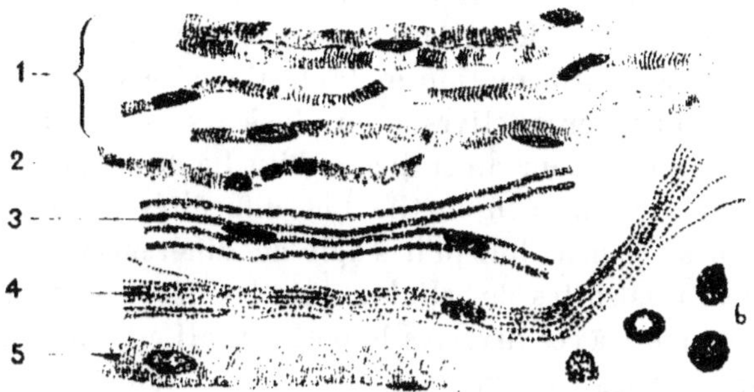

Fig. 141. — Éléments musculaires striés à type embryonnaire (adéno-myome congénital du rein). Gr. 450 I.

1, segments de fibres striées très minces, à noyaux superficiels. — 2, segment semblable à trois noyaux très rapprochés. — 3, fibres à myoplasme tubulé entourant un cylindre axial de sarcoplasme granuleux. — 4, fascicule de myo-fibrilles déliées dont certaines s'écartent pour aller s'accoler à d'autres faisceaux semblables, constituant ainsi un réseau musculaire. — 5, faisceau strié plus avancé en évolution. — 6, fibres sectionnées transversalement.

conscrites dans l'épaisseur des parties, ou bien des masses polypeuses, quand elles siègent au niveau des muqueuses. Par sa consistance et sa coloration, le tissu sectionné se rapproche dans certains cas du muscle normal ; le plus souvent il offre un caractère franchement sarcomateux.

L'accroissement du néoplasme peut se faire d'abord par simple expansion ; mais il ne tarde pas à devenir envahissant et destructif. Les métastases sont fréquentes et montrent les mêmes éléments polymorphes que le foyer primitif.

Macroscopiquement, les formes relativement adultes sont représentées par des tumeurs bien circonscrites, parfois même encapsulées, molles, d'un gris rougeâtre ; les formes jeunes sont plus irrégulières, noueuses, lobées ou en grappes, d'aspect et de consistance médullaires sur la coupe, à limites peu nettes ou tout à fait diffuses.

Le rhabdomyosarcome occupe en première ligne les reins et les autres parties de l'appareil uro-génital ; puis la face et le cou ; le poumon ; la mamelle ; les muscles striés ; enfin le cœur où il forme des noyaux multiples constitués par des éléments myocardiques très hypertrophiés, à type embryonnaire.

On a supposé que des fibres striées pouvaient prendre naissance par une transformation métaplastique de fibres lisses ou même de cellules conjonctives. Pour plusieurs auteurs, il y aurait même association pour ainsi dire habituelle du sarcome musculaire et du sarcome conjonctif. Les difficultés pratiques auxquelles on se heurte lorsqu'il s'agit de différencier les stades jeunes des trois sortes de cellules dans les néoplasmes, laissent le champ ouvert à ces diverses hypothèses. Il est plus probable cependant que les éléments sarcomateux ne sont la plupart du temps que des myoblastes atypiques, et qu'on a affaire à du *sarcome musculaire*, sans qu'il y ait mélange de sarcome conjonctif.

Il y a, en effet, bien des motifs pour rapporter ces tumeurs à des troubles de développement des myotomes : elles se montrent presque toujours dans le jeune âge ou même à l'état congénital ; on trouve très souvent les éléments striés associés à d'autres formations dont l'origine tératogénique n'est pas douteuse. Pour les myosarcomes siégeant dans les muscles, il est rationnel de penser que les éléments originels du néoplasme sont des myoblastes qui n'ont pas subi leur différenciation régulière, et non des fibres striées adultes et normales. Pour les autres, on peut invoquer l'existence de tractus et d'ilots musculaires striés hétérotopiques, tels que ceux qui ont été signalés dans la paroi postérieure de l'utérus.

2° Myome sarcomateux à fibres lisses et léiomyome malin.

— Les myomes sarcomateux sont les formes jeunes, à évolution maligne, du léiomyome.

Leur composition histologique rappelle celle du myome adulte par l'aspect fusiforme des cellules et par leur agencement en tractus enchevêtrés. Elle s'en distingue par le peu de développement du stroma conjonctif, et surtout par le caractère atypique des éléments. Les cellules ont des dimensions fort inégales ; les noyaux, de grosseur également variable, sont moins allongés, elliptiques ou ovoïdes, à extrémités arrondies, et parfois multiples.

La néoplasie s'écarte ainsi plus ou moins du type musculaire et tend à ressembler au véritable sarcome fasciculé. Le diagnostic différentiel peut devenir délicat dans certains cas, d'autant plus qu'on a constaté à diverses reprises le développement de tumeurs fibroplastiques sur des myomes.

Quelques auteurs ont cru devoir admettre, pour ces formes mixtes, une transformation des myoblastes en véritables fibroblastes. Cette hypothèse paraît peu vraisemblable.

Il existe une série d'observations probantes de léiomyomes à structure adulte et bien typique, affectant une marche envahissante, faisant des métastases par la voie sanguine et se comportant comme des sarcomes : ce sont les *myomes malins*.

Le léiomyome sarcomateux et le léiomyome malin sont peu fréquents. Ils siègent dans l'utérus, l'estomac, l'intestin, le rein, l'ovaire. Les foyers secondaires se font principalement dans le foie, le rein et le poumon.

ARTICLE III

GROUPE NERVEUX

Les tumeurs constituées par le tissu nerveux comprennent des *formes adultes* et des *formes jeunes*.

§ 1. — FORMES ADULTES

Les formes adultes sont au nombre de deux : 1° le *névrome* ; 2° le *gliome*.

1° Névrome. — Les névromes sont des tumeurs rares, dont l'histoire offre encore bien des points obscurs.

On distingue le *névrome ganglionnaire*, répondant à une néo-formation de substance grise et dont l'élément caractéristique est la cellule nerveuse, et le *névrome fasciculé ou fibrillaire* offrant la structure des tractus blancs et dont l'élément carac-téristique est la fibre nerveuse.

a. *Névrome ganglionnaire*. — Ce névrome siège dans les ganglions du sympathique ou dans les centres cérébro-spinaux.

α) Les *névromes des ganglions* sont ceux sur lesquels on est le mieux renseigné. Ils ont été trouvés aussi bien sur la chaîne principale que sur les subdivisions périphériques du grand sympathique et dans les capsules surrénales ; ils peuvent atteindre la grosseur d'une tête de fœtus. Leur composition histologique ne laisse aucune place au doute : on y voit, en effet, des fibres avec ou sans myéline et un très grand nombre de cellules nerveuses, pigmentées ou non, souvent plurinucléées ou à type plus ou moins embryonnaire. Ces divers éléments sont entremêlés sans aucune régularité au sein d'un stroma conjonctif lâche ou d'aspect myxomateux.

Le néoplasme dérive apparemment d'un germe neuroblastique détaché de l'ébauche d'un ganglion ou de la crête neurale chez l'embryon, et ayant pris par la suite un accroissement atypique et désordonné.

β) En ce qui concerne les *névromes des centres*, il faut tout d'abord éliminer de ce groupe : 1° les simples anomalies de développe-ment représentées par des hyperplasies localisées de la substance grise, à accroissement limité, ou par des îlots hétérotopiques de cette même substance situés dans les tractus blancs ; 2° les foyers de régénération consécutifs à des blessures de la moelle et analogues aux névromes dits d'amputation (voy. p. 175) ; 3° les portions de substance grise déplacées artificiellement au cours des autopsies.

Il ne reste alors qu'un petit nombre d'observations se rappor-tant à des tumeurs qui, pour la plupart, étaient en connexion avec l'épendyme et renfermaient de la névroglie en même temps que des fibres et des cellules nerveuses.

Il s'agirait donc de *neurogliomes* (voy. le paragraphe suivant), reconnaissant pour origine quelque irrégularité du développe-

ment embryonnaire. Comme les éléments de certains gliomes
ressemblent beaucoup à des cellules nerveuses (voy. p. 541).
l'existence du névrome vrai à siège encéphalique est mise en
question par plusieurs auteurs.

b. *Névrome fasciculé.* — Essentiellement constitués par des

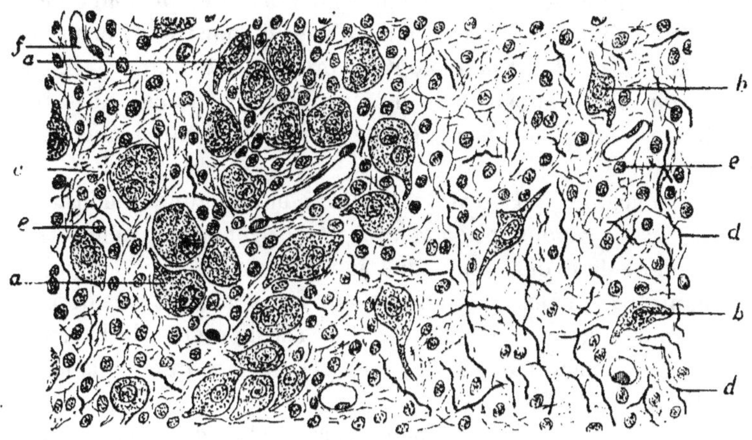

Fig. 142. — Neurogliome ganglionnaire du cerveau (ZIEGLER).
Gr. 300/1.

a, cellules nerveuses groupées dans la partie gauche du dessin. — *b*, cellules
éparses dans la partie droite, plus riche en fibres nerveuses. — *c*, cellule à deux
noyaux. — *d*, fibres à myéline. — *e*, cellule de la névroglie. — *f*, vaisseau sanguin.

fibres nerveuses néoformées, les névromes fasciculés siègent
sur les nerfs périphériques ; ils sont fort rares lorsqu'on a soin
de les distinguer des *faux névromes*, c'est-à-dire des fibromes,
des myxomes et des sarcomes développés sur le trajet des nerfs.
VIRCHOW en décrivait deux variétés : le névrome *myélinique*
formé surtout de tubes nerveux pourvus de myéline, et le
névrome *amyélinique* ne contenant que des fibres de Remak ou
des fibres incomplètement développées.

Une forme très commune, mais qui n'a pas les caractères d'un
vrai néoplasme, est le *névrome d'amputation* dont il a été parlé
à l'article *Régénération*. Les fibres nerveuses qui se régénèrent
à l'extrémité des nerfs sectionnés, ne trouvant pas devant elles

un bout périphérique dans lequel elles puissent s'engager, poussent sans orientation définie en se pelotonnant sur elles-mêmes et en suivant souvent un trajet récurrent dans le tissu cicatriciel du moignon. Elles constituent avec ce dernier un renflement terminal en forme de massue au sein duquel on trouve un enchevêtrement irrégulier de fascicules nerveux. Les prolongements issus des cylindraxes du nerf ancien sont d'abord nus; peu à peu ils s'entourent d'un manchon de myéline et d'une gaine de Schwann. Des nodosités de même nature prennent naissance sur le trajet des nerfs par suite de blessures, et aussi sans cause apparente.

Les névromes post-traumatiques n'ont aucune tendance à s'accroître et répondent en réalité à une néoplasie régénératrice s'effectuant dans des conditions particulières.

Quant aux formes spontanées, leur fréquence est très diversement appréciée par les auteurs; il en est de même de la teneur en éléments nerveux des *fibromes plexiformes* que nous avons mentionnés précédemment.

La limite qui sépare la neurofibromatose du névrome vrai demeure indécise à cause de la difficulté qu'on éprouve à différencier les fibres sans myéline et à en constater la multiplication au sein du tissu conjonctif fibrillaire qui les accompagne.

La genèse des névromes fasciculés s'explique aisément si l'on attribue aux cellules de la gaine de Schwann la valeur de neuroblastes (voy. p. 175). Celle des névromes ganglionnaires est rapportée à la persistance de groupes cellulaires non différenciés issus du névraxe embryonnaire (neurocytes). Les deux formes sont bénignes.

2° Gliome et neuro-épithéliome. — Le gliome résulte d'une multiplication des éléments de la névroglie.

A. Histologie. — Comme la névroglie, il est constitué par des cellules étoilées (astrocytes) à corps protoplasmique très réduit, à noyau ovalaire, et se montrant isolément ou par petits groupes, au sein d'une substance fibrillaire. Par la dissociation, on reconnait que les fibrilles ne sont autre chose que les prolongements

des astrocytes : elles se présentent comme des filaments tantôt
très fins, tantôt plus épais, rigides et brillants, ramifiés, mais sans
anastomoses et enchevêtrés en un feutrage plus ou moins serré.
Ces fibres sont le produit d'une différenciation spéciale du protoplasma cellulaire ; une fois constituées, elles deviennent indépendantes, jusqu'à un certain point, des cellules génératrices.

On trouve, en outre, dans les gliomes, des éléments nerveux,

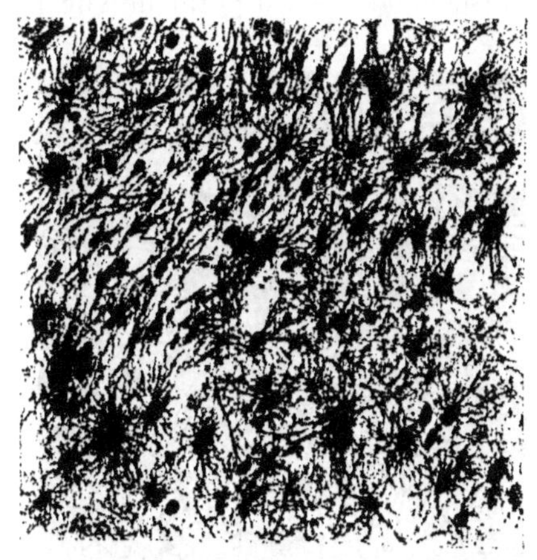

Fig. 143. — Gliome du cerveau. Gr. 240 1
(partie d'une figure de E. Gierke, 1911).

fibres et cellules, qui souvent ne sont que des restes du tissu
normal de la région, ainsi que des vaisseaux entourés d'une
mince gaine connective.

A côté des astrocytes ayant un aspect à peu près normal, il
n'est pas rare d'observer des formes atypiques, à corps cellulaire plus développé et pouvant renfermer plusieurs noyaux. Il
en est qui ressemblent singulièrement à des cellules nerveuses,
et ce fait n'a rien de surprenant : en effet, les deux sortes d'éléments dérivent d'une même souche embryonnaire et l'on
s'explique que des neurocytes imparfaitement différenciés puissent revêtir un type intermédiaire.

C'est aux néoplasmes contenant en proportion notable ces
éléments sans caractère spécifique bien déterminé qu'on applique

volontiers la dénomination mixte et d'ailleurs peu appropriée, de *neurogliome*.

On peut distinguer des *gliomes mous*, riches en cellules et en vaisseaux et passant insensiblement aux formes dites sarcomateuses, et des *gliomes durs*, à cellules espacées dans une trame fibrillaire très dense et comme scléreuse.

B. Aspect macroscopique. — Au point de vue macroscopique,

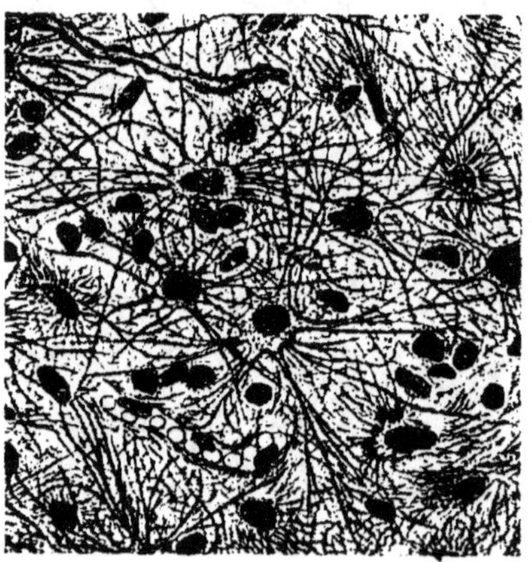

Fig. 144. — Gliome du cerveau
(partie d'une figure de Strœbe, 1895).
Gliome à grands et petits astrocytes.

le tissu est tantôt d'un gris rosé, un peu translucide comme la substance grise, tantôt d'un gris blanchâtre et opaque.

C. Siège. — Le gliome a son siège dans le cerveau ou dans la moelle, exceptionnellement sur les nerfs périphériques.

a. *Gliome du cerveau.* — Le gliome du cerveau, contrairement aux autres tumeurs cérébrales, a souvent des contours peu marqués et se présente comme une intumescence mal limitée d'une partie circonscrite de l'encéphale, se confondant sans ligne de démarcation précise avec les territoires normaux qui l'entourent. Ce caractère est dû au mode de propagation du néoplasme qui s'infiltre progressivement dans le tissu ambiant sous forme de petits groupes ou de traînées cellulaires suivant volontiers la direction des faisceaux blancs. Les cellules gliomateuses, les formes jeunes surtout, présentent de nombreuses figures de division.

On observe aussi dans l'encéphale des *gliomatoses* diffuses.

Lorsqu'ils sont très vasculaires, ce qui est fréquemment le cas, les gliomes mous tranchent plus nettement sur les parties adjacentes par leur coloration rougeâtre. On peut observer

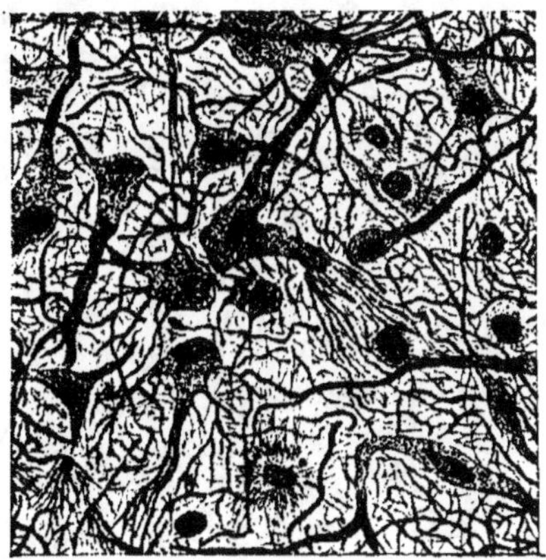

Fig. 145. — Gliome du cerveau
(partie d'une figure de STROEBE, 1895).
Neurogliome avec cellules ganglionnaires.

parfois des formes télangiectasiques ; souvent alors il se produit des ruptures : le sang s'épanche, dilacérant le tissu morbide qui présente l'apparence d'un foyer hémorragique.

Les vrais gliomes sont généralement solitaires, occupent surtout les hémisphères et peuvent dépasser le volume d'une tête de fœtus. Ils sont très sujets à diverses altérations : la dégénérescence granulo-graisseuse, l'imbibition œdémateuse, le ramollissement muqueux, la transformation hyaline et la sclérose des vaisseaux. Ces modifications régressives peuvent amener la formation d'excavations cystoïdes et favorisent d'autre part la production de troubles circulatoires et d'hémorragies.

La croissance des tumeurs est très lente ; les symptômes cliniques ne se montrent que très graduellement et souvent la néoformation atteint des dimensions considérables avant que les signes de compression deviennent manifestes. Elles n'empiètent que rarement sur les méninges et ne les perforent presque jamais : les métastases sont tout à fait exceptionnelles.

Les gliomes multiples ne se voient guère qu'à l'état congéni-

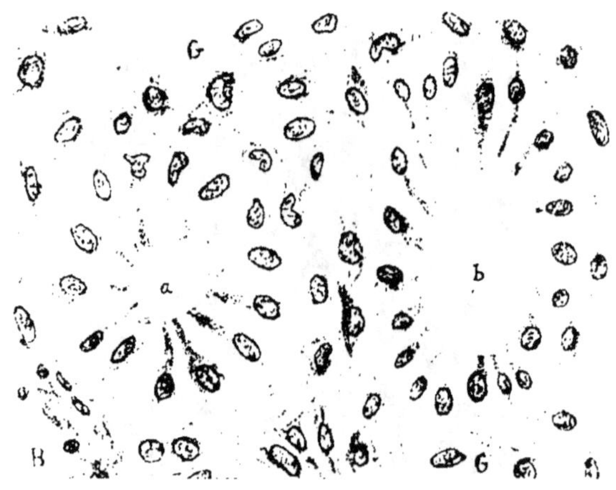

Fig. 146. — Gliome du cervelet (RIBBERT, 1904).

B, vaisseau. — G, tissu névroglique. — *a*, *b*, microcystes limités par une rangée de cellules neuro-épithéliales allongées, disposées en rosettes.

tal ; ils appartiennent à la variété dure et siègent tantôt dans la zone corticale, tantôt au niveau de l'épendyme où ils font saillie dans les ventricules sous forme de tubérosités arrondies bien circonscrites. Ce sont des malformations plutôt que des productions néoplasiques.

La distinction peut être délicate, car on doit admettre d'une façon générale que le gliome a d'ordinaire son point de départ dans un vice de développement. Il apparaît fréquemment dès l'enfance et accompagne volontiers des malformations variées du névraxe.

En outre, il peut renfermer des productions épithéliales à type cubique ou cylindrique, parfois cilié, dont la parenté avec le revêtement épendymaire est manifeste. On conçoit très bien que des groupes erratiques détachés de l'épithélium du canal neural chez l'embryon, puissent devenir le germe d'une néoplasie gliomateuse kystique ; mais il est possible également que les cellules de la névroglie, en se multipliant, donnent naissance par une évolution réversive à des éléments épithéliaux.

Le plus souvent, les couches épithéliales limitent des cavités cystiques, et émettent des prolongements basilaires qui se continuent avec la trame névroglique sous-jacente. D'autres fois, elles forment des rangées en palissade engainant les travées connectives du stroma.

Quand les formations épithéliales sont très développées, la tumeur prend le nom de *neuro-épithéliome*.

b. *Gliome de la moelle.* — Le gliome de la moelle épinière prend ordinairement naissance au voisinage du canal central. Il n'affecte que rarement la forme d'une nodosité circonscrite et se présente le plus souvent comme une tuméfaction uniforme d'un segment médullaire plus ou moins étendu. Sur la coupe, on constate que le tissu nerveux se trouve transformé en grande partie en une masse gliomateuse molle, d'un gris rosé.

D'autres fois, la néoplasie figure une sorte de cône allongé ou de cylindre para ou péri-épendymaire, constitué par un tissu fibrillaire très dense.

Fréquemment ces productions morbides renferment des cavités tapissées ou non par un épithélium analogue à celui de l'épendyme, ainsi que des tubes et des tractus épithéliaux pleins. Comme dans le cerveau, ces inclusions peuvent être assez nombreuses pour justifier la dénomination de *neuroépithéliome gliomateux*.

Il est difficile d'établir une séparation nette entre les vrais gliomes kystiques, et les excavations pathologiques de la moelle accompagnées d'une hyperplasie névroglique, telles qu'on les observe dans les différentes formes de la *syringomyélie*.

Dans bon nombre de cas, on est autorisé à incriminer une malformation originelle du névraxe. Mais il est, d'autre part, des gliomatoses d'origine irritative : les lésions consécutives aux troubles circulatoires et aux inflammations, peuvent amener

la formation de kystes *par ramollissement,* avec prolifération
concomitante de la névroglie et de la charpente conjonctive.
Les cavités de cet ordre peuvent aussi se garnir ultérieurement
d'une couche épithéliale provenant, soit du canal central ou de
ses dépendances, soit d'une métaplasie réversive des éléments
névrogliques.

Les formes jeunes, gliosarcomateuses, n'ont été observées
que rarement dans la moelle.

Ajoutons que le gliome médullaire se combine assez souvent
à l'angiome, au myxome et au sarcome.

c. Gliomes des nerfs. — Les gliomes des nerfs tant crâniens que
rachidiens, doivent sans doute leur origine à une prolifération
d'éléments nerveux non différenciés (neurocytes, neuroblastes).

§ 2. — FORMES JEUNES

Ces formes comprennent le glio-sarcome et le neuro-épithéliome malin.

Les formes dites sarcomateuses du gliome, ou *gliosarcomes*
sont constituées par des éléments jeunes pullulant très activement et n'ayant qu'une faible tendance à évoluer vers l'état
adulte. Elles ne renferment qu'en faible proportion la trame
fibrillaire et les petites cellules caractéristiques de la névroglie ;
par contre, on y trouve en grand nombre des cellules plus volumineuses, polymorphes, fusiformes, souvent plurinucléées et
pouvant prêter à confusion avec celles des sarcomes issus du
mésoblaste.

Quand les éléments sont très atypiques, et qu'il est impossible
de s'assurer de la nature exacte de la tumeur, beaucoup d'auteurs sont portés à admettre que la néoplasie est mixte, à la
fois névroglique et conjonctive et emploient dans ce sens le mot
de gliosarcome.

Les tumeurs gliosarcomateuses sont molles, très vasculaires
et présentent un accroissement rapide : leur marche est envahissante et elles peuvent donner lieu à des foyers métastatiques
qui presque toujours demeurent cantonnés dans le névraxe.

Il est aussi des *neuro-épithéliomes malins* affectant l'aspect et
l'évolution de véritables carcinomes.

Une mention spéciale est due à la *rétine* qui est le siège de
prédilection du gliome à forme sarcomateuse. Celui-ci y est
formé principalement de cellules semblables aux grains des
couches rétiniennes et n'offrant que rarement les prolongements
des astrocytes. Ces éléments sont en masses compactes au sein
desquelles se voient assez souvent des microcystes limités par
une rangée de cellules épithéliales rappelant celles de l'épendyme
ou encore des groupes rayonnants de ces cellules sans cavité
centrale (disposition dite *en rosettes*). Certains gliomes en sont
criblés et méritent le nom de *neuroépithéliomes rétiniens*.

Dans les cas un peu avancés en évolution, le parenchyme
néoplasique montre habituellement de larges zones de nécrose ;
seules les couches cellulaires situées près des vaisseaux sont
bien conservées, de sorte que l'aspect des préparations rappelle
celui du périthéliome.

Le gliome de la rétine est une tumeur très maligne. Issu du
fond de l'œil ou de la zone avoisinant le corps ciliaire, il envahit
d'abord le corps vitré sous forme d'une fongosité grisâtre,
d'aspect et de consistance encéphaloïdes. Il perfore ensuite les
membranes externes de l'œil et fait saillie à travers la cornée
ou s'étend dans l'orbite le long du nerf optique. Les métastases occupent surtout le cerveau, les méninges et les os.

Le gliome de la rétine apparaît dès la naissance ou chez le
jeune enfant ; il est bilatéral dans un quart des cas, et parfois
héréditaire.

SECTION II

ENDOTHÉLIOME

L'étude de l'inflammation nous a montré que les endothéliums de tout ordre, soumis à une irritation phlogogène, se comportent comme des cellules conjonctives. Lorsqu'ils prolifèrent,
ils sont susceptibles de donner naissance à diverses variétés de

phlogocytes, ainsi qu'à des fibroblastes. D'autre part, ils peuvent également prendre une forme cubique ou cylindrique et constituer des couches d'aspect épithélial. Ces réactions pathologiques sont communes aux cellules plates, issues du mésenchyme, qui revêtent les voies sanguines et lymphatiques, les méninges, et à celles des séreuses qui sont dérivées de l'épithélium cœlomique (cavité pleuro-péritonéale).

Les endothéliums représentent ainsi des éléments en quelque sorte intermédiaires entre les cellules conjonctives et les véritables épithéliums (Borst). Par suite, les néoplasmes qui en proviennent constituent un groupe peu homogène et à limites imprécises, puisqu'il confine, par ses caractères morphologiques, d'une part aux angiomes et aux sarcomes, et d'autre part aux épithéliomes.

Ajoutons qu'en pratique, rien n'est plus difficile que de mettre en évidence la provenance endothéliale d'une tumeur; il est hors de doute que l'on a décrit maintes fois, sous le nom d'endothéliomes, les productions les plus diverses.

Les caractères macroscopiques varient notablement suivant le siège et le type structural des tumeurs. Tantôt ce sont des masses solides, arrondies, tubéreuses, bien circonscrites et même encapsulées, tantôt des indurations diffuses, infiltrées dans les tissus ou des fongosités saillantes. La consistance peut être ferme, rappelant celle du sarcome fasciculé, ou molle, comme celle des sarcomes médullaires. Sur la coupe, le tissu présente le plus souvent une coloration blanchâtre. Il y a des formes très vasculaires, caverneuses, des formes kystiques, etc.

En général, les endothéliomes ont une période de bénignité plus longue que celle des sarcomes et durant laquelle ils s'accroissent lentement et restent bien limités. Mais la plupart sont sujets à proliférer plus abondamment à un moment donné, rompant les barrières qu'ils avaient respectées jusque-là et envahissant les tissus adjacents. Pourtant, même à ce stade, ils manifestent surtout une destructivité locale, récidivant opiniâtrement sur place, mais ayant peu de tendance à faire des métastases.

D'après ce qui précède, on ne doit pas s'étonner de se trouver en présence des opinions les plus contradictoires. et d'une nomenclature plus variée que précise, lorsqu'on aborde l'étude des endothéliomes. Il est à prévoir que ce groupe néoplasique sera notablement remanié par la suite. Nous estimons cependant. à l'opposé de plusieurs auteurs récents. qu'il n'y aurait aucun avantage à le rayer du cadre anatomo-pathologique. A défaut d'une systématisation bien scientifique, nous nous contenterons d'esquisser un aperçu des données courantes, et nous étudierons les formes les plus caractérisées de ces tumeurs, réparties en cinq divisions :

1° *Endothéliomes des vaisseaux sanguins ;*
2° *Endothéliomes du système lymphatique :*
3° *Endothéliomes des méninges ;*
4° *Endothéliomes des séreuses ;*
5° *Formes spéciales.*

§ 1. — ENDOTHÉLIOME DES VAISSEAUX SANGUINS
HÉMANGIENDOTHÉLIOME

Il est facile de voir que l'angiosarcome et le sarcome angioplastique, précédemment décrits, ne constituent que des formes très spéciales des tumeurs qui peuvent être rapportées à une prolifération atypique d'éléments angioblastiques. En réalité, ce groupe oncologique est surtout représenté par les angiendothéliomes.

On peut distinguer deux types d'hémangiendothéliomes répondant à deux stades d'évolution d'un même processus blastomateux.

α) Une première forme, assez rare, est représentée par des capillaires néoformés et dilatés et peut se rapprocher beaucoup de l'*angiome capillaire*, dont elle se distingue surtout par l'aspect épithélial très prononcé qu'ont pris les endothéliums. On voit. dans un stroma conjonctif peu développé, de larges vaisseaux bordés d'une rangée régulière de cellules cubiques ou cylindriques basses, et qui prêteraient à confusion avec certains adénomes tubulés. si des globules sanguins ne remplissaient pas les cavités.

β) Dans une deuxième forme, la prolifération endothéliale est plus active et plus désordonnée. Les cellules se superposent en plusieurs couches et deviennent atypiques ; la lumière centrale est progressivement rétrécie, et finalement comblée par des éléments polymorphes tassés les uns contre les autres. De là des tractus cellulaires pleins, anastomosés au sein d'un stroma d'abondance variable, et présentant sur la coupe des apparences qui rappellent, suivant les cas, l'épithélioma plexiforme, le carcinome, le sarcome alvéolaire.

Le diagnostic microscopique s'appuie principalement sur la présence du sang dans les parties tubulées du néoplasme. Il faut signaler aussi l'aspect clair et transparent du cytoplasme qui parfois offre une infiltration très marquée de graisse ou de glycogène.

L'accroissement se fait par bourgeonnement des capillaires préexistants, comme dans les angiomes, ainsi que par extension progressive des cylindres endothéliaux pleins.

L'aspect macroscopique, assez variable, est souvent analogue à celui de l'angiome.

Ce genre de tumeurs, d'après certaines observations, pourrait prendre naissance aussi bien dans les veines ou dans les artères que dans les capillaires.

Elles se trouvent surtout dans les os, les reins, la peau, ainsi que dans le testicule et le sein. Les métastases se font de préférence dans les poumons ; on a vu des foyers disséminés dans tout le squelette.

§ 2. — ENDOTHÉLIOME DU SYSTÈME LYMPHATIQUE LYMPHANGIENDOTHÉLIOME

Parallèlement à ce que nous avons dit des tumeurs des vaisseaux sanguins, l'endothéliome du système lymphatique peut être considéré comme répondant aux formes jeunes, riches en cellules, du lymphangiome.

1º Type fondamental. — C'est un lymphangiome dans lequel les cellules endothéliales, abondamment proliférées et comblant la cavité des vaisseaux, se présentent comme un système de travées cellulaires anastomosées, conservant jusqu'à un certain point l'aspect général des réseaux lymphatiques. Les éléments constituant les tractus, minces et allongés sur le profil, ainsi que les noyaux, et souvent disposés en strates concentriques, paraissent au contraire larges et lamelleux quand ils sont vus de champ. Les tractus s'amincissent à la périphérie du néoplasme où l'accroissement s'effectue par des bourgeons angioblastiques pleins, à extrémité effilée.

Telle est, en deux mots, la composition de l'endothéliome lymphatique sous sa forme la plus typique.

Quand le stroma conjonctif est peu abondant, l'ensemble figure une sorte de sarcome fasciculé à cellules plates (sarcome endothélioïde) ; lorsqu'il est formé de cloisons d'une certaine épaisseur, les cylindres endothéliaux sont écartés les uns des autres et l'aspect est plexiforme ; s'il est très développé et de consistance fibreuse, la tumeur mérite le nom de *fibroendothéliome*.

Mais cette définition simple ne peut s'appliquer qu'à une partie des tumeurs qu'on a coutume de faire rentrer dans le groupe des lymphangiendothéliomes. Celui-ci comprend, en effet, des productions très dissemblables à première vue, se rapprochant tantôt de certains sarcomes, tantôt des carcinomes ou même des épithéliomes à type glandulaire.

2° **Type à aspect sarcomateux.** — Dans certains cas, l'hyperplasie des endothéliums s'effectue d'une manière désordonnée, produisant une infiltration diffuse du tissu conjonctif qui se trouve dissocié à l'extrême par des éléments souvent très atypiques. Ceux-ci sont alors réunis par petits groupes au sein d'un stroma à trabécules minces, et l'aspect rappelle à s'y méprendre celui d'un tissu sarcomateux compact, à grandes cellules.

D'autres fois, les cellules forment des amas plus volumineux remplissant des cavités arrondies creusées dans un stroma plus apparent, comme dans les sarcomes alvéolaires.

Ces endothéliomes dits sarcomateux, à forme infiltrée ou alvéolaire, ne peuvent être différenciés avec quelque certitude des vrais sarcomes que lorsqu'il existe dans la même tumeur des portions offrant la constitution du type fondamental.

Du reste, pour bien des auteurs, le point de départ des néoplasmes endothéliaux se trouverait non seulement dans les cellules de revêtement des voies lymphatiques proprement dites, des vaisseaux et des sinus des ganglions (*endothéliome* dit *intra-vasculaire*), mais aussi et surtout dans les cellules plates du tissu conjonctif (endothéliome dit *interfasciculaire*). Si l'on admet ainsi que le même élément anatomique peut donner naissance tantôt à des sarcomes, tantôt à des endothéliomes, il devient encore plus difficile d'établir une ligne de démarcation entre les deux sortes de tumeurs.

3° **Type carcinomateux**. — La structure organoïde, déjà esquissée dans les formes alvéolaires mentionnées ci-dessus, ressort d'une manière plus frappante lorsque les amas de cellules polymorphes sont logés dans les mailles d'une charpente connective bien développée et se différenciant nettement du parenchyme. Ce dernier peut prendre par places un aspect épithélial très prononcé, et dès lors la néoformation ressemble beaucoup à un carcinome (squirrhe).

Pour établir la distinction, on se fonde volontiers sur les rapports plus intimes entre le parenchyme endothélial et le stroma, l'adhérence plus solide des cellules à la paroi des alvéoles, la présence de bourgeons vasculo-conjonctifs issus de ces parois et pénétrant dans le parenchyme, les caractères cytologiques des cellules (aspect différent des figures karyokinétiques, HANSEMANN), etc.

Mais toutes ces particularités n'ont qu'une valeur relative. Si le type fondamental n'est pas représenté en quelque point d'une tumeur, le diagnostic se fait le plus souvent par exclusion ; par exemple quand les noyaux néoplasiques de nature douteuse sont situés dans des parties normalement dépourvues d'épithélium (ganglions lymphatiques, os, etc.), et que l'autopsie ne révèle dans aucun autre organe un cancer primitif permettant de les considérer comme des foyers métastatiques.

La difficulté augmente encore lorsqu'il s'agit de tumeurs siégeant dans des parties qui renferment normalement des formations épithéliales ; ici le diagnostic d'endothéliome ne doit être accepté qu'avec beaucoup de réserve.

4° Type adénomateux. — Dans certaines tumeurs endothéliales, les travées et les amas cellulaires constituant le parenchyme peuvent présenter une lumière centrale contenant souvent une matière hyaline, muqueuse ou colloïde, et bordée par des cellules non lamelleuses, mais ayant pris la forme cubique ou cylindrique. On a l'impression d'une néoplasie d'origine glandulaire, d'où les dénominations d'endothéliome tubulé ou adénomateux, d'adénome endothélial.

Plus rarement, on observe des excavations plus grandes donnant au tissu morbide une apparence spongieuse, des kystes dont la paroi est garnie de végétations papillaires, ou même de vastes poches remplies de liquide comme dans les vrais adénomes kystiques.

5° Type mixte. — Il est à peine besoin d'ajouter que les diverses variétés histologiques que nous avons dû examiner à part pour faciliter la description, peuvent se combiner diversement dans une même tumeur.

§ 3. — ENDOTHÉLIOME DES MÉNINGES, PSAMMOME

Les méninges sont l'habitat de prédilection des endothéliomes.

Ceux de la dure-mère appartiennent le plus souvent aux formes dures, fasciculées, rappelant le fibrosarcome. Les travées endothéliales s'enchevêtrent avec les tractus conjonctifs d'un stroma riche en cellules fusiformes et sont elles-mêmes par endroits le siège d'une élaboration de substance fibrillaire (fibroendothéliomes). Ceux de la pie-mère sont mous, à stroma trabéculaire très délicat, souvent très vasculaires et même télangiectasiques. Leur texture est plexiforme, les cylindres endothéliaux affectent volontiers une disposition périvasculaire, *périthéliale ;* d'autres fois ils revêtent le type alvéolaire.

Les uns et les autres sont fréquemment farcis de petites concrétions calcaires, et constituent la majeure partie des néoplasmes auxquels cette particularité structurale a fait attribuer le nom de *psammomes*.

Dans le psammome, la calcification porte en première ligne sur le parenchyme : les cellules endothéliales s'imbriquent en couches concentriques et forment des *perles stratifiées* dont les éléments subissent une transformation hyaline et fixent ensuite

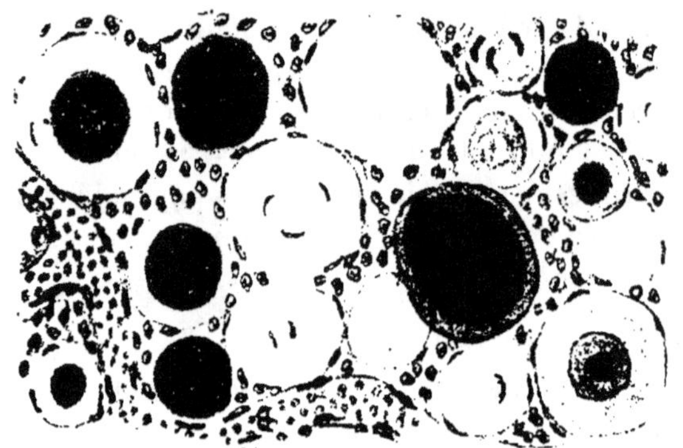

Fig. 147. — Psammome de la dure-mère.
Sphères hyalines à divers degrés de calcification (Ribbert. 1904).

des sels de chaux. Par suite, le tissu morbide parait parsemé de grains de sable analogues à ceux qu'on trouve dans la glande pinéale et dans les plexus choroïdes. En second lieu, la dégénérescence hyaline et l'incrustation minérale consécutive peuvent se montrer également sur le stroma, en particulier sur les parois des vaisseaux et sur les thrombus hyalins intravasculaires ; il en résulte des aiguilles, de petites barres, et des plaques calcaires de forme allongée et très irrégulière.

Les rapports intimes qui existent entre les vaisseaux et les dépôts calcaires ont fait donner à certains néoplasmes de cette catégorie le nom de *sarcomes angiolithiques* (Cornil et Ranvier).

Il existe aussi des psammomes endothéliaux de l'orbite, du péritoine, etc[1].

[1] On décrit également sous le nom de psammomes des tumeurs

L'origine des endothéliomes méningés est loin d'être établie d'une manière exacte; les auteurs les font dériver tantôt des lymphatiques, tantôt de la couche endothéliale tapissant la surface des méninges, ou encore des cellules plates interstitielles,

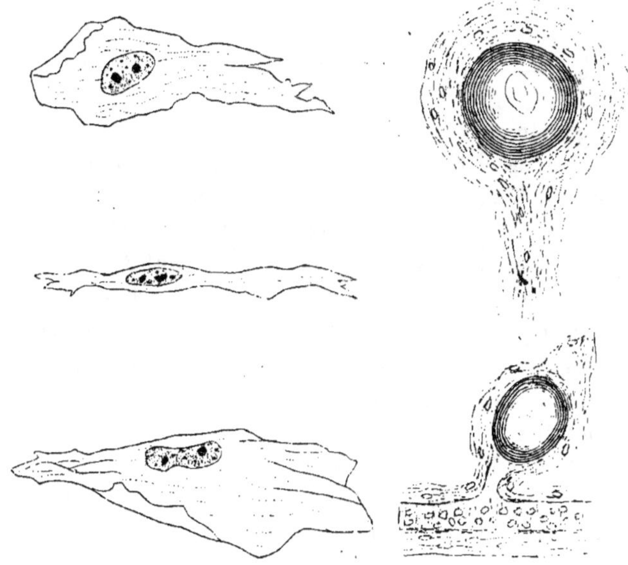

Fig. 148. — Sarcome angiolithique (CORNIL et RANVIER).

de celles qui sont appliquées sur les trabécules de la pie-mère, des cellules adventitielles des vaisseaux, des granulations de Pacchioni.

Les endothéliomes de la dure-mère forment des saillies arrondies, d'un gris rosé, de consistance assez ferme, sessiles ou pédiculées, et dont la grosseur varie du volume d'une tête d'épingle jusqu'à celui d'un œuf et au delà. Ils sont parfois multiples, et à côté de tumeurs « psammeuses », on peut en observer qui sont dépourvues de grains calcaires.

épithéliales riches en perles calcifiées (*psammomes épithéliaux*, psammo-carcinomes), notamment dans les organes génitaux de la femme, les seins, etc. Des concrétions semblables peuvent d'ailleurs se rencontrer dans des productions purement inflammatoires.

Ceux de la pie-mère, des plexus choroïdes et de la glande pinéale sont généralement plus mous et plus vasculaires.

Ce sont des néoplasmes non envahissants, qui ne deviennent jamais graves que par leur volume et par la compression qu'ils exercent sur les centres nerveux.

§ 4. — ENDOTHÉLIOME DES SÉREUSES

Les endothéliomes des séreuses dérivant du cœlome (péritoine, plèvre, péricarde) diffèrent sensiblement, par leur composition et leur allure, de ceux que nous avons examinés jusqu'ici.

Ils sont constitués par des amas et des tractus cellulaires anastomosés au sein d'un stroma fibreux souvent très abondant. Fréquemment les éléments parenchymateux s'écartent du type endothélial et prennent l'aspect de cellules polymorphes riches en protoplasme, à noyau ovoïde ; on peut en trouver de polyédriques, de cubiques ou de cylindriques, bordant des canaux et des microcystes.

Ainsi ces néoplasmes présentent beaucoup de ressemblance avec les tumeurs épithéliales, en particulier avec le squirrhe, ce qui leur a valu les noms d'épithélioma des séreuses, de carcinome endothélial.

Ils s'étendent principalement dans les réseaux lymphatiques sous-séreux, et beaucoup d'auteurs les considèrent comme des endothéliomes lymphatiques, alors que d'autres les font provenir d'une hyperplasie de l'endothélium superficiel tapissant les cavités séreuses (mésothélium, épithélium pleuro-péritonéal ou cœlomique).

L'aspect macroscopique est bien spécial : la séreuse est recouverte et comme tapissée sur une grande étendue, de saillies blanchâtres en forme de plaques, de crêtes anastomosées, de nodosités éparses ou confluentes. La présence de productions inflammatoires, dépôts fibrineux ou néo-membranes, vient encore compliquer le tableau des lésions.

Celles-ci sont ordinairement assez superficielles, n'occupant que la séreuse épaissie. D'autre fois, elles envahissent aussi les viscères sous-jacents et affectent une marche destructive. C'est ainsi que les endothéliomes de la plèvre peuvent se propager au loin dans l'intérieur du poumon.

A l'inspection, on a souvent l'impression d'une altération ayant débuté par des foyers multiples, et quelques observateurs ont émis l'opinion qu'il s'agissait d'un processus phlegmasique,

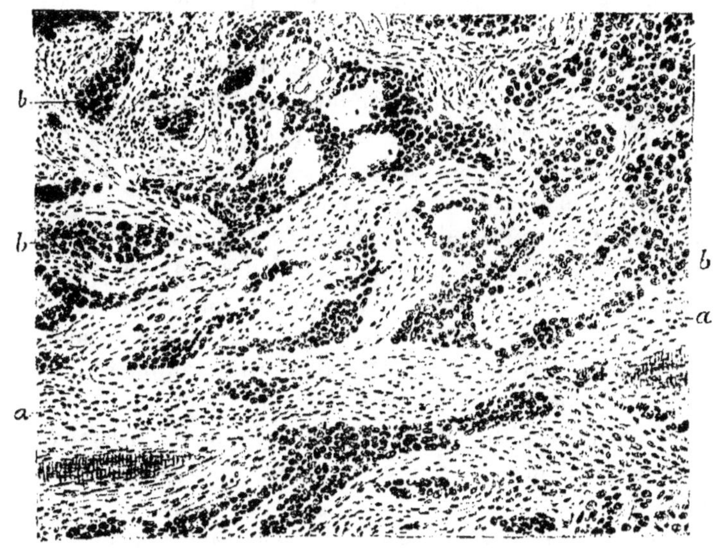

Fig. 149. — Endothéliome de la plèvre (ZIEGLER).
a, tissu conjonctif pleural épaissi. — *b*, cordons cellulaires.

d'une sorte de lymphangite hyperplastique, et non d'une vraie tumeur. Cette hypothèse ne saurait s'appliquer aux cas où l'on constate l'existence de foyers métastatiques dans les ganglions régionaux, dans le foie, les reins, les capsules surrénales.

§ 5. — FORMES SPÉCIALES DES ENDOTHÉLIOMES

Ces formes comprennent le *périthéliome*, et une partie des *cylindromes* et des *cholestéatomes* [1].

[1] Pour ce qui concerne la nature endothéliale de certaines tumeurs mixtes (parotide, etc.), voir p. 691.

1º Périthéliome. — On appelle ainsi des tumeurs à texture plexiforme, dans lesquelles les travées cellulaires du parenchyme néoplasique engainent les vaisseaux sanguins, qu'elles entourent ainsi de manchons plus ou moins épais. Ces cellules sont aplaties et superposées en couches parallèles, d'autres fois elles sont polygonales, ou encore polymorphes et entassées sans ordre. Le stroma est rare ; les vaisseaux, ectasiés, ont une paroi mince pouvant se réduire au revêtement endothélial.

Lorsque le stroma est plus abondant, que les capillaires, accompagnés d'une quantité notable de tissu conjonctif, circonscrivent des mailles peu étendues, l'aspect de la néoformation se modifie, et tend à passer au type alvéolaire.

Le périthéliome peut-il être considéré comme une espèce néoplasique bien définie ? L'arrangement des cellules en gaines périvasculaires ne constitue qu'un caractère accessoire et insuffisant, attendu qu'il se rencontre dans des productions morbides très diverses. C'est ainsi qu'on a fait rentrer indûment dans ce groupe des tumeurs siégeant dans les glandes et constituées par des formations épithéliales ou par des éléments spéciaux, tels que les cellules du nodule inter-carotidien (voy. *Paragangliome*, p. 664).

Si nous éliminons tous ces cas, la dénomination de périthéliome ne s'applique plus qu'à des néoformations prenant naissance aux dépens de cellules péri-vasculaires *de nature conjonctive* et issues du mésenchyme. Or, même pris dans cette acception restreinte, le terme de périthéliome n'a pas une signification bien précise. En effet, ces cellules sont de différentes sortes. Il y a là :

1º Les cellules périthéliales proprement dites (EBERTH), limitant des espaces plasmatiques particuliers, et au sujet desquels les auteurs sont loin de s'accorder ;

2º Les endothéliums des vrais lymphatiques péri- et para-vasculaires ;

3º Les cellules adventitielles ;

4º Les cellules péri-vasculaires (RENAUT), parentes des clasmatocytes et des plasmocytes.

Les néoplasmes dits périthéliaux qui en dérivent, et qui siègent dans les méninges, la peau, le squelette, les ovaires, etc., ne sont peut-être autre chose que des *endothéliomes lymphatiques* entourant des vaisseaux sanguins, ou des productions sarcomateuses à type plus ou moins endothélioïde (*angio-sarcome, sarcome plexiforme* ou *périthélial*).

2° Cylindrome. — De même que le psammome et le périthéliome, le cylindrome a reçu sa dénomination d'après une particularité structurale qui peut se trouver dans des néoplasmes différents, à savoir la production de matières hyalines et muqueuses.

Le stroma, et surtout les parois des vaisseaux, présentent fréquemment, dans les sarcomes ainsi que dans les endothéliomes, les dégénérescences hyaline et muqueuse. Pourtant les altérations caractéristiques du cylindrome ne s'y montrent généralement que d'une façon discrète, et il est assez rare qu'ils réalisent au complet la texture si particulière de celui-ci. D'autre part, les cellules parenchymateuses peuvent également subir la transformation hyaline ou sécréter des substances homogènes, des boules colloïdes, etc.

Nous nous rangeons à l'avis des auteurs qui admettent que les cylindromes les plus typiques sont en majeure partie des adénomes ou des épithéliomes (voy. p. 584).

3° Cholestéatome. — Les cholestéatomes des méninges, ou tumeurs perlées, se présentent comme des nodules blancs, isolés ou agglomérés, friables ou de consistance pâteuse. Ils sont constitués par des cellules lamelleuses très minces imbriquées en pellicules concentriques, et doivent à cette structure feuilletée le reflet nacré ou soyeux qui est leur caractère le plus apparent. A la périphérie, on trouve une couche d'aspect épithélial, formée par deux ou trois assises de cellules pavimenteuses dont les plus internes s'aplatissent, se desquament, et s'ajoutent ainsi à la masse lamelleuse centrale. Parfois cette couche génératrice est plus épaisse, et semblable à de l'épiderme.

Pour certains auteurs, ces cholestéatomes sont, comme ceux des autres régions (voy. p. 501) des perles épidermoïdes, développées ici aux dépens de germes embryonnaires détachés de l'ectoderme à l'époque où s'opère l'occlusion du tube neural.

Selon d'autres, les vrais cholestéatomes seraient des formations endothéliales, bien distinctes des productions dermoïdes et épidermoïdes hétérotopiques. Ils proviendraient d'une hyperplasie des cellules plates appliquées sur les trabécules du tissu sous-arachnoïdien, ou des périthéliums entourant les vaisseaux de la pie-mère.

Les cholestéatomes sont parfois multiples. Ils sont situés dans la pie-mère qui leur constitue une enveloppe connective ordinairement très mince et transparente.

Leur siège est surtout à la base de l'encéphale ; ils peuvent quelquefois empiéter sur la substance cérébrale et même faire saillie dans les ventricules (cholestéatomes pie-mériens, cholestéatomes intra-cérébraux). Leur croissance est très lente.

Habituellement ils restent petits, ne dépassant pas le volume d'une noisette, et constituant souvent de simples trouvailles d'autopsie. Il en est cependant qui atteignent la grosseur d'une pomme et occasionnent de graves accidents de compression ou des hémorragies.

SECTION III

TUMEURS ÉPITHÉLIALES, ORGANOIDES

Le tissu épithélial étant dépourvu de vaisseaux propres, doit tirer sa subsistance des réseaux capillaires situés dans les parties conjonctives avoisinantes. A l'état normal, les épithéliums de tout ordre sont en rapport intime avec des formations connectives et vasculaires chargées de pourvoir à leur nutrition.

La même disposition se retrouve en pathologie : dans toutes les tumeurs épithéliales, il y a un substratum conjonctif analogue à celui qui existe dans les organes normaux, d'où la qualification d'*organoïdes* qui a été attribuée à ces néoplasmes par VIRCHOW.

Les tumeurs épithéliales comprennent, tout comme celles qui sont issues du mésenchyme, des formes adultes, typiques, géné-

ralement bénignes, et des formes jeunes, inachevées ou atypiques, plus ou moins malignes.

Dans les premières, les épithéliums et le tissu conjonctif prolifèrent parallèlement, conservant les mêmes connexions que
dans les organes normaux dont ils reproduisent, dans une certaine mesure, les dispositions texturales : ce sont les tumeurs
dites *fibro-épithéliales*.

Les secondes sont caractérisées au contraire par une hyperplasie prédominante et désordonnée de l'élément épithélial, qui
fait irruption dans les tissus voisins et les détruit. C'est le groupe
des *épithéliomes* ou épithéliomas proprement dits (cancroïdes,
cancers, carcinomes).

PREMIÈRE SÉRIE

FORMES TYPIQUES. TUMEURS FIBRO-ÉPITHÉLIALES

Ces tumeurs se développent, soit sur la peau et les muqueuses,
soit dans les glandes. Leur structure représente une imitation
plus ou moins fidèle de celle des parties où elles ont pris naissance, ce qui permet de les classer sous deux formes :

1° un type tégumentaire, le *papillome* ;
2° un type glandulaire, l'*adénome*.

A la suite de ces deux formes, nous décrirons :
3° les *kystes* épithéliaux et autres.

ARTICLE I

PAPILLOME

Le papillome résulte d'une hypertrophie circonscrite des téguments portant à la fois sur le corps papillaire et sur l'épithélium
qui le recouvre. Par sa nature mixte, *fibro-épithéliale*, il se distingue aussi bien des néoformations purement conjonctives que
des épithéliomes.

La composition rappelle d'une façon générale celle des chorions papillaires (derme) ou villeux (intestin), bien qu'il puisse également se former dans des régions dépourvues de papilles ou de villosités.

Il comprend des *formes dures* et des *formes molles*.

§ 1. — PAPILLOME DUR

Le papillome dur siège de préférence sur la peau et les

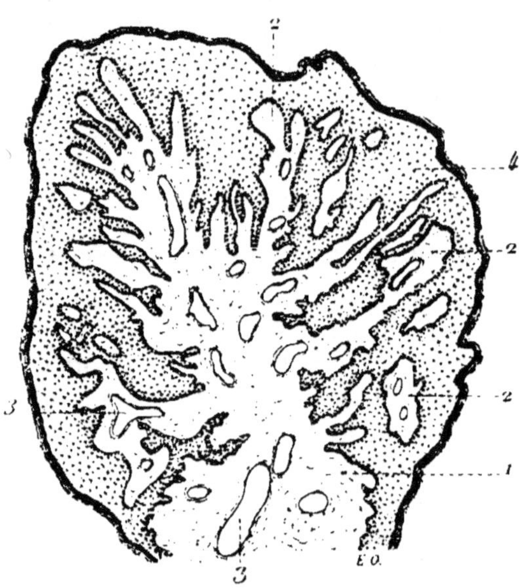

Fig. 150. — Papillome cutané à surface lisse. Gr. 20 1.

1, axe conjonctif du papillome. — 2, digitations papillaires par lesquelles il se termine. — 3, vaisseaux. — 4, revêtement épidermique à couche cornée mince, et prolongements inter-papillaires subdivisés et compliqués.

muqueuses à épithélium pavimenteux. Il est représenté par les *verrues*, les *cornes cutanées*, et certains *nævi*.

1° **Verrues**. — Les verrues montrent une *partie centrale* répondant à un groupe de papilles vasculaires plus élevées et plus volumineuses que celles de la peau saine, renflées à leurs extrémités, simples ou rameuses, parfois infiltrées de cellules mobiles, et une *partie corticale* formée par un épiderme d'apparence normale ou plus ou moins épaissi. Ce dernier est le siège d'une kératinisation abondante, d'où l'aspect et la consistance cornée de la néoformation.

Suivant que les papilles sont noyées dans une couche épithéliale commune et très épaissie, ou qu'elles possèdent chacune

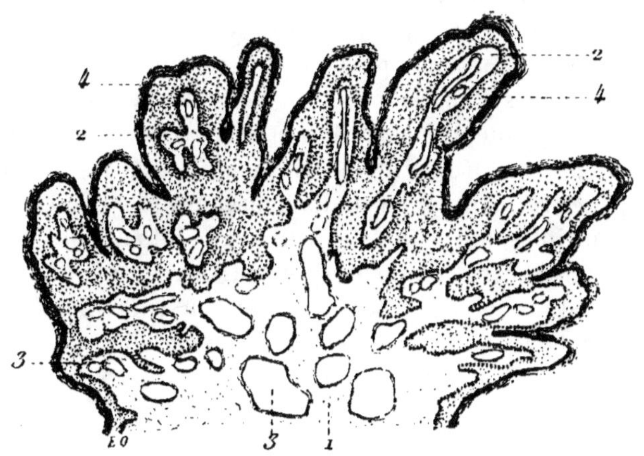

Fig. 151. — Papillome cutané à surface villeuse. Gr. 20/1.

1, axe conjonctif du papillome. — 2, ses digitations terminales. — 3, vaisseaux. — 4, revêtement épidermique à couche cornée épaisse, formant des gaines distinctes autour des saillies papillaires.

leur gaine épidermique distincte, la surface de la petite tumeur est unie ou au contraire fissurée ou granuleuse (fig. 150 et 151).

2° Cornes cutanées. — Les cornes cutanées sont constituées par des papilles ramifiées et très allongées, incluses dans un étui très dur, à surface tantôt lisse, tantôt rugueuse et fendillée, dont la consistance est comparable à celle de l'ongle. Le corps muqueux de Malpighi est très mince; l'enveloppe cornée est formée de lamelles épidermiques imbriquées et intimement soudées.

Ces cornes se développent surtout à la tête; elles sont d'ordinaire diversement incurvées et contournées; leur longueur peut dépasser 20 centimètres.

3° Nævi. — Certains nævi congénitaux offrent une structure papillomateuse analogue à celle des verrues ; ils se distinguent généralement de ces dernières par un développement exagéré des vaisseaux (formes caverneuses et lymphangiectasiques) et par une pigmentation souvent très prononcée (formes pigmentaires).

Les *durillons* et les *callosités*, dus à une simple hyperplasie épidermique avec accumulation de substance cornée, sont des productions résultant d'irritations locales. On ne saurait les ranger parmi les néoplasmes, non plus que les *cors* qui ne sont que des durillons enfoncés dans la peau, où ils provoquent l'inflammation et l'aplatissement des papilles et du derme sous-jacent.

Il y a lieu d'exclure de même les *condylomes*, ou végétations en forme de framboises, de choux-fleurs, de crêtes de coq, etc., souvent multiples, qui se développent aux points de continuation de la peau avec les muqueuses, en particulier au niveau des organes génitaux (pénis, vulve, vagin, col utérin). Ils coïncident fréquemment avec les écoulements gonorrhéiques, la grossesse, et ils sont d'origine infectieuse.

§ 2. — PAPILLOME MOU

Cette forme s'observe principalement sur les muqueuses dont l'épithélium est dépourvu de couche cornée.

Les papillomes mous ont un stroma conjonctif plus délicat que les précédents, offrant parfois l'aspect du tissu muqueux ; le revêtement épithélial ne présente pas la transformation cornée, ou du moins ne subit qu'une kératinisation très peu prononcée.

Leur configuration est assez variable. Les uns ont l'aspect d'élevures plates, à surface granuleuse, et sont constitués par des papilles courtes et massives ; d'autres se présentent comme des houppes de fines végétations arborescentes. Tantôt les papilles émergent directement, les unes à côté des autres, du chorion sous-jacent, tantôt elles répondent à des ramifications d'un axe connectif central plus ou moins proéminent ; de sorte qu'on trouve des papillomes sessiles et d'autres qui sont nettement pédiculés.

Suivant le siège des tumeurs, l'épithélium est pavimenteux ou cylindrique, simple ou stratifié ; mais il s'écarte fréquem-

ment de son type normal, notamment au sommet des saillies
papillaires où il est plus exposé aux irritations de tout ordre et
à la dessiccation. C'est ainsi que le revêtement stratifié et cilié
des voies respiratoires peut prendre le type pavimenteux et

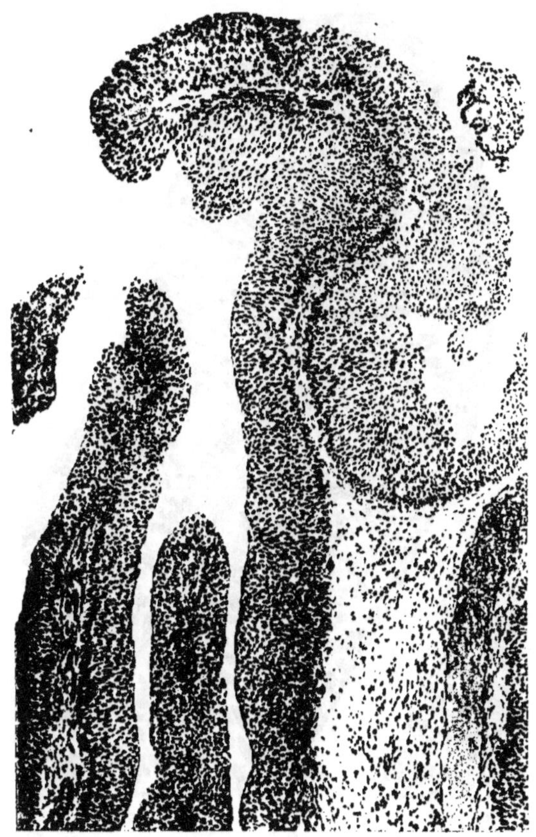

Fig. 152. — Partie d'un papillome de la vessie. Gr. 65/1.

même se kératiniser à la surface. Souvent aussi les cellules perdent leur forme normale et l'on observe des éléments arrondis
ou polyédriques, sans caractère spécifique bien tranché, entassés
en couches d'épaisseur variable.

α) Les papillomes mous à structure relativement compacte, et qui présentent le plus d'analogie avec ceux de la peau, se trouvent sur la langue, à la face interne des joues, sur la luette, sur les cordes vocales, dans les ventricules du larynx, dans les

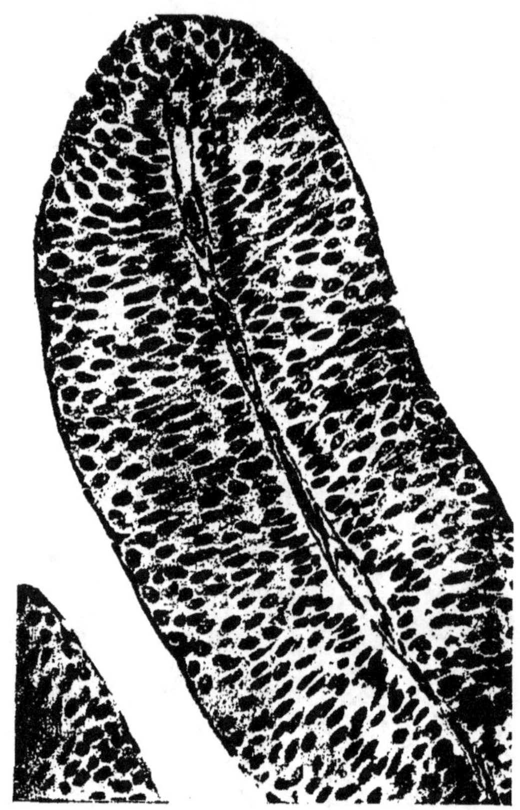

Fig. 153. — Une villosité de la tumeur précédente. Gr. 200/1.

fosses nasales, plus rarement dans l'estomac. Ceux qui siègent sur les muqueuses utérine et tubaire revêtent ordinairement l'aspect de choux-fleurs.

β) Les papillomes villeux se trouvent surtout dans la vessie, ainsi que dans le bassinet et l'uretère. En les dissociant sous l'eau, on met en évidence de fines végétations dendritiques dont l'axe est représenté par de larges capillaires accompagnés d'une faible quantité de tissu conjonctif, et dont l'épithélium, sem-

blable à celui de la vessie, est souvent altéré et défiguré, dans sa partie superficielle, par des concrétions uratiques, des hémorragies, etc.

Les villosités se déchirent avec la plus grande facilité, de sorte qu'on en découvre des fragments dans les urines.

Des productions arborescentes de même apparence peuvent se développer dans les conduits de la mamelle et dans les voies biliaires, ainsi qu'aux dépens des plexus choroïdes et des franges synoviales articulaires; on en trouve également sur l'ovaire et dans certaines tumeurs adéno-cystiques (voy. p. 579).

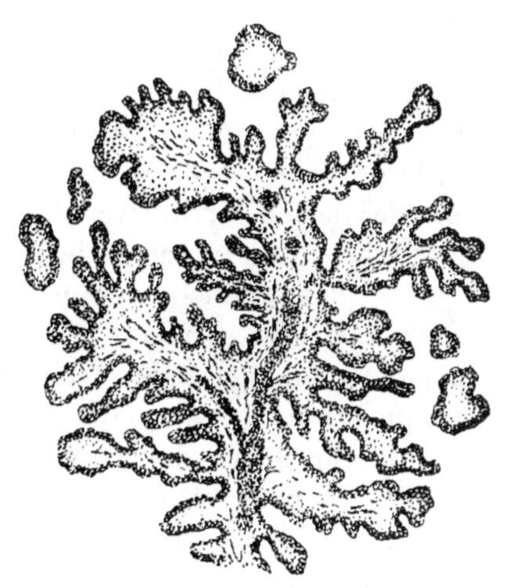

Fig. 154. — Papillome du 3° ventricule. Gr.250/1. (d'après Birch-Hirschfeld. 1894).

§ 3. — Nature et évolution
des papillomes

Les papillomes sont généralement de dimensions restreintes, ne dépassant pas la grosseur d'une noisette ou d'une noix : exceptionnellement on peut en observer qui atteignent le volume d'un œuf ou d'une pomme. Ils sont uniques ou multiples.

Il en est de congénitaux, d'infantiles, de séniles; d'autres qui peuvent se montrer à tout âge.

Les diverses formes décrites ci-dessus sont loin d'avoir la même signification pathologique. Beaucoup d'entre elles relèvent d'irritations locales mécaniques, chimiques ou parasitaires; mais elles sont plus persistantes que les simples hyperplasies inflammatoires et occupent une place intermédiaire entre ces dernières et les tumeurs. C'est dans ce groupe de nature indécise qu'il convient de ranger aussi les excroissances qui poussent sur divers ulcères chroniques de la peau et des muqueuses.

Les vrais papillomes ne pénètrent pas dans l'épaisseur des membranes sur lesquelles ils végètent et provoquent simplement des lésions irritatives (hyperémie, infiltration leucocytique) limitées au niveau de leur point d'implantation.

Ce sont des productions superficielles et bénignes par elles-mêmes. Pourtant ils récidivent assez souvent après ablation, et peuvent occasionner divers accidents de sténose, de compression, ainsi que des hémorragies (papillomes vésicaux).

Ce qui fait leur principal intérêt, c'est l'existence de *papillomes malins*, dans lesquels la prolifération épithéliale revêt un caractère atypique, bourgeonne dans le tissu sous-jacent, et prend une allure envahissante et destructive. Les faits de ce genre sont interprétés le plus souvent dans le sens d'une *dégénérescence carcinomateuse* de papillomes préexistants. Mais bien des auteurs considèrent cette transformation comme peu probable, et croient qu'il s'agit, dans ces cas, non de papillomes vulgaires, mais de néoplasmes malins dès l'origine, d'*épithéliomes papillaires*.

Diverses tumeurs (fibromes, myxomes, épithéliomes, sarcomes) peuvent du reste présenter à leur surface libre des végétations saillantes, en choux-fleurs, etc., de nature tantôt néoplasique et tantôt inflammatoire par irritation de voisinage.

ARTICLE II

ADÉNOME

§ 1. — DES ADÉNOMES EN GÉNÉRAL

1° Description. — Les adénomes sont des tumeurs construites sur le type des organes glandulaires. Ils sont constitués, en effet, par un parenchyme épithélial inclus dans une charpente conjonctive ou stroma, et résultent d'une prolifération combinée et coordonnée de ces deux parties, comparable à celle qu'on observe en étudiant le développement normal des glandes.

Mais cette analogie se borne à la configuration générale des néoformations, car il est rare que les dispositions anatomiques plus ou moins régulières trouvées dans les productions adénomateuses reproduisent exactement celles des glandes normales. Considérés individuellement, la plupart des adénomes s'écartent très notablement, par leur structure, des organes dont ils dérivent, et ne donnent de ceux-ci qu'une image déformée, souvent même altérée au point de devenir méconnaissable. Ce sont des *types morbides* qui ont leur physionomie propre et ne sont pas calqués sur les types physiologiques.

La disposition normale du parenchyme en lobes et lobules systématiquement agencés fait défaut. Les épithéliums ont perdu plus ou moins complètement le caractère d'éléments sécréteurs et figurent des couches de revêtement habituellement simples, pavimenteuses, cubiques ou prismatiques, analogues à celles des conduits collecteurs; les cavités qu'ils tapissent sont inégales, irrégulières, souvent très agrandies. La paroi propre, quand elle existe, ne se voit nettement que par places et manque ailleurs.

La charpente conjonctive, tantôt rare et délicate, tantôt très développée, varie beaucoup dans sa composition : elle peut être fibreuse et dure, myxomateuse, sarcomateuse, ou encore infiltrée de cellules rondes; souvent plusieurs de ces formes histologiques coexistent dans une même tumeur. Le réseau vasculaire offre des variations non moins accusées.

Ce qui contribue beaucoup à donner aux néoplasmes adénomateux une physionomie spéciale et bien pathologique, c'est la présence fréquente de cavités cystiques (cystadénomes). Les kystes sont plus ou moins nombreux et de dimensions très inégales; les plus petits sont microscopiques (microcystes), il en est de la grosseur d'un pois, d'une noisette ; les plus grands dépassent le volume d'une tête d'adulte. Ils peuvent présenter trois aspects différents : la plupart figurent des cavités arrondies plus ou moins spacieuses, remplies d'une sécrétion liquide ou autre (kystes à paroi unie, kystes simples): d'autres sont envahis et souvent comblés par des végétations issues de la paroi (kystes végétants, papillifères); il en est enfin qui prennent la forme de fentes étroites et anfractueuses (kystes lacunaires).

2° Nature. — Au double point de vue de leur constitution anatomique et de leur signification pathologique, les adénomes occupent une position intermédiaire entre les hypertrophies de travail et les hyperplasies irritatives, d'une part, et les épithéliomes de l'autre.

Ils se distinguent des premières par les anomalies structurales mentionnées ci-dessus, par leur incapacité plus ou moins complète à remplir le rôle physiologique des glandes correspondantes, par leur aspect de productions morbides circonscrites qui tranchent nettement, par leur couleur et leur consistance. sur les parties normales au sein desquelles elles se sont développées.

Ils se séparent des épithéliomes par leur structure moins atypique, par la délimitation plus nette du parenchyme (présence de parois propres), et par leur bénignité.

Il faut dire cependant que ces signes n'ont qu'une valeur relative, et qu'il est des formes indécises, des types pour lesquels l'examen histologique le plus approfondi ne suffit pas à lever les doutes.

En dépit de ces cas limitrophes (hyperplasies prenant le caractère de tumeurs, adénomes dits malins), les adénomes forment un groupe assez bien caractérisé pour qu'il soit indispensable de les décrire à part.

3° Phénomènes régressifs. — Les métamorphoses régressives ne jouent qu'un rôle assez effacé dans l'histoire des adénomes. Celles du stroma sont peu fréquentes, et celles du parenchyme se réduisent, en substance, à des anomalies de sécrétion se traduisant par la transformation kystique mentionnée ci-dessus.

4° Siège. — Les adénomes ont leur siège habituel, soit à l'intérieur ou au voisinage des glandes, soit dans l'épaisseur des muqueuses.

Ils peuvent se développer aussi aux dépens de germes glandulaires hétérotopiques, tels que les lobules erratiques de la thyroïde, de la mamelle, de la capsule surrénale; ou de vestiges d'organes embryonnaires, comme les conduits de Wolff, etc.

Ils ont ordinairement l'aspect de tumeurs arrondies, uniques ou multiples, nettement délimitées, et souvent entourées d'une capsule conjonctive. Ceux des muqueuses viennent généralement saillir à la surface, sous la forme de masses noueuses, d'éminences plates, ou de corps pédiculés (polypes).

5° Évolution. — L'évolution des adénomes est bénigne; leur accroissement est lent et peut même s'arrêter définitivement à un moment donné. Il en est pourtant qui arrivent à l'ulcération, d'autres qui compriment des organes importants; les grands adéno-cystomes deviennent gênants par leur volume.

Les adénomes peuvent enfin donner naissance, comme les papillomes, à des néoplasmes envahissants (épithéliomes, sarcomes) (Voy. p. 678).

6° Origine. — Suivant l'opinion ancienne, les adénomes pourraient prendre naissance aux dépens des tissus glandulaires normaux et adultes subissant une déviation morbide de leur évolution.

Beaucoup d'auteurs tendent aujourd'hui à admettre qu'ils doivent leur origine au développement anormal de petits territoires qui se sont isolés du reste des organes intéressés, soit au cours de la vie intra-utérine (germes embryonnaires), soit plus tard, à la suite de divers processus pathologiques tels que les scléroses.

§ 2. — Types histologiques des adénomes

Dans les adénomes, comme dans les glandes normales, les aspects divers du parenchyme peuvent se ramener à trois formes fondamentales :

1" Le *type acineux*, caractérisé par des culs-de-sac creux (ou des amas arrondis répondant souvent à un stade plus jeune de ceux-ci);

2° Le *type tubuleux*, dans lequel prédominent des conduits à revêtement épithélial généralement prismatique;

3° Le *type trabéculaire*, montrant des tractus épithéliaux pleins anastomosés en réseau.

Ces trois formes classiques peuvent se trouver à l'état pur, mais plus fréquemment elles se combinent, de sorte qu'il est courant d'observer des types composés : tubes ramifiés communiquant avec des cavités arrondies ou anfractueuses, des acini rudimentaires; travées se creusant par endroits d'une lumière centrale, etc.

4° Les *formes kystiques (cystadénomes)*, tant simples que végétantes ou lacunaires, résultent d'une transformation graduelle des précédentes.

§ 3. — ADÉNOMES DES DIFFÉRENTS ORGANES

Nous passons en revue, ci-après, les adénomes des principaux organes, de façon à étudier les différents types sur des exemples concrets, et à signaler les particularités structurales et évolutives qu'ils peuvent offrir suivant leurs localisations anatomiques.

1° Mamelle. — Les adénomes du sein peuvent offrir des aspects très dissemblables, dont le point de départ commun est l'adénome pur à type acineux, ou plutôt tubulo-acineux.

A. ADÉNOME PUR. — Le parenchyme montre de petites cavités arrondies, ou plutôt des culs-de-sac allongés en doigts de gant, à bord net, souvent pourvus d'une membrane propre bien évidente, parfois même plus épaisse qu'à l'état normal, et tapissés par une rangée très régulière de cellules cubiques ou cylindriques. Dans certains cas, on aperçoit deux plans de cellules superposés, dont le plus profond répond parfois aux éléments spéciaux accolés à la paroi propre (cellules myo-épithéliales, cellules en corbeille). D'autres fois, il s'agit d'un véritable épi-thélium stratifié.

Ces formations représentent les ramifications terminales de canaux qu'on peut assimiler aux conduits collecteurs des lobules

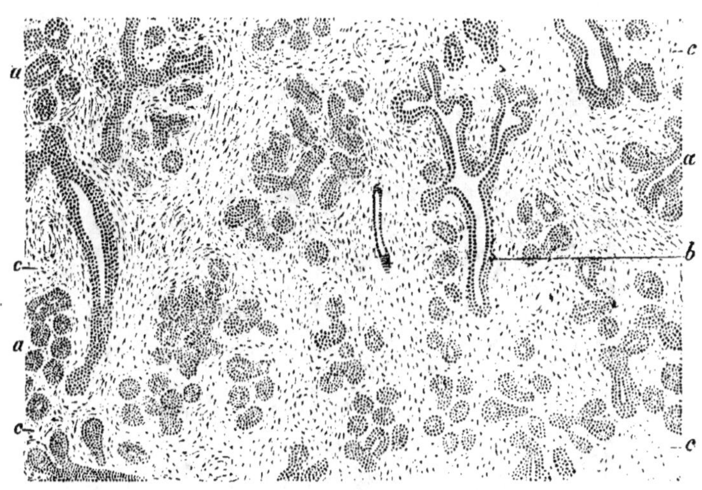

Fig. 155. — Adénome acineux de la mamelle (ZIEGLER).
a, culs-de-sac glandulaires. — b, canalicules. — c, tissu conjonctif.

mammaires. Elles sont groupées en lobules plus ou moins réguliers, ou agglomérées sans aucun ordre apparent au sein d'un stroma conjonctif d'abondance et de texture variables.

C'est là la forme initiale de l'adénome, telle qu'elle se trouve principalement dans les tumeurs au début et d'un petit volume ou dans les parties jeunes des néoplasmes plus avancés.

B. ADÉNOMES A KYSTES SIMPLES. — Dans ceux-ci, les acini sont habituellement dilatés par l'accumulation d'une sécrétion li-quide dans leur intérieur. Les cavités s'agrandissent, très inéga-lement d'ailleurs, de manière à figurer des kystes arrondis ou irréguliers de faible dimension, et leur paroi peut se couvrir parfois de végétations villeuses ou papilliformes (cystadénome papillifère ou végétant).

C. TUMEURS ADÉNO-CONJONCTIVES. — Mais ce qui modifie surtout l'aspect des néoformations, c'est l'hyperplasie disproportionnée du tissu conjonctif interstitiel, hyperplasie qui peut revêtir deux formes différentes, suivant qu'elle est *péri-* ou *intracanaliculaire*.

a. *Forme péricanaliculaire.* — Le tissu conjonctif néoformé

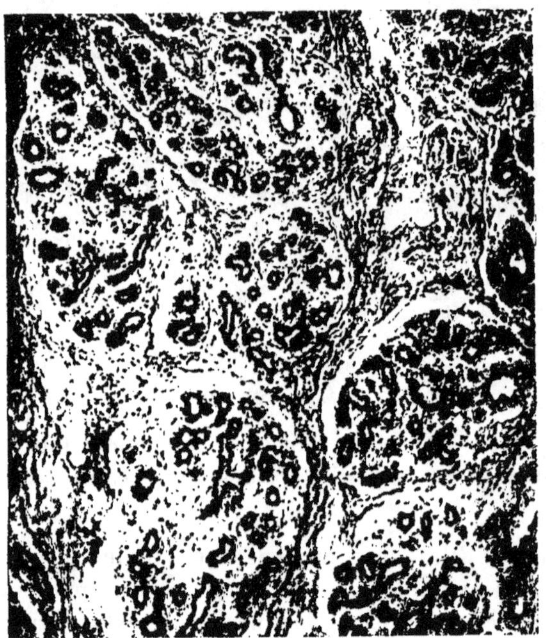

Fig. 156. — Adénome acineux du sein. Gr. 50/1.
L'aspect général des lobules rappelle sensiblement celui de la glande normale.

constitue des couches disposées concentriquement autour des tubes épithéliaux; ceux-ci se trouvent écartés les uns des autres et paraissent disséminés dans un stroma fibreux très abondant, si bien que la tumeur prend l'aspect d'un fibrome ne renfermant que des formations adénomateuses très clairsemées. C'est le *fibrome péricanaliculaire* des auteurs.

b. *Forme intracanaliculaire à kystes lacunaires (tumeurs adé-*

noïdes). — Ici le stroma pousse, au contraire, dans l'intérieur des cavités, donnant naissance à des végétations arrondies qui les dilatent, refoulant devant elles l'épithélium dont elles se coiffent, et formant des masses polypeuses d'un aspect tout particulier.

Les coupes montrent des lobules ou des îlots séparés par des travées fibreuses, et dont chacun répond à un kyste que comble

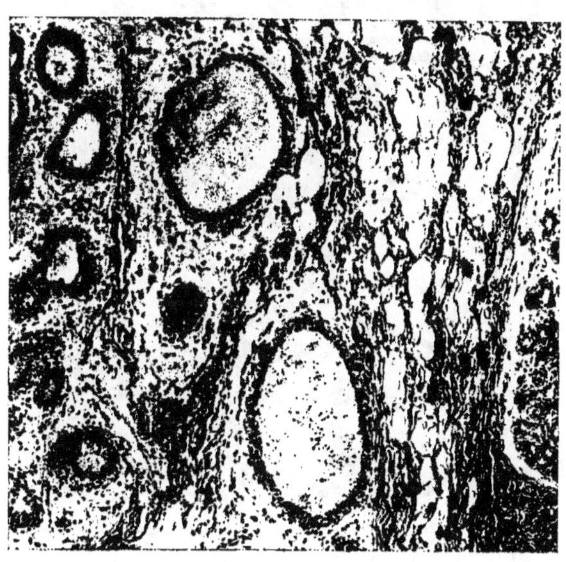

Fig. 157. — Adénome du sein. Gr. 50/1.
Dilatation kystique des culs-de-sac adénomateux.

une sorte de grappe massive formée de bourgeons connectifs serrés les uns contre les autres et revêtus à leur surface d'une rangée de cellules cubiques ou pavimenteuses. Par suite, la cavité cystique peut se trouver réduite à un système de fentes ou de lacunes étroites à bords festonnés, diversement anastomosées, suivant les contours des végétations conjonctives (fig. 159 et 160). Il peut arriver que l'épithélium, comprimé par les bourgeons intra-kystiques, s'atrophie et disparaisse par places. Ces kystes à cavité virtuelle sont de dimensions très variables : tan-

dis que les uns sont microscopiques, on en voit d'autres qui ont
la grosseur du poing.

Le tissu conjonctif, tant extra- qu'intra-canaliculaire, est
tantôt fibreux, tantôt muqueux ou fibro-plastique. de sorte que
les cystomes lacunaires du sein peuvent être divisés en adéno-

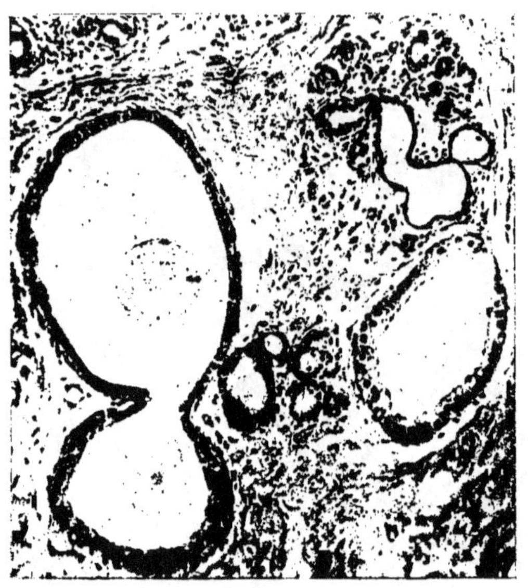

Fig. 158. — Adénome du sein Gr. 150. I.
Petits kystes à bordure épithéliale cubique ou cylindrique.

fibromes. adéno-myxomes et adéno-sarcomes. Pris dans leur
ensemble, ils répondent aux *tumeurs adénoïdes* de Velpeau.
Celles-ci sont donc des adénomes modifiés et défigurés par la
prolifération exubérante du stroma, et non de simples tumeurs
conjonctives (cysto-sarcomes, etc.), comme l'avait admis VIR-
CHOW.

Dans certains cas les fissures sont orientées parallèlement les
unes aux autres et très profondes; il en résulte, sur la surface
de section, un aspect feuilleté (cystosarcome phyllode des anciens auteurs).

D. Formations épidermiques. — Quelquefois le revêtement des cavités est constitué, dans des parties plus ou moins étendues de la tumeur, par un épithélium stratifié à type épidermique. On a cru devoir rapporter l'origine de cet épithélium à la pré-

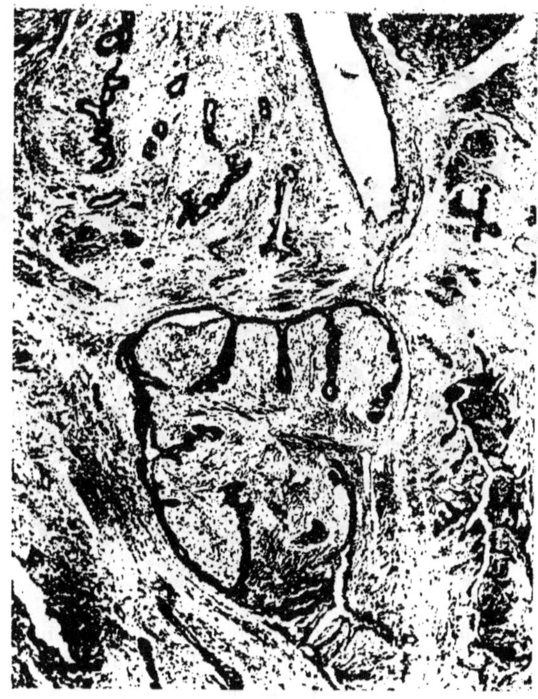

Fig. 159. — Tumeur adénoïde du sein (fibro-adénome kystique). Gr. 60/1.

Coupe montrant l'aspect qu'offrent les végétations conjonctives qui remplissent les cavités en refoulant devant elles l'épithélium de revêtement.

sence de groupes cellulaires ectodermiques entraînés dans la profondeur lors de la formation de la glande; le fait peut s'expliquer plus simplement par une anomalie de différenciation ou par une évolution réversive des éléments épithéliaux garnissant les conduits mammaires.

E. ORIGINE ET ÉVOLUTION. — La fréquence des adénomes du sein chez la femme, leur rareté chez l'homme, s'expliquent tout naturellement par les alternatives d'hypertrophie et d'atrophie liées au fonctionnement intermittent des glandes mammaires. Il n'est donc pas nécessaire de recourir, comme l'ont fait divers

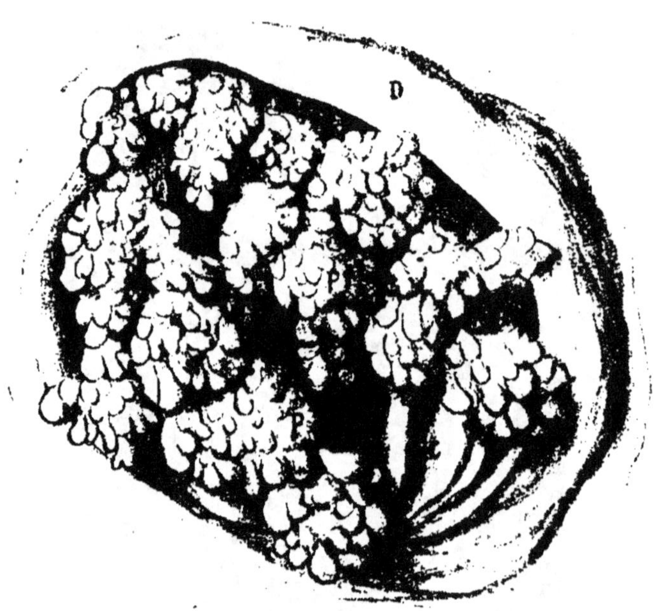

Fig. 160. — Cystadénome végétant de la mamelle
(tumeur adénoïde). (FORGUE, d'après RIBBERT).
D, face externe de la paroi kystique. — C, face interne.
P, végétations intra-kystiques.

auteurs, à l'hypothèse d'une perturbation originelle du développement embryonnaire de ces organes.

Les adénomes du sein sont par eux-mêmes des tumeurs essentiellement bénignes. A la vérité, les cystadénomes lacunaires peuvent devenir très volumineux, s'ulcérer par la distension excessive des téguments, mais sans perdre pour cela leur caractère de bénignité.

Par contre, il peut arriver que la prolifération de l'épithélium, ou celle du stroma, prenne une allure atypique et envahissante ; ainsi naissent, sur le terrain d'un adénome primitif, des néoplasies soit cancéreuses (adéno-carcinome), soit sarcomateuses ou myxomateuses.

2ᵒ Ovaire. — C'est dans les adénomes des ovaires, souvent bilatéraux et pouvant atteindre un volume énorme, que l'évolution kystique présente son maximum de développement.

Tantôt ils sont formés d'une agglomération de kystes de toutes grandeurs réunis par du tissu conjonctif vasculaire (*kystes* ou mieux *cystomes multiloculaires*), tantôt on trouve un kyste principal, constituant presque à lui seul la tumeur, et dont le reste du néoplasme ne figure qu'une sorte d'appendice (*kystes* ou mieux *cystomes uniloculaires*).

A. Structure. — On observe dans l'ovaire des kystes *simples*, des kystes *végétants* et des kystes *prolifères*.

α) Les *kystes simples* ou *glandulaires*, à paroi unie ou peu accidentée, sont tapissés par un épithélium prismatique ou caliciforme ; ils contiennent, en quantité parfois très considérable, une masse gélatineuse plus ou moins dense formée de pseudomucine, de paralbumine, etc., et qui tient en suspension des cellules desquamées en dégénérescence muqueuse.

L'épithélium émet par sa face profonde des bourgeons pleins et des tubes présentant un commencement d'ectasie, dont la présence témoigne du caractère adénomateux de la néoformation.

β) Les *kystes végétants* ou *papillifères* ont une paroi couverte de fines excroissances villeuses ou papilliformes, revêtues d'un épithélium tantôt semblable au précédent, tantôt cilié, tantôt cylindrique ou cubique. On peut voir par places les villosités débuter sous forme de petites élevures épithéliales arrondies dans lesquelles pénètre ensuite un axe conjonctif issu de l'enveloppe fibreuse du kyste. Dans cette forme, les cavités sont remplies d'une sérosité opalescente souvent teintée par des hémorragies.

Les deux types α et β peuvent se trouver associés.

γ) *Kystes proligères :* Il peut se former soit dans la paroi même, soit dans les végétations intrakystiques, de nouvelles cavités développées aux dépens de bourgeons issus de l'épithélium de revêtement. Ces kystes secondaires peuvent à leur tour en produire d'autres, par le même mécanisme, etc. On trouve alors des kystes de plusieurs générations successives, emboîtés les uns dans les autres : cette forme a reçu le nom de kystes *proligères*.

B. ORIGINE ET ÉVOLUTION. — On admet que les cystomes ovariques proviennent, soit des cordons de Pflüger et des follicules ovariques ou d'invaginations de l'épithélium germinatif, soit de vestiges des canaux de Wolff (conduits de Gartner).

Dans les tumeurs anciennes, le contenu et les parois du kyste présentent diverses métamorphoses régressives.

Le pronostic, bénin quant à la nature des tumeurs, doit tenir compte cependant des accidents graves qu'elles causent par leur volume, par les adhérences étendues qu'elles contractent, par les torsions du pédicule, les hémorragies, etc.

La *rupture des kystes* dans le péritoine entraîne :

α) Pour les kystes simples, l'épanchement du contenu mucineux qui peut causer la production *d'un pseudo-myxome péritonéal* (voy. tome II) ;

β) Pour les kystes végétants, la *propagation des excroissances papillaires* qui d'une part, envahissent de proche en proche la surface du péritoine avoisinant, et d'autre part s'étendent à distance par la dissémination mécanique de germes épithéliaux allant se greffer au loin sur la séreuse. Ces *métastases par implantation* ne se produisent qu'exceptionnellement avec les kystes simples.

D'un autre côté, il n'est pas rare de voir les kystes végétants devenir le point de départ d'une évolution maligne, épithéliomateuse.

3° Rein. — Les reins présentent

α) Des *adénomes tubuleux* et des *cystadénomes papillifères* bien circonscrits, qui ne doivent pas être confondus avec les néoplasmes d'origine surrénale inclus dans le parenchyme rénal ;

β) Une *transformation kystique de tout l'organe*, qui prend un aspect spongieux, et se montre farci de cavités atteignant la grosseur d'un pois ou d'une noisette : c'est une lésion, tantôt congénitale, tantôt n'apparaissant qu'à l'âge adulte, mais toujours due à une anomalie de développement.

4° Testicule. — Les tumeurs polykystiques non tératoïdes du testicule sont rares ; on les rapporte à une hyperplasie des restes Wolffiens, à laquelle le parenchyme propre de l'organe ne prendrait aucune part.

5° Poumon. — Les cystadénomes du poumon sont formés de conduits et de kystes tapissés d'un épithélium cylindrique simple ou stratifié, plongés dans un stroma à type embryonnaire et pouvant contenir des fibres lisses et des noyaux cartilagineux. Ils doivent leur origine à une anomalie de développement d'une partie de l'arbre bronchique.

6° Foie. — L'adénome du foie se présente sous la forme de nodules arrondis, d'un blanc jaunâtre, nettement limités et souvent encapsulés.

Ces îlots répondent à des portions de lobules dans lesquelles le parenchyme se trouve en état d'hyperplasie : les cellules hépatiques se divisent par mitose ; les trabécules augmentent de longueur et d'épaisseur, deviennent sinueuses, et émettent des bourgeons qui s'accroissent, donnant naissance à des travées nouvelles.

Le tissu néoformé se distingue du parenchyme normal par la grosseur des travées, par leur enchevêtrement irrégulier qui ne rappelle que de loin l'architecture des lobules sains, et par l'aspect des cellules qui sont plus nombreuses, souvent aussi plus volumineuses que les éléments normaux, et qui se colorent plus vivement par les réactifs.

Le tissu conjonctif et les capillaires intra-lobulaires prolifèrent également, constituant un stroma délicat qui s'interpose

entre les travées de nouvelle formation. Celles-ci montrent, dans
certains cas, de petites cavités centrales, arrondies ou ovalaires
ou figurant une sorte de canal, bordées par une rangée régulière de cellules cubiques ou cylindriques, et contenant parfois des blocs ou des cylindres de pigment biliaire. On a conclu
de là que la fonction sécrétoire pouvait être conservée jusqu'à
un certain point dans les cellules néoplasiques.

L'adénome du foie se voit surtout dans les cirrhoses, plus rarement dans d'autres affections ou dans l'organe sain ; pour beaucoup d'auteurs, il représente un stade plus avancé de l'*hyperplasie
nodulaire* des cirrhotiques. Les noyaux adénomateux sont ordinairement de faible dimension et constituent souvent de simples
trouvailles d'autopsie.

Lorsque la néoplasie prend au contraire un caractère envahissant, elle ne mérite plus le nom d'adénome, quelles que puissent
être les analogies structurales : l'adénome dit *malin* doit être
considéré comme un véritable *épithéliome*.

Les *adénomes biliaires* sont formés de tubes ramifiés et de
cavités irrégulières que tapisse un épithélium prismatique
simple.

Il existe aussi une transformation kystique plus ou moins
généralisée du foie, ayant son point de départ dans les voies
biliaires ; elle est analogue au rein polykystique et, comme
celui-ci, d'origine congénitale.

7° Pancréas. — On trouve dans le pancréas des nodules adénomateux analogues à ceux du foie, et accompagnant, comme
ces derniers, la sclérose de la glande.

8° Thyroïde, parathyroïdes, glande pituitaire. — L'adénome de la thyroïde, contrairement aux hyperplasies diffuses
de cet organe, affecte la forme de nodules circonscrits souvent multiples, et pouvant atteindre plusieurs centimètres de
diamètre. Sa structure est analogue à celle de la thyroïde
embryonnaire : il se compose de tractus épithéliaux irrégulièrement anastomosés et d'amas arrondis entourés d'un stroma
très vasculaire, d'abondance variable.

Suivant les cas, les formations épithéliales sont en majorité pleines ou creusées seulement d'une lumière très étroite, ou bien on trouve par places des cavités contenant de la substance colloïde et rappelant plus ou moins l'aspect de la glande normale.

Des productions de même aspect, à type trabéculaire ou tra-

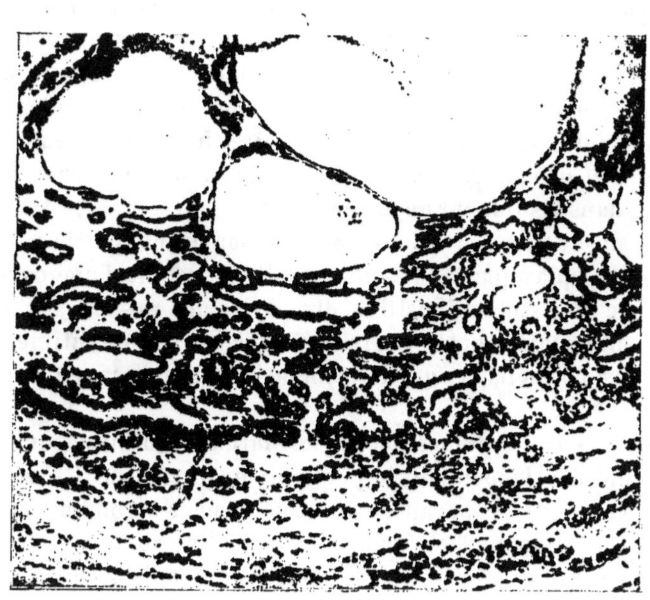

Fig. 161. — Goitre. Gr. 80/1.

Coupe pratiquée sur le bord d'un lobule adénomateux montrant les vésicules et les conduits à divers stades de développement.

béculo-acineux, peuvent prendre naissance aux dépens des glandules parathyroïdiennes ainsi que de la glande pituitaire.

Les tumeurs adénomateuses des capsules surrénales sont décrites à la page 660.

9° Adénomes des glandes salivaires et lacrymales, cylindromes. — Il n'existe que des observations isolées d'*adénomes proprement dits* des glandes salivaires et lacrymales.

Par contre, ces organes sont le siège de prédilection des tumeurs connues sous le nom de *cylindromes* (BILLROTH).

Comme nous l'avons dit brièvement plus haut, ces néoformations, constituées par un parenchyme d'apparence épithéliale et par un stroma conjonctif, se font remarquer par la présence de néoformations hyalines très étendues.

Le parenchyme se compose de lobules arrondis, à contour très net, constitués par des cellules polyédriques dont les plus externes tendent souvent à prendre le type cylindrique, de façon à figurer à la périphérie une sorte de couche basale. Les lobules sont en continuité avec des tractus cellulaires irrégulièrement anastomosés et de calibre très inégal assez semblables à ceux qu'on trouve dans les tumeurs endothéliales.

Les productions hyalines sont élaborées en partie par les cellules néoplasiques, mais elles résultent surtout d'une dégénérescence du tissu conjonctif et des parois des vaisseaux. C'est à leur conformation particulière, et à leur intrication intime avec les amas épithéliaux, que la néoplasie doit son caractère spécial.

Dans les cas typiques, où ces formations hyalines acquièrent un grand développement, le parenchyme prend, sur les coupes, un aspect fenêtré et parait parsemé de lacunes arrondies claires. La dissociation met en évidence des cylindres et des tractus hyalins ramifiés, garnis de renflements arrondis ou en massue, et formant par places de véritables grappes au sein des amas cellulaires néoplasiques. Ces formations sont des dépendances du stroma, et souvent l'on peut y reconnaître des restes de vaisseaux, des cellules et des fibrilles conjonctives à disposition radiée.

Il y a un véritable envahissement des lobules épithéliaux par des cordons variqueux et bourgeonnants issus de la charpente connective, envahissement dont on peut suivre les étapes successives sur les coupes en série. En vieillissant, les bourgeons hyalins subissent pour la plupart le ramollissement muqueux : ils se gonflent de plus en plus, refoulant les éléments épithéliaux qui s'aplatissent à leur contact, s'atrophient et peuvent même disparaître entièrement par endroits.

D'autres fois, les amas parenchymateux sont comme découpés en jeu de patience par un système de travées transparentes

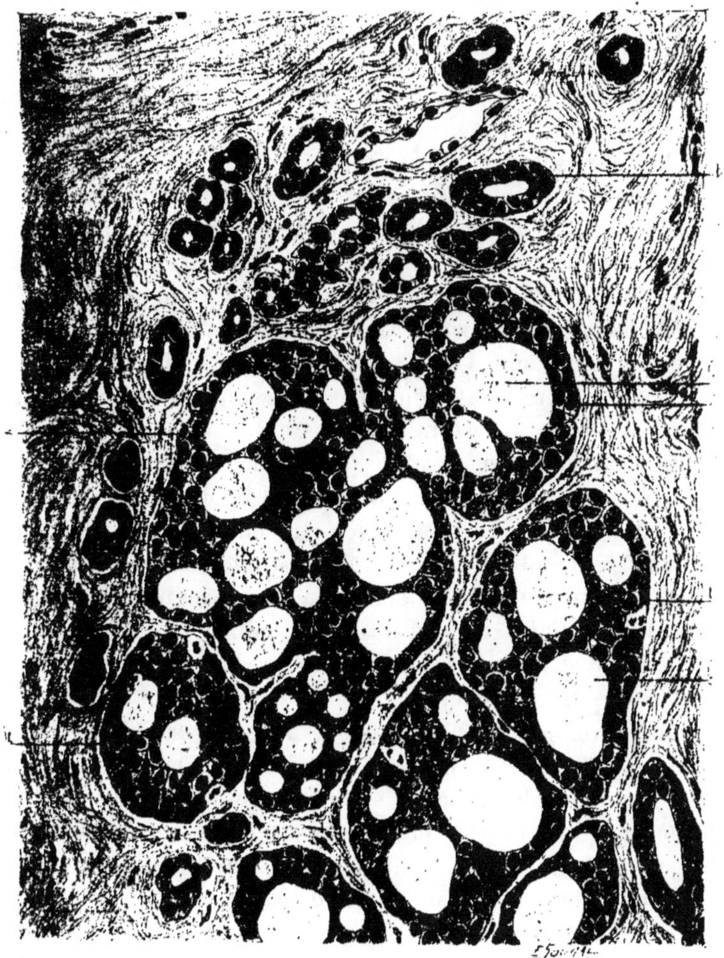

Fig. 162. — Cylindrome du maxillaire inférieur
(Forgue et Massabuau).

t, t, t, amas de cellules épithéliomateuses. — *g, g*, globes de substance mucoïde.

infléchies en tous sens et se continuant avec le tissu conjonctif
avoisinant.

Les globes homogènes intralobulaires (corps oviformes de Ch. Robin) ne sont pas tous des bourgeons de nature conjonctive. Certains d'entre eux sont des produits d'élaboration des cellules néoplasiques et se trouvent contenus dans des microcystes bien isolés du stroma.

Plus rarement, ces cellules déversent leurs sécrétions au pourtour des lobules qui s'entourent ainsi d'une zone homogène simulant une sorte de paroi propre.

Les boules, les cylindres et les couches bordantes ainsi sécrétés se différencient souvent de la matière hyaline de provenance conjonctive par leur aspect ambré, par l'absence de fibrilles connectives et de transformation muqueuse, et aussi par leurs réactions colorantes (Ribbert). Elles ne jouent d'ailleurs qu'un rôle assez restreint dans l'édification des vrais cylindromes qui ne doivent pas être confondus avec les simples épithéliomes à microcystes (voy. p. 635).

Les analogies structurales qu'offre le cylindrome avec les tumeurs à type glandulaire lui avaient valu de la part de Ch. Robin le nom d'hétéradénome. Il a été considéré ensuite comme une variété d'endothéliome, et ce n'est que depuis ces dernières années qu'on tend à le ranger de nouveau parmi les tumeurs de nature épithéliale. On peut admettre qu'il représente une forme particulière d'adénome, au même titre que les tumeurs adénoïdes du sein, par exemple.

Il se développe le plus souvent dans les cavités de la face (bouche, orbite, fosses nasales), soit dans l'épaisseur ou au voisinage immédiat des glandes salivaires ou lacrymales, soit aux dépens des glandules de la muqueuse buccale, de celles du voile du palais et des sinus maxillaires. Plus rarement, il prend naissance dans la peau (glandes sudoripares : épithéliomes à cellules basales), dans le péritoine. Nous en avons observé un cas typique dans la glande de Cowper, un autre dans celle de Bartholin.

Macroscopiquement c'est une tumeur bosselée, pourvue d'une capsule plus ou moins nette. La surface de section offre un aspect lobulé ou aréolaire, dû à la présence de cloisons fibreuses limitant des ilots d'un tissu grisâtre ou gélatiniforme.

Dans les cylindromes anciens, l'apparence est cystoïde.

L'accroissement est lent d'abord, mais peut devenir envahissant aux stades plus avancés. Si les métastases sont exceptionnelles, par contre les récidives sont fréquentes. On ne peut donc

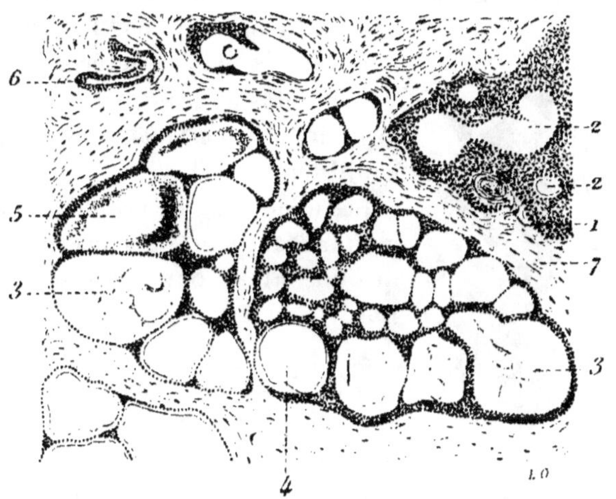

Fig. 163. — Tumeur de la glande de Cowper.
Portion offrant la structure du cylindrome. Gr. 50/1.

Les lobules épithéliomateux sont envahis par des bourgeons conjonctifs transparents (corps oviformes).

1, bourgeon de tissu lamineux avec son pédicule. — 2, corps oviformes homogènes. — 3, corps renfermant des figures étoilées ou réticulées. — 4, corps dont la couche superficielle s'est condensée en une mince membrane d'enveloppe. 5, corps devenus granuleux. — 6, tube épithélial à cavité linéaire. — 7, cloisons conjonctives.

attribuer à ce genre de néoplasme qu'une bénignité relative et temporaire.

10° Glandes sébacées et sudoripares. — Les adénomes de ces glandes s'observent assez rarement.

L'adénome sébacé revêt la forme d'une tumeur généralement unique, nettement lobulée, et s'écartant peu, par sa structure, de l'état normal. Sur la coupe, l'aspect est celui d'un paquet de grosses glandes sébacées, à acini volumineux et dilatés, remplis d'un magma graisseux, et dont la bordure épithéliale est notablement épaissie.

Les *adénomes sudoripares* sont nettement tubulés ; ils sont constitués par des conduits sinueux entrelacés et anastomosés, dont la structure, parfois identique à celle des glandes normales (épithélium cylindrique, couche myo-épithéliale et membrane anhiste), s'en éloigne le plus souvent, tant par la forme atypique de l'épithélium que par l'absence d'une paroi propre bien caractérisée.

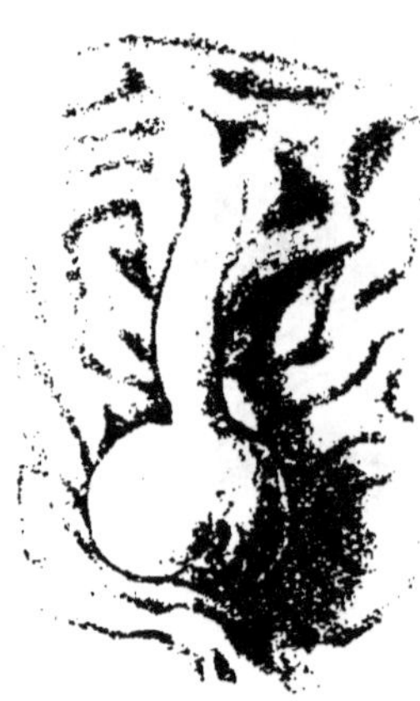

Fig. 164. — Adénome polypeux du rectum (FORGUE, d'après RIBBERT).

Par ectasie des cavités, il peut se produire des *cystadénomes* simples ou papillifères).

Les adénomes de ces deux sortes de glandes sont sujets à s'ulcérer et à prendre une allure envahissante (épithéliomes).

11° Polypes des muqueuses. — Les adénomes des muqueuses se présentent tantôt comme des élevures circonscrites, plates ou mamelonnées, tantôt comme des saillies polypeuses sessiles ou pédiculées.

Les polypes sont surtout fréquents dans l'estomac et dans le rectum, où leur présence est liée aux catarrhes chroniques ou relève d'un vice de développement (formes infantiles) ; dans certains cas, ils y sont disséminés en grand nombre, sous forme de tumeurs arrondies, grisâtres ou rougeâtres, dont la grosseur varie de celle d'une lentille à celle d'une cerise ; plus rarement on en rencontre qui atteignent le volume d'une noix ou d'un œuf. Leur surface est unie, offrant souvent un aspect criblé, ou au contraire hérissée de végétations papilliformes (polypes villeux).

Ces tumeurs sont constituées par un stroma conjonctif abondamment vascularisé, contenant un grand nombre de tubes glandulaires hyperplasiés, allongés et ramifiés (fig. 167), fréquemment dilatés en kystes par du mucus accumulé. L'épithélium est prismatique, simple ou stratifié, souvent caliciforme ; sur les polypes de la partie inférieure du rectum il prend, par endroits, le type pavimenteux stratifié.

Pour les plus petits de ces adénomes, la néoformation, strictement localisée dans la muqueuse, est limitée inférieurement

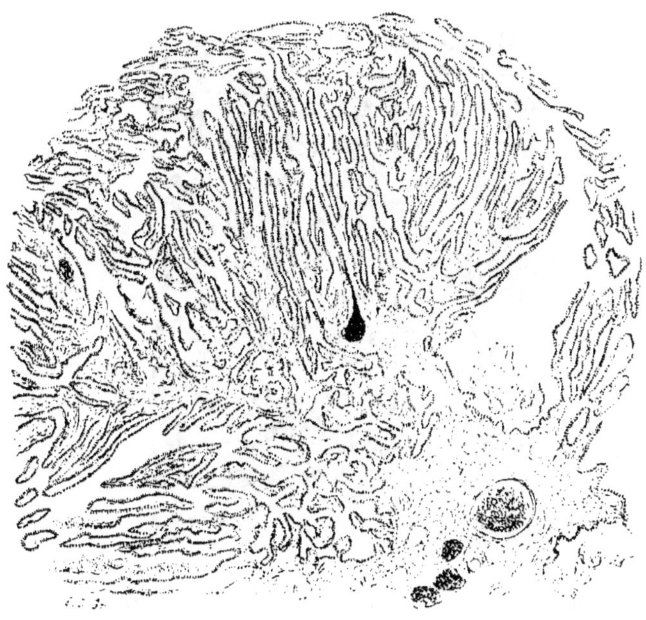

Fig. 165. — Polype de la muqueuse intestinale (CORNIL et RANVIER).

par la musculaire de la muqueuse, plus ou moins épaissie ; les polypes plus volumineux et pédiculés présentent une sorte d'axe conjonctif conique formé en partie aux dépens de la couche sous-muqueuse, et renfermant des faisceaux de fibres lisses provenant de la muscularis mucosæ dissociée, ainsi que des artérioles, des veinules et des lymphatiques d'un certain calibre.

Les polypes adénomateux de l'utérus et des trompes ont une composition analogue. Les ectasies glandulaires y sont souvent très nombreuses, de sorte qu'ils figurent à première vue une agglomération de petits kystes (fig. 168 et 169).

Cet aspect kystique peut s'observer également sur ceux des fosses nasales et du larynx.

12° Adénomes hétérotopiques. — Les adénomes hétéro-

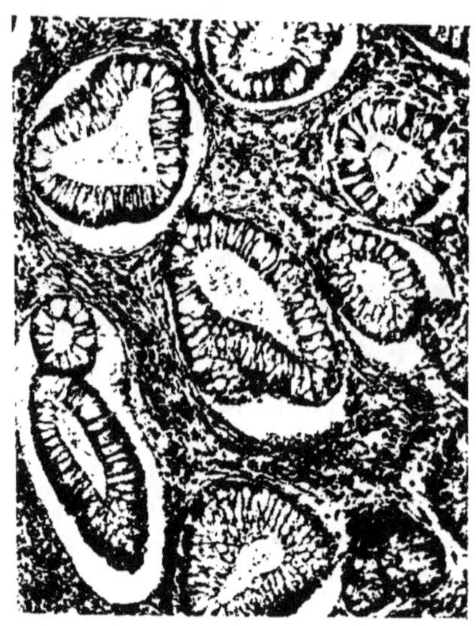

Fig. 166. — Polype adénomateux du rectum. Gr. 200,1.
Tubes glandulaires à bordure épithéliale caliciforme.

topiques le plus fréquemment observés ont leur point de départ dans des *lobules erratiques de la thyroïde* (région du cou), de la *capsule surrénale* (rein, ligament large), ou de la *mamelle*, ainsi que dans les *mamelles surnuméraires* (aisselle, aine, etc.).

13° Adénomes issus de rudiments embryonnaires. — Nous citerons, comme exemple de ces sortes de néoformations :

α) Les tumeurs issues de *restes des organes génitaux embryon-naires* (canaux et corps de Wolff, conduits de Gartner, conduits de Müller), qui tantôt revêtent la forme adéno-cystique, tantôt représentent de véritables tumeurs mixtes telles que certains adéno-myomes utérins et péri-utérins ;

β) Celles qui proviennent des *vestiges branchiaux* (cou), du *canal thyréo-glosse* et de ses dépendances (base de la langue, région sus-hyoïdienne) ;

γ) Les *épithéliomes adamantins* ou *adamantinomes*, dérivés des

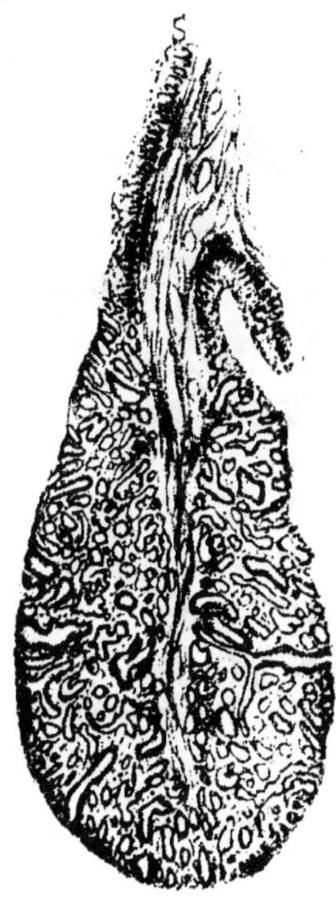

Fig. 167. — Polype du rectum. Coupe longitudinale (Forgue, d'après Ribbert).

La néformation est criblée d'orifices glandulaires. Le pédicule est tapissé par l'épithélium de la muqueuse SS.

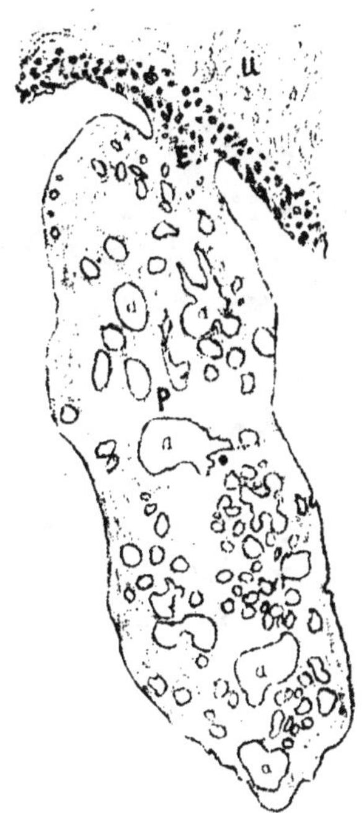

Fig. 168. — Adénome polypeux du col utérin (Forgue, d'après Ribbert).

Coupe longitudinale. *u*, paroi utérine. E, pédicule. — P, polype. *a*, ectasies glandulaires.

restes épithéliaux para-dentaires (Malassez). Ce sont des néoplasmes, qui prennent naissance dans l'épaisseur des maxillaires, distendent l'os et le perforent parfois pour venir faire saillie dans la bouche. Ils peuvent atteindre le volume d'une tête de fœtus.

Ces tumeurs sont formées d'amas et de tractus épithéliaux irréguliers, anastomosés en réseau et limités à leur périphérie par une rangée basilaire de cellules cylindriques auxquelles font suite des couches axiales d'éléments polyédriques à protoplasma clair.

Dans les parties renflées du réseau, ces derniers peuvent évo-

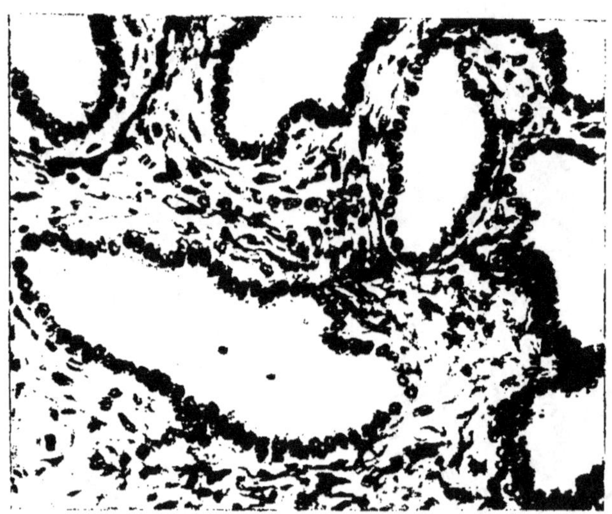

Fig. 169. — Polype utérin. Gr. 200/1.
Cavités bordées d'un épithélium cylindrique bas, dans un stroma conjonctif riche en éléments cellulaires.

luer de deux manières différentes : tantôt les cellules centrales prennent l'aspect étoilé qu'on observe dans l'organe de l'émail, tantôt elles s'aplatissent progressivement et s'imbriquent en formant une perle à structure concentrique. Cette perle ne subit pas la kératinisation comme celles des cancroïdes, mais se résout peu à peu en un détritus granuleux. Ainsi se constituent de petits kystes qui dans certains cas peuvent acquérir un développement assez notable pour que la tumeur prenne l'apparence d'un cystome multiloculaire (cystadénome adamantin de quelques auteurs).

Le stroma conjonctif, parfois riche en cellules et en vaisseaux, plus ordinairement dense et fibreux, renferme souvent des trabécules osseuses ; il pénètre par endroits dans l'intérieur des amas épithéliaux, sous la forme de bourgeons arrondis pouvant

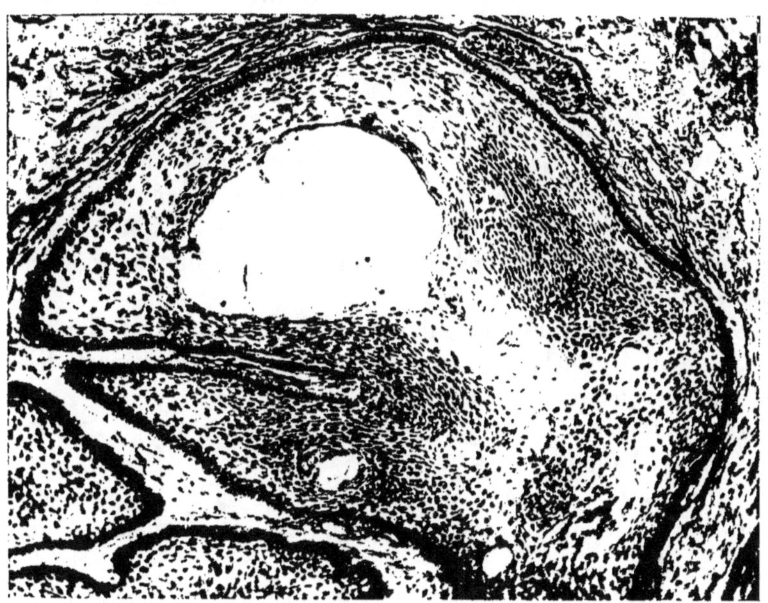

Fig. 170. — Epithéliome adamantin. (Prép. de P. Verdun). Gr. 200/1.
Formation de cavités kystiques au sein des lobules épithéliaux.

présenter la dégénérescence hyaline et muqueuse, comme dans le cylindrome.

ARTICLE III

KYSTES ET PRODUCTIONS CYSTOIDES

Les kystes sont des productions pathologiques qui se présentent comme des poches sans ouverture renfermant des matières organiques diverses, généralement plus ou moins liquides. Leur forme est le plus souvent arrondie, leur volume varie depuis des dimensions microscopiques jusqu'à celles d'une tête d'adulte et au delà. Ils sont tantôt solitaires, tantôt agglomérés en nombre parfois très considérable. Suivant que la cavité est unique ou multiple, ils sont dits uniloculaires, cloisonnés ou multiloculaires.

Leurs caractères anatomiques sont tirés de la structure des parois et de la nature du contenu.

Les formations kystiques sont aussi fréquentes que variées ; elles diffèrent beaucoup les unes des autres et ne rentrent qu'en partie dans le chapitre des néoplasmes. Ce n'est que par un groupement artificiel qu'on peut les réunir dans une description d'ensemble.

Suivant leur origine et suivant qu'ils possèdent ou non un revêtement épithélial ou endothélial, nous avons réparti les kystes en trois groupes principaux :

1° *Kystes épithéliaux* ;

2° *Kystes endothéliaux* ;

3° *Kystes à paroi simplement fibreuse.*

Chacun de ces groupes comprend un certain nombre de subdivisions.

4° Un dernier paragraphe a été consacré à la *pathogénie* et à *l'évolution* des productions cystiques.

§ 1. — KYSTES ÉPITHÉLIAUX

Ces kystes constituent le groupe le plus important et le plus varié ; on leur réserve souvent le nom de *vrais kystes*, par opposition aux kystes endothéliaux ou simplement fibreux, appelés *pseudo-cystes* ou *cystoïdes.*

Nous décrirons successivement ceux qui proviennent de la dilatation graduelle de cavités préexistantes, normales ou néoformées, et ceux qui ont leur point de départ dans des vestiges embryonnaires ou dans des formations tératogéniques.

1° Kystes épithéliaux dérivés de cavités préexistantes

normales. — Ce sont les kystes dits *par rétention*. Ils se forment lorsque les produits de sécrétion des glandes et des muqueuses ne peuvent plus s'évacuer librement et s'accumulent de façon à amener une distension progressive des cavités qui les renferment. Ce résultat peut être dû à des processus morbides de divers ordres : les voies d'écoulement peuvent se trouver obstruées par des calculs, des corps étrangers (helminthes), même par un simple épaississement du contenu ; plus ordinairement, il s'agit de lésions de canalisation d'origine inflammatoire ou autre : gonflement, ulcérations suivies de sténose cicatricielle ; constriction par sclérose du tissu conjonctif ambiant ; compression par des tumeurs, etc.

Les kystes par rétention ont leur siège dans la peau, dans les muqueuses et dans les grosses glandes.

α. La rétention de sebum et d'amas épidermiques dans les follicules pilo-sébacés, souvent liée à l'inflammation de ces organes (acné), occasionne les petites saillies connues sous le nom de *miliums* et de *comédons*.

Les *loupes*, fréquentes surtout au cuir chevelu, répondent soit à un stade plus avancé du milium (Virchow) soit à des kystes néoformés (voir ci-dessous). De forme globuleuse ou lenticulaire, elles atteignent le volume d'un pois, d'une noisette, parfois même d'un œuf. Ce sont des sacs fibreux revêtus d'un épithélium constitué par une assise basale cubique et par plusieurs couches de cellules pavimenteuses dont les plus superficielles perdent leurs noyaux et subissent la dégénérescence graisseuse. Le contenu qu'on a comparé à de la cire ou à du miel, consiste en un magma grisâtre ou jaunâtre, tantôt cohérent, onctueux, tantôt offrant l'aspect d'une bouillie opaque (kystes dits *athéromateux*). Le microscope y décèle des lamelles épidermiques desquamées, des gouttelettes de graisse, des cristaux gras, de la cholestérine.

Au contact des loupes, les tissus de la peau et le panicule adipeux sont comprimés et présentent une atrophie plus ou moins prononcée.

Les kystes des glandes *sudoripares* sont translucides ; ils renferment un liquide clair et sont limités par une membrane con-

jonctive délicate doublée à sa face interne d'une couche de cellules myo-épithéliales que surmonte un épithélium cubique ou
cylindrique simple.

β. Les kystes consécutifs à l'oblitération des glandules tubulées ou acineuses des diverses muqueuses sont surtout fréquents
dans le col utérin (œufs de Naboth), aux joues et aux lèvres,
dans le nez, le larynx, le long du tractus intestinal. Leur
paroi est généralement mince, tapissée d'un épithélium pavimenteux, cylindrique, caliciforme ou cilié, suivant les cas. De
faible volume, ils renferment un liquide clair, séreux ou vis-
queux.

γ. Dans les grosses glandes, l'ectasie des canalicules ou des
acini est causée ordinairement par la constriction que fait subir
aux éléments glandulaires la charpente conjonctive en voie de
sclérose. C'est ainsi que se produisent dans le rein, le testicule,
la mamelle, etc., des cavités tantôt discrètes, tantôt au contraire très nombreuses et dénotant une véritable tranformation
kystique du parenchyme. Ces altérations se produisent surtout
avec facilité et sous l'influence de simples troubles sécrétoires,
dans les organes formés de vésicules closes comme la thyroïde
et l'ovaire.

On observe aussi des kystes par rétention dans les glandes
salivaires et lacrymales, dans les glandes de Cowper et de
Bartholin, etc.

L'occlusion des voies principales (cholédoque, canal de Wir-
sung, etc.), entraîne la dilatation générale, cylindrique ou moniliforme des conduits ; à la longue le parenchyme s'atrophie sans
qu'il y ait production de kystes au sens exact du mot.

Les kystes ne résultent pas simplement de la distension
mécanique due à la rétention des matières sécrétées. Leur paroi
est le siège d'une néoformation portant aussi bien sur l'épithélium que sur le tissu conjonctif et les vaisseaux : les cellules
épithéliales se multiplient de façon à former toujours une
couche continue et l'enveloppe fibreuse est habituellement plus
épaisse que celles des cavités glandulaires normales ; parfois
aussi elle donne naissance à des excroissances papillaires qui
font saillie dans l'intérieur du kyste.

2° Kystes épithéliaux d'origine néoformative. — α. La néoformation de kystes épithéliaux se produit surtout dans les tumeurs de la classe des adénomes décrits plus haut (voy. *cysta-dénomes*, p. 569).

β. La maladie kystique des seins (RECLUS, BRISSAUD) est caractérisée par le développement d'un grand nombre de petits kystes formés par des culs-de-sac mammaires dilatés et confluents, contenant un liquide lactescent. Elle est généralement bilatérale et son évolution est bénigne. Sa nature est encore discutée (mastite, hypertrophie simple ou tumeur ?).

γ) Sur les muqueuses, les cystadénomes affectent parfois la forme de nodosités plates bien circonscrites, à surface villeuse.

Plus souvent on rencontre des excroissances polypeuses, à pédicule parfois très long, et renfermant des cavités irrégulières provenant de l'ectasie et de la prolifération des glandules. Elles siègent de préférence dans le nez, le pharynx, le gros intestin et l'utérus. Le revêtement épithélial des kystes ressemble soit à celui des glandes de la région, soit à l'épithélium superficiel. Souvent multiples et généralement de grosseur médiocre, ils atteignent parfois le volume d'une noix et même d'un œuf. Contrairement aux adénomes solitaires, ce sont des produits d'inflammation chronique plutôt que de vrais néoplasmes.

3° Kystes provenant de vestiges embryonnaires. — Tous les vestiges épithéliaux de la vie fœtale, aussi bien ceux qui se retrouvent habituellement après la naissance que ceux dont la persistance est exceptionnelle, sont susceptibles de donner naissance à des formations kystiques. L'origine de celles-ci peut être reconnue d'après leur siège et d'après la forme de l'épithélium qui affecte tantôt le type ectodermique, tantôt le type cylindrique avec ou sans cils.

On trouve des kystes dérivés de *restes des fentes et des poches branchiales*, dans la région latérale du cou et aux environs de la thyroïde et du thymus. Ceux qui acquièrent un grand volume peuvent prêter à confusion avec les hygromas congénitaux (voy. p. 602) dont ils se distinguent cependant par leur revêtement épithélial.

D'autres, situés à la base de la langue, proviennent du canal thyréo-glosse et de ses diverticules.

On doit accorder une mention spéciale aux *kystes adamantins* développés, comme les épithéliomes de même nom, aux dépens des débris épithéliaux paradentaires de Malassez ou de follicules surnuméraires.

Ce sont également ces formations qui donnent naissance aux *kystes folliculaires* et aux *kystes dentaires* simples, à épithélium cylindrique, remplis d'un liquide filant. Ces derniers sont uni- ou pluriloculaires et contiennent des ébauches dentaires plus ou moins rudimentaires, parfois en grand nombre. Les kystes dentaires complexes rentrent dans la classe des tératomes.

Au niveau de l'ovaire, de la trompe et des ligaments larges chez la femme, sur le testicule, l'épididyme et le cordon spermatique chez l'homme, il est fréquent d'observer des kystes qui ont leur point de départ dans les *restes des corps et des canaux de Wolff et des conduits de Müller* (corps de Rosenmüller, hydatides sessiles et pédiculées, corps de Giraldès, vasa aberrantia.

Plus rarement on voit des portions persistantes de l'*ouraque* offrir une évolution cystique.

4° Kystes par anomalie du développement. — Les kystes de cette catégorie se rapportent à des productions épithéliales qui se sont trouvées séparées de l'un ou de l'autre des feuillets embryonnaires par suite d'une anomalie locale du développement et qui ont ensuite évolué en prenant la forme kystique.

Leur constitution diffère suivant qu'ils sont d'origine ectodermique ou qu'ils proviennent du feuillet interne ou du mésoblaste. Nous nous étendrons surtout sur les premiers qui sont de beaucoup les plus fréquents.

A. KYSTES ECTODERMIQUES. — Ce groupe comprend les *kystes épidermiques* et une partie des *kystes dermoïdes* et des *cholestéatomes*.

a. *Kystes épidermiques*. — Ils sont congénitaux ou d'origine traumatique.

x' Les *kystes épidermiques d'origine congénitale* prennent naissance aux dépens de bourgeons issus de l'épiderme fœtal et détachés ensuite de leur base d'implantation. Ces amas épithéliaux erratiques ne répondent pas toujours à des ébauches avortées de follicules pilo-sébacés, car on peut les rencontrer dans des

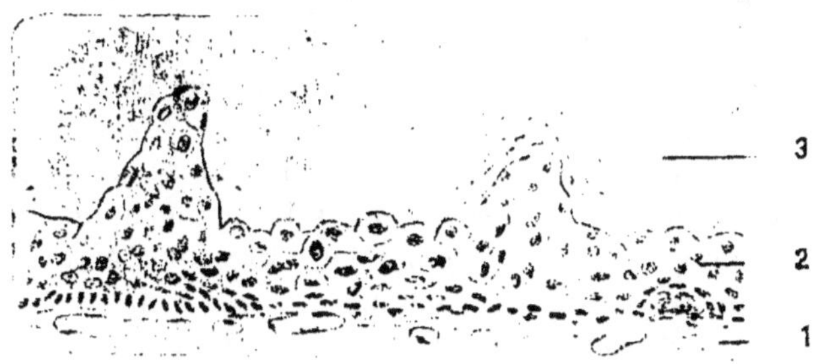

Fig. 171. — Paroi d'un kyste épidermique. Gr. 150,1.

1, paroi fibreuse avec des capillaires et un rudiment de papille à droite. — 2, épithélium à type épidermique présentant deux saillies conoïdes. — 3, Masse lamelleuse stratifiée formant le contenu du kyste. — Au-dessus de l'élevure conique de droite, les cellules lamelleuses de la masse centrale montrent des noyaux restés colorables (para-kératose).

régions où ceux-ci font défaut. Les kystes siègent de préférence à la tête et au cou, principalement au niveau des points répondant aux lignes de soudure des replis cutanés chez l'embryon ou aux zones de continuation de la peau avec les muqueuses.

Au début, ce sont de simples perles épithéliales qui peuvent persister dans cet état ou, au contraire, s'agrandir, en même temps que leur partie centrale se transforme en une bouillie opaque plus ou moins épaisse. Plus tard, ils présentent une paroi conjonctive doublée d'un épithélium pavimenteux stratifié, et lorsque ce dernier s'amincit avec l'âge, ils ressemblent beaucoup aux kystes sébacés avec lesquels on les a souvent confondus sous le nom de *kystes athéromateux*.

On en trouve aussi à l'intérieur du crâne où leur genèse s'explique par la présence de vestiges ectodermiques entraînés au moment de l'occlusion de la gouttière neurale.

Il est probable qu'il peut se former aussi chez l'adulte des involutions épidermiques à évolution cystique.

ꞵ) Les *kystes épidermiques d'origine traumatique*, de même constitution que les congénitaux, se développent après la naissance lorsque des groupes de cellules se trouvent arrachés du corps muqueux de Malpighi (par piqûre ou blessure) et transplantés dans le derme ou dans le tissu cellulaire sous-jacent. Ils se rencontrent surtout aux mains et parfois sur l'iris après perforation de la cornée. On a pu les reproduire expérimentalement en greffant des lambeaux épidermiques sous la peau, dans le péritoine, etc.

γ) Il est des cas où l'on voit, chez l'adulte, se développer successivement un certain nombre de kystes épidermoïdes dans une même région. On peut se demander s'ils sont d'origine sébacée ou s'ils sont issus de bourgeons malpighiens?

b. *Kystes dermoïdes.* — Les kystes dermoïdes proviennent, comme les précédents, d'involutions cutanées accidentellement enclavées dans les tissus plus profonds. Mais l'anomalie porte sur le tégument externe tout entier et remonte à des stades plus jeunes de la vie embryonnaire, de sorte que les kystes offrent la structure complète de la peau.

Les *kystes dermoïdes simples*, ainsi constitués, sont tantôt superficiels, sous-cutanés, tantôt profonds, viscéraux. Leur histoire est inséparable de celle des *kystes dermoïdes complexes* qui seront étudiés avec les *tératomes* (voy. p. 698).

c. *Kystes à cellules géantes.* — Certains kystes, soit épidermiques, soit dermoïdes, présentent un mode de régression digne d'être mentionné. Leur revêtement épithélial s'atrophie et se dissocie sous la poussée de bourgeons charnus issus de l'enveloppe fibreuse. La paroi interne du sac est alors formée par une couche de tissu de granulation riche en *cellules géantes* dont beaucoup englobent des lamelles cornées, des fragments de poils, etc. Lorsque les kystes viennent à percer au dehors, ce tissu fait saillie à travers l'ouverture sous forme d'une fongosité saignante d'un aspect tout particulier (TAPIE).

Quelques auteurs ont attribué aux cellules géantes une origine épithéliale ; suivant l'opinion générale, elles répondent simplement à des macrophages multinucléés.

Il n'est du reste pas rare de trouver dans la paroi de kystes nullement dégénérés, à une petite distance de l'épithélium intact, des cellules géantes dont la provenance mésenchymateuse ne paraît faire aucun doute.

d. *Cholestéatomes.* — La désignation de *cholestéatome* a été appliquée à des productions de différents ordres.

α) Les cholestéatomes ou *tumeurs perlées* sont caractérisés par leur contenu qui se présente sous forme de masses globuleuses blanchâtres, ou perles, auxquelles leur structure feuilletée donne un aspect soyeux ou nacré. Les perles, isolées ou agglomérées, sont composées de minces membranes imbriquées les unes sur les autres ; ces pellicules sont formées de cellules lamelleuses entremêlées souvent (mais non d'une manière constante) de nombreux cristaux de cholestérine. L'épithélium de revêtement, d'épaisseur inégale, peut se trouver réduit à une ou deux couches de cellules aplaties.

Ces tumeurs siègent habituellement à la base du cerveau. Certains auteurs considèrent les cholestéatomes intra-craniens comme étant en majorité des *endothéliomes*, d'autres en font des formations épidermoïdes hétérotopiques (voy. p. 559).

L'origine épithéliale ne paraît pas douteuse pour ceux qu'on peut trouver sur l'iris, sur la peau, dans les glandes génitales, dans la mamelle, dans les os.

β) On décrit encore sous le nom de cholestéatome, des masses ayant l'aspect décrit ci-dessus, et remplissant le conduit auditif ou les cavités de l'oreille moyenne. Elles résultent de l'accumulation des produits de desquamation de la muqueuse irritée par une inflammation chronique ; leur grosseur varie depuis celle d'un pois jusqu'à celle d'un œuf, et elles peuvent amener l'usure et la destruction progressive des parties osseuses avoisinantes.

La même altération s'observe dans les voies urinaires, depuis le bassinet jusqu'à l'urèthre, à la suite de catarrhe chronique, de rétrécissement, etc.

γ) Les cholestéatomes qui se voient fréquemment dans les plexus choroïdes des ventricules latéraux chez le cheval, sont d'une tout autre nature. Ce sont des fibromes ou des sarcomes, creusés de fentes et de logettes que remplissent des tables de cholestérine juxtaposées en couches parallèles. Des productions morbides analogues ont été signalées dans la mamelle chez la femme.

B. KYSTES ENDODERMIQUES ET MÉSODERMIQUES. — Ces kystes sont tapissés par un épithélium cylindrique, souvent cilié ; ils renferment un liquide clair, séreux ou muqueux. On les trouve dans la région du cou, dans la plèvre et dans le médiastin, dans le foie où ils avoisinent l'insertion du ligament suspenseur, dans les organes génitaux chez la femme.

Ils proviennent de germes embryonnaires détachés du tractus digestif, des voies respiratoires ou des formations épithéliales mésoblastiques. Ils se rattachent, quant à leur genèse, aux kystes plus compliqués offrant une structure analogue à celle de la trachée, de l'intestin (*entérocystes*), etc. (voy. *Tératomes*, p. 699).

Les kystes ciliés du cerveau sont d'origine épendymaire.

§ 2. — KYSTES ENDOTHÉLIAUX

Comme celle des kystes épithéliaux, la genèse des kystes endothéliaux relève, soit d'une ectasie de cavités préexistantes ou néoformées, soit d'un vice de développement. Ils proviennent des *vaisseaux* ou des *séreuses*.

1° Kystes d'origine vasculaire. — Les *hémangiectasies kystiques* ne jouent qu'un rôle très effacé. Il n'y a guère à mentionner que les varices ampullaires des veines (hémorrhoïdes), isolées des plexus par les progrès de la sclérose et converties en poches hématiques distinctes.

Les *kystes lymphangiectasiques*, plus importants, ont leur siège de prédilection au cou et dans l'abdomen. Ce sont des *lymphangiomes* cystiques dans la production desquels interviennent concurremment l'ectasie simple et la néoformation. Ils sont congénitaux et reconnaissent apparemment pour cause une anomalie dans le développement des réseaux lymphatiques régionaux.

L'hygroma du cou s'observe chez le fœtus et se présente comme une tumeur fluctuante qui fait saillie sur l'un des côtés, entre la mâchoire et la clavicule ; plus rarement il est placé dans la nuque. Il peut être assez volumineux pour devenir une cause de dystocie ; d'autres fois, il ne prend un accroissement notable qu'après la naissance. Il est constitué par un certain nombre de sacs vésiculeux translucides, de grandeur très inégale, remplis d'une sérosité claire et souvent cloisonnés par des brides et des saillies membraneuses. La paroi conjonctive est mince, lisse et revêtue à sa face interne d'un endothélium semblable à celui des lymphatiques. Les poches sont en communication avec des cavités plus petites creusées dans le stroma fibreux qui les relie entre elles et qui offre une structure caverneuse. Ces hygromas doivent être distingués des gros kystes branchiaux à contenu séreux.

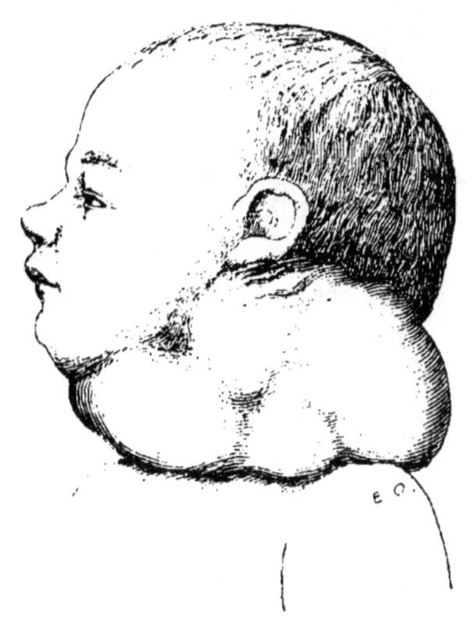

Fig. 172. — Kyste séreux multiloculaire du cou (KIRMISSON).

Les productions analogues du péritoine sont le plus souvent des *chylangiomes* compris dans le mésentère et renfermant un liquide lactescent.

2° Kystes des séreuses. — Ces kystes se forment lorsqu'une portion limitée d'une membrane séreuse se trouve isolée du reste et qu'il se fait un épanchement de liquide dans la cavité ainsi circonscrite. Plusieurs processus pathologiques peuvent amener ce résultat : l'inflammation adhésive, sans déplacement, particulièrement au niveau des culs-de-sac ; la production d'une hernie, suivie d'oblitération du pédicule ; des malformations.

Les recessus et les culs-de-sac normaux ainsi que les diverticules accidentels du péritoine, de la plèvre et du péricarde deviennent ainsi le point de départ de ce qu'on a appelé assez improprement des *hydropisies enkystées*. La tunique vaginale surtout est prédisposée aux hydrocèles totaux ou partiels.

Les *kystes sacculaires* ne sont autre chose que des diverticules herniaires séparés de la cavité abdominale par fermeture du collet.

Certains de ces kystes répondent à des vestiges embryonnaires anormalement persistants : tels sont les *hydrocèles enkystés* du cordon spermatique et du canal de Nuck, développés dans des segments non oblitérés du conduit péritonéo-vaginal.

Par occlusion du pédicule, les *méningocèles* peuvent également se convertir en sacs indépendants. Mais il ne faut pas oublier qu'il est rare de rencontrer de simples hernies méningées ; presque toujours le tissu nerveux vient s'étaler à la face interne de la poche et il s'agit en réalité d'une ectasie des cavités encéphaliques (encéphalocèles et myélocèles).

Quant aux hygromas de la région sacrée, on les a rattachés aux méningocèles parce qu'on a constaté fréquemment des défectuosités des vertèbres voisines et qu'ils sont souvent pourvus d'un pédicule fibreux allant se fixer à l'intérieur du rachis. Plusi eurs auteurs les considèrent au contraire comme des lymphangi omes kystiques. L'existence d'un revêtement endothélial n'a pu être mise en évidence que dans la minorité des cas, et il est sou vent difficile de déterminer la nature exacte des kystes séreux juxta-rachidiens.

Nous devons enfin citer ici certains *kystes dits séreux* du tissu cellulaire sous-cutané : de petit volume, ils sont tapissés d'une couche endothéliale ou épithéliale, et, par conséquent, ne sauraient correspondre à des bourses séreuses accidentelles distendues par un épanchement, comme on l'admet couramment. Leur pathogénie est encore à déterminer.

Il y a lieu de les distinguer nettement :

1° Des hygromas siégeant dans des cavités nées par dégénérescence muqueuse localisée du tissu conjonctif ;

2° de ceux qui se développent dans des bourses séreuses et dans des diverticules des synoviales articulaires ou des coulisses tendineuses dont la couche interne est formée d'un tissu spécial et dépourvue d'endothélium. A cette dernière catégorie de poches cystiques, il conviendrait de réserver le nom de *kystes synoviaux*.

§ 3. — KYSTES A PAROI SIMPLEMENT FIBREUSE

Les formations dites *pseudo-cystiques* dont il s'agit ici ne possèdent un revêtement épithélial ou endothélial à aucun moment de leur évolution. Ce sont de simples *capsules cicatricielles*, dont le contenu, suivant la remarque de CRUVEILHIER, préexiste à la paroi, contrairement à ce qui se produit pour les formes précédemment étudiées.

Ce contenu est représenté, suivant les cas :

1° par des *corps étrangers* (projectiles, aiguilles, etc.) ;

2° par des épanchements sanguins (hématomes : *kystes hématiques*) ;

3° par des foyers de nécrose ou de dégénérescence (kystes dits *par ramollissement*).

Des parties mortifiées d'emblée ou après dilacération par une hémorragie interstitielle, ou encore tuées lentement par la nécrobiose, sont d'abord enkystées par la néoplasie vasculaire et conjonctive qui s'effectue à leur périphérie. Elles tombent ensuite en déliquescence, sont résorbées peu à peu et finalement remplacées par un liquide séreux.

4° par des *parasites* (helminthes). La membrane conjonctive adventice qui entoure les cestodes constitue l'enveloppe extérieure des kystes hydatiques, des cysticerques, etc. Sa face interne, lisse et unie, s'applique exactement, par simple contiguïté, sur l'enveloppe intérieure qui n'est autre que la cuticule chitineuse du parasite.

§ 4. — PATHOGÉNIE ET ÉVOLUTION DES KYSTES

Les kystes épithéliaux, constitués sur le modèle des cavités glandulaires (CORNIL), sont des produits de l'activité sécrétoire et formatrice des épithéliums.

Les kystes par rétention résultent le plus souvent d'une inflammation qui agit aussi bien par altération, épaississement, etc., des matières sécrétées que par sténose et oblitération des conduits.

Dans la genèse des tumeurs cystiques, c'est l'élément néoplasique qui représente le facteur essentiel.

Les capsules d'enkystement doivent leur origine à l'action irritative exercée sur le tissu conjonctif ambiant par des corps étrangers ou des substances pathologiques.

Quelle que soit la nature des cavités kystiques, leur contenu peut subir des changements variés par suite des phénomènes de résorption, d'exsudation ou de transsudation qui s'effectuent à travers la paroi. Souvent aussi il s'y fait des hémorragies qui donnent une coloration rouge ou brunâtre au liquide et au sac lui-même.

Assez fréquemment ce dernier s'enflamme, le kyste suppure et se vide par perforation, soit à la surface de la peau ou des muqueuses, soit dans les cavités séreuses.

Les modifications progressives ne se tiennent pas toujours dans les limites de l'accroissement pur et simple des poches, avec ou sans production d'excroissances pariétales ou de néokystes. Dans les kystes dermoïdes, les végétations papillaires peuvent perforer le sac et faire saillie à l'extérieur sous forme de cornes cutanées. Enfin le revêtement épithélial peut donner naissance à des néoplasmes envahissants (dégénérescence carcinomateuse des kystes).

D'autre part, la sénescence des formations kystiques s'accompagne de transformations régressives plus ou moins accentuées. Le contenu perd peu à peu ses caractères primitifs : tantôt il devient plus fluide, se décolore et prend un aspect aqueux ; tantôt au contraire, il se condense et se dessèche, constituant une masse cohérente.

De son côté l'épithélium peut s'atrophier, la paroi fibreuse se rétracter par sclérose ou s'incruster de dépôts calcaires.

L'action nocive des kystes est surtout d'ordre mécanique ; elle résulte de leur volume, de la compression qu'ils exercent sur les organes adjacents et des adhérences qu'ils contractent avec les parties voisines.

Pour les tumeurs, la forme kystique est souvent un signe de bénignité.

DEUXIÈME SÉRIE

TUMEURS ÉPITHÉLIALES ATYPIQUES
ÉPITHÉLIOMES OU CANCERS

ARTICLE PREMIER

DE L'ÉPITHÉLIOME EN GÉNÉRAL

Les épithéliomes (*épithéliomas, cancers, carcinomes*) sont des tumeurs qui résultent de l'*hyperplasie atypique et progressive des cellules épithéliales* de tout ordre.

Si nous les comparons aux néoplasmes typiques précédemment étudiés (papillomes et adénomes), nous constatons qu'ils offrent certains traits de ressemblance avec ceux-ci, et avec les organes fibro-épithéliaux examinés à l'état normal.

En effet :

α) L'épithéliome se compose d'un *parenchyme* épithélial et d'un *stroma* conjonctif et vasculaire ;

β) Le tissu épithélial y conserve les mêmes caractères fondamentaux que dans les organes normaux et dans les tumeurs typiques : les cellules y sont agencées soit en *couches de revêtement*, simples ou stratifiées, soit en *amas pleins, dépourvus de vaisseaux propres ;* elles sont unies par une quantité minime de substance intercellulaire, si bien qu'à première vue elles semblent juxtaposées les unes aux autres :

γ) Les premiers développements d'un épithéliome rappellent assez bien ceux d'une glande normale : dans les deux cas, on voit l'épithélium proliférer, émettre des bourgeons qui s'enfoncent dans les tissus mésodermiques où ils se ramifient.

Mais là s'arrêtent les analogies, car le parenchyme et le stroma ne suivent pas une marche parallèle et bien ordonnée. L'harmonie du développement, sauvegardée encore jusqu'à un certain point dans les papillomes et dans les adénomes, est ici entièrement rompue au profit de l'élément épithélial qui acquiert toute l'autonomie compatible avec la dépendance dans laquelle il se trouve, au point de vue de la nutrition, vis-à-vis des parties mésenchymateuses. Il franchit les limites qui lui sont imposées à l'état normal et pénètre dans les tissus adjacents, les envahissant de proche en proche sans que rien puisse arrêter sa marche destructive.

La charpente connective, débordée par la poussée exubérante des formations épithéliales, ne peut plus se condenser autour de celles-ci en membranes isolantes, telles que les parois propres des tubes et des acini glandulaires. Bien qu'elle prolifère de son côté, elle se laisse traverser en tous sens par les bourgeons épithéliaux et ne figure plus qu'un réseau de travées et de cloisons interposées à ces derniers, sans aucune apparence de régularité.

Cette pénétration réciproque et désordonnée des épithéliums et du tissu conjonctif est la caractéristique de l'épithéliome (BIRCH-HIRSCHFELD).

§ 1. — DESCRIPTION HISTOLOGIQUE

1º **Texture générale**. — Pour se faire une idée de l'agencement histologique de l'épithéliome, on a coutume de dire que son parenchyme, issu d'un épithélium préexistant, pousse en profondeur à la façon des racines d'un végétal, s'irradiant autour d'une souche commune et se subdivisant en ramifications de plus en plus ténues, dont les intervalles sont occupés par le tissu conjonctif et vasculaire. Il faut ajouter que les travées épithéliales s'anastomosent fréquemment entre elles, de sorte qu'il y a en réalité deux réseaux irréguliers, intimement enchevêtrés, l'un parenchymateux, l'autre conjonctif.

Sur les préparations, les bourgeons épithéliaux sectionnés transversalement pourraient faire croire à une structure alvéolaire ; mais les reconstructions faites d'après des coupes sériées montrent que les formations parenchymateuses sont en continuité les unes avec les autres.

Le stroma est constitué par les restes des tissus envahis,

plus ou moins modifiés par les phénomènes tant régressifs que progressifs dont ils sont le siège.

La proportion des parties néoformées aux parties anciennes y varie beaucoup, suivant l'intensité de la réaction. Celle-ci peut faire défaut; d'ordinaire elle se traduit par l'hyperplasie du tissu conjonctif qui prolifère activement dans les intervalles des bourgeons parenchymateux, émettant souvent des prolongements vasculaires qui pénètrent dans ces derniers et les décomposent en amas plus petits, d'où résulte un aspect alvéolaire très prononcé sur les coupes.

2° Cytologie. — Les cellules cancéreuses montrent habituellement, à un degré très prononcé, les anomalies signalées plus haut (p. 442).

a. *Éléments typiques et atypiques*. — Les cellules épithéliomateuses peuvent ressembler en tous points aux éléments normaux dont elles dérivent. Mais le plus souvent elles offrent un aspect atypique et polymorphe bien accentué. Le cytoplasme est volumineux, finement granuleux, à contour polygonal ou irrégulier diversement modifié dans sa structure. Les noyaux, vésiculeux, ovalaires ou diversement découpés et lobés, sont riches en chromatine et de taille très inégale, souvent au-dessus de la normale, ainsi que les nucléoles; certains atteignent des dimensions gigantesques.

Une forme rare et particulièrement maligne est représentée par le *carcinome à petites cellules rondes*, dont les éléments rappellent ceux du sarcome globo-cellulaire.

b. *Segmentation*. — Le mode habituel de multiplication est la karyokinèse, qui tantôt se poursuit d'une façon typique, avec les mêmes apparences que dans le tissu d'origine, tantôt présente des anomalies variées : on observe des mitoses pluripolaires, asymétriques (répartition numérique inégale des chromosomes sur les noyaux filles), hyperchromatiques (anses volumineuses, souvent inégales) ou hypochromatiques (anses petites), ainsi que la dispersion des anses chromatiques qui s'égrènent sur le trajet de l'équateur vers les pôles ou sont éparpillées de divers côtés ; il est des mitoses géantes et des mitoses avortées, diversement dégénérées (HANSEMANN, ARNOLD, CORNIL, HANSEN, GALEOTTI).

Ces irrégularités se rencontrent également dans les tumeurs bénignes et les hyperplasies de tout ordre, ainsi que dans certains tissus normaux, et peuvent être produites expérimentalement. Plus fréquentes et plus prononcées dans les cellules des cancers (et des sarcomes), elles sont un des indices de l'état pathologique de ces éléments.

On trouve aussi la division directe et la fragmentation nucléaire, dont les anomalies sont d'une appréciation plus difficile que celles de la karyokinèse.

L'un et l'autre mode de segmentation peuvent s'effectuer sans que le cytoplasme se divise : il en résulte la formation de *cellules épithéliales géantes*, très nombreuses dans certains cas.

Le stroma montre de son côté des mitoses des fibroblastes et des endothéliums vasculaires. Il renferme des cellules migratrices de différents types, parmi lesquelles prédominent tantôt les leucocytes polynucléaires, tantôt les lymphocytes ou les plasmocytes. Dans quelques cas, et notamment au contact de masses cornées ou calcifiées, il s'y forme des cellules géantes qui ont la signification de macrophages polynucléés tels qu'on les trouve au voisinage des corps étrangers.

c. *Altérations régressives.* — Ces altérations sont fréquentes et extrêmement variées. Il en est qui rappellent l'évolution physiologique des cellules d'origine : telles la kératinisation aboutissant à la formation de perles et de cylindres cornés dans les cancroïdes, la production de matière muqueuse dans les épithéliomes de provenance endodermique, celle de substance colloïde dans les tumeurs thyroïdiennes. On observe, en outre, l'atrophie simple, les dégénérescences graisseuse, vacuolaire et hydropique, hyaline ou colloïde (boules homogènes dans le protoplasma ou transformation de celui-ci en totalité), la calcification qui porte surtout sur les perles à structure concentrique (psammo-carcinome), l'infiltration de substance glycogène, la nécrose, avec coagulation ou ramollissement.

Les lésions nucléaires consistent en hyper- et hypochromatose, agglomération de la chromatine en blocs informes, morcellement, vacuolisation.

Nous avons vu que les mitoses aussi dégénèrent et prennent alors parfois des aspects très particuliers.

Dans le stroma, on peut observer les métamorphoses muqueuse, hyaline et crétacée. Cette dernière ne doit pas être confondue avec l'ossification parfois très étendue de la charpente connective.

3· Texture. — Le parenchyme présente fréquemment des

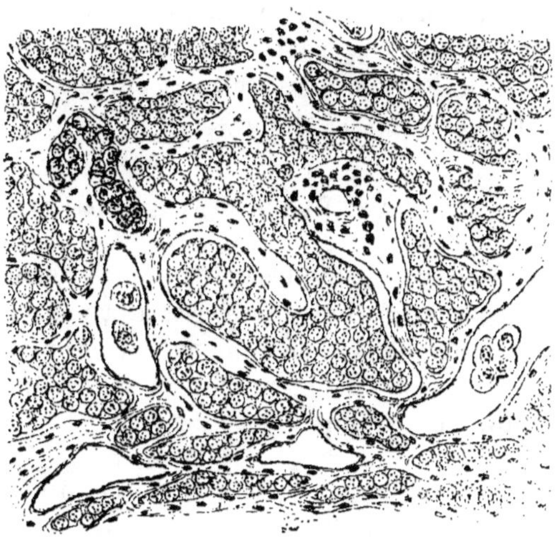

Fig. 173. — Carcinome alvéolaire (FORGUE, d'après ZIEGLER).

caractères histologiques analogues à ceux de son point d'origine : structure épidermique pour les cancroïdes, adénomateuse pour les épithéliomes des muqueuses et des glandes.

Cet aspect relativement typique existe surtout dans les premiers temps; il est rare qu'il soit conservé dans les phases plus tardives de la néoplasie. Presque toujours il se perd à mesure que les végétations épithéliomateuses s'éloignent de leur point de départ. On ne trouve plus alors que des amas et des tractus cellulaires de dimensions très inégales et dont la configuration tout à fait irrégulière semble déterminée presque uniquement par celle des voies de pénétration plus ou moins faciles qu'offrent aux bourgeons néoplasiques les tissus envahis : c'est cette forme diffuse et atypique, commune au plus grand nombre des épithéliomes avancés en évolution, qui constitue le *carcinome* au sens histologique du mot.

Parfois aussi l'atypie, au lieu de se dessiner progressivement, se manifeste d'emblée, dès le début de la néoformation.

Le stroma, très variable comme abondance et comme vascularité, tantôt à grosses travées dures et rétractiles (squirrhe), tantôt à cloisons minces (encéphaloïde) ou de consistance gélatineuse (cancer muqueux), peut renfermer divers vestiges des tissus anciens : fibres élastiques, cellules adipeuses, nerfs, éléments musculaires, restes de glandes.

§ 2. — CARACTÈRES MACROSCOPIQUES

La conformation extérieure des épithéliomes répond à l'un ou à l'autre des aspects qui ont été décrits à la page 440. Elle est d'ailleurs assez variable, et nous nous bornerons à indiquer quelques caractères généraux en rapport avec l'origine et la localisation anatomique des tumeurs.

1° Formes viscérales. — Les cancers viscéraux offrent généralement l'aspect typique de *tumeurs*, de noyaux néoplasiques bien limités.

a. *Forme, couleur, consistance.* — La forme de nodosités circonscrites, arrondies, bosselées, pouvant atteindre la dimension du poing, est surtout propre aux épithéliomas des grosses glandes telles que le foie, le rein, la mamelle, le testicule et l'ovaire. Les tumeurs sont entièrement incluses dans les organes ou elles apparaissent à la surface comme des saillies convexes ou irrégulières. A la coupe, elles tranchent plus ou moins nettement sur les parties saines, mais toujours elles sont adhérentes et non énucléables. Le tissu morbide est habituellement blanchâtre ou d'un gris rosé, souvent tacheté de jaune ou de rouge, parfois semi-transparent (aspect lardacé). Les parties anciennes, centrales, sont généralement dégénérées et plus opaques.

Les cancers mous, à stroma rare et à parenchyme très développé, présentent l'apparence d'une masse friable, cédant à la pression du doigt, parfois presque diffluente, rappelant le tissu cérébral (carcinome encéphaloïde ou médullaire).

Les épithéliomes durs, dans lesquels un stroma fibreux très dense prédomine sur les ilots parenchymateux petits et clairsemés (squirrhe), sont compacts et résistants, presque ligneux dans quelques cas ; ils crient sous le scalpel et leur surface de section a parfois un reflet nacré, rappelant celle du fibrome. La dureté est surtout prononcée dans la portion centrale qui se présente comme une sorte de noyau cicatriciel envoyant des prolongements rayonnés vers la périphérie.

Entre ces deux types extrêmes prennent place des formes intermédiaires, de consistance moyenne, qui sont les plus fréquentes.

b. *Altérations régressives.* — L'aspect primitif des néoformations subit des changements notables sous l'influence des phénomènes régressifs qui ne font jamais défaut dans les épithéliomes. Le plus commun est la dégénérescence graisseuse du parenchyme, à laquelle doit être rapportée principalement l'origine du *suc laiteux*, dont la présence constitue un des meilleurs signes macroscopiques du cancer (CRUVEILHIER).

C'est un liquide lactescent ou crémeux, que laisse écouler spontanément la surface de section dans les formes molles, ou encore un magma caséeux qu'on recueille en raclant avec un scalpel, ou qu'on fait sourdre à la pression sous la forme de grumeaux ou de petits cylindres vermiculés. Délayés dans une goutte d'eau, ces produits montrent au microscope des gouttelettes graisseuses, des détritus moléculaires et des cellules polymorphes diversement altérées (*cellules cancéreuses* des anciens auteurs).

Sous l'influence des troubles circulatoires, les cancers viscéraux sont fréquemment le siège de nécroses ischémiques se traduisant par la formation de foyers caséeux ou diffluents parfois très étendus, d'hémorragies suivies de pigmentation, etc. Lorsque ces foyers viennent à percer à travers les téguments, au niveau du sein par exemple, il en résulte une ulcération profonde et anfractueuse, s'agrandissant rapidement.

Le stroma peut subir la métamorphose muqueuse, soit conjointement avec le parenchyme, soit isolément et dans ce dernier cas la néoplasie affecte souvent le type cylindromateux.

D'autres fois il est calcifié ou même ossifié, lorsqu'il s'agit d'épithéliomes avoisinant le périoste ou envahissant le squelette.

2° Formes tégumentaires : ulcération. — Les épithéliomes de la peau (*cancroïdes*) et ceux des muqueuses avoisinantes, figurent au début des indurations irrégulièrement arrondies ou des excroissances papillomateuses dont la partie centrale ne tarde pas à se mortifier ; il se produit alors une croûte fissurée constituée par des lamelles épidermiques accumulées, et dont la chute met à nu une *ulcération*. Celle-ci est tantôt surélevée et à peu près circulaire, tantôt plate ou déprimée et à bords sinueux, suivant que le néoplasme lui-même fait saillie ou qu'il pousse surtout en profondeur. Le fond de la perte de substance est uni ou accidenté, rougeâtre, recouvert de débris de tissus en voie de désintégration. Le bord, généralement hyperémié et plus ou moins saillant, se continue insensiblement avec la peau saine : il est taillé à pic ou même décollé sur sa face interne, qui limite l'ulcération.

Sur une coupe perpendiculaire à la surface, on aperçoit au-dessous de celle-ci une couche grisâtre, compacte, souvent terminée profondément par des festons arrondis, et très adhérente aux tissus voisins. Cette couche, uniforme ou lobulée, répond au tissu néoplasique et peut atteindre une épaisseur d'un centimètre ; elle est plus mince dans les formes très superficielles, telles que certains cancroïdes de la face (ulcus rodens).

Les épithéliomes dérivant des dépendances de l'épiderme (follicules pilo-sébacés, glandes sudoripares, demeurent circonscrits pendant une période parfois assez longue et ne s'ouvrent que tardivement à l'extérieur.

Les épithéliomes de la muqueuse gastro-intestinale ont une tendance prononcée à s'ulcérer de bonne heure. L'insuffisance de la vascularisation, les thromboses, le contact des sucs digestifs amènent la nécrose et la destruction des parties anciennes de la néoformation ; il en résulte un ulcère plat ou cratériforme, dont le fond, tantôt détergé, tantôt tapissé d'une couche de détritus, repose sur la partie vivante et bourgeonnante du néoplasme. Celle-ci, d'épaisseur fort variable, peut s'étendre jusqu'à la séreuse et se relève souvent autour de l'ulcération en un bourrelet proéminent semblable à celui des cancroïdes. Les formes squirrheuses sont plus plates, les formes médullaires plus végétantes et plus volumineuses.

3° Cancer muqueux. — Le tractus intestinal est le siège de prédilection du *carcinome muqueux*, constitué par un tissu gélatineux infiltré dans la paroi, ou venant saillir dans la cavité péritonéale sous forme de grosses masses arrondies et tremblotantes, vitreuses sur la coupe. La charpente connective, visible par transparence, donne à ces formations un aspect cloisonné qui leur a valu le nom de *cancer aréolaire*. L'épithéliome muqueux se trouve aussi, quoique plus rarement, dans la mamelle, les voies biliaires, les bronches.

4° Forme infiltrée. — L'infiltration cancéreuse diffuse tend à une destruction rapide dans les formes molles. Elle a au contraire une marche chronique dans les formes dures (squirrhe atrophique).

Le cancer en cuirasse du sein, l'induration squirrheuse de l'estomac, tantôt primitive, tantôt succédant à un cancer mou disparu par ulcération, et aboutissant à la sclérose uniforme de l'organe (linite plastique), sont des exemples de cette variété particulière de carcinomes qu'on peut qualifier de cicatrisants (voy. ci-après).

ARTICLE II

TYPES DIVERS ET DIVISION DES ÉPITHÉLIOMES

La grande variété des formes histologiques présentées à l'état normal par le système épithélial se retrouve, non seulement dans les néoformations bénignes, papillomes et adénomes, mais aussi dans les productions cancéreuses, les épithéliomes.

A la vérité, ceux-ci tendent habituellement à s'écarter considérablement des types physiologiques, et à revêtir l'aspect nettement atypique qui caractérise les formations dites *carcinomateuses*. Mais l'hétéromorphisme ne s'accuse pas toujours dès le début : il peut se produire d'une façon graduelle, quelquefois même il fait défaut.

L'évolution histologique des épithéliomes peut donc s'effectuer suivant trois modes différents :

α) L'épithéliome est atypique dès sa naissance et dans toutes ses parties ; dans ce cas il prend le nom de *carcinome*.

β) La néoplasie présente tout d'abord un agencement histologique plus ou moins régulier, se rapprochant de celui des adénomes ; mais elle ne se maintient pas dans cet état : elle devient de plus en plus atypique à mesure que progresse le mal et les foyers métastatiques en particulier ont souvent un aspect tout à fait hétéromorphe. Suivant les points que l'on examine, on trouve alors des formations épithéliales soit adénomateuses, soit carcinomateuses, et souvent l'on peut saisir le passage des unes aux autres. On a coutume d'appliquer aux productions morbides de cet ordre les dénominations de *cancroïdes*, d'*adénocarcinomes*.

γ) La composition des épithéliomes rappelle de très près celle des adénomes, et même parfois celle du tissu normal où ils ont pris naissance ; ce caractère typique persiste, quelque extension que prenne la tumeur, et se retrouve jusque dans les métastases. Ces formes assez rares, et dont la malignité ne peut se reconnaître qu'à leur marche envahissante, sont désignées souvent sous le nom d'*adénomes malins*.

Conséquemment, il y a lieu de distinguer :

1° La *forme non différenciée, atypique*, qui est en quelque sorte l'aboutissant commun des autres, *le carcinome proprement dit*.

2° Les formes relativement différenciées de l'épithéliome, *cancroïdes. adénocarcinomes* et *adénomes malins*.

§ 1. — ÉPITHÉLIOME ATYPIQUE OU CARCINOME

Cette forme est de beaucoup la plus répandue : c'est le carcinome selon Virchow, au sens histologique du mot et tel qu'on l'observe couramment, notamment dans les grosses glandes.

Composé d'un parenchyme épithélial et d'un stroma, il offre une structure très simple : des bourgeons et des tractus de cellules polymorphes, généralement pleins, tout à fait irréguliers et de faible diamètre, ramifiés et anastomosés au sein d'une charpente conjonctive d'abondance et de constitution variables, tel est, en peu de mots, l'aspect microscopique sous lequel se présente le cancer, quel que soit son siège anatomique.

C'est surtout en examinant les cellules dans le liquide obtenu par râclage (suc cancéreux), qu'on apprécie facilement la conformation atypique qui les avait fait considérer par les anciens histologistes comme des éléments hétérologues et spécifiques du cancer (*cellules dites cancéreuses*).

Sur les coupes, on les voit tassées sans ordre et juxtaposées, sans interposition de substance intercellulaire, en petits groupes dont la configuration dépend en première ligne de celle des interstices conjonctifs dans lesquels ils sont logés. Suivant leur puissance de végétation propre, suivant la résistance que leur opposent les tissus envahis et la prolifération réactionnelle du stroma, les formations épithéliales s'étirent en traînées linéaires ou fusiformes, s'étendent en petites nappes aplaties ne comprenant qu'une ou deux rangées de cellules, ou au contraire elles distendent et agrandissent les espaces qu'elles ont occupés, constituant des travées d'un certain calibre. Celles-ci, selon le sens dans lequel elles ont été sectionnées, revêtent alors l'aspect, soit de boudins épithéliaux anastomosés, diversement contournés et bosselés, soit d'amas anguleux ou arrondis remplissant exactement les alvéoles du stroma.

Les formes macroscopiques du cancer, précédemment décrites, dépendent essentiellement de la texture des néoplasmes. Celle-ci, en effet, offre des différences très prononcées, en raison du degré variable de développement qu'acquièrent respectivement le parenchyme et la charpente conjonctive, ainsi que de la constitution spéciale de chacune de ces parties. On peut distinguer à cet égard les types suivants :

1° Le carcinome mou, encéphaloïde, médullaire. — Ce

cancer est caractérisé par la prédominance des formations parenchymateuses, due à la pullulation très active des cellules néoplasiques qui montrent de nombreuses figures de division et constituent des amas volumineux, entre lesquels on n'aperçoit que de minces trabécules conjonctives.

Bien que les cellules se séparent avec facilité par la dissociation, leurs limites sont d'ordinaire peu distinctes sur les coupes : le protoplasma renferme souvent des gouttelettes graisseuses.

Ces cancers, à marche très envahissante et à ulcération précoce, ont leur siège de prédilection dans le tractus digestif, l'utérus, la mamelle.

2° Le carcinome dur, squirrheux. — Cette tumeur, de consistance fibreuse, présente au contraire un stroma très abondant et très dense. Au sein d'une masse conjonctive dont la composition est analogue à celle du tissu de cicatrice, on voit des fentes étroites et des canaux anfractueux contenant de petits amas épithéliaux.

Ces ilots sont comme étranglés par le tissu scléreux qui les environne, les mitoses y sont rares, et ils offrent souvent des signes manifestes de dégénérescence et d'atrophie. Parfois ils sont si clairsemés que le parenchyme a presque disparu et qu'on pourrait croire, à première vue, qu'il s'agit simplement d'une induration de nature inflammatoire (squirrhe dit *atrophique* ou *cicatrisant*). C'est bien, en effet, un véritable processus de cicatrisation, mais qui n'aboutit jamais à la guérison ; il est surtout manifeste au centre de la tumeur, qui n'en continue pas moins à progresser à sa périphérie. Dans certains cas, il y a une différence si prononcée entre les parties anciennes, en voie de sclérose, et la zone d'envahissement où les épithéliums sont en pleine prolifération, qu'on a l'impression d'un cancer médullaire végétant au pourtour d'un squirrhe.

La marche du squirrhe peut être très lente ; mais d'autres fois il se produit de bonne heure des métastases, en particulier dans les ganglions lymphatiques ; ces foyers secondaires peuvent prendre un accroissement rapide et destructif, pendant que la lésion primitive demeure presque stationnaire.

Le carcinome dur est en général de petit volume ; il affecte tantôt la forme d'une nodosité circonscrite, rétractile et rayonnée, tantôt celle d'une infiltration diffuse, ainsi qu'il a été dit plus haut.

3º Le carcinome simple. — Entre ces deux types extrêmes, vient prendre place le *cancer vulgaire* (carcinoma simplex), de consistance moyenne, où le bourgeonnement épithélial et l'hyperplasie de la charpente connective marchent d'un pas à peu près égal, aussi bien dans le foyer primitif que dans les métastases.

4º Formes spéciales. — Certains carcinomes présentent des particularités structurales très apparentes qui leur ont valu des noms spéciaux. Tels sont :

α) Le *cancer hématode*, variété du carcinome encéphaloïde, remarquable par sa richesse en capillaires notablement ectasiés, et très sujet à des suffusions hémorragiques entraînant des pigmentations et des foyers de ramollissement.

β) Le *carcinome muqueux*, résultant d'une dégénérescence muqueuse qui peut affecter le parenchyme et le stroma.

Dans certains cas, il s'agit d'une sorte de sécrétion : les cellules élaborent de grosses gouttes transparentes, qui demeurent incluses dans le protoplasma ou confluent dans les interstices pour former des microcystes clairs, de sorte que les amas épithéliaux prennent un aspect fenêtré rappelant celui du cylindrome (voy. p. 635).

Quand le processus est plus accentué, la matière séro-muqueuse s'amasse en abondance dans les alvéoles et dans l'épaisseur même du stroma, décollant de leur substratum conjonctif les éléments parenchymateux. Tantôt ceux-ci restent juxtaposés en petits groupes qui occupent le centre des cavités, tantôt ils sont éparpillés sans ordre dans le liquide sous la forme de cellules sphériques, gonflées de mucus, à noyau refoulé vers la périphérie, et ils disparaissent finalement par liquéfaction.

Dans ces conditions, le néoplasme semble constitué par des masses vitreuses et tremblotantes, réunies par de minces membranes conjonctives. C'est le *cancer gélatineux* ou *aréolaire*, déjà signalé, et dont il existe également des formes plus différenciées, à évolution glandulaire bien caractérisée (voy. p. 630).

§ 2. — FORMES DIFFÉRENCIÉES DE L'ÉPITHÉLIOME

Ces formes, tout en présentant des particularités d'importance secondaire, suivant leurs points d'origine, peuvent être ramenées à quatre types principaux :

1° *L'épithéliome à cellules pavimenteuses ;*
2° *L'épithéliome à cellules cylindriques ;*
3° *L'épithéliome à type adénomateux* dans ses diverses variétés ;
4° *L'épithéliome papillaire.*

A) — ÉPITHÉLIOME A CELLULES PAVIMENTEUSES

Cette forme d'épithéliome comprend deux variétés : 1° l'épithéliome pavimenteux lobulé ; 2° l'épithéliome pavimenteux plexiforme ou tubulé.

1° Épithéliome pavimenteux lobulé. — L'épithéliome à type épidermique, épithéliome pavimenteux lobulé, est la forme habituelle du cancroïde.

Sur la coupe, il est constitué par des lobules épithéliaux arrondis réunis par des tractus irrégulièrement anastomosés ; sur les tumeurs jeunes et non encore ulcérées, ceux-ci sont en continuité avec l'épiderme hyperplasié qui les recouvre.

Souvent la composition histologique de ces formations reproduit exactement celle de l'épithélium pavimenteux stratifié : les travées et les bourgeons du parenchyme sont alors bordés d'une rangée périphérique d'éléments cylindriques, à laquelle font suite des couches de cellules malpighiennes polyédriques dont on voit nettement la structure fibrillaire et les ponts intercellulaires. Vers la partie axiale, ces éléments s'aplatissent graduellement, se remplissent de grains d'éléidine souvent très abondants, puis passent à l'état de lamelles cornées.

Celles-ci, ne pouvant se desquamer et subissant la pression

continue du parenchyme ambiant en voie d'accroissement, s'imbriquent en couches concentriques et constituent ainsi les *globes
épidermiques* et les cylindres cornés qui donnent un aspect si
caractéristique à ce genre de néoformations.

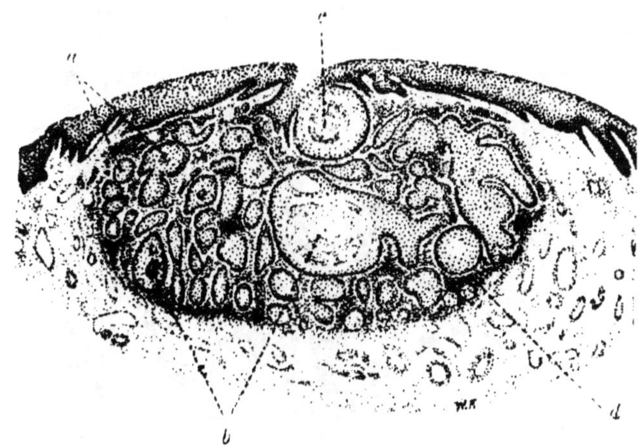

Fig. 174. — Petit cancroïde de la lèvre. Gr. 15/1.
(M. Borst, in Aschoff, 1909).

a, bourgeons épithéliomateux. — *b*, globes épidermiques. — *c*, un bourgeon qui
s'est mis secondairement en rapport avec l'épiderme. — *d*, infiltration lymphocy-
tique du stroma.

Les cellules basales et celles qui les avoisinent montrent des
figures de division à divers stades.

D'autres fois, les particularités structurales s'effacent plus ou
moins : les cellules sont polymorphes, la fibrillation disparaît,
il n'y a plus de couche basilaire à type cylindrique, et la zone
extérieure des bourgeons est formée de cellules atypiques assez
grandes, ou au contraire d'éléments plus petits, se colorant vivement et se multipliant d'une façon très active.

Mais toujours on trouve les globes concentriques, simples
ou composés, dont on peut suivre l'édification progressive,
s'effectuant au sein des formations parenchymateuses. On y
observe diverses anomalies, dont les plus apparentes résultent
de ce que des cellules non lamelleuses, mais arrondies ou
ovoïdes, subissent la dégénérescence cornée ou colloïde. Celle-

ci peut être totale : le protoplasme est transformé en un bloc homogène au milieu duquel le noyau en pycnose est encore visible et colorable ; ailleurs elle est partielle et se traduit par l'apparition de boules hyalines refoulant le noyau vers la surface du cytoplasme ; ou encore elle affecte une disposition zonulaire

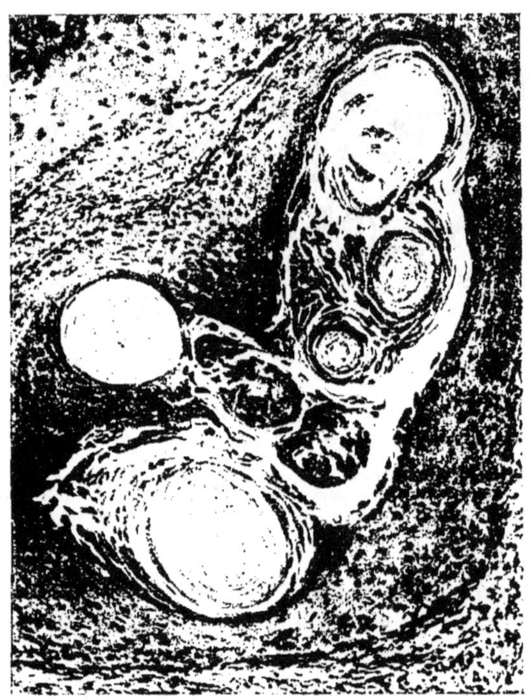

Fig. 175. — Cancroïde cutané. Gr. 200/1.
Lobule épithéliomateux renfermant plusieurs globes épidermiques.

et il se produit autour du noyau une ou plusieurs coques réfringentes. Ces dernières semblent résulter d'une sorte de condensation des fibrilles protoplasmiques qui rayonnent autour d'elles vers la périphérie du corps cellulaire. Souvent aussi le noyau peut être atteint de dégénérescence vacuolaire.

Il n'est pas rare que les éléments ainsi altérés deviennent le centre de formation d'un globe épidermique, les cellules voisines s'aplatissant et s'imbriquant autour d'eux.

Il arrive encore qu'une cellule vienne en coiffer une autre en forme de calotte, de telle façon que sur la coupe les deux éléments paraissent emboîtés l'un dans l'autre.

Le nombre et la taille des globes varient beaucoup : parfois on peut les distinguer à l'œil nu sur la surface de coupe et les énucléer. D'ordinaire les formations cornées sont plus abondantes dans les parties anciennes des tumeurs ; il en est qui paraissent isolées dans le tissu conjonctif, et qui répondent à des bourgeons ayant subi en totalité la kératinisation. Les globes volumineux peuvent se creuser d'une petite cavité kystique par ramollissement de la partie centrale.

On a donné le nom d'*épithéliome pavimenteux perlé* (CORNIL et RANVIER) à des tumeurs proches des cholestéatomes, presque exclusivement formées de perles épithéliales, simples ou composées, de petites dimensions.

Il arrive assez fréquemment que les cancroïdes subissent une calcification partielle, portant principalement sur les formations cornées, perles et tractus. Plus rarement on observe, notamment à la tête et au cou, mais aussi dans d'autres régions, des épithéliomes abondamment imprégnés de sels minéraux sur de grandes étendues ; les cellules sont alors farcies de grains un peu réfringents et ne présentent plus leurs réactions colorantes habituelles. Ces *épithéliomes calcifiés*, à siège souvent sous-cutané et généralement de petit volume, appartiennent pour la plupart à la variété basocellulaire (voy. ci-après). Leur stroma peut renfermer de nombreuses cellules géantes et il en est dont l'accroissement paraît complètement arrêté. On les considère volontiers comme bénins, mais il y a lieu de faire quelques réserves à ce sujet.

En général, l'évolution de l'épithéliome cutané est lente, souvent très chronique dans les formes séniles ; mais il y a aussi des formes molles s'étendant et s'ulcérant rapidement, à l'égal des cancers les plus malins.

Le stroma, à travées de moyenne grosseur, peut être assez dense, et même scléreux et rétractile dans les formes à marche lente. Le plus souvent il devient le siège d'une vive réaction, sous l'influence des irritations continuelles du dehors. Il est alors très vasculaire, infiltré de cellules mobiles qui immigrent

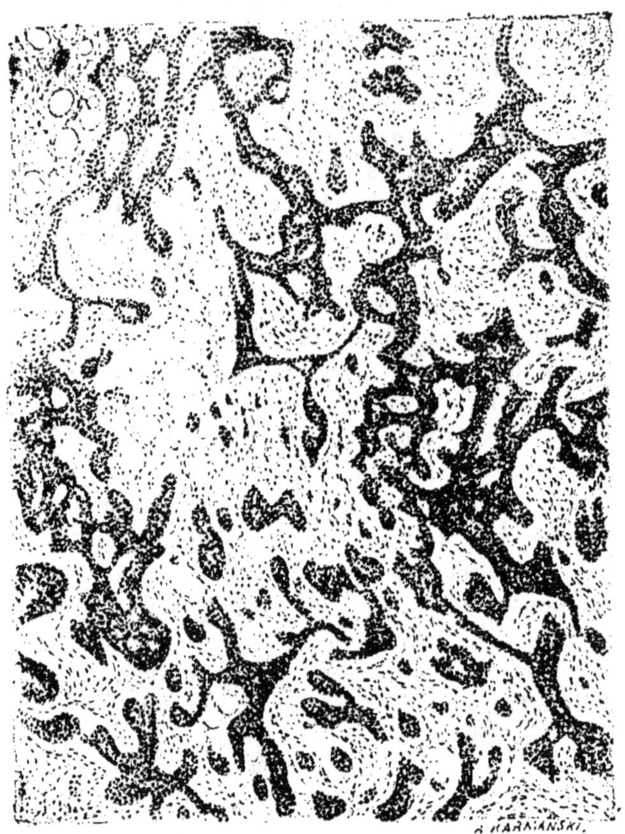

Fig. 176. — Epithéliome pavimenteux tubulé (BRAULT). Gr. 65/1.

également dans le parenchyme, et émet parfois à sa surface libre des bourgeons charnus qui donnent au néoplasme un aspect fongueux ou papillaire.

L'*épithéliome papillaire* proprement dit représente au contraire une forme spéciale dans laquelle le stroma donne naissance dès le début, et avant l'ulcération, à des végétations proéminentes qui soulèvent l'épithélium en voie de prolifération. Lorsque la tumeur persiste longtemps dans cet état avant de prendre une allure destructive, il semble que l'épithéliome se soit développé aux dépens d'un papillome préexistant.

Abstraction faite de la théorie d'UNNA sur la nature carcinoma-

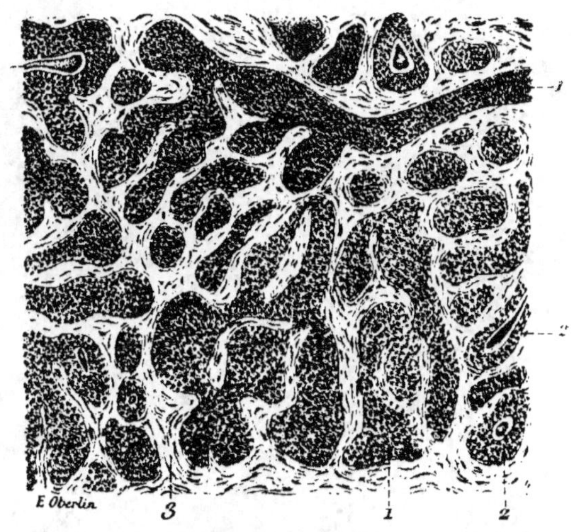

Fig. 177. — Tumeur de la glande de Cowper.
Portion offrant la structure de l'épithéliome tubulé. Gr. 70/1.

1, tractus épithéliaux pleins. — 2, microcystes à contenu colloïde.
3, stroma conjonctif.

teuse des mélanomes cutanés, on voit quelquefois se produire sur les nævi pigmentés des végétations atypiques de l'épiderme et même de vrais cancroïdes.

Dans les formes plates, la surface du stroma dénudé par l'ulcération se recouvre quelquefois d'une nouvelle couche épithéliale ; cette épidermisation secondaire, toujours partielle et provisoire, peut être également réalisée au moyen de greffes.

Les métastases se font surtout dans les ganglions régionaux, mais parfois aussi dans des organes éloignés. L'évolution cornée y est habituellement très nette.

L'épithéliome pavimenteux lobulé se développe non seulement aux dépens de l'épiderme, mais encore dans les follicules pilo-

sébacés et dans les glandes sudoripares (CORNIL et RANVIER).
Il peut aussi avoir son point de départ dans des kystes épider-

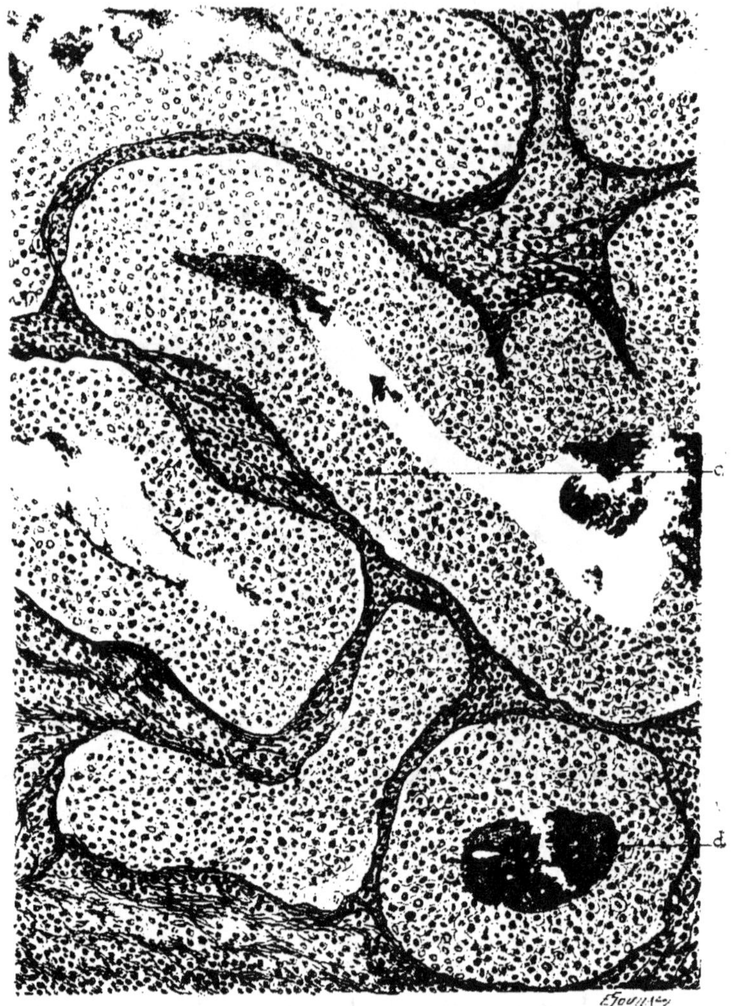

Fig. 178. — Epithéliome tubulé de la peau (FORGUE et MASSABUAU).
c, cordons épithéliomateux. — d, cavités centrales.

miques ou dermoïdes ou dans des bourgeons ectodermiques

isolés, semblables à ceux qui donnent naissance à ces kystes. Il est alors, du moins à son début, indépendant de l'épiderme ainsi que des glandes, et affecte parfois une évolution cystoïde. Cette origine sous-cutanée (ou, plus exactement, sous-épidermique), a été attribuée en particulier à certains épithéliomes à cellules basales.

Il se trouve, en outre, sur les muqueusess à revêtement pavi-

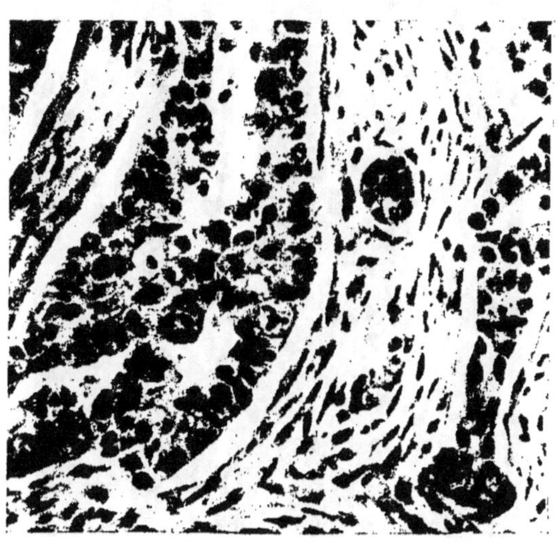

Fig. 179. — Epithéliome tubulé à cylindres creusés de microcystes. Gr. 200/1.

menteux : cavité buccale, langue, pharynx, œsophage, larynx, vulve, vagin, museau de tanche ; muqueuses balano-préputiale et anale ; voies urinaires, depuis le méat jusqu'au bassinet.

Plus rarement, on observe des formes hétérotopiques (fosses nasales, trachée, poumons ; estomac, intestin ; vésicule biliaire ; utérus), dues soit à des métaplasies épithéliales, soit à des germes erratiques.

2° Épithéliome pavimenteux plexiforme ou tubulé. — L'épithéliome pavimenteux tubulé est formé de cylindres et de tractus ramifiés, anastomosés en réseau : les cellules épithéliales sont polyédriques ou allongées, plus uniformes, plus petites, et à noyau plus vivement coloré que dans le type précédent.

Bien qu'elles puissent présenter des ponts intercellulaires, la kératinisation fait défaut ou se trouve à peine indiquée en quelques points du néoplasme ; par contre on observe assez

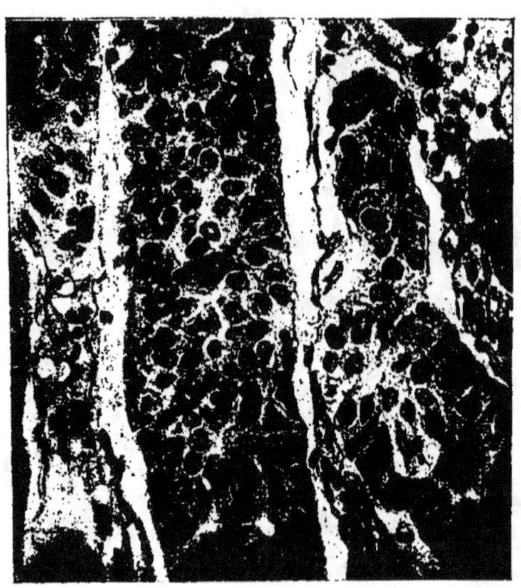

Fig. 180. — Épithéliome tubulé à cylindres pleins. Gr. 200/1.

fréquemment la production de boules colloïdes dans le protoplasma. Le stroma est le plus souvent fibreux.

L'ensemble offre des aspects différents suivant les cas :

α) Tantôt les travées sont minces et se terminent profondément, dans la zone d'envahissement, par des radicules déliées ne comprenant qu'une ou deux files de cellules (fig 176) ;

β) Tantôt les tractus présentent des renflements, des nodosités, avec de rares perles concentriques peu ou point kératinisées dans les cancroïdes, ou encore des cavités microcystiques pouvant contenir une matière colloïde, dans les épithéliomes des muqueuses et des glandes (fig. 177).

γ) D'autres fois, ce sont de gros cylindres pourvus ou non d'une lumière centrale et couverts de bourgeons arrondis, qui donnent au parenchyme, vu à un faible grossissement, l'aspect d'une sorte de glande massive. Les cavités contiennent des cellules diversement altérées et résultent de la désintégration des épithéliums les plus éloignés du réseau vasculaire nourricier (fig. 178).

δ) On peut encore observer des bandes cellulaires étroites, com-

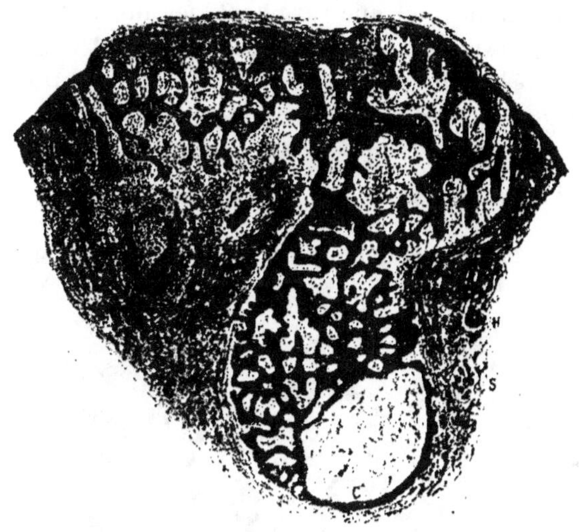

Fig. 181. — Cancer à cellules basales (RIBBERT).

posées d'une ou de deux rangées de cellules cylindriques se continuant avec la couche basale de l'épiderme ; ces bandes figurent des guirlandes élégamment plissées et contournées.

Ces quatre types peuvent exister isolément ou s'associer diversement dans un même néoplasme.

Les deux dernières variétés répondent au cancer à cellules basales de KROMPECHER. Les cellules intérieures des grosses travées y sont souvent fusiformes et rappellent un peu l'aspect du sarcome fasciculé. En outre le stroma peut prendre le type muqueux et envoyer des prolongements hyalins dans le parenchyme qui présente alors la structure du cylindrome. En raison de cette particularité, les tumeurs de cette catégorie ont été souvent considérées comme des endothéliomes.

ε) Il en est, enfin, qui se rapprochent des tumeurs mixtes du type parotidien (voy. p. 691).

Les épithéliomes tubulés issus du tégument externe (peau, gaine des bulbes pileux, glandes sébacées et sudoripares, glandes de Meibomius) ont une bénignité relative : ils s'ulcèrent tardivement et ne font que rarement des métastases. Au contraire, ceux qui siègent dans les fosses nasales et dans les sinus, au col de l'utérus, dans la mamelle, ont une évolution franchement maligne.

B) — ÉPITHÉLIOME A CELLULES CYLINDRIQUES

Cet épithéliome a son point de départ dans les épithéliums

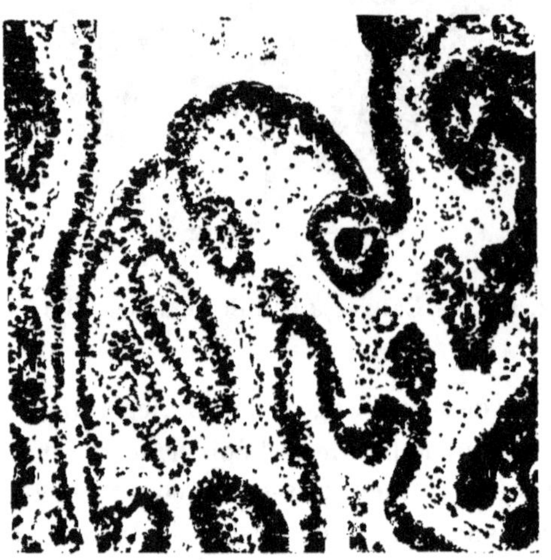

Fig. 182. — Épithéliome à cellules cylindriques (estomac). Gr. 150/1.

cylindriques qui revêtent les muqueuses, dans les cryptes et les glandes s'ouvrant à la surface de celles-ci, dans les canaux collecteurs et excréteurs des grosses glandes.

Il est constitué par des conduits tapissés d'une couche de cellules cylindriques ou de cellules caliciformes remplies de mucus, de sorte que son aspect se rapproche beaucoup de celui d'un adénome. Cependant, dans la plupart des cas, la néoformation se distingue de ce dernier par son caractère nettement atypique :

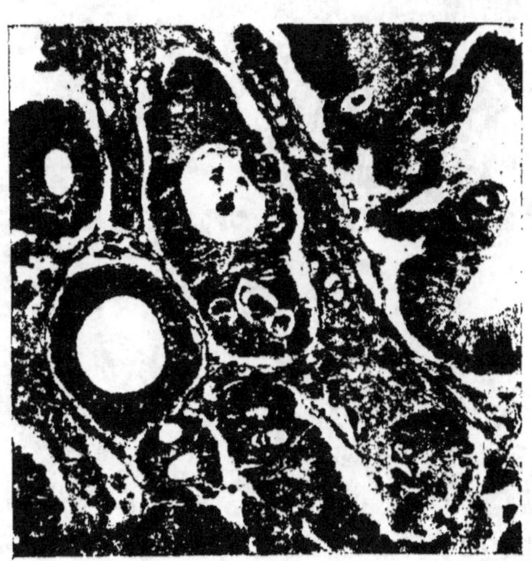

Fig. 183. — Epithéliome à cellules cylindriques (rectum). Gr. 150/1.

les tubes glandulaires sont contournés en tous sens, renflés par places en cavités arrondies ou anfractueuses dont la paroi montre fréquemment des végétations papilliformes : ils sont en outre ramifiés, se mettent en communication les uns avec les autres, et contiennent parfois en abondance des corpuscules muqueux provenant de la desquamation de l'épithélium.

Celui-ci est stratifié par endroits ; ailleurs il devient polymorphe, prolifère de façon à combler la lumière centrale, ou émet par sa face profonde des bourgeons pleins qui franchissent la paroi propre, s'étendent dans les interstices du tissu conjonctif et s'anastomosent avec des prolongements semblables issus des glandes voisines.

Les formations épithéliales affectent une marche envahissante, traversent, par exemple, la musculaire muqueuse de l'estomac ou de l'intestin, végètent dans le tissu sous-muqueux et viennent s'enfoncer dans la musculeuse, d'où elles peuvent gagner les lymphatiques sous-séreux (fig. 184).

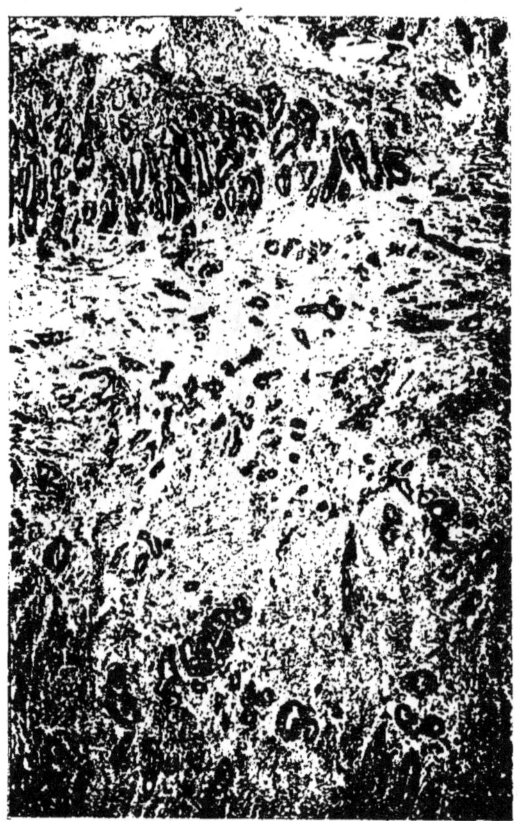

Fig. 184. — Epithélioma du rectum. Gr. 30/1.

Bourgeonnement atypique des glandes de la muqueuse, qui envoient des prolongements dans la sous-muqueuse et dans les tuniques musculaires.

Suivant les cas, le parenchyme néoplasique conserve plus ou moins son apparence glandulaire au cours de son accroissement et jusque dans ses métastases (*adéno-carcinome*), ou il prend peu à peu la forme du *carcinome* proprement dit. Souvent on voit l'atypie s'accuser progressivement à mesure que le cancer s'éloigne de son point d'origine.

Le stroma, abstraction faite des vestiges musculaires et autres qu'il peut contenir, est tantôt fibreux, tantôt muqueux, ou riche

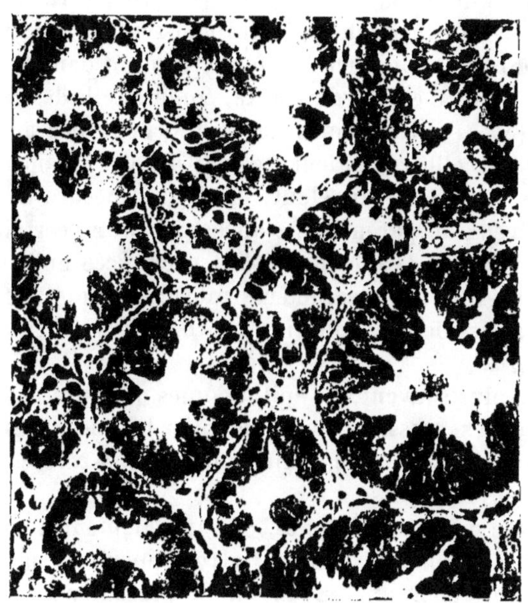

Fig. 185. — Épithélioma du sein, à cellules cylindriques. Gr. 200 1.

en cellules jeunes et constitué par du tissu de granulation.

L'épithéliome à cellules cylindriques s'observe surtout dans le tractus digestif (estomac, intestin), et dans l'utérus (corps et col) : puis dans la mamelle, les voies biliaires, le pancréas, le poumon.

C) — ÉPITHÉLIOME A TYPE ADÉNOMATEUX

Les tumeurs que nous décrivons ici se rapportent surtout aux organes glandulaires, en comprenant sous cette rubrique non seulement les glandes proprement dites, avec ou sans conduits excréteurs (mamelle, glandes cutanées, foie, pancréas, rein, prostate, thyroïde, etc.), mais aussi l'ovaire, le testicule et le poumon.

Prenant naissance soit dans les épithéliums sécréteurs, soit dans ceux qui revêtent les voies d'excrétion, elles débutent par une multiplication *in situ* des cellules épithéliales qui deviennent plus ou moins hétéromorphes, remplissent les cavités glandulaires, les distendent, puis franchissent la limite qui les séparait du tissu conjonctif et font irruption dans le voisinage.

Si leur marche est envahissante, comme celle des carcinomes, par contre ces épithéliomes se rapprochent des adénomes en ce que leurs cellules tendent à constituer des groupements plus ou moins réguliers, rappelant, dans une mesure très variable du reste, ceux du parenchyme ancestral. Dans certains cas, la ressemblance avec l'adénome est si prononcée qu'il est impossible, d'après les seuls caractères morphologiques, de discerner les deux sortes de néoformation : on dit alors qu'il s'agit d'*adénomes malins*.

Mais, le plus souvent, les épithéliomes ne représentent qu'une imitation très grossière des structures histologiques normales et on leur applique la dénomination d'*adéno-carcinomes*, d'*épithéliomes métatypiques*.

De même que les adénomes, et parallèlement à eux, les épithéliomes adénomateux peuvent être rapportés à un petit nombre de types généraux, suivant qu'ils présentent une structure *plexiforme, tubuleuse, tubulo-acineuse, folliculeuse, trabéculaire* ou *cystique*.

Si l'on devait tenir compte de toutes les particularités structurales, il faudrait décrire dans ce groupe à peu près autant de formes diverses qu'il y a d'organes épithéliaux dans l'économie, formes dont les moins atypiques se confondraient pour la plupart avec les adénomes correspondants : en outre, chaque organe peut présenter des productions épithéliomateuses de différents types. C'est ce qui ressortira clairement des exemples que nous donnons ci-après, renvoyant pour les détails à l'Anatomie pathologique spéciale, comme nous l'avons fait pour les adénomes.

1° Type plexiforme et pseudo-acineux. — Ce type est analogue à celui de l'épithéliome pavimenteux dit plexiforme ou tubulé dont il a été question plus haut; il est propre à l'épiderme, aux glandes et aux muqueuses d'origine ectodermique.

A. MAMELLE. — C'est dans le cancer du sein qu'il se rencontre le plus fréquemment et sous les formes les plus variées. Nous ne mentionnerons que les principales.

a. *Type plexiforme à tractus et à bourgeons pleins.* — Dans un stroma d'abondance et de consistance moyenne, on trouve des cylindres et des tractus épithéliaux sinueux, diversement ramifiés et anastomosés, auxquels sont appendus des bourgeons renflés en massue, latéraux ou terminaux.

Les éléments constituants sont polyédriques ou polymorphes. de petite taille; parfois il y a une rangée périphérique de cellules cylindriques basses figurant une sorte de couche basale. Par exception, on peut trouver de véritables cellules malpighiennes et quelques petits globes épidermiques.

b. *Type plexiforme à cylindres et à lobules creux (pseudoacini).* — Ici les formations pseudo-glandulaires sont plus volumineuses et peuvent atteindre un diamètre de 1 à 3 millimètres, de sorte qu'on les distingue à l'œil nu. Leur paroi est constituée par plusieurs couches de cellules formant un manchon épais et entourant une cavité circulaire à bord net, remplie de cellules desquamées et dégénérées ou simplement d'une masse grenue. Ce détritus central a l'apparence d'un magma caséeux qui se laisse exprimer sur la surface de section.

c. *Microcystes.* — D'autres fois l'épithélium pariétal émet des végétations papilliformes, s'anastomosant en réseau et cloisonnant la cavité de façon à limiter des mailles renfermant des blocs homogènes; ailleurs, de gros amas épithéliaux sont criblés de microcystes et comme ajourés sur la coupe, ce qui leur donne quelque ressemblance avec des lobules sécréteurs.

d. *Remarques.* — Les formes énumérées ci-dessus répondent aux *épithéliomes intra-canaliculaires* (COYNE) ou *métatypiques* (MALASSEZ). Elles sont souvent réunies dans la même tumeur, avec des passages de l'une à l'autre; en outre, il existe habituellement, par endroits, des infiltrations épithéliomateuses diffuses qui ne laissent aucun doute sur la nature du néoplasme et dont on peut saisir parfois le point d'origine.

On voit, en effet, des tractus ou des bourgeons parenchymateux se résolvant à leur extrémité en un réseau de minces trabécules qui se répandent sans ordre dans le stroma adjacent.

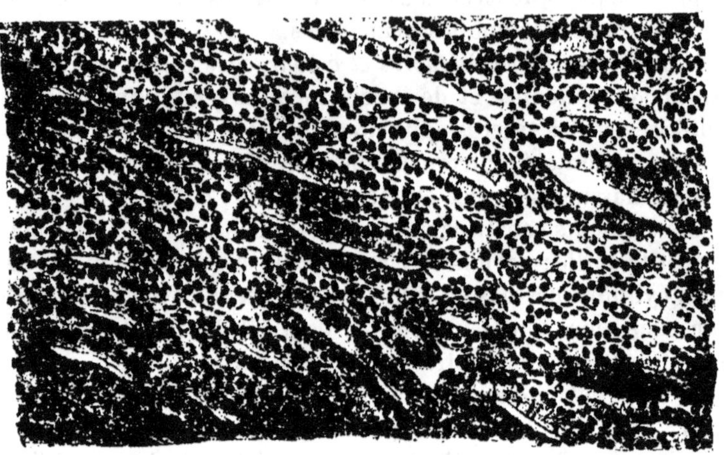

Fig. 186. — Épithélioma tubulé du rein (ASKANAZY, 1893).

Ces divers aspects peuvent se retrouver dans les métastases ganglionnaires.

B. AUTRES LOCALISATIONS. — L'épithéliome pavimenteux plexiforme se rencontre aussi dans le testicule, au niveau des muqueuses génitales externes, de la muqueuse anale, dans les fosses nasales et les sinus.

2° Type tubuleux. — Ce type se rapproche beaucoup de l'épithéliome à cellules cylindriques déjà décrit. Il s'observe dans les organes mentionnés à propos de ce dernier, et aussi dans les suivants :

α) Dans le *rein*, où l'on trouve des épithéliomes formés de tubes flexueux plus larges que ceux de la substance corticale, communiquant les uns avec les autres, souvent dilatés en petits kystes.

L'épithélium de revêtement est cubique ou cylindrique, généralement simple, à cellules claires dont le noyau avoisine volontiers l'extrémité libre (CORNIL). Les cloisons connectives interposées sont très délicates et la confluence des tubes produit fréquemment des cavités anfractueuses dont les parois peuvent

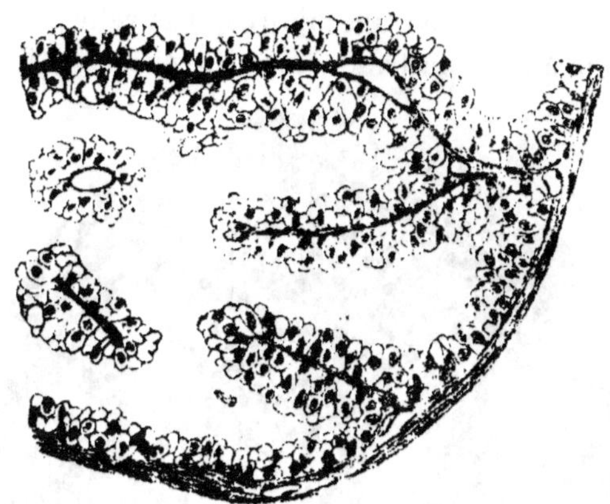

Fig. 187. — Épithélioma du rein à forme de cystadénome. Gr. 100/1.

Les cellules épithéliomateuses claires, étagées sur plusieurs couches, tapissent un stroma formé de cloisons et de travées conjonctives délicates, pourvues de capillaires.

présenter par place des végétations villeuses déliées. On trouve aussi des tractus et des bourgeons pleins autour desquels le stroma est plus développé et plus consistant.

Il s'agit habituellement de tumeurs volumineuses, occupant la plus grande partie du rein qui paraît notablement hypertrophié.

β) Des néoformations du même genre se développent aux dépens des *voies biliaires* et des *conduits du pancréas*.

γ) La figure 188 représente un néoplasme d'un type assez particulier (cancer primitif de la prostate). De larges tractus et des lobules, séparés par de minces cloisons conjonctives, et constitués par des cellules claires, sont criblés de cavités microcystiques.

3º Type folliculeux. — L'épithéliome formé de véritables cavités closes, souvent confluentes, tapissées de cellules cubiques ou cylindriques, et à contenu d'aspect colloïde, est propre à la thyroïde et conserve cette structure dans les foyers secondaires. Il se rencontre encore dans certaines tumeurs de l'ovaire.

4° **Type trabéculaire**. — Certains épithéliomas du foie présentent une structure trabéculaire qui se relie par une transition insensible à celle de l'adénome. Ils sont constitués par des

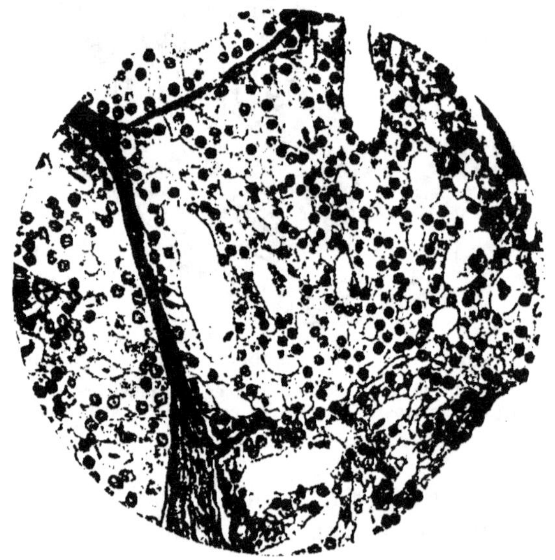

Fig. 188. — Epithélioma de la prostate. Gr. 200/1.

Cloisonné par un stroma conjonctif à larges mailles polygonales, le parenchyme néoplasique est constitué par des cellules polyédriques claires circonscrivant de nombreuses cavités microcystiques.

cylindres formés de cellules polyédriques, anastomosés en réseau et séparés par de minces cloisons connectives pourvues de capillaires. Les travées, sinueuses et moins régulières que celles du parenchyme normal, sont tantôt minces et constituées par une seule rangée de cellules, tantôt très épaisses et comprenant jusqu'à huit ou dix couches cellulaires. Par places il peut exister des microcystes, ou une sorte de canal axial renfermant une substance imprégnée de pigments biliaires; d'autres fois, il y a des cavités plus ou moins spacieuses, tapissées par des éléments cubiques ou cylindriques. Dans les cas où ces dernières formations viennent à prédominer, le type trabéculaire passe au type

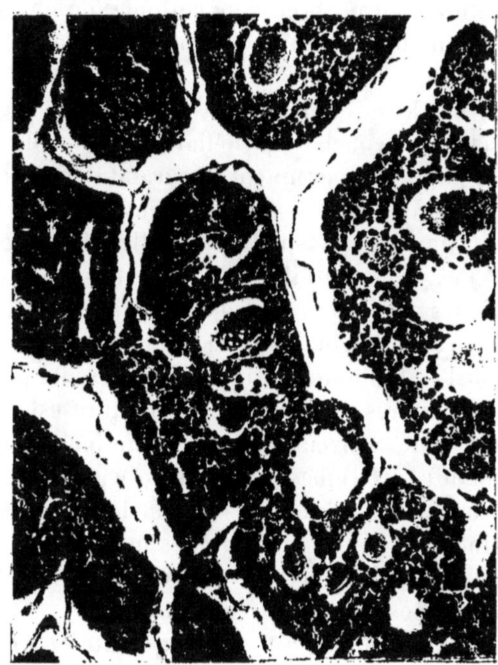

Fig. 189. — Epithélioma de la thyroïde. Gr. 150/1.

Les lobules néoplasiques sont creusés de cavités contenant de la substance colloïde. Le stroma est en dégénérescence muqueuse.

tubulé qui semble avoir son point d'origine dans les ramuscules terminaux des canaux biliaires.

Ces tumeurs tendent à envahir les veines et donnent lieu ainsi à des métastases pulmonaires (RIBBERT).

Le type trabéculaire, avec microcystes pouvant contenir des globes colloïdes, s'observe aussi dans les glandules parathyroïdiennes, dans la pituitaire et dans les capsules surrénales.

5° Type cystique. — Comme les adénomes, les épithéliomes à type glandulaire sont sujets à la transformation cystique. Celle-ci résulte de l'accumulation des produits de sécrétion et de dégénérescence dans les tubes et dans les acini qui se dilatent, confluent entre eux et se présentent comme des cavités remplies de matière muqueuse, séreuse ou colloïde, ou de détritus graisseux, parfois mêlés de sang à la suite d'hémorragies intercurrentes.

La paroi des kystes émet le plus souvent des végétations villeuses revêtues de couches épithéliales polymorphes. Quand ces formations papillaires prennent un grand développement, elles comblent entièrement les cavités et peuvent même se fusionner entre elles, de façon à subdiviser celles-ci en petits alvéoles contenant des amas cellulaires pleins. Les anciennes excavations cystiques sont alors remplacées par des sortes de lobules pleins à structure carcinomateuse.

Le type de l'épithéliome cystique est représenté par les tumeurs à kystes papillifères de l'ovaire ; la structure est celle du cystadénome végétant. Souvent, soit par irruption des excroissances papillaires intra-kystiques, soit par progression de celles qui existent à la surface même de l'organe, la néoplasie se propage au péritoine sous la forme de greffes multiples, aux ganglions médiastinaux, etc. Les métastases peuvent reproduire très exactement la composition du foyer primitif.

L'épithéliome cystique à forme végétante et à évolution maligne se trouve aussi assez souvent dans le rein, la mamelle, plus rarement dans la thyroïde.

D) — ÉPITHÉLIOME PAPILLAIRE

Nous avons vu que les épithéliomes tégumentaires, ainsi que ceux des glandes, peuvent présenter des végétations papilliformes.

Dans les néoplasmes superficiels, l'aspect papillaire résulte de ce que le stroma émet vers l'extérieur des bourgeons vasculaires et conjonctifs que l'épithélium recouvre d'une gaine continue, en même temps qu'il pousse en profondeur dans leurs intervalles.

Cette forme se rencontre principalement sur la peau et sur les muqueuses adjacentes, dans la vessie (cancer villeux), dans l'utérus, sur l'ovaire. Ces formations villeuses primitives sont détruites et disparaissent par les progrès de l'ulcération ; elles doivent être distinguées des végétations fongueuses qui se produisent *secondairement* sur des cancers ulcérés dont le stroma granule avec exubérance.

Dans les épithéliomes à type adénomateux ou cystique, les excroissances papillaires intra-cystiques peuvent faire irruption au dehors, et devenir apparentes à la surface.

En général, l'épithéliome papillaire se différencie du papillome par la structure plus atypique de la couche épithéliale, et surtout par la présence de bourgeons néoplasiques tendant à envahir les tissus sous-jacents ; mais on sait que parfois l'un succède à l'autre, et dans ce cas le début de la transformation maligne du papillome peut être difficile à diagnostiquer, même au microscope.

§ 3. — CANCERS MIXTES

Ces cancers résultent le plus souvent d'une évolution envahissante des formations épithéliales entrant dans la composition des tumeurss complexes ou des tératomes (voy. p. 690).

Il y a cependant lieu de mentionner ici la combinaison de l'épithéliome et du sarcome, l'*épithéliome à stroma sarcomateux* ou carcinosarcome, dont les métastases peuvent revêtir un caractère tantôt mixte, tantôt uniquement épithélial ou sarcomateux. Rare chez l'homme, cette forme présente cependant un intérêt particulier en raison des faits expérimentaux publiés dans ces dernières années (voy. p. 683).

ARTICLE III

EXTENSION ET PROPAGATION
DES ÉPITHÉLIOMES

La pullulation des éléments néoplasiques ne reste pas confinée au point d'origine des tumeurs

Les formations cancéreuses progressent dans l'organisme non seulement par *accroissement du foyer primitif* mais encore par *propagation à distance*.

§ 1. — ACCROISSEMENT DU FOYER PRIMAIRE

L'accroissement du foyer primaire est surtout périphérique ; il est *continu* ou *discontinu*.

1° Accroissement continu. — Nous avons vu précédemment que la néoplasie progresse généralement d'une manière continue.

Au niveau de la zone d'envahissement, on voit le parenchyme néoplasique se prolonger dans les tissus sains, sous forme de radicelles effilées ou de bourgeons arrondis, généralement bien distincts des parties ambiantes, parmi lesquelles ils paraissent à première vue comme des formations étrangères et anormales. Ces ramifications terminales de la tumeur montrent souvent des figures de division mitotique : elles s'avancent tout d'abord dans les espaces interfasciculaires du tissu conjonctif et dans les réseaux lymphatiques, où elles peuvent se développer librement, et qu'elles distendent peu à peu, amenant l'atrophie des éléments propres des organes envahis.

C'est ainsi que le tissu cellulaire lâche et le panicule adipeux, très perméables, sont rapidement infiltrés. Mais les autres tissus ne tardent pas à être impliqués également dans le processus destructif, et même les parties moins attaquables, telles que les aponévroses, les tendons, le cartilage, l'os, les membranes élas-tiques, n'opposent qu'une résistance temporaire. Elles sont pénétrées graduellement par les éléments carcinomateux, qui les font disparaître, grâce à leur grande puissance d'assimilation et de végétation, aidée de l'action des substances toxiques et des lysines qu'ils déversent sur elles.

L'envahissement des muscles donne à cet égard des images particulièrement instructives : on constate que les cellules néo-plasiques végètent et se multiplient à l'intérieur du sarcolemme, dans l'épaisseur même de la substance contractile, dont peu à peu elles prennent la place (CORNIL).

Les faits de cet ordre s'observent surtout aisément lorsque le tissu sain demeure passif vis-à-vis de l'agression. Lorsqu'il est au contraire à l'état de réaction vive, riche en cellules jeunes,

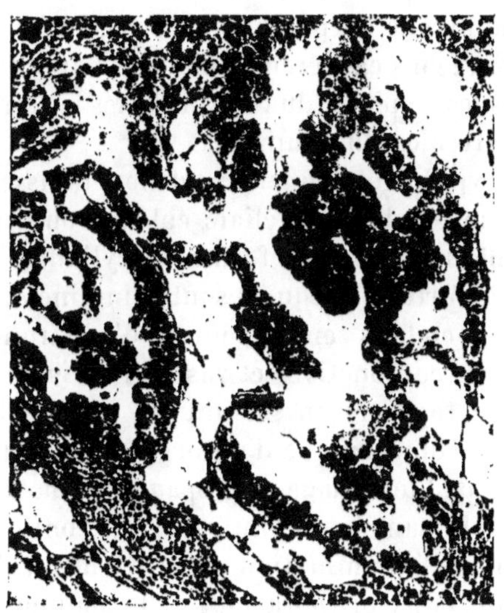

Fig. 190. — Zone d'envahissement d'un cancer du sein : Lobule adipeux traversé en tous sens par des traînées épithéliomateuses: les cloisons du stroma sont infiltrées de lymphocytes Gr. 150/1.

les amas épithéliomateux n'ont souvent qu'une limite indécise, car ils peuvent être abondamment infiltrés de leucocytes, et leurs éléments semblent s'entremêler avec ceux du tissu conjonctif irrité

Les lymphatiques envahis se présentent comme des tractus épithéliaux souvent moniliformes, autour desquels il est parfois possible de distinguer encore le revêtement endothélial intact ou diversement modifié. Tantôt il présente des altérations régressives, tantôt il se tuméfie et entre même en prolifération à l'approche des épithéliums envahisseurs. Cette hyperplasie de voisinage a été considérée à tort comme l'indice d'une transformation cancéreuse des cellules endothéliales.

Le carcinome suit avec une sorte de prédilection les lymphatiques qui accompagnent les vaisseaux sanguins, les nerfs et les conduits glandulaires. De là il pénètre fréquemment dans ces derniers et se développe dans la lumière des canaux et des acini qu'il occupe de proche en proche. Cette végétation intra-canaliculaire des bourgeons cancéreux s'observe, par exemple, dans la mamelle, dans les conduits du rein, les voies biliaires, les petites bronches, les alvéoles du poumon.

Suivant son type histologique. il peut alors tapisser simplement les cavités d'une couche épithéliale cubique ou cylindrique, ou les remplir entièrement sous forme de cylindres et de lobules pleins. Ceux-ci, surtout lorsqu'ils sont volumineux, peuvent être ensuite traversés en tous sens et pourvus d'un stroma délicat par des excroissances conjonctives et vasculaires issues de la paroi.

C'est presque toujours en suivant les réseaux lymphatiques que le cancer se communique d'un organe à l'autre, soit directement (cancer de l'œsophage se propageant à la trachée, cancer de l'utérus envahissant le rectum), soit par contiguïté à travers les séreuses, après inflammation adhésive des feuillets (cancer du sein gagnant la paroi thoracique et le poumon).

2° Accroissement discontinu. — Il arrive assez souvent que l'on rencontre à la périphérie de la tumeur des cellules isolées et des nids de cellules cancéreuses indépendants de la masse principale.

Ces derniers peuvent représenter simplement des segments de tractus épithéliaux secondairement découpés par la végétation du stroma. D'autres fois, ils répondent à des groupes issus d'éléments qui ont été entraînés à une petite distance par le courant lymphatique, ou qui ont quitté leur point d'attache grâce à leur motilité amiboïde, et ont donné naissance à des colonies séparées. Ces petits noyaux satellites sont en réalité des métastases très proches du foyer primitif (métastases dites *locales*). On peut les considérer comme les avant-coureurs de ce foyer, qui ne tarde pas à les englober en poursuivant sa marche progressive.

Dans quelques cas, la zone d'envahissement présente un véritable essaimage de cellules néoplasiques.

§ 2. — PROPAGATION A DISTANCE, MÉTASTASES. GÉNÉRALISATION

Le cancer n'est pas seulement un mal local ; il montre une grande propension à s'étendre au loin dans l'organisme, constituant des *foyers secondaires* dans des parties primitivement indemnes. C'est par les vaisseaux qu'il poursuit de préférence sa marche extensive, mais il peut aussi emprunter d'autres voies. Nous étudierons dans ce paragraphe :

1° La *propagation des épithéliomes par les vaisseaux ;*

2° Leur *généralisation ;*

3° Les *autres modes de dissémination.*

1° Propagation par les vaisseaux : cancer intravasculaire et métastases. — Le système circulatoire offre à la propagation des tumeurs des chemins tout tracés ; l'épithéliome, en particulier, peut végéter dans la lumière des vaisseaux,

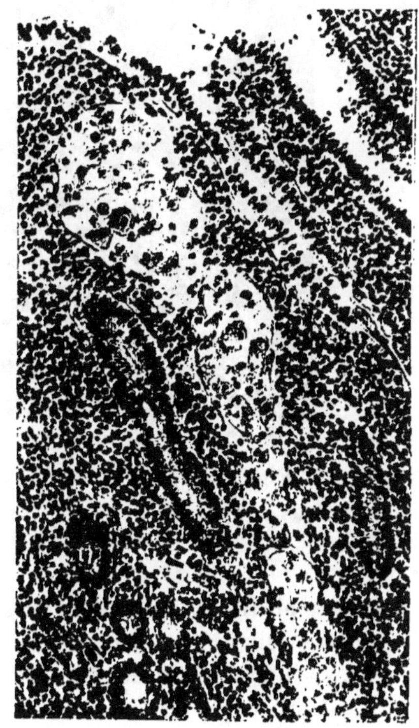

Fig. 191. — Chylifère de la muqueuse intestinale bourré de cellules cancéreuses. (Épithéliome de l'ampoule de Vater. Gr. 150/1.

tant sanguins que lymphatiques, sous forme de tractus continus, produisant ce qu'on appelle assez improprement des thromboses et des lymphangites cancéreuses.

D'autre part, il arrive fréquemment que des cellules néoplasiques détachées de la tumeur primitive se trouvent transportées
par la circulation dans des points plus ou moins éloignés

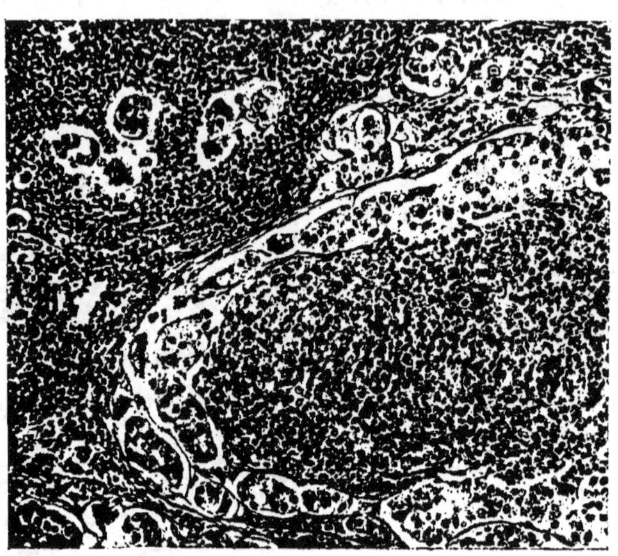

Fig. 192. — Ganglion cancéreux (vue d'ensemble).

On voit les formations épithéliomateuses, issues d'un cancer du sein, se développe
dans les sinus lymphatiques du ganglion.

où elles prolifèrent, donnant naissance à des foyers secondaires,
métastatiques.

Il y a lieu d'examiner successivement ces deux modes de propagation, dans les voies lymphatiques et dans les voies san
guines.

A. PROPAGATION PAR VOIE LYMPHATIQUE. — L'envahissement des
vaisseaux blancs est de règle dans la maladie cancéreuse.

a. *Réplétion des vaisseaux par l'épithéliome.* — Lorsque l'épithéliome a pénétré dans les lymphatiques, il y progresse volontiers sous la forme de cylindres néoplasiques non interrompus
et il occupe ainsi de proche en proche des territoires parfois

très étendus. Les troncs superficiels se révèlent alors à la palpation comme des cordons indurés, tels que ceux qui unissent, par exemple, un cancer du sein aux ganglions de l'aisselle. Dans certains cas, la réplétion s'opère si régulièrement que les vaisseaux figurent des réseaux grisâtres entremêlés à leurs points

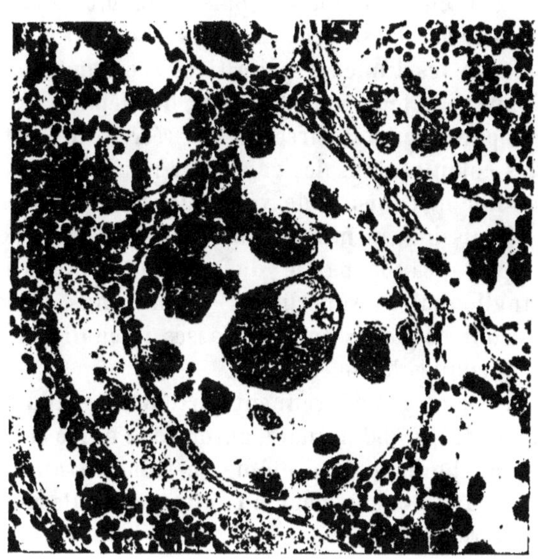

Fig. 193. — Ganglion cancéreux. Gr. 200/1.

Les cellules néoplasiques se multiplient dans les sinus d'où ils s'infiltrent dans les cordons lymphoïdes du ganglion.

nodaux de renflements arrondis et de plaques irrégulières. Cet aspect, caractérisant la *lymphangite cancéreuse*, se rencontre surtout au niveau des séreuses : sous la plèvre viscérale, par exemple, les vaisseaux lymphatiques peuvent être comme injectés par la substance néoplasique, et il en est de même des troncs péri-bronchiques jusqu'au hile du poumon.

b. *Métastases*. — Lorsque les germes épithéliaux (cellules isolées ou petits groupes cellulaires) sont entraînés par la lymphe, ils se trouvent arrêtés habituellement dans les ganglions les plus voisins ; ils se fixent à l'intérieur des sinus et s'y développent, envahissant plus tard la substance folliculaire qui s'atrophie et disparait.

Les ganglions malades s'agglomèrent en paquets plus ou moins volumineux ; suivant les cas, ils constituent des masses molles à allure envahissante et ulcérative, ou ils prennent au contraire une consistance scléreuse due à l'épaississement de la charpente connective ; leur accroissement est alors plus lent.

De même que les tumeurs primitives, ces métastases régionales deviennent à leur tour le point de départ de nouvelles embolies néoplasiques soit directes, soit rétrogrades, et qui vont produire des colonies dans des ganglions plus éloignés.

Par ce double mécanisme de végétation intra-vasculaire continue, et d'émission d'emboli migrateurs, le carcinome peut envahir la plus grande partie du système lymphatique. Les groupes ganglionnaires superficiels ou profonds et les troncs collecteurs sont convertis en des masses irrégulières et en des tractus néoplasiques bosselés.

Les lésions de ce genre prennent surtout un grand développement dans la région abdominale, autour de l'aorte et de la veine cave ; le canal thoracique lui-même se trouve transformé parfois en un cordon noueux depuis la citerne de Pecquet jusqu'à son embouchure.

B. Propagation par la voie sanguine. — Les vaisseaux sanguins sont impliqués moins fréquemment que les lymphatiques dans le processus néoplasique ; pourtant ils peuvent être mis aussi à contribution pour l'extension des productions épithéliomateuses.

a. Thrombose cancéreuse. — Cette thrombose s'observe principalement sur les veines, soit que le cancer fasse irruption à travers leur paroi, moins résistante que celle des artères, soit que l'invasion s'effectue graduellement à partir des radicules veineuses et des capillaires. Tout en provoquant la formation de dépôts fibrineux plus ou moins abondants, l'épithéliome remplit la lumière vasculaire et s'y étend de proche en proche à la façon d'un thrombus ordinaire. C'est ainsi que les épithéliomes du foie arrivent à occuper des portions considérables du réseau veineux intra-hépatique (RIBBERT) et qu'on peut voir un carcinome du rein, par exemple, remonter le long de la veine rénale et de la veine cave jusque dans le cœur.

b. *Métastases.* — Il est dès lors facile de comprendre que des germes cancéreux, détachés des amas néoplasiques intra-vasculaires, puissent être lancés dans le torrent circulatoire ; d'autre part, des cellules isolées ou en petits groupes, issues par exemple de foyers ganglionnaires, ou ayant pénétré dans les capillaires en vertu de leur amiboïsme, peuvent voyager aussi par la voie sanguine.

Dans ce dernier cas elles ne produisent que des embolies microscopiques : arrêtées dans les capillaires, elles déterminent des coagulations peu importantes, se multiplient, et bientôt perforent la paroi pour s'infiltrer dans les tissus environnants.

Au contraire, les fragments plus volumineux provenant des gros thrombus cancéreux obstruent des vaisseaux d'un certain calibre, donnant lieu à de véritables infarctus qui ne tardent pas à se transformer en foyers néoplasiques.

Le siège de prédilection des noyaux carcinomateux hématogènes est dans le poumon pour la circulation générale, et dans le foie pour les organes tributaires du système porte. D'autre part, des parcelles néoplasiques issues de foyers pulmonaires, ou ayant traversé sans s'y arrêter le réseau de la petite circulation, passent dans l'arbre artériel et peuvent aller coloniser dans toutes les parties de l'organisme.

Les métastases se présentent généralement comme des nodosités circonscrites, plus rarement elles prennent la forme diffuse.

Leur structure peut reproduire fidèlement celle de la tumeur primitive, mais souvent aussi l'atypie y est plus prononcée que dans celle-ci ; il arrive également qu'un squirrhe donne lieu à des colonies d'aspect médullaire. Les noyaux secondaires prennent parfois un accroissement plus rapide que celui de la lésion primaire, qui, dans ce cas, peut être difficile à découvrir : il en est ainsi, par exemple, pour certains épithéliomes prostatiques.

L'observation a montré que les particules cancéreuses transportées ne suivent pas toujours une évolution progressive ; beaucoup d'entre elles demeurent incluses dans les petits thrombus fibrineux formés à leur contact, et disparaissent par atrophie. Pour que les germes se développent, il faut donc qu'ils aient une vitalité suffisante et que le point où ils s'arrêtent offre un terrain favorable à leur prolifération.

Ce développement se fait quelquefois avec une sorte de prédilection dans tel ou tel système anatomique : c'est ainsi que l'on peut voir le cancer du sein se reproduire abondamment dans la moelle osseuse, si bien qu'on trouve des noyaux métastatiques disséminés dans une grande partie du squelette.

2° Généralisation. — On dit qu'il y a *généralisation* lorsqu'on trouve une multitude de nodules et de foyers cancéreux répandus dans tout l'organisme (carcinome miliaire). Moins commune que pour le sarcome, cette sorte d'infection généralisée implique l'introduction d'un grand nombre de particules néoplasiques dans la circulation ; c'est ainsi qu'elle peut faire suite à l'irruption de végétations épithéliomateuses molles et friables dans les grosses veines.

Mais, outre le fait mécanique de la dissémination, il faut envisager aussi les conditions favorables, d'ordre biologique, qui permettent aux cellules mobilisées de végéter abondamment dans les organes où elles ont été transportées.

3° Autres modes de propagation. — Sur les grandes séreuses et sur les muqueuses, le cancer se propage quelquefois par un mécanisme autre que celui de l'embolie.

a. *Séreuses (dissémination)*. — Lorsqu'un épithéliome à tissu mou et facilement dissociable vient saillir dans les cavités splanchniques et qu'il s'émiette en parcelles ténues nageant dans la sérosité, les cellules et groupes cellulaires, ainsi détachés mécaniquement (ou par motilité amiboïde), sont éparpillés en tous sens (par exemple par les mouvements péristaltiques de l'intestin, s'il s'agit du péritoine).

Les uns prolifèrent librement dans le liquide (Beneke), les autres se fixent à la surface de la séreuse qui se montre parsemée d'une foule de petits nodules carcinomateux. Au niveau de ces derniers, l'endothélium est détruit et le tissu sous-jacent, incité à la prolifération par le contact du néoplasme, émet des bourgeons conjonctifs et vasculaires qui pénètrent dans les amas épithéliaux, de façon à les pourvoir d'un stroma papilliforme. L'irritation de la séreuse se traduit en outre par la production d'épanchements et d'adhérences. D'après plusieurs auteurs, les éléments néoplasiques peuvent aussi traverser les interstices du revêtement endothélial et s'introduire dans les lymphatiques sous-jacents pour y coloniser. Ce genre de dissémination, déjà signalé plus haut, se voit surtout dans le péritoine et dans la plèvre, plus rarement dans les méninges.

À la suite de ponctions de péritonite cancéreuse, il se forme parfois dans la paroi abdominale, sur le trajet de la piqûre, des tumeurs secondaires provenant de germes qui ont été entraînés au moment du retrait de l'aiguille.

b. *Muqueuses (implantation)*. — Ces observations de cancers accidentellement greffés au sein des tissus ont contribué à accréditer l'opinion que des cellules éliminées au niveau d'un épithéliome ulcéré pouvaient se fixer *à la surface* des muqueuses et y pulluler.

C'est par ce mécanisme que s'expliquerait la coexistence d'un cancer lingual ou œsophagien avec des foyers plus petits et de même type histologique, siégeant au-dessous du cardia, dans l'estomac ou dans l'intestin ; il en serait de même pour la transmission d'un carcinome utérin aux organes génitaux externes, pour celle d'un cancer de la trachée aux bronches et au parenchyme pulmonaire, etc.

Bien des cas de ce genre doivent sans doute être rapportés simplement à des métastases régionales par la voie lymphatique. Pourtant on ne saurait nier *à priori* la possibilité d'une *transplantation néoplasique* sur la surface libre des muqueuses dont les replis, les cryptes et les glandes peuvent retenir les germes épithéliaux charriés avec les sécrétions et leur donner abri.

On peut ranger dans la même catégorie les faits de cancers propagés *par contact* : cancroïdes de la lèvre inférieure transmis à la lèvre supérieure, carcinome de l'estomac ou de la vessie *se décalquant* sur la paroi opposée de l'organe, etc.

Dans le même ordre d'idées, on conçoit la possibilité d'une *contamination cancéreuse*, par exemple du col utérin au pénis.

Si les faits de greffe néoplasiques sur les muqueuses ne doivent être accueillis qu'avec réserve, il en est ainsi *à fortiori* pour ceux qui concernent la surface cutanée, où la colonisation de la tumeur ne pourrait évidemment se faire qu'à la faveur d'une solution de continuité de l'épiderme.

Par contre, on a vu maintes fois des parcelles néoplasiques répandues dans la plaie au cours d'une opération, y germer et donner lieu à une récidive dans la cicatrice à peine formée.

ARTICLE IV

ORIGINES DE L'ÉPITHÉLIOME

L'épithéliome peut avoir son point d'origine dans toutes les régions de l'organisme; le foyer primaire, généralement unique, est quelquefois multiple.

§ 1. — POINTS DE DÉPART DE L'ÉPITHÉLIOME

Toute formation épithéliale est susceptible de donner naissance à une tumeur envahissante. L'épithéliome peut donc avoir son point de départ :

α) Dans les épithéliums normaux, à fonctions physiologiques déterminées, tant tégumentaires que glandulaires, et quel que soit le feuillet blastodermique d'où ils dérivent ;

β) Dans les vestiges embryonnaires qui persistent habituellement, tels que les restes non utilisés des conduits de Müller, des canaux et des corps de Wolff, les débris épithéliaux paradentaires, etc. ;

γ) Dans les vestiges anormalement persistants, comme les fistules et les kystes branchiaux, le canal thyréo-glosse, etc. ;

δ) Dans les épithéliums préalablement altérés par divers processus morbides : inflammations, scléroses, ulcérations (lupus), fistules ;

ε) Dans des tumeurs bénignes (fibro-épithéliales), et des tératomes ;

ζ) Dans des germes épithéliaux *erratiques* ayant pour origine une anomalie du développement ;

η) Enfin il arrive qu'on trouve, dans divers points, des tumeurs épithéliales dont le type histologique diffère de celui des organes où elles ont pris naissance : c'est ainsi qu'on a observé des cancroïdes à type épidermique dans les voies respiratoires (trachée, bronches), dans l'estomac, dans la vésicule biliaire, dans les voies urinaires (vessie, bassinet), dans l'utérus, le rectum.

Ces faits ont été interprétés de deux façons :

1° On a admis que ces épithéliomes provenaient de *groupes épithéliaux hétérotopiques*, transposés accidentellement au cours de la vie embryonnaire et enclavés dans les revêtements à type cylindrocellulaire des muqueuses intéressées (catégorie ζ) ; ou encore que des épithéliums épidermoïdes pouvaient empiéter à quelque distance sur des muqueuses adjacentes (rectum, utérus), et se substituer de proche en proche aux cellules cylindriques tapissant ces dernières.

2° Divers auteurs pensent au contraire qu'il s'agit d'une transformation *in situ*, d'une *métaplasie épidermique* des épithéliums normaux de la région.

Suivant les cas, l'une ou l'autre de ces hypothèses peut paraître plus vraisemblable.

§ 2. — Foyer primaire unique ou multiple

L'épithéliome débute habituellement par un foyer unique. La multiplicité primaire est un fait exceptionnel et ne doit être admise sans restriction que si l'on peut exclure avec certitude la métastase et la récidive. Plusieurs cas sont ici à considérer :

α) Il n'y a aucun doute lorsque les tumeurs apparaissent en même temps ou successivement, affectant chacune un type histologique différent et le conservant dans leurs métastases respectives : par exemple, quand on observe sur un même sujet un cancer à cellules cylindriques de l'estomac et un épithéliome pavimenteux de la lèvre ou de la peau.

Parfois les deux tumeurs se trouvent juxtaposées et plus ou moins fusionnées : épithéliome pavimenteux de la vésicule biliaire réuni à un épithéliome à cellules cylindriques du cholédoque.

β) Si cette condition n'est pas remplie, le caractère autochtone des tumeurs ne peut plus être affirmé avec autant de certitude.

Tel est le cas pour les cancers doubles, siégeant dans des organes pairs (les deux mamelles, les deux ovaires), et offrant la même structure ; il faut alors songer à la possibilité d'un foyer secondaire précoce (embolie ou implantation péritonéale).

γ) Lorsqu'un épithéliome opéré avec succès est suivi à long intervalle de l'apparition d'un néoplasme de même structure, celui-ci peut répondre à une métastase évoluant tardivement.

δ) La multiplicité primitive est surtout fréquente pour les cancroïdes cutanés professionnels (ramoneurs, paraffineurs) ou séniles, pour ceux qui prennent naissance sur des ulcères (lupus), ainsi que pour les adéno-carcinomes se développant aux dépens des végétations polypeuses multiples des membranes muqueuses.

ARTICLE V

HISTOGENÈSE ET DIAGNOSTIC MICROSCOPIQUE DE L'ÉPITHÉLIOME

§ 1. — HISTOGENÈSE DE L'ÉPITHÉLIOME

Adoptant les idées de Laennec qui considérait le cancer comme un tissu morbide parasitaire, les premiers histologistes avaient admis que les tumeurs hétéromorphes étaient constituées par des *cellules spécifiques* (Lebert) sans analogues dans l'économie.

La première définition basée sur l'histogénie fut donnée par Virchow : pour cet auteur, les productions cancéreuses étaient caractérisées par un stroma conjonctif creusé d'excavations contenant des amas d'éléments polymorphes (*carcinome alvéolaire*) ;

ceux-ci provenaient d'une prolifération hétéroplastique des cellules connectives.

L'origine épithéliale du carcinome, reconnue d'abord par Charles Robin et par Cornil, fut établie définitivement par les recherches de Thiersch pour le cancroïde épidermique, et par les travaux de Waldeyer, Hanau, pour les cancers des muqueuses et des glandes.

Les observations probantes montrant le point de départ exact d'un épithéliome sont en assez petit nombre ; la plupart ont trait aux cancroïdes, qui débutent par une multiplication plus prononcée et une transformation atypique des cellules de la partie profonde du corps muqueux de Malpighi, en particulier de celles de la couche basilaire génératrice. Il se forme ainsi un ou plusieurs centres, voisins les uns des autres, au niveau desquels l'épithélium s'épaissit et émet par sa face inférieure des bourgeons qui plongent de plus en plus avant dans le tissu conjonctif, s'anastomosent entre eux, et constituent le parenchyme néoplasique : celui-ci envahit de proche en proche les espaces interfasciculaires du derme et du tissu sous-cutané, ainsi que les lymphatiques.

Des phénomènes analogues ont été décrits pour les follicules pilo-sébacés, et pour les glandes sudoripares.

Dans l'estomac et dans l'intestin, l'épithélium du fond des glandes en tube devient polymorphe, remplit la cavité, et montre de nombreuses figures de division.

D'autres fois, l'atypie est peu marquée, et l'on voit simplement les glandes décrire des sinuosités, s'allonger en se ramifiant, et se dilater à leur extrémité. Les épithéliums végètent ensuite à travers les parois propres glandulaires, perforent la musculaire muqueuse, et s'étendent dans le tissu sous-jacent.

Ces constatations ne peuvent être faites que sur des tumeurs très petites, se trouvant au stade de début, et telles qu'on a rarement l'occasion d'en examiner.

Ainsi que nous l'avons dit précédemment, les lésions initiales, qu'elles soient uni ou multicentriques (Hauser), ne portent que sur un territoire très circonscrit et spécialement prédisposé. Sitôt que ce petit terrain est impliqué tout entier

I.   37..

dans le processus d'hyperplasie épithéliomateuse, le foyer primitif est constitué et dès lors l'accroissement appositionnel fait place à l'accroissement autonome : le néoplasme ne s'accroit plus qu'à ses propres dépens, sans que les épithéliums sains du voisinage participent aucunement à son édification.

Par contre, ces derniers, sous l'influence de l'irritation de voisinage, peuvent présenter des hyperplasies collatérales, qui souvent ont été prises à tort pour un commencement de transformation carcinomateuse. D'autre part, il est fréquent de voir des bourgeons néoplasiques venir se souder secondairement aux formations épithéliales normales (réseau de Malpighi, glandes, etc.) comprises dans la zone d'envahissement, ce qui peut également donner lieu à des erreurs d'interprétation.

Les mêmes remarques s'appliquent *à fortiori* aux grosses glandes, où l'on ne peut saisir que rarement le mode de naissance du cancer, débutant par l'atypie et la segmentation des cellules épithéliales dans les tubes ou les acini qu'elles distendent, pour faire ensuite irruption dans la charpente connective et dans les lymphatiques.

La théorie épithéliale du cancer est universellement adoptée de nos jours. Lorsqu'on trouve des carcinomes dans des points où il n'existe pas normalement de tissu épithélial, on admet qu'ils sont issus de *germes épithéliaux erratiques*, ou bien on les considère comme des *endothéliomes* ou des *sarcomes* alvéolaires ou plexiformes, se rapprochant, par leur structure, des tumeurs organoïdes.

§ 2. — DIAGNOSTIC HISTOLOGIQUE DU CANCER

L'intrication désordonnée des formations épithéliales et du stroma est la caractéristique histologique de l'épithéliome.

C'est seulement après que les épithéliums ont franchi les limites dans lesquelles ils sont confinés à l'état physiologique, et qu'ils ont pénétré dans les tissus adjacents, qu'ont peut affirmer sans restriction l'existence d'un carcinome.

Antérieurement à cette irruption, les anomalies et les déformations des cellules et des noyaux peuvent fournir des présomptions en faveur de l'épithéliome lorsqu'elles sont bien accusées. En présence d'un papillome ou d'un adénome dont les éléments parenchymateux prolifèrent abondamment, avec désorientation des kinèses, et présentent un aspect nettement atypique, on peut suspecter un début de cancer, mais non le

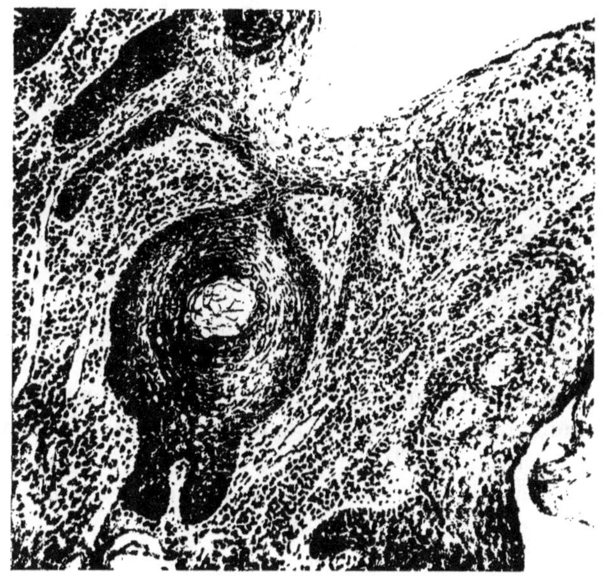

Fig. 194. — Bourgeon épithélial atypique pris au pourtour d'un cancroïde de la peau (Préparation de CONSTANTIN). Gr. 60/1.

reconnaître avec une entière certitude. L'envahissement épithélial doit être pris sur le fait pour assurer le diagnostic.

Aussi le diagnostic peut-il présenter de réelles difficultés au stade initial. C'est ainsi, par exemple, qu'il n'est pas rare de trouver associés aux lésions tuberculeuses de la peau (lupus, tubercule anatomique) des bourgeons issus du corps muqueux de Malpighi renfermant des globes épidermiques et se prolongeant assez loin dans le derme.

Aussi longtemps que les lésions de ce genre demeurent très localisées, rien n'indique s'il s'agit d'une simple hyperplasie épithéliale due à l'irritation de voisinage, ou d'un cancroïde au début.

Des aspects analogues peuvent se rencontrer sur les muqueuses et sur les glandes, et il faut savoir que l'examen microscopique est parfois impuissant à élucider des cas dont la signification est douteuse au point de vue clinique.

ARTICLE VI

ÉVOLUTION DE L'ÉPITHÉLIOME

L'évolution du processus néoplasique varie suivant les cas, en ce qui concerne la *marche* de la maladie, sa *tendance à récidiver* et son *influence sur la santé générale*.

1° Marche. — La marche de l'épithéliome est en général chronique ; mais la durée de la maladie varie beaucoup, de quelques mois à de longues années, suivant l'extension plus ou moins rapide du foyer primitif et des métastases, l'importance des organes atteints et les progrès de la cachexie.

On voit parfois s'accélérer l'accroissement des néoplasmes sous l'influence des traumatismes, des irritations locales de tout ordre, de la grossesse ou d'affections intercurrentes.

Rarement on observe des formes aiguës où l'organisme tout entier est parsemé de nodules cancéreux : c'est la *carcinose aiguë généralisée*, à foyers emboliques très nombreux, et qu'on a comparée aux formes analogues de la tuberculose.

2° Récidive. — La récidive *sur place*, au niveau de la cicatrice ou dans ses environs, a généralement pour cause une ablation incomplète de la tumeur. Dans bien des cas, elle provient de petits foyers satellites développés dans des parties saines en apparence, au delà de la limite macroscopique du mal. La récidive qui se produit *à distance* est due à la présence de germes néoplasiques déjà disséminés au moment de l'opération.

L'observation montre que les métastases, qu'elles soient

proches ou éloignées du foyer primitif, peuvent rester latentes pendant une période parfois très longue : la récidive alors ne survient qu'après des mois et même des années.

Même lorsqu'un néoplasme a été enlevé dans son entier, il peut s'en reformer un autre par une répétition du processus morbide qui avait donné naissance au premier.

3° Influence sur l'état général. — La déchéance organique du cancéreux tient souvent pour une part aux *troubles des grandes fonctions résultant de la localisation des tumeurs* ; c'est ainsi notamment que les sténoses épithéliomateuses du tractus digestif entravent l'alimentation.

Mais il est aussi des influences d'ordre général, inhérentes au processus morbide lui-même :

α) La *spoliation en substances assimilables* que subit l'économie de la part du tissu néoplasique, qui vit aux dépens de celle-ci à la façon d'un parasite ;

β) Et surtout l'*intoxication* chronique résultant des produits solubles élaborés par les cellules cancéreuses et passant dans la circulation. Ces produits ne comprennent pas seulement des *lysines* permettant à ces cellules d'attaquer et de détruire les éléments sains des tissus envahis, mais sans doute d'autres substances agressives encore peu connues et probablement de nature albuminoïde.

On sait que l'injection aux animaux de suc cancéreux (ou sarcomateux) amène la mort rapide ou lente des sujets, avec des convulsions, des paralysies, l'arrêt de la respiration, des phénomènes d'hypotension artérielle (ROGER et Mme GIRARD-MANGIN).

Dans la pathogénie de la cachexie cancéreuse, il faut tenir compte, en outre, de la résorption de toxines microbiennes qui s'effectue au niveau des tumeurs ulcérées et infectées.

ARTICLE VII

APPENDICE AUX TUMEURS ÉPITHÉLIALES

Nous décrirons sous ce titre : 1° l'*adénome et l'épithéliome de la capsule surrénale ;* 2° les tumeurs des organes parasympathiques ou *paragangliomes;* 3° l'*épithéliome chorio-pla-centaire.*

§ 1. — ADÉNOME ET ÉPITHÉLIOME DE LA CAPSULE SURRÉNALE, HYPERNÉPHROME; TUMEUR DE GRAWITZ

En raison de sa structure complexe, la glande surrénale donne naissance à différentes néoformations dont l'étude présente un réel intérêt au point de vue de l'histoire générale des tumeurs.

Les plus importantes sont de nature épithéliale et constituent le groupe des adénomes et des épithéliomes suprarénaux.

1° Hyperplasies nodulaires, glandules accessoires, glandules erratiques. — On trouve souvent sur la capsule surrénale de petits nodules jaunâtres nettement circonscrits, possédant la structure de la substance corticale de cet organe. Ils siègent, tantôt dans l'épaisseur même de ce dernier, où on les a comparés aux hyperplasies nodulaires de la thyroïde, du foie ou du rein, tantôt en dehors de lui, soit dans son voisinage (glandules surrénales accessoires), soit dans des points plus éloignés, tels que le rein, le tissu rétro-péritonéal, le plexus solaire, le ligament large et l'ovaire, le cordon spermatique et le testicule, le foie (glandules surrénales erratiques).

Comme la surrénale elle-même, ces formations, qui représentent de simples anomalies du développement, peuvent donner naissance à des blastomes proliférants, des *adénomes* et des *épithéliomes.*

2° Tumeurs surrénales. — a. *Adénomes.* — Les adénomes sont le plus souvent encapsulés et leur composition histologique s'éloigne à plusieurs égards de celle du parenchyme normal. La distinction en zones glomérulaire, fasciculée et rétiforme n'existe plus; les travées et les amas cellulaires sont plus larges et s'anastomosent sans régularité, séparés seulement par un stroma délié constitué presque exclusivement par des vaisseaux capillaires. Les cellules demeurent en contact immédiat avec ceux-ci et conservent, pour la plupart, leur aspect habituel ; ce sont de grands éléments clairs, arrondis ou polygonaux, infiltrés de gouttelettes graisseuses, souvent aussi de glycogène. Quand ces substances ont été extraites par les réactifs, le cytoplasme est d'apparence vacuolaire.

Assez souvent, on trouve des éléments hypertrophiés, allongés

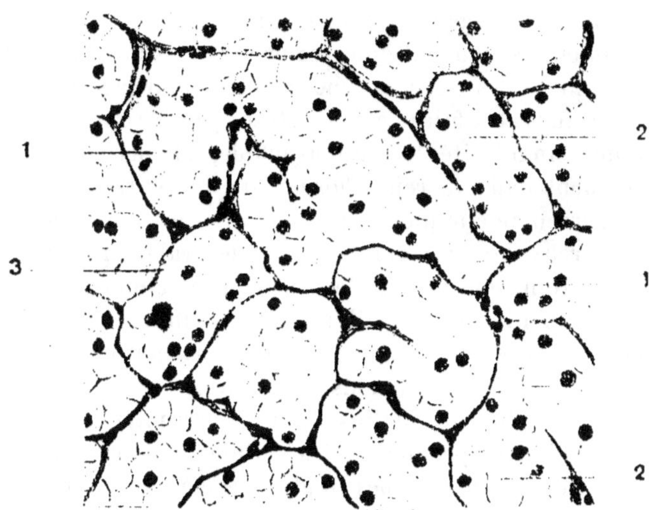

Fig. 195. — Épithéliome surrénal (Hypernéphrome).
Forme typique. Gr. 250/1.

1, 1, cellules parenchymateuses claires. — 2, 2, microcystes
3, stroma conjonctif.

en fuseaux ou polymorphes, à noyaux volumineux ou multiples.

Par endroits, les cellules s'écartent au centre des amas, limitant une petite lumière axiale ou une cavité plus spacieuse contenant des masses granuleuses ou du sang épanché.

On a décrit aussi de véritables kystes à végétations papillaires.

b. *Épithéliomes*. — Lorsque la néoformation prend une allure envahissante, elle mérite le nom d'*épithéliome* (hypernéphrome malin). Il s'agit ici de tumeurs pouvant atteindre le volume d'une tête d'adulte, souvent lobées, molles et friables ; sur la coupe, le tissu morbide présente une coloration jaune à la périphérie, tandis que dans les parties profondes se montrent des foyers de nécrose formés d'un magma riche en matières grasses, fréquemment coloré par des hémorragies, et dont le centre est parfois calcifié. D'autres fois, la charpente connective prolifère et s'épaissit, de telle sorte que le parenchyme en régression est remplacé par un tissu scléreux, infiltré de pigment hématique et très sujet à la dégénérescence hyaline.

Ces tumeurs s'étendent dans les parties voisines, notamment dans le rein ; elles ont une tendance très marquée à pénétrer dans les veines et à faire des métastases par la voie sanguine.

Par une singularité très remarquable, l'hypernéphrome est plus fréquent dans le rein (*Tumeur de* GRAWITZ) que dans la capsule surrénale elle-même. Les nodules surrénaux erratiques, très nombreux dans certains cas, sont généralement placés à la surface du rein, non loin de la capsule d'enveloppe, et particulièrement au niveau des sillons interlobulaires. Ils peuvent donner naissance à des adénomes et à des épithéliomes semblables à ceux que nous venons de décrire.

Les hypernéphromes malins du rein présentent souvent un degré d'atypie très prononcé : les cellules, moins chargées de graisse, sont par contre riches en glycogène et très polymorphes.

Tantôt ces éléments forment de grands amas irréguliers ou des manchons périvasculaires, tantôt le stroma plus développé donne au tissu un aspect alvéolaire. Aussi ces tumeurs ont-elles été souvent considérées soit comme des carcinomes, soit comme des sarcomes ou des périthéliomes. Leur constitution doit être étudiée dans la zone périphérique où la néoplasie est en voie de prolifération, les parties anciennes étant défigurées par des altérations régressives, des hémorragies et par la sclérose.

Ces épithéliomes sont généralement pourvus d'une capsule conjonctive incomplète, à travers laquelle ils font irruption sous la forme de bourgeons arrondis qui refoulent la substance rénale, puis pénètrent dans le bassinet et surtout dans les veines d'où la thrombose néoplasique peut progresser jusque dans la veine cave et dans le cœur droit.

Les foyers secondaires ont leur siège dans les poumons, les

plèvres, le médiastin, les os, le foie, le cerveau ; rarement dans les ganglions lymphatiques.

Il est plus rare de trouver des hypernéphromes dérivant des

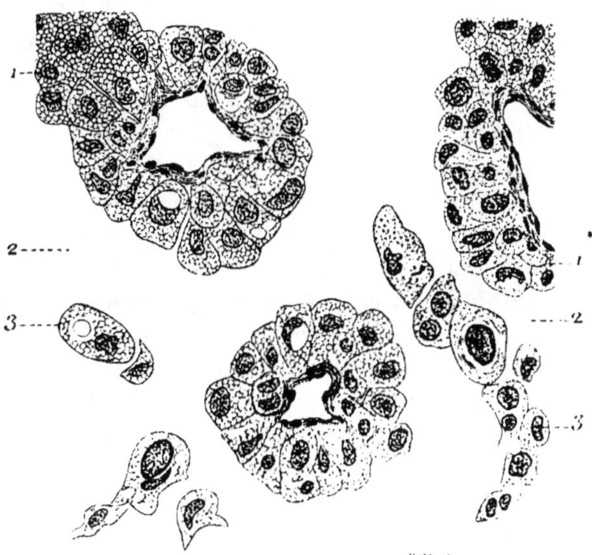

Fig. 196. — Tumeur surrénale. (Hypernéphrome) à forme atypique. (Prép. de F. Curtis). Gr. 200 1.

1, manchons périvasculaires constitués par des cellules néoplasiques très polymorphes. Ils sont écartés les uns des autres par du sang épanché 2. — 3, groupes de cellules néoplasiques flottant librement dans la collection sanguine.

glandules erratiques situées loin du rein et de la capsule surrénale (au niveau du foie, des glandes génitales, etc.).

Ces néoplasmes s'observent depuis la première enfance jusqu'à l'âge mûr ; ils peuvent se développer très lentement et rester des années sans donner lieu à aucun symptôme. Par leur évolution clinique, les formes malignes se rapprochent plutôt du sarcome que du carcinome.

Certaines tumeurs d'origine surrénale ressemblent beaucoup à celles du rein, notamment en ce qui concerne les formes adénomateuses et cysto-papillaires, et il est des cas où le diagnostic histologique de l'hypernéphrome rénal reste douteux.

Nous ne pensons pas, cependant, devoir aller jusqu'à nier l'existence de néoplasmes de nature surrénale développés dans le rein.

§ 2. — TUMEURS DES ORGANES PARASYMPATHIQUES; PARAGANGLIOME

A côté de l'hypernéphrome issu du parenchyme cortical de la surrénale, il y a lieu de mentionner les tumeurs encore peu connues dérivant de la substance médullaire du même organe.

Celle-ci est composée essentiellement de *cellules chromaffines*, ainsi appelées parce que leur cytoplasme renferme des granulations se colorant en brun sous l'action des sels de chrome (Koux).

Disposés en amas ou en cordons d'aspect épithéliforme dans la surrénale et dans les nodules parasympathiques de Zuckerkandl (*paraganglions*), ces éléments se trouvent encore à l'état sporadique le long du grand sympathique. Le tissu chromaffine, qui prend son origine dans les ganglions du sympathique embryonnaire, est spécialement affecté à la sécrétion de l'adrénaline.

Les tumeurs qui en proviennent, et qu'on peut désigner sous le nom de *paragangliomes*, ont été trouvées dans la capsule surrénale et dans les nodules parasympathiques.

Les cellules qui les constituent sont creusées de vacuoles et ne présentent qu'en partie la réaction chromaffine. D'après des recherches récentes, elles peuvent offrir une évolution épidermoïde en rapport avec leur origine neuro-ectodermique : en certains points, on les voit prendre une forme lamelleuse et s'imbriquer en globes à stratification concentrique ne subissant qu'une kératinisation rudimentaire, comme ceux du thymus (ALEZAÏS et PEYRON).

Les éléments néoplasiques sont généralement groupés en tractus et en amas au sein d'un stroma pourvu d'un réseau capillaire assez abondant.

D'autres fois, ils affectent la disposition de manchons périvasculaires d'une épaisseur notable.

Tel est notamment le cas pour les *tumeurs de la glande inter-carotidienne*, habituellement décrites sous le nom de *périthéliomes* et pour celles de la glande coccygienne. Ces glandules, suivant la conception de Kohn, ne seraient autre chose que des paraganglions, alors que d'autres auteurs les considèrent comme des organes particuliers, bien distincts du système chromaffine.

Les néoformations du nodule inter-carotidien englobent la

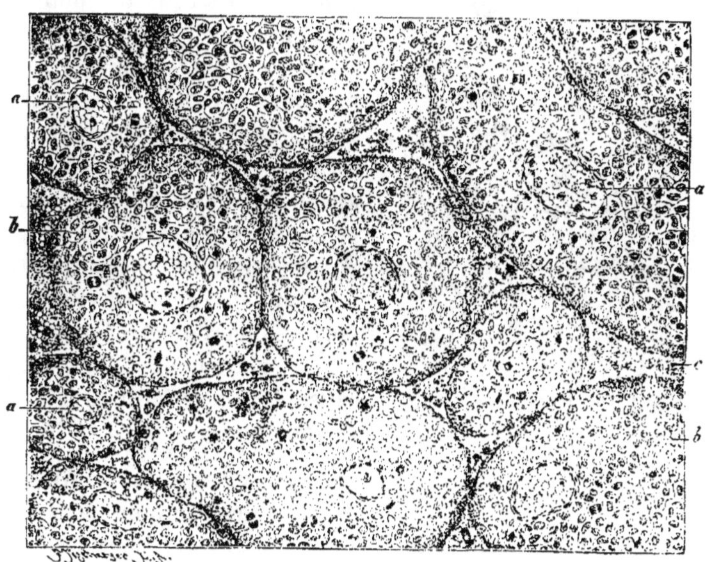

Fig. 197. — Tumeur à type de périthéliome, de la glandule inter-carotidienne (Ziegler).

a. vaisseaux. — *b*, cellules néoplasiques formant des manchons péri-vasculaires. *c*, stroma conjonctif.

bifurcation de l'artère ; elles peuvent atteindre la grosseur d'un œuf et ont quelquefois une évolution maligne.

§ 3. — Tumeurs malignes d'origine choriale :
ÉPITHÉLIOME CHORIO-PLACENTAIRE, DÉCIDUOME MALIN

On sait qu'au cours de la grossesse normale, le revêtement épithélial des villosités placentaires, constitué par une assise profonde de cellules cubiques (*cellules de Langhans*) et par une couche plasmodiale superficielle (*syncytium*), émet des prolongements qui plongent dans l'épaisseur de la sérotine et s'avancent à une distance variable dans les parois de l'utérus, en particulier dans les veines. Il arrive assez fréquemment que des bourgeons détachés de leur base d'implantation, sont entraînés dans les vaisseaux des poumons. Ces embolies parenchymateuses qu'on peut trouver en grand nombre chez les éclamptiques par exemple, sont résorbées assez rapidement et ne manifestent aucune tendance à une évolution progressive (voy. p. 275).

Mais dans certains cas, les phénomènes de végétation et de transport s'exagèrent et prennent une allure nettement pathologique, causant des désordres plus ou moins graves.

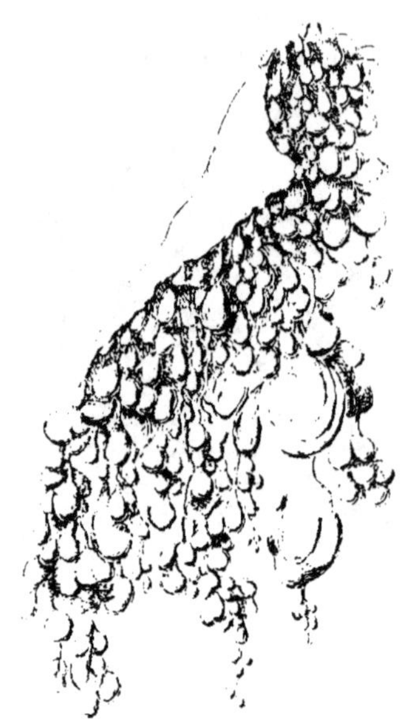

Fig. 198. — Môle hydatiforme (Virchow).

1° Polypes placentaires. — Lorsque des fragments des enveloppes fœtales demeurent accidentellement fixés dans la cavité de la matrice après l'accouchement ou l'avortement, on peut voir parfois les villosités, avec leur couche épithéliale, prendre un développement autonome, pénétrer profondément dans la paroi de l'utérus et même la perforer, occasionnant des thromboses, des hémorragies, etc. Ce sont les *polypes placentaires* à marche destructive.

2° Môles hydatiformes. — Les *môles hydatiformes*, caractérisées par la dégénérescence muqueuse de l'axe conjonctif des villosités avec épaississement et atypie plus ou moins prononcée du recouvrement épithélial, peuvent se comporter de même.

Ces productions pathologiques, qui causent surtout des lésions locales, font le passage aux néoplasmes malins.

3° Épithéliome chorio-placentaire. — Il est, en effet, un genre de tumeurs reconnaissant la même origine et qui pré-

sente un caractère de malignité très prononcé : c'est le *déciduome malin, épithélioma chorial* (MARCHAND) ou *ecto-placentaire*
(M. DUVAL).

Macroscopiquement, on voit dans l'utérus une tumeur bosselée, irrégulière, recouverte de caillots sanguins, et d'apparence

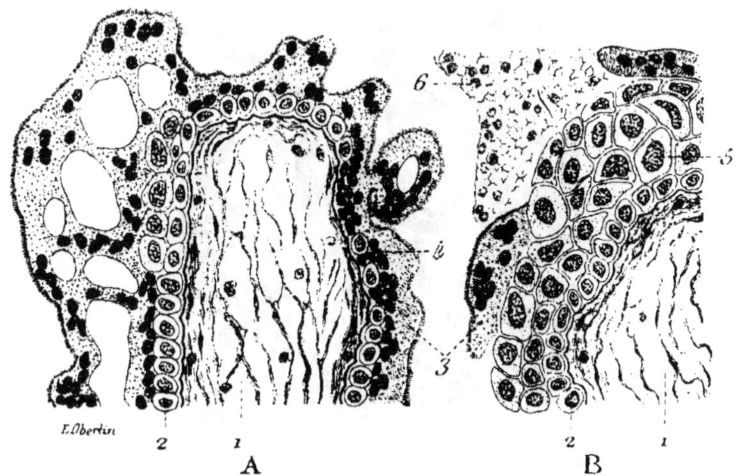

Fig. 199. — Môle hydatiforme de l'utérus (Prép. de F. CURTIS). Gr. 250/1.
Deux villosités placentaires montrant l'hyperplasie du revêtement
épithélial.

1, tissu conjonctif muqueux des villosités. — 2, cellules claires de la couche de
Langhans. — 3, couche plasmodiale à protoplasma foncé, à noyaux multiples et fortement colorés, creusée par places de larges vacuoles et pourvue d'une fine bordure
ciliée à sa surface libre. — 4, point où la couche de Langhans de la villosité A est
dissociée et interrompue ; le plasmode se trouve en contact direct avec le tissu
muqueux. — 5, point où le plasmode de la villosité B est discontinu et livre passage à la couche de Langhans fortement proliférée et tapissée à sa surface par un
coagulum fibrineux (6) englobant des leucocytes.

hémorragique, se prolongeant dans la paroi très épaissie de
l'organe sous forme d'infiltrations diffuses ou de nodosités limitées. A la suite de thromboses étendues et de coagulations se
produisant dans les lacs sanguins et dans les nombreux foyers
hémorragiques, la masse tout entière tend à la mortification :
elle devient friable et tombe en sphacèle. Les tissus paraissent
alors comme macérés et convertis en une couche de détritus
imbibée d'un liquide sanieux.

Ce néoplasme débute, comme l'a montré MARCHAND, par une

prolifération désordonnée de l'épithélium chorial qui infiltre en masse la paroi utérine, pousse dans l'intérieur des veines et donne lieu à des foyers métastatiques.

À l'examen microscopique, le tissu morbide se présente comme une sorte de charpente irrégulière, limitant des lacunes remplies

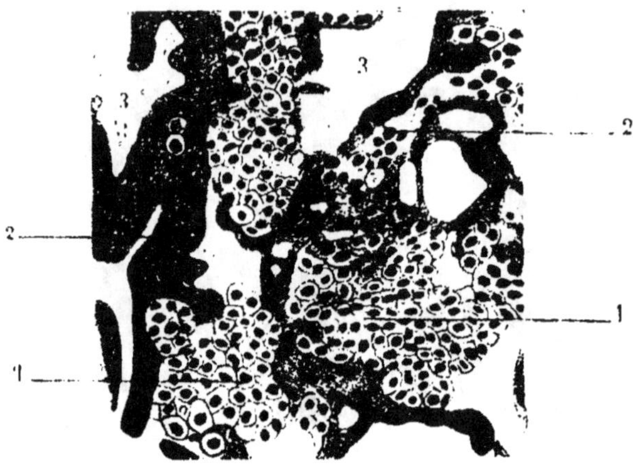

Fig. 200. — Épithéliome chorial. Forme typique
(partie d'une figure de Schmaus, d'après MARCHAND).
1, 1, amas de cellules claires de Langhans. — 2, 2, travées syncytiales.
3, lacunes contenant du sang.

de sang, et dont la composition histologique peut varier sensiblement suivant les cas.

a. *Formes typiques.* — Dans les formes les plus typiques, elle est constituée par des masses plasmodiales granuleuses et opaques, parsemées de gros noyaux foncés se multipliant par division directe, pourvues parfois d'une bordure en brosse à leur surface libre, et par des amas de cellules polyédriques claires, infiltrées de glycogène, à noyaux moins riches en chromatine et montrant fréquemment des figures mitotiques.

La structure, dans son ensemble, rappelle de très près celle de la couche de revêtement des môles hydatiformes. Elle s'en écarte cependant par un agencement moins régulier : il n'y a pas de stroma conjonctif à proprement parler ; en bien des points, le plasmode offre de larges solutions de continuité, de

sorte que les lacs sanguins viennent baigner directement les
cellules de Langhans. Celles-ci prédominent dans certains cas ;
dans d'autres, elles font défaut, ou à peu près, si bien que la
néoplasie paraît être purement syncytiale.

b. *Formes atypiques*. — On passe ainsi à des formes de plus en
plus atypiques. Dans les cas extrêmes, la tumeur ne se compose

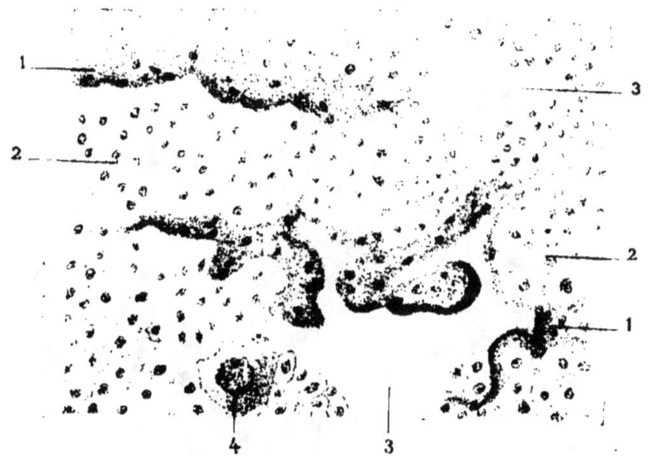

Fig. 201. — Déciduome malin. (Prép. de RISPAL). Gr. 100/1.
Dessin de R. ARGAUD).

1, bordure syncytiale foncée. — 2, couches compactes de cellules de Langhans,
claires, très volumineuses et atypiques. — 3, espaces remplis de sang (celui-ci n'a
pas été figuré). — 4, cellule de grande dimension.

plus que de cellules bien individualisées, de toutes grandeurs,
très polymorphes et ne laissant plus reconnaître les caractères
qui distinguent les éléments de la couche de Langhans de ceux
du plasmode. Il en est d'arrondies, d'irrégulières, de fusiformes,
à cytoplasme grenu ou vacuolaire, renfermant un ou plusieurs
noyaux souvent très volumineux ; enfin on trouve de nombreuses
plaques protoplasmiques multinucléées. Cet aspect tout à fait
hétéromorphe rappelle celui d'un sarcome à grandes cellules de
toutes formes, entremêlées de cellules géantes (fig. 202).

Les masses néoformées, accompagnées d'abondants dépôts
fibrineux, recouvrent les villosités et s'étendent dans les tissus

maternels, tant à l'intérieur des vaisseaux que dans les interstices de la tunique musculeuse

c. Métastases. — Les métastases se font tout d'abord dans la paroi du vagin (par transport veineux rétrograde) ; puis dans les poumons et le foie, plus rarement dans les reins, l'encé-

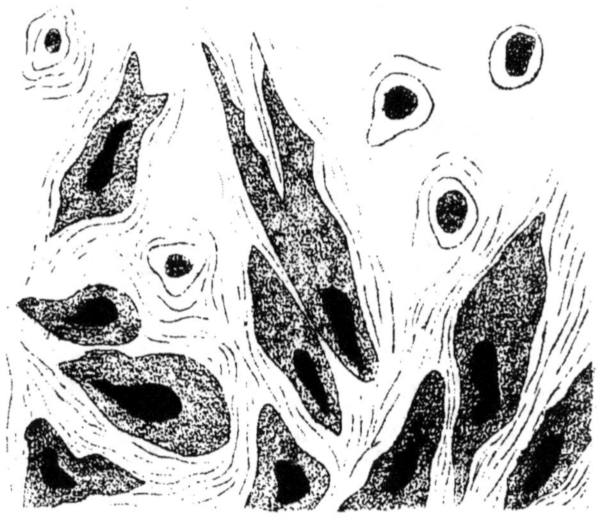

Fig. 202. — Déciduome malin. Forme atypique à grands éléments d'aspect sarcomateux (DEPLAY et CAZIN).

phale. On peut les voir rétrocéder spontanément. Leur composition histologique est souvent très atypique. Dans les viscères, elles se présentent comme des noyaux bleuâtres ou d'un rouge foncé, pouvant ressembler d'une manière frappante à des infarctus hémorragiques.

d. Origine. — La production de l'épithéliome chorial est liée le plus souvent à l'état de gestation ; il se montre à la suite de l'accouchement, de l'avortement, de la môle hydatiforme surtout (environ la moitié des cas), et d'ordinaire à bref délai ; exceptionnellement il peut s'écouler un intervalle assez long avant son apparition.

On l'a observé dans la grossesse tubaire, où la végétation des villosités est habituellement plus prononcée et plus pénétrante que dans l'utérus. Dans quelques cas, il a été trouvé dans le vagin en l'absence de toute lésion utérine ; il faut supposer qu'il s'agissait alors d'une métastase provenant soit d'une môle utérine passée inaperçue, soit de quelque autre anomalie de l'ectoblaste fœtal.

Enfin, il peut prendre naissance aux dépens des formations ectodermiques entrant dans la composition des anomalies complexes dites embryomes (voy. p. 700) : ainsi s'expliquent les cas où on l'a vu se développer sur le testicule. Mais il paraît probable que plusieurs de ces observations de *tumeurs choriales ectopiques* signalées en divers points de l'économie, doivent être rapportées en réalité à des productions d'une autre nature et notamment à des sarcomes angioplastiques ; en effet, il est parfois très difficile de différencier ces deux sortes de néoplasmes d'après les seuls caractères morphologiques (voy. p. 529).

Le groupe des néoplasmes chorio-placentaires est un de ceux qui montrent le mieux le passage graduel de l'état normal et des néoformations bénignes à des blastomes de plus en plus nocifs. La comparaison entre les embolies occasionnées par les éléments normaux du placenta et celles qui sont issues des tumeurs de cet organe, est également des plus instructives. Dans les deux cas, ce sont des cellules de provenance fœtale qui sont transportées et les conditions ambiantes sont les mêmes : or, les unes s'atrophient et sont résorbées, tandis que les autres prolifèrent et donnent naissance à des colonies néoplasiques. On voit clairement par cet exemple que l'évolution maligne des tumeurs tient essentiellement à la constitution spéciale des cellules blastomateuses.

ARTICLE VIII

ÉTIOLOGIE ET PATHOGÉNIE DU CANCER
ET DES TUMEURS MALIGNES EN GÉNÉRAL

Il nous reste à voir dans quelle mesure l'étude des néoplasmes malins, celle du cancer en particulier, est à même d'éclairer le problème concernant l'origine des tumeurs et la nature de la blastomatose. Partant des données générales qui ont été exposées en tête de ce chapitre, nous examinerons successivement à ce point de vue : 1° *les conditions étiologiques générales* du développement des tumeurs malignes ; 2° la question des *microbes du cancer* ; 3° les faits concernant l'*origine anatomique* des blastomes envahissants ; 4° *les caractères propres aux cellules néoplasiques* ; 5° *la transmission expérimentale* des tumeurs ; 6° nous terminerons par un *résumé critique* de ces diverses données et nous en tirerons les *conclusions* qu'elles comportent.

§ 1. — CONDITIONS ÉTIOLOGIQUES GÉNÉRALES

Le cancer est surtout une maladie de l'âge mûr. On le trouve cependant à toutes les époques de l'existence et même parfois à l'état congénital. Lorsqu'il atteint des sujets jeunes, il affecte souvent une marche très rapide. Le sarcome, au contraire, se voit plus souvent dans la première moitié de la vie.

L'hérédité du carcinome semble démontrée par un certain nombre d'observations ; elle est cependant moins fréquente et moins nette que pour certains blastomes bénins.

En faveur de l'endémicité, admise par nombre de médecins pour l'espèce humaine, on peut invoquer aussi des observations de pathologie comparée (cancers spontanés dans certains élevages de souris ; épithéliome thyroïdien des salmonides).

Quant à la transmission par contagion, elle ne peut être acceptée qu'avec réserve.

D'après les statistiques, plusieurs auteurs tendent à admettre qu'il y a une augmentation notable dans la fréquence des affections cancéreuses depuis une trentaine d'années.

Les organes qui représentent les sièges de prédilection des épithéliomes primitifs sont : l'utérus (col), l'estomac, la mamelle (chez la femme), la peau (orifices naturels), le rectum.

La plus grande fréquence de la maladie dans le sexe féminin s'explique par la prédisposition très marquée des organes génitaux femelles.

Les foyers secondaires se produisent surtout dans les ganglions lymphatiques, le foie, les poumons, les séreuses, le squelette et les reins.

§ 2. — MICROBES DU CANCER

On a décrit dans les néoplasmes malins des microparasites de tout ordre, tant végétaux qu'animaux.

Les microphytes mis en cause sont des *bactéries*, bacille du

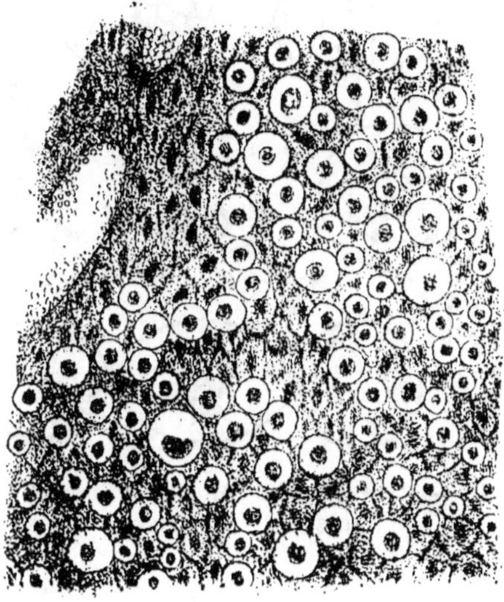

Fig. 203. — Saccharomyces de Curtis, coupe d'une pseudo-tumeur du rat (d'après NICOLLE et REMLINGER).

cancer (SCHEUERLEN), micrococcus neoformans (DOYEN), des *blastomycètes* (LEOPOLD, MAFFUCCI, SAN FELICE), des *moisissures* (KREMER, KAHANE). Mais leur présence semble purement accidentelle, et les cultures inoculées n'ont jamais donné lieu à des tumeurs bien caractérisées.

De même les foyers gélatineux consécutifs à l'inoculation du *saccharomyces* de CURTIS n'entraînent que des réactions inflammatoires et n'offrent qu'une ressemblance extérieure avec les processus néoplasiques.

Les travaux concernant les microbes animaux constituent une
bibliographie très étendue (voy. A. MARIE; FABRE-DOMERGUE), et
ont trait surtout à des protozoaires (coccidies, grégarines, rhizo-
podes). Nous ne mentionnerons ici que les noms de MALASSEZ,
DARIER, WICKHAM, ALBARRAN; VIRCHOW, THOMA, PFEIFFER,

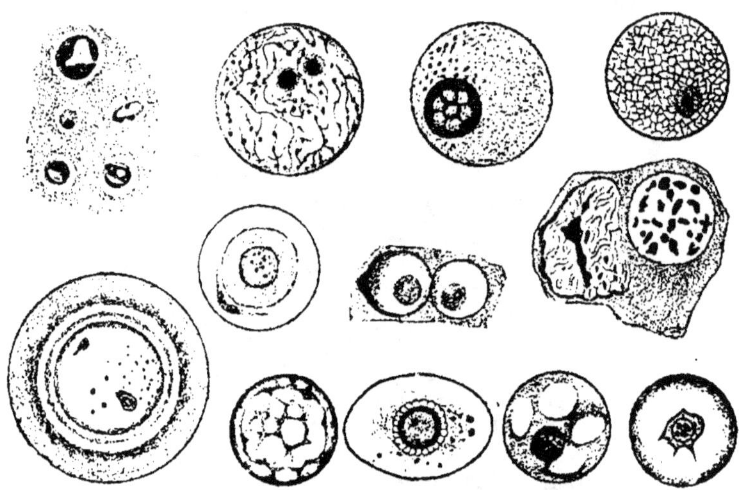

Fig. 204. — Parasites du cancer (DUPLAY et CAZIN,
d'après SOUDAKEWITSCH).

SJÖBRING, V. HEUKELOM, JÜRGENS; RUFFER et WALKER, CLARKE,
PLIMMER, GAYLORD; SAWTSCHENKO, FOA, pour le cancer; WER-
WICKE, CLARKE, PAULOWSKY, VEDELER, pour le sarcome.

Suivant la grande majorité des anatomo-pathologistes, la plupart des corps décrits comme des parasites, dans diverses
tumeurs, ne sont autre chose que des produits de dégénérescence des cellules ou des noyaux.

C'est ainsi que le *stade jeune* des sporozoaires (corps protoplasmique intra-cellulaire, de forme sphérique, un peu plus petit
qu'un leucocyte et pourvu d'un grain chromatique central) peut
être simulé par des vacuoles ou des boules hyalines du cytoplasme contenant un corpuscule colorable; par un noyau vésiculeux en hypochromatose, conservant un nucléole hypertro-

phié, etc. Les *formes encapsulées* répondent à des dégénéres-

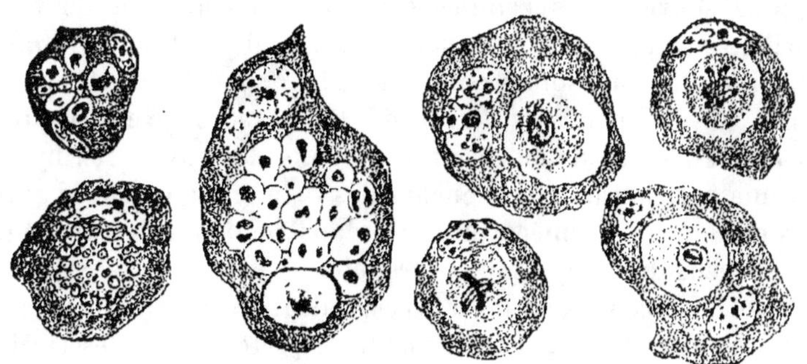

Fig. 205. — Parasites du cancer (DUPLAY et CAZIN,
d'après SAWTSCHENKO).

cences homogènes et zonulaires, occupant la périphérie de la
cellule ou du noyau, donnant parfois l'aspect de plusieurs

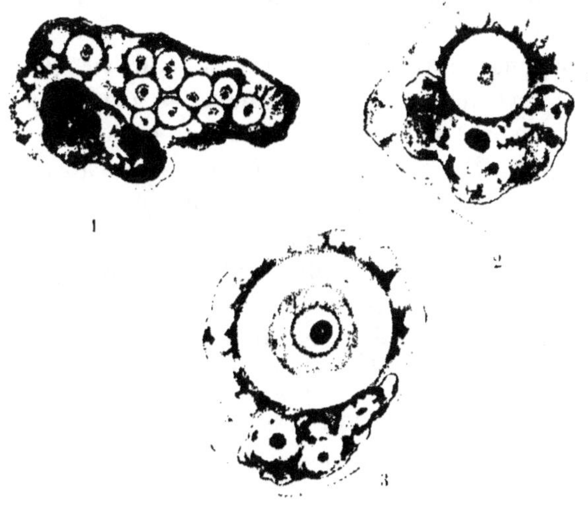

Fig. 206. — Pseudo-parasites du cancer (FORGUE).

1, formations intra-cellulaires ayant l'aspect d'yeux d'oiseaux (von Leyden).
2, corps de Plimmer. — 3, parasite dans une cellule d'un cancer du sein (Bosc).

coques concentriques (anomalies de kératinisation), ou encore à des emboîtements de cellules. Les *corps à structure radiée* sont le plus souvent des cellules ectodermiques altérées dont les fibrilles protoplasmiques affectent une disposition rayonnée, parfois des chromosomes entourés de leur sphère attractive.

Les soi-disant *formes de reproduction* (sporocystes) résultent du morcellement de la chromatine dans des noyaux en hyper-chromatose, agrandis et encapsulés ; du groupement d'anses chromatiques déformées (kinèses) dans une capsule constituée aux dépens du cytoplasme altéré, etc.

Nous devons nous en tenir à ces indications sommaires, car il s'agit d'objets trop disparates pour se prêter à une description succincte et méthodique.

D'ailleurs la ressemblance avec les stades d'évolution des vrais parasites est souvent très grossière ; les capsules de dégénéres-cence n'offrent ni les réactions, ni la grande résistance des mem-branes d'enveloppe à double contour qu'on observe chez les sporozoaires. Il faut ajouter que bon nombre de ces pseudo-parasites ont été successivement abandonnés par les auteurs qui les avaient décrits.

Nous n'irons pas cependant jusqu'à affirmer qu'il n'existe jamais de coccidies authentiques dans les néoplasmes. Mais il paraît hors de doute que leur présence n'est nullement constante, qu'on ne saurait les considérer comme des parasites *spécifiques*, et que, s'ils jouent un rôle dans l'étiologie des cancers, ils doi-vent simplement prendre rang parmi les *causes d'irritation banales* dont il a été question plus haut. Leur action pathologique pourrait être mise en parallèle, par exemple, avec celle des œufs de Bilharzia logés dans la muqueuse vésicale.

§ 3. — FAITS CONCERNANT L'ORIGINE ANATOMIQUE DES TUMEURS MALIGNES

Ces faits sont surtout faciles à constater pour le cancer, à cause de la netteté avec laquelle les formations épithéliales de tout ordre tranchent sur les tissus ambiants. Il y a lieu d'exa-miner à ce sujet : 1° le rôle des *vestiges embryonnaires* et des *vices de développement* de tout ordre ; 2° celui *des lésions irritatives* ; 3° celui des *hyperplasies* inflammatoires ou fonctionnelles et des *blastomes bénins* ; 4° la genèse des cancers au niveau de *parties d'apparence normale.*

1° Rôle des vestiges embryonnaires et des vices de développement.

— On a vu plus haut que les épithéliomes peuvent prendre naissance dans des vestiges de parties embryonnaires persistant habituellement (restes Wolffiens, paradentaires) ou par anomalie (fentes branchiales) dans des organes hétérotopiques (glandules erratiques thyroïdiennes, surrénales), etc. ; dans des formations tératogéniques variées : bourgeons épithéliaux isolés, sous-cutanés ou sous-muqueux, kystes épidermiques ou dermoïdes, embryomes et tératomes.

Mais nous savons que la plupart des vestiges et des malformations ne montrent aucune tendance à la prolifération : ce n'est que par exception qu'on voit s'y développer de vraies tumeurs.

D'autre part, il est avéré que la greffe de tissus fœtaux, de blastodermes, d'embryons entiers ou broyés, ne donne que des néoformations dont la durée et l'accroissement sont fort limités.

2° Rôle des lésions irritatives.

— L'influence des irritations chroniques est surtout bien apparente dans les cancers dits professionnels (ramoneurs, paraffineurs, marins, etc.), dans ceux qui prennent naissance sur des ulcérations chroniques (tuberculose, syphilis, ulcère rond) ou à la suite de l'application des rayons X.

Ici encore, il faut remarquer que la grande majorité des sujets affectés de dermatoses professionnelles ou autres demeurent indemnes de toute néoplasie (exception faite de quelques formes spéciales, telles que le xeroderma, la leucoplasie). En outre, les nombreuses expériences entreprises dans cette direction ont complètement échoué. Le décollement mécanique réitéré de l'épithélium vaginal (RETTERER), les injections de certaines substances irritantes (huile de scharlach, acides gras, eau éthérée), au contact de divers épithéliums (B. Fischer, Reinke, etc.), ont pu susciter des végétations ressemblant à s'y méprendre aux bourgeons du cancroïde ou à ceux des épithéliomes des muqueuses et des glandes; mais ces néoformations artificielles finissent par être résorbées et n'aboutissent jamais à la blastomatose confirmée.

3° Rapports des néoplasmes malins avec les hyperplasies inflammatoires et les tumeurs bénignes. — Nous avons dit plus haut combien il est difficile d'établir une ligne de démarcation entre certains produits d'inflammation chronique et les tumeurs bénignes. La parenté est non moins nette entre ces deux catégories de néoformations et les néoplasmes malins. Il suffira de citer les cas de polypose intestinale où l'on a vu une ou plusieurs des excroissances de la muqueuse devenir cancéreuses; ceux où, dans le foie, coexistent des hyperplasies nodulaires ou des adénomes avec des foyers d'épithéliome hépato-cellulaire. De même, on connaît les observations de blastomes bénins multiples et systématisés dont quelques-uns présentent à un moment donné une évolution carcinomateuse ou sarcomateuse : les nævi, les exostoses multiples, la neurofibromatose en offrent des exemples probants. L'histoire des adéno-carcinomes, celle des tumeurs placentaires, nous montrent une sériation continue et même une filiation directe entre des formes plus ou moins typiques et l'épithéliome envahissant.

C'est dans ce sens que doit être interprété le fait clinique de la *transformation des tumeurs bénignes en malignes* : tantôt il s'agit d'un néoplasme cancéreux ou sarcomateux ayant revêtu des allures bénignes pendant une période plus ou moins prolongée; d'autres fois, c'est un adénome ou un fibrome dont les zones d'accroissement prennent à un moment donné l'évolution envahissante du carcinome ou du sarcome.

Un pareil changement n'implique même pas nécessairement une modification de structure bien notable. Nous savons que si l'atypie histologique caractérise d'une façon très générale les tumeurs de mauvaise nature, ce n'est pas là cependant une règle sans exception, ainsi qu'en font foi les adénomes, les myomes, les chondromes, les gliomes dits malins.

4° Néoplasmes issus de tissus adultes et normaux. — Ce mode d'origine, bien démontré en particulier pour les épithéliomes, est important à considérer ; il prouve en effet que les blastomes peuvent se former indépendamment de toute anomalie du développement et de toute altération pathologique préparatoire. L'opinion d'après laquelle il y aurait toujours sous cette apparente intégrité des parties un vice de différenciation caché et non constatable anatomiquement, n'a d'autre valeur que celle d'une hypothèse plus ou moins plausible.

Nous savons, d'autre part, que l'existence de réserves histogéniques dans les organes trouve fréquemment son expression morphologique dans des groupements cellulaires déterminés, à caractère en quelque sorte embryonnaire : parmi ceux-ci, les uns, chargés de pourvoir au renouvellement des éléments caducs, comme la couche basale des épithéliums stratifiés ou les cellules mères des globules sanguins et lymphatiques, sont constamment en activité ; d'autres, comme les jeunes acini thyroïdiens, les épithéliums des canaux collecteurs des glandes, les cellules du périoste, n'entrent en segmentation que lorsqu'ils y sont incités par un fonctionnement plus actif des organes ou par la nécessité de réparer des dégâts accidentels (régénération, hypertrophie compensatrice). Ce sont ces *centres de prolifération* qui deviennent de préférence le point de départ des hyperplasies pathologiques de tout ordre, y compris celles qui conduisent à la blastomatose.

§ 4. — CARACTÈRES PROPRES
AUX CELLULES NÉOPLASIQUES

Ces caractères doivent être étudiés au point de vue de la *morphologie*, de la *chimie* et des *réactions biologiques* des cellules cancéreuses et sarcomateuses.

1° Caractères morphologiques. — L'atypie cellulaire est assez prononcée dans la plupart des cas pour que les anciens histologistes l'aient érigée en critérium microscopique de la maladie cancéreuse. Cette opinion pouvait paraître justifiée en présence des dimensions exagérées et de la configuration insolite des corps cellulaires et des noyaux, de la multiplicité fréquente de ces derniers, des anomalies structurales variées que l'on constate à première vue.

La technique moderne a permis de compléter sur bien des points l'analyse cytologique des cancers et des sarcomes, mais elle a montré en même temps que toutes ces particularités n'avaient rien d'absolu.

L'hypermégalie des noyaux est de règle et la mensuration exacte donne un chiffre moyen constamment supérieur à celui des éléments normaux correspondants (Borst). Ce qui est encore plus frappant, c'est l'inégalité de leur dimension : on en voit de toutes grandeurs, répartis sans aucun ordre, les plus gros voisinant avec d'autres de taille à peu près normale. Or, les mêmes aspects peuvent se retrouver, moins accusés il est vrai, dans des néoformations bénignes et même dans certaines hyperplasies non blastomateuses.

Il en est de même de l'hyperchromasie et des autres altérations de structure, de l'hypertrophie des nucléoles, des anomalies de la segmentation (mitoses pathologiques), etc.

L'étude des inclusions variées, tant nucléaires que cytoplasmiques, celle des granula, de l'appareil mitochondrial, des réseaux de Golgi, a conduit à des constatations analogues.

Entre l'état normal, les tumeurs bénignes et les néoplasmes de mauvaise nature, on ne voit que des différences graduelles. En outre, l'atypie cellulaire n'est pas toujours en raison du degré de nocivité ; on peut rencontrer, par exception, des tumeurs très envahissantes à éléments relativement typiques. Tout comme le tissu morbide, la cellule néoplasique ne présente aucune modification constante et exclusive, susceptible de constituer une caractéristique anatomique de la malignité.

2° Caractères chimiques et biologiques. — On peut en dire autant des résultats fournis par l'analyse chimique et des réactions dites biologiques des blastomes malins.

Les auteurs ont trouvé que dans le tissu du cancer les matières protéiques sont relativement moins abondantes et différentes par leur composition de celles des tissus normaux (proportion moindre de globulines, de leucine, etc.) ; qu'elles sont plus difficilement attaquées par la digestion peptique et triptyque. On a signalé aussi des phénomènes d'autolyse particuliers dans les cancers.

Les tumeurs sont remarquables par leur grande teneur en ferments protéolytiques et peptolytiques très énergiques, opérant la déconstitution des albuminoïdes suivant un mode qui n'est pas le même que celui des diastases normales de l'organisme ; ainsi s'expliquerait l'action destructive de la néoplasie. Mais, abstraction faite des erreurs qui seraient dues à la présence de bactéries dans les tumeurs infectées, il est difficile de déterminer la part qui peut revenir, dans ces actions fermentaires, aux leucocytes dont le stroma des blastomes est infiltré.

Les extraits des néoplasmes manifestent des propriétés hémolytiques et cytolytiques et une toxicité très prononcée.

Ils donnent en outre, avec le sérum du porteur, des réactions dignes d'attention : le mélange des deux accuse au stalagmomètre un abaissement bien marqué de la tension superficielle (indice de la présence d'une *méiostagmine*, Ascoli) ; l'extrait produit des accidents anaphylactiques précoces chez les cobayes sensibilisés par une injection du sérum homologue. D'autre part, le sérum des cancéreux serait dépourvu de l'action cytolytique exercée sur les éléments néoplasiques par le sérum d'un sujet sain.

Sans méconnaître le vif intérêt qui s'attache aux anomalies du chimisme et aux particularités d'ordre sérologique, on doit conclure qu'il n'en est aucune qui ait une valeur pathognomonique dans l'état actuel de nos connaissances.

§ 5. — Transmission expérimentale des néoplasmes

Par des observations *in vitro* on a pu constater que les cellules néoplasiques se distinguent des cellules normales par une plus grande résistance aux agents physico-chimiques et aux changements de milieu, par une survie plus longue en dehors de l'organisme. Mais la vitalité extraordinaire de ces éléments a surtout été mise en évidence par l'expérimentation *in vivo*.

L'inoculation de certains épithéliomes à des sujets sains de même espèce, réalisée précédemment pour la souris par Hanau, Morau, Jenssen, a été poursuivie sur une grande échelle dans ces dernières années par Ehrlich et Apolant, Bashford, Borrel, etc.

Nous résumons ci-après les résultats les plus saillants auxquels ont conduit ces recherches, pour lesquelles on a utilisé principalement des tumeurs de la mamelle trouvées chez les souris femelles.

A. Au point de vue de l'anatomie pathologique, les cancers des souris peuvent présenter des variétés histologiques assez nombreuses : on trouve des adénomes, des cystadénomes simples ou papillifères, des adénomes hémorragiques, des carcinomes alvéolaires ou papillaires, des carcinomes à stroma sarcomateux.

B. En ce qui concerne la *puissance de prolifération* des néoplasmes et la *réceptivité des sujets*, on a constaté :

1° Qu'un petit nombre seulement des tumeurs spontanées peut être inoculé avec succès aux souris saines *de même race* et que la proportion des résultats positifs est d'abord très faible ;

2° Que l'inoculation en série des cancers transmissibles entraîne, dans quelques cas, une augmentation énorme de leur végétabilité. Cette *exaltation de virulence* se traduit :

α) Par l'efficacité presque constante de la transplantation (près de 100 p. 100) ;

β) Par un accroissement très accéléré : les tumeurs expérimentales grandissent assez rapidement pour qu'on puisse en prélever des greffes au bout de huit jours ;

γ) Par la disparition de l'immunité de race : alors que les tumeurs à virulence ordinaire ne prennent que sur les souris de même race, les *souches cancéreuses* à virulence exaltée prennent indifféremment sur tous les sujets, sans distinction de race ;

3° Que la réceptivité, plus prononcée chez les sujets jeunes, demeure étroitement limitée à la même espèce (la transmission ne réussit qu'incomplétement, même entre espèces très voisines) ; qu'elle peut être diminuée par le régime alimentaire et le genre de vie auquel on soumet les animaux ;

4° Que, antérieurement à l'inoculation, la virulence des greffes peut être artificiellement atténuée, renforcée, diversement modifiée, par différents procédés;

5° Que la puissance de végétation d'une même tumeur, longuement inoculée en série, présente des variations cycliques, des alternatives d'augmentation et de diminution.

C. Au cours des transplantations en série, on a reconnu qu'il se produisait des *modifications du type histologique* des néoplasmes : l'adénome se muant en carcinome alvéolaire, par exemple, ou réciproquement. Même, fait remarquable et bien inattendu, dans certaines tumeurs l'élément épithélial tend à s'atrophier et à disparaître au cours des passages successifs, tandis que le stroma conjonctif devient prépondérant et prend un caractère sarcomateux. Ainsi le carcinome se trouve remplacé à un moment donné par du sarcome pur, qui se maintient à cet état dans la suite des expériences.

Malheureusement l'histogénie de ce sarcome post-cancéreux n'est pas encore établie avec assez de certitude pour qu'on puisse en faire état au point de vue d'une théorie générale.

Lorsqu'on inocule une tumeur mixte spontanée, tel que le carcino-sarcome, ou un mélange artificiel de deux néoplasmes différents, les greffes qui se développent sont tantôt mixtes, tantôt réduites à l'un des tissus composants.

D. Les *essais d'immunisation* ont montré :

1° Que la guérison spontanée d'une tumeur, qui est assez fréquente, conférait l'immunité contre une transplantation cancéreuse ultérieure ;

2° Que la plupart des sujets neufs, inoculés une fois sans succès, devenaient réfractaires à la réinoculation, même avec un matériel très virulent ;

3° Qu'on peut prévacciner contre le carcinome à l'aide du sarcome et réciproquement ;

4° Que la réceptivité des animaux peut être modifiée, dans

un sens ou dans l'autre, par l'inoculation préalable de sang ou
de tissus normaux, soit embryonnaires, soit adultes (mamelle en
lactation, etc.).

E. Des observations analogues ont été publiées pour d'autres
tumeurs : chondrome, sarcome, cancroïde cutané de la souris,
épithéliome, sarcome du rat : cancer, sarcome, fibrome du
chien, etc. Chez l'homme, le cancer n'a pu être greffé avec succès
que sur le porteur même du néoplasme primitif.

§ 6. — CRITIQUE ET CONCLUSIONS

Les données que nous venons d'exposer nous laissent encore
en présence de bien des inconnues en ce qui concerne l'origine
des tumeurs malignes. On peut cependant en tirer des conclusions sur quelques points et y trouver des éclaircissements
propres à préciser les termes du problème pour les questions
qui restent en litige.

1º Tout d'abord il apparait bien clairement que la lésion con-
duisant à la blastomatose doit porter sur les cellules elles-
mêmes : comme nous l'avons dit plus haut, chacune de celles-ci
est malade pour son compte : *le mal est intra-cellulaire*.

Il imprime aux éléments des modifications profondes, dont
nous pouvons aujourd'hui apprécier toute l'étendue, grâce aux
faits expérimentaux : les cellules néoplasiques font preuve d'une
augmentation notable de résistance aux changements de milieu ;
greffées en série, elles conservent leur vitalité pendant une
période qui dépasse de beaucoup la durée moyenne de la vie
chez l'espèce animale dont elles proviennent (certaines souches
semblent même devoir se laisser transplanter indéfiniment) ; en
vertu d'une puissance prolifique excessive, elles produisent une
masse de substance bien plus grande que n'est le corps du porteur ; leur énergie d'assimilation est si forte qu'il en résulte une
véritable spoliation de nourriture pour le sujet malade ; elles
élaborent même des produits solubles exerçant une action délé-
tère sur les tissus de ce dernier. Cette manière d'être contraste
en tous points avec la vulnérabilité et l'organisation altruiste

des cellules normales qui mettent leur chimisme au service de
l'ensemble de l'économie, et dont la durée et la multiplication
sont étroitement limitées, régies par les influences héréditaires
et les stimulations fonctionnelles.

Aussi les phénomènes de la blastomatose offrent-ils, à plusieurs égards, une analogie si complète avec ceux que présentent les maladies micro-parasitaires (variations de virulence,
immunité, vaccinations), qu'on ne peut les exposer qu'en emprun-
tant les termes courants de la pathologie microbienne.

2° La caractéristique essentielle du processus réside, à n'en
pas douter, dans la *tendance à l'accroissement excessif et même
indéfini* de la néoformation : il s'agit d'un trouble non du développement et de la différenciation, mais de l'accroissement
(Borst). L'atypie histologique et cytologique, les anomalies
fonctionnelles ne sont que des signes extérieurs, plus ou moins
inconstants de la perturbation biologique fondamentale qui
se traduit par une multiplication désordonnée des éléments
néoplasiques. Ces signes, à la vérité, sont habituels et permettent d'assurer le diagnostic dans la plupart des cas ; mais nous
n'en connaissons aucun qui appartienne exclusivement à la blastomatose et dont la présence soit indispensable à celle-ci.

Il suit de là qu'on devrait éliminer de la classe des tumeurs
toutes les productions pathologiques qui n'ont pas le caractère
progressif, toutes les anomalies soit tissulaires, soit organoïdes
ou complexes, qui n'ont qu'une croissance limitée. Si nous
avons admis suivant l'usage, dans le présent chapitre, bien des
néoformations de cette dernière catégorie, c'est parce qu'il
serait souvent fort difficile de les séparer des blastomes dans la
description anatomique.

3° D'autre part, le groupe nosologique ainsi défini est *un*.
Quelle que soit son importance au point de vue pratique, la
distinction entre les tumeurs bénignes et les malignes ne peut
être maintenue en théorie. L'anatomie pathologique, la clinique
et l'expérimentation s'accordent à nous montrer qu'on passe des
unes aux autres par une gradation continue ; la plupart des

néoplasmes dits bénins sont susceptibles de prendre une allure envahissante à un moment donné. Le degré de nocivité ne saurait donc constituer un critérium absolu et le problème de la malignité se confond en réalité avec celui de la blastomatose en général.

4° Nous ne pouvons, malheureusement, nous prononcer d'une manière aussi catégorique en ce qui concerne la question capitale, celle qui a trait à *la nature*, à *la cause* et au *mécanisme* pathogénique de la maladie néoplasique.

a) Quelle idée peut-on se faire au sujet de la nature de ce processus, où nous voyons des éléments anatomiques s'émanciper de la discipline sociale et végéter sur l'organisme comme le ferait une colonie de microparasites exogènes?

Doit-on penser, avec quelques pathologistes, que les propriétés manifestées par les cellules répondent à une acquisition absolument nouvelle, qu'elles pourraient provenir par exemple, d'une sorte de fécondation hétérologue des épithéliums par des leucocytes ou par des microbes? Ce serait là un fait sans précédent et échappant à toute explication.

Aussi la plupart des auteurs se montrent-ils peu disposés à croire qu'il puisse surgir ainsi de toutes pièces de nouvelles races cellulaires, si radicalement différentes des autres.

Il semble plus rationnel d'admettre qu'en dépit d'une longue accommodation à la vie sociale, nos éléments anatomiques n'ont pas perdu aussi complètement qu'on serait tenté de le supposer, les qualités primordiales du protoplasma vivant: qu'ils sont capables, dans certaines circonstances anormales, de s'affranchir dans une large mesure des entraves imposées par l'existence collective et de récupérer une indépendance comparable à celle des parasites unicellulaires — comparable, mais cependant moins complète, puisqu'ils ne peuvent se cultiver que sur un terrain organique homologue à celui dont elles sont issues.

b) La condition première de la blastomatose serait donc la conservation d'une faculté génératrice ancestrale, semblable à celle des êtres inférieurs et des cellules végétales. Tout en attribuant, en principe, cette propriété fondamentale à la généralité de nos cellules, on a des raisons pour admettre que toutes ne sont pas aptes au même degré à la manifester et à redevenir autonomes, mais que la prédisposition joue, à cet égard, un rôle important (qu'elle soit familiale ou individuelle, générale ou locale).

Normalement latente, ou contenue par les influences régulatrices de l'économie, la puissance prolifique serait réveillée ou déchaînée à l'occasion par des *causes efficientes*. Au sujet de ces dernières, il va sans dire que l'inoculation artificielle, processus secondaire, ne peut nous fournir aucune indication directe et que pour la pathogénie du processus primitif, pour la réalisation de l'isolement biologique stipulé par les auteurs, il faut s'en tenir à celles qui ont été visées plus haut : *les anomalies du développement, les irritations, les microparasites.*

α) Il existe une corrélation indéniable entre *les vices de développement* et la formation des tumeurs. Celles-ci peuvent se montrer à toutes les époques de l'existence, depuis les stades embryonnaires jusqu'à l'âge le plus avancé ; mais même celles qui apparaissent chez l'adulte possèdent souvent une constitution histologique rappelant celle des tissus du fœtus, de sorte qu'on s'est appliqué à les mettre en parallèle avec ceux-ci. Il est donc tout naturel qu'on ait songé à expliquer la genèse des blastomes, soit en leur assignant comme point de départ des germes embryonnaires persistants, soit en disant que la transformation néoplasique des cellules n'était autre chose qu'une sorte de retour à l'état embryonnaire. Cependant, une semblable métamorphose réversive ne saurait fournir une explication suffisante des faits que nous étudions. A la vérité, les cellules de l'embryon se segmentent activement, mais leur multiplication se tient dans des bornes préétablies, conformément au plan général de l'organisation et elle aboutit à l'édification de tissus normaux ; lorsqu'on les greffe, leur accroissement reste plutôt au-dessous de ce qu'il eût été si on les avait laissées en place.

L'état plus ou moins embryonnaire des éléments ne peut donc nous donner la clef de la prolifération néoplasique, et le rapport qui unit celle-ci aux malformations demeure inexpliqué.

Tout ce que l'on peut dire, c'est que ce rapport causal n'a pas toujours la même valeur. Si, par exemple, on considère certaines tumeurs congénitales, telles que le gliome rétinien, si souvent bilatéral et pour lequel la prédisposition familiale est parfois nettement accusée, on a bien l'impression qu'ici le facteur tératogénique est seul en cause et que c'est lui qui déchaine la pullulation gliomateuse. Par contre, lorsqu'un épithéliome se développe dans la paroi d'un kyste dermoïde, il semble que l'anomalie embryogénique ne joue qu'un rôle accessoire et que les conditions ne diffèrent pas beaucoup de celles qui président à la genèse d'un cancroïde issu directement de l'épiderme normal. L'influence morbifique des vices du développement serait donc suivant les cas, tantôt directe et efficiente, tantôt simplement prédisposante.

β) Parmi *les lésions irritatives* pré-néoplasiques, celles de cause chimique ont particulièrement attiré l'attention dans ces derniers temps. On a rapproché les cancroïdes consécutifs au contact répété de la peau avec la suie, la paraffine, le goudron de houille, etc., des épithélioses expérimentales à structure histologique cancériforme, obtenues au moyen de l'huile de scharlach, des acides gras, de l'éther, de l'indol et du scatol, etc. Plusieurs observateurs ont pensé que ces substances incitaient les épithéliums à proliférer en produisant une modification spéciale des lipoïdes du protoplasma.

C'est aussi par des altérations directes du cytoplasme et du noyau, combinées aux troubles histo-mécaniques concomitants, que les rayons X, les infections banales, les gros parasites, etc., pourraient acheminer les cellules vers la blastomatose.

γ) En présence du résultat négatif donné par les recherches entreprises pour trouver un *parasite spécifique* du cancer et des objections de principe auxquels se heurte la conception d'une origine microbienne des tumeurs, on s'explique que la plupart des auteurs se soient ralliés à la théorie cellulaire. Celle-ci s'accorde bien aussi avec les données expérimentales : tout en mettant en lumière l'influence des variations du terrain, les inoculations montrent que ce qui est transmis en série, c'est le tissu morbide lui-même; les tumeurs greffées ne sont que des métastases, des colonies, végétant sur un organisme neuf, et la cel-

...oplasique demeure, jusqu'à nouvel ordre, le seul agent
...sable de la propagation
...rtant, ce serait aller bien loin que de vouloir rejeter *a*
... la possibilité d'une infection spécifique carcinogène, et
... où l'on serait le plus porté à envisager cette éventualité
...ux où les tumeurs prennent naissance dans un tissu nor-
...vec toutes les apparences de la spontanéité
... a lieu de rappeler, à cet égard, l'exemple de l'épithelioma
...nosum dont l'origine infectieuse ne fait pas de doute,
... le contage ne soit pas représenté par les corpuscules
...itiosum. Il pourrait s'agir ici de microbes très petits,
...nes aux granulations spécifiques décrites dans les érup-
...u groupe de la vari... le... chlamydozoaires. PROWAZEK a
...lleurs l'hypothèse d'un microparasite intracellulaire ou
...nucléaire exerçant une irritation spéciale comparable à
... que produisent les substances chimiques citées plus haut,
...ullement inconciliable avec la thé... rie de l'émancipation
...llules
...mporte cependant de remarquer que la démonstration
...iologie microbienne pour telle ou telle catégorie de
...urs constituerait une solution moins simple qu'on ne
...it le supposer de prime abord. Il s'agirait, en effet, d'une
... le parasitisme bien particulière, d'une sorte de symbiose
...cellule néoplasique et son microbe et il n'en faudrait
...nstituer au processus histomateux, une place à part,
...finitive de celle qu'occupent en pathologie les infections
...roprement connues.
... ne sais pas s'attendre à ... de discuter les diverses opinions
...ui se sont mises en avant quand... accessoire... intime de la
...tion... à ne pas perdre de vue... cellule. On a incriminé à ce...
... l'excitation directe d'une contre-reproduction intracellu-
...citation formative au sens de Virchow..., une... tendance...
... déterminant de la pénétrance génératrice... une plus grande
... des cellules... pour les substances servant à l'accroisse-
... la disparition ou la neutralisation de matière... coope...
... opposant à la prolifération.
...naissances concernant la physiologie normale de l'or-

croissement sont encore trop rudimentaires, et, malgré le vif
intérêt qui s'y attache, les tentatives faites pour déceler le primum movens de la pullulation néoplasique ont encore un caractère trop hypothétique pour qu'on puisse en faire état dans un
exposé élémentaire. On consultera avec fruit, sur ces questions,
le rapport si documenté de Borst au Congrès de Paris (in Ziegler's Beiträge, 1910).

Nous avons essayé, dans ce qui précède, de grouper les principaux faits connus sous un point de vue permettant de faire rentrer le *problème du cancer* dans le cadre général de la physiologie pathologique.

La conception un peu éclectique d'une pathogénie plurale, à
laquelle nous nous sommes arrêtés, peut s'appuyer sur certaines analogies. On sait, par exemple, que l'activité ostéogénique du tissu conjonctif extra-squelettique peut être mise en
jeu par des facteurs de toutes sortes : tératogéniques, mécaniques, physico-chimiques, microbiens; de même la parthéno-
genèse artificielle a été réalisée à l'aide d'agents très divers et
cette diversité ne tend nullement à mettre en question l'unité
du processus considéré.

Il paraît difficile de préciser davantage à l'heure présente.
L'avenir nous dira si la cellule organique adaptée à la vie parasitaire représente à elle seule le germe des tumeurs malignes ou
si elle acquiert ses qualités nocives en s'associant à quelque
agent animé venu du dehors ?

ARTICLE X

TUMEURS COMPLEXES

Nous avons signalé précédemment plusieurs exemples de
tumeurs *composées* ou *mixtes*, c'est-à-dire dont le parenchyme
est constitué, non par un seul tissu, mais par plusieurs tissus
différents, à type adulte ou embryonnaire.

Il nous reste à traiter des *tumeurs complexes*, c'est-à-dire présentant une structure trop compliquée pour qu'on puisse les
décrire en les rattachant aux types simples.

Leur étude nous fera entrer de plain-pied dans la tératologie. Il s'agit, en effet, de néoformations relevant d'anomalies du développement, anomalies dont l'importance va croissant avec la complexité des tumeurs : les unes sont des malformations locales, et n'affectent qu'*un organe* ou *une région déterminée*, d'autres portent sur des parties étendues de l'organisme embryonnaire; les plus accentuées se traduisent par une sorte de dédoublement du germe, et les productions morbides qui en résultent équivalent à des embryons rudimentaires.

Les principales tumeurs complexes peuvent se répartir en quatre groupes :

1º Les *tumeurs mixtes de la face;*

2º Les *tumeurs mixtes du rein* et *des voies génito-urinaires;*

3º Les *kystes dermoïdes* et *mucoïdes complexes;*

4º Les *tératomes.*

Les productions pathologiques des deux derniers groupes représentent souvent des anomalies non blastomateuses, bien encapsulées, à croissance limitée. D'autres fois, elles ont au contraire une évolution envahissante et donnent lieu à des métastases de structure simple ou composée. Les tératomes peuvent aussi présenter une dégénérescence partielle et donner naissance à des néoplasmes à type épithélial, sarcomateux ou chorio-placentaire.

On pourrait encore citer ici certains cystadénomes et épithéliomes complexes de la mamelle, du poumon, etc., dans la constitution desquels il entre des formations épidermoïdes ou des noyaux cartilagineux ou osseux.

§ 1. — TUMEURS MIXTES DE LA FACE

Les tumeurs mixtes de la région cervico-faciale ont leur siège de prédilection au niveau de la parotide; on les trouve aussi sur la sous-maxillaire, sur le voile du palais, sur la muqueuse buccale, dans les sinus, ainsi que sur la peau où elles répondent à l'une des formes du cancer à cellules basales.

Ce sont des masses arrondies, bosselées, nettement encapsulées, et dont le volume ne dépasse guère celui du poing. Sur la

surface de section, on constate que la capsule émet des cloisons
fibreuses subdivisant le tissu néoplasique en lobes et en lobules
irréguliers. Ce tissu est opaque, gris ou jaunâtre, entremêlé de
parties blanchâtres et cartilagineuses, ou au contraire vitreuses

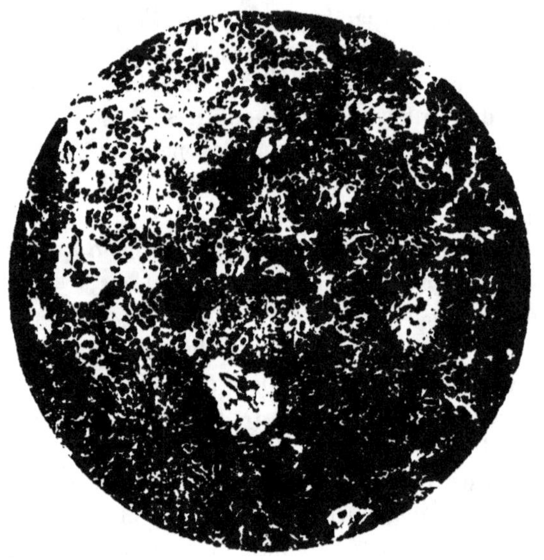

Fig. 207. — Tumeur mixte de la parotide. Gr. 60/1.
Amas et tractus de cellules parenchymateuses anastomosés au sein d'un stroma
type muqueux dans le haut de la figure, à type chondroïde vers le bas.

et transparentes, d'apparence muqueuse. On s'explique dès lors
que la consistance des tumeurs soit fort variable, tantôt dure,
tantôt pâteuse ou molle jusqu'à la diffluence.

Le parenchyme est constitué par des amas et des tractus cellulaires anastomosés, d'un type très particulier. Le plus ordinairement, ce sont des travées à contours anguleux, se subdivisant en ramifications effilées, formées de cellules allongées,
fasciculées et se perdant insensiblement au sein du stroma
conjonctif. De distance en distance, ces tractus présentent des
renflements, des points nodaux constitués par des amas d'éléments polyédriques, qui tantôt s'aplatissent vers la partie cen-

trale et s'imbriquent en perles concentriques, tantôt prennent la forme cubique ou cylindrique et se disposent en une bordure régulière limitant de petites cavités circulaires ou des tubes à contenu homogène. Par endroits, on observe des ilots plus éten-

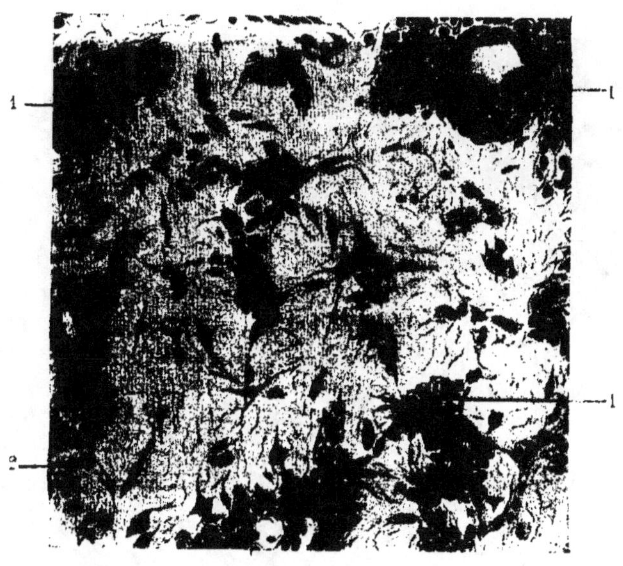

Fig. 208. — Partie d'un cancer cutané à cellules basales (d'après KROMPECHER). Gr. 400 1.

Il n'existe aucune limite distincte entre les éléments des amas et des trainées d'aspect épithélial (1) et les cellules du stroma (2).

dus, parsemés de microcystes et donnant l'impression de lobules adénomateux.

Le stroma conjonctif subit fréquemment la transformation hyaline et muqueuse, de sorte que les parties correspondantes de la tumeur se rapprochent du cylindrome. D'autres fois, il est d'apparence sarcomateuse. Il existe, en outre, des noyaux de cartilage hyalin souvent peu typique, à cellules anguleuses (tissu dit *chondroïde*), à contours peu précis et se continuant sans ligne de démarcation avec le tissu connectif hyalin. Rarement on trouve du tissu ostéoïde.

Dans certains cas (glande sous-maxillaire), le cartilage, qui peut également subir une dégénérescence muqueuse très accusée, prédomine de telle sorte qu'à première vue on croit avoir affaire à un chondrome. Mais l'examen histologique montre à la périphérie des nodules cartilagineux ou muqueux une couche

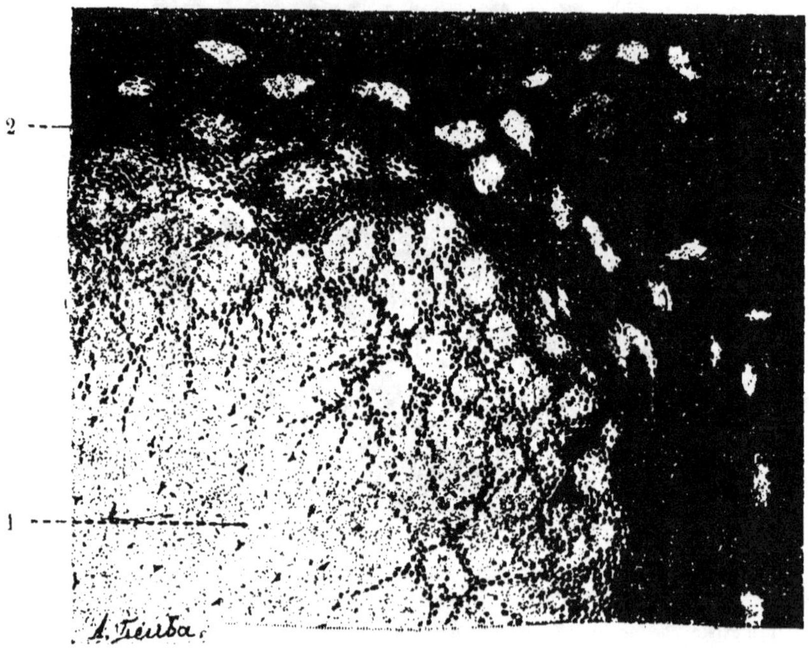

Fig. 209. — Tumeur mixte de la région cervicale (Branchiome malin, d'après VEAU. Figure empruntée à DUPLAY et CAZIN).

1, tissu muqueux transparent. — 2, tractus épithéliaux anastomosés.

parenchymateuse occupant la place du périchondre et envoyant vers le centre des lobules des prolongements ténus anastomosés en réseau (fig. 209).

En raison de l'aspect variable du parenchyme, les tumeurs mixtes de ce groupe ont été considérées d'abord comme des adénomes ou des épithéliomes à stroma compliqué, puis comme des endothéliomes présentant des transformations métaplastiques très prononcées.

Actuellement on tend à revenir à l'origine épithéliale, depuis qu'on a constaté à diverses reprises la présence de formations épidermiques à structure malpighienne bien caractérisée, faisant corps avec les tractus parenchymateux.

Il est probable que ces tumeurs dérivent d'un germe complexe, isolé chez le jeune embryon, et comprenant tout à la fois des éléments épithéliaux et des portions détachées des ébauches squelettiques de la face (anomalies régionales portant sur les ébauches glandulaires ou sur l'involution buccale, sur le cartilage de Meckel, etc.).

Ces néoplasmes s'accroissent très lentement et peuvent même rester stationnaires pendant des périodes très longues; mais parfois leur évolution s'accélère sans cause apparente; le tissu morbide franchit la capsule et fait irruption dans les parties adjacentes.

Même opérés de bonne heure, ils sont sujets à récidive. Par contre les métastases sont exceptionnelles et ne dépassent pas les ganglions lymphatiques de la région.

Notons enfin qu'on rencontre des tumeurs analogues sur les téguments de la face et du crâne ainsi que dans toute la région branchiale.

§ 2. — TUMEURS MIXTES DU REIN
ET DES VOIES GÉNITO-URINAIRES

1° Tumeurs mixtes du rein. — Ce sont des tumeurs volumineuses, bosselées, plus ou moins encapsulées, refoulant le parenchyme rénal dont on distingue généralement des restes en quelques points de leur périphérie; leur accroissement est surtout expansif; elles peuvent aussi pousser des prolongements dans le bassinet.

Sur la surface de section, le tissu est tantôt consistant, fibroïde, tantôt mou, d'apparence sarcomateuse ou encéphaloïde, souvent très vasculaire et présentant des foyers hémorragiques. Ces divers aspects peuvent du reste coexister dans une même tumeur.

La composition histologique est plus ou moins compliquée suivant les cas.

Les formes plus simples montrent des vésicules et des canalicules tapissés par un épithélium cubique ou cylindrique, parfois cilié, et souvent pourvus d'une mince paroi propre. Tantôt, ces formations sont entourées d'un tissu conjonctif d'aspect myxo-

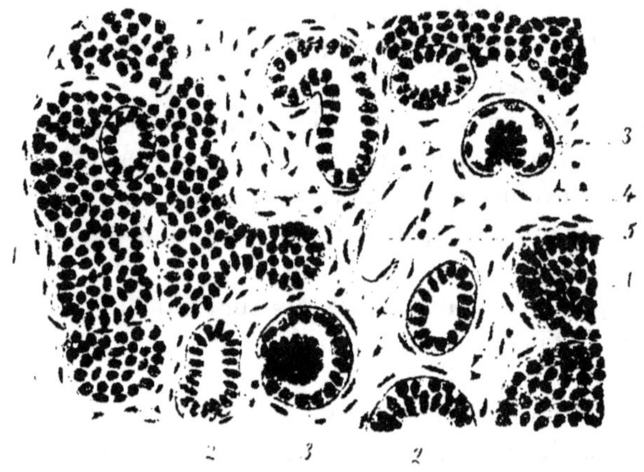

Fig. 210. — Adénome congénital du rein. Gr. 200 1.

1. amas épithéliaux montrant par places une bordure de cellules cylindriques. — 2. conduits à épithélium cylindrique, pourvus d'une mince paroi propre. — 3, Formations pseudo-glomérulaires. — 4, stroma conjonctif à type muqueux. — 5, vaisseau capillaire.

mateux; tantôt, elles sont situées dans des îlots de cellules à caractère imprécis. En examinant de plus près ces îlots, on voit qu'ils sont constitués par des épithéliums en voie de différenciation, se groupant par places en petites couronnes ou en rubans de cellules cylindriques. Çà et là, on aperçoit des cavités dans lesquelles vient saillir un petit bourgeon conjonctif et qui figurent des sortes de glomérules rudimentaires.

Souvent le stroma conjonctif entourant les lobules adénomateux présente également un caractère nettement embryonnaire et ressemble à du sarcome. D'autres fois, il se rapproche de l'état adulte; il peut renfermer des noyaux de cartilage, des tractus musculaires lisses ou striés, de la graisse, rarement de l'os.

Ces tumeurs s'observent chez l'enfant, parfois à l'état congénital ; elles sont rares après l'adolescence.

Elles récidivent le plus souvent après ablation.

Le tissu morbide peut faire irruption dans les veines et s'y
propager sous la forme de thrombus néoplasiques qui remontent
parfois jusque dans la veine cave. Les métastases ont été trouvées surtout dans les poumons et dans le foie, ainsi que dans les
ganglions lymphatiques. Elles peuvent avoir une structure aussi
complexe que le foyer primitif.

Le tableau histologique varie sensiblement d'un cas à l'autre
suivant le mode d'évolution. Souvent, en effet, les diverses parties constituantes se développent inégalement, de sorte que les
unes ou les autres d'entre elles peuvent devenir prépondérantes.
Ainsi s'expliquent les dénominations variées sous lesquelles on
a désigné ces néoformations : sarcome, adéno-sarcome, carcinome, rhabdomyosarcome, etc.

Suivant la théorie de WILMS, toutes ces formes ne représen-
teraient que des stades de différenciation plus ou moins avancés
de germes embryonnaires de même valeur histogénique et comprenant à la fois des portions détachées du rein ou du corps de
WOLFF, des myotomes et des sclérotomes avoisinants.

D'autres auteurs, s'appuyant notamment sur la présence de
productions épidermoïdes constatée dans quelques cas, et attribuant aux formations d'apparence adénomateuse une origine
neuro-épithéliale (RIBBERT), pensent qu'il s'agit d'un germe issu
du tube neural et considèrent ces tumeurs comme de véritables
tératomes.

2° Tumeurs mixtes des voies génito-urinaires. — Il
convient d'examiner séparément ce groupe dans l'un et l'autre
sexe :

a. *Chez la femme (utérus et vagin).* — Les tumeurs mixtes du
col utérin sont désignées couramment sous le nom de sarcomes.
Elles se présentent comme des excroissances polypeuses ramifiées, molles, très vasculaires, et affectent volontiers la forme de
grappes qui pendent dans la cavité vaginale. Elles envahissent
profondément les parois du conduit génital, infiltrent le tissu

cellulaire du bassin, et se comportent comme des néoplasmes éminemment destructifs. La récidive est de règle, même après ablation précoce ; les métastases font habituellement défaut.

La structure est essentiellement myxomateuse et sarcomateuse, à type globocellulaire, fusocellulaire ou polymorphe. On peut y trouver aussi du tissu adipeux, des fibres musculaires lisses ou striées, du cartilage.

Elles se développent à toutes les époques de la vie, mais plus souvent à l'âge mûr.

Des productions du même genre prennent naissance sur la paroi du vagin ; mais, contrairement aux précédentes, on les observe surtout chez l'enfant ou même à l'état congénital.

Wilms fait dériver les unes et les autres de germes mésodermiques acquérant un degré de différenciation plus ou moins accusé.

Mais on y a constaté, outre les parties précitées, la présence de glandes, d'os, de névroglie (Ribbert), ce qui semble indiquer qu'il ne s'agit pas simplement d'une anomalie régionale, et qu'ici encore on a affaire à de vrais tératomes.

b. *Chez l'homme (vessie et testicule)*. — Les mêmes considérations tératogéniques s'appliquent à des tumeurs analogues (tissu conjonctif adulte ou embryonnaire, fibres musculaires lisses ou striées, cartilage, tissu ostéoïde) qui se trouvent chez l'homme.

Elles siègent soit dans la vessie, au niveau du trigone, soit vers le pôle inférieur du testicule, au point d'émergence du canal déférent.

§ 3. — KYSTES DERMOÏDES ET MUCOÏDES

Nous avons déjà signalé ces formations à propos de l'histoire générale des productions kystiques.

1º Kystes dermoïdes. — Les kystes dermoïdes sont *simples* ou *composés*.

a. *Formes simples*. — Ces kystes se distinguent des kystes épidermiques (voy. p. 598) en ce que leur paroi présente au complet la constitution de la peau : épiderme, derme et corps papillaire, follicules pilo-sébacés, souvent aussi glandes sudoripares. Ils contiennent un magma graisseux, consistant ou semi-liquide, et fréquemment des poils, des cheveux ou des duvets implantés dans leurs follicules ou libres dans la cavité.

Le microscope y montre des cellules épithéliales altérées, des cristaux gras, des tables de cholestérine et des poils ou des cheveux, suivant le terrain d'origine.

Ils représentent des portions détachées du tégument externe au cours de la vie embryonnaire et enclavées dans les tissus sous-jacents (REMAK). Aussi les voit-on siéger de préférence au voisinage de la peau, dans les points où il se produit normalement des invaginations ectodermiques, des occlusions de fentes ou de fissures cutanées chez l'embryon. C'est ainsi qu'on les trouve dans la région orbitaire (sourcil) ; au cou, où ils dérivent des fentes branchiales ; au sein, à l'ombilic ; dans la bouche, les fosses nasales, les cavités de l'oreille ; sur la glande pituitaire ; dans la région sacro-coccygienne où ils communiquent parfois avec l'extérieur par une ouverture fistuleuse ; dans la région scroto-périnéale, où ils proviennent de l'involution cloacale.

D'autres sont inclus profondément dans le médiastin ou dans l'abdomen, où l'on rapporte leur origine soit à une anomalie de l'occlusion de la cavité générale du corps, soit à des vestiges de l'ébauche du thymus ou des organes génito-urinaires.

Ceux qui occupent l'intérieur du crâne ou du rachis, parfois associés au spina-bifida, sont issus de germes ectodermiques entraînés lors de la fermeture de la gouttière médullaire.

b. *Formes composées.* — Dans les formes composées, on voit s'associer à la poche kystique de structure cutanée les tissus les plus divers : cartilage, os, muscles, glandes, substance nerveuse, etc.

Ces kystes dermoïdes d'organisation plus compliquée affectent la plupart des localisations mentionnées ci-dessus, et une partie d'entre eux répond à de simples malformations locales.

Mais il en est qui reconnaissent une autre origine, et qui doivent être considérés comme des tératomes ; tels sont notam-

ment ceux qui siègent sur les glandes génitales (voy. ci-dessous).

Les kystes dermoïdes superficiels ne dépassent guère le volume
d'un œuf ; ceux des cavités viscérales peuvent devenir beaucoup
plus gros. Ils sont parfois multiples, soit qu'il y ait eu enclavement de plusieurs parcelles ectodermiques, soit qu'un germe
unique se soit fragmenté au cours de l'évolution. La multiplicité
peut se produire aussi secondairement, lorsqu'il y a rupture
d'un kyste et dissémination de greffes épidermiques dans une
séreuse (métastases d'implantation).

Ces tumeurs sont bénignes par elles-mêmes ; mais elles
deviennent quelquefois le point de départ de carcinomes.

Lorsqu'elles sont anciennes, elles présentent souvent des altérations régressives, en particulier l'incrustation calcaire.

2° Kystes mucoïdes. — C'est encore à des enclavements
embryonnaires que sont dus les kystes mucoïdes, provenant le
plus souvent de la muqueuse intestinale (kystes entéroïdes), ou
de la muqueuse trachéo-bronchique dont ils offrent la composition. Il en est d'autres qui dérivent de l'ouraque, de restes
Wolffiens, du canal thyréo-glosse, des poches branchiales, etc.

§ 4. — TUMEURS TÉRATOÏDES
ET TÉRATOMES

Les tumeurs complexes de cette classe se divisent en deux
groupes principaux, suivant qu'ils siègent sur les *glandes génitales*
ou dans les *autres régions*.

1° Tumeurs complexes des glandes génitales. — Ces
productions pathologiques se trouvent au niveau de l'ovaire ou
du testicule, et revêtent la forme, tantôt de *masses solides*, ou
plus ou moins *kystiques*, tantôt celle de *kystes dermoïdes complexes*.

Selon qu'elles présentent un degré d'organisation plus ou

moins élevé, elles sont appelées *tumeurs tératoïdes (embryoïdes,* Wilms), ou *tératomes* proprement dits (*embryomes,* Wilms).

A. Ovaire. — Les formations tératogéniques de l'ovaire sont relativement fréquentes. Elles s'observent surtout à l'âge moyen et peuvent acquérir de grandes dimensions.

a. *Tumeurs tératoïdes et tératomes.* — Situées dans l'ovaire même ou dans son voisinage, les tumeurs tératoïdes sont constituées par un mélange confus et désordonné des tissus les plus divers, à type adulte ou embryonnaire et provenant des trois feuillets du blastoderme ; elles contiennent aussi des tubes et des kystes à revêtement épithélial tantôt cutané, parfois avec poils et glandes, tantôt muqueux, cilié, etc.

Il en est d'autres qui renferment, en outre, des organes fœtaux bien caractérisés et se rapportant principalement à l'extrémité céphalique : tissu thyroïdien, cavités dont la paroi présente la structure des bronches, circonvolutions cérébrales et vésicules oculaires rudimentaires ; on peut y trouver aussi des portions d'intestin. Ce sont les tératomes proprement dits.

b. *Kystes dermoïdes.* — Les kystes dermoïdes de l'ovaire sont assez souvent bilatéraux et parfois multiples (jusqu'à sept sur le même ovaire).

Ils sont formés d'une poche fibreuse tapissée d'épiderme et remplie d'une masse d'aspect graisseux, mêlée de poils. En un point de la paroi s'élève une éminence plate ou polypeuse, figurant aussi parfois une sorte de bride ou de cloison, recouverte de peau avec glandes et poils souvent très développés. Dans l'intérieur de cette élevure et dans les parties adjacentes de la paroi kystique, on trouve, comme dans les tumeurs tératoïdes, de l'os, du cartilage, des formations histologiques variées entremêlées au hasard : muscles lisses et striés, glandes, kystes et productions adénomateuses, tissu nerveux, etc.

D'autres fois on constate, en outre, la présence de complexus organiques plus nettement dessinés : tissu thyroïdien, kystes à structure bronchoïde ou entéroïde, yeux rudimentaires, pièces squelettiques bien formées (mâchoires, membre postérieur), dents, etc.

Les kystes dermoïdes de l'ovaire ne sont donc que des formes

particulières, soit de productions tératoïdes, embryoïdes, soit de
vrais tératomes ou embryomes.

2º Testicule. — Ici encore, il y a lieu de distinguer : 1º les
tumeurs tératoïdes et les tératomes ; 2º les *kystes dermoïdes.*

a. *Tumeurs tératoïdes et tératomes.* — Analogues à celles de

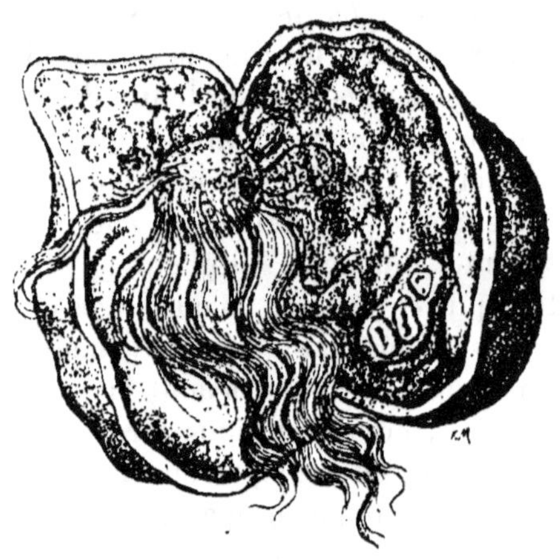

Fig. 211. — Kyste dermoïde (CRUVEILHIER).

l'ovaire, les tumeurs complexes du testicule se montrent comme
celles-ci, à l'âge moyen. Mais elles sont plus rares (surtout les
dermoïdes) en général plus petites et à structure moins compliquée.

Souvent il y a un tissu qui prédomine, de sorte qu'on a décrit,
suivant les cas, sous les noms de chondromes, chondro-adé-
nomes, rhabdomyomes, sarcomes, cystomes, etc., bien des produits embryoïdes peu différenciés.

A la vérité, un examen un peu attentif permet le plus souvent
d'y trouver des dérivés des trois feuillets du blastoderme.
Cependant, en cas d'évolution maligne, il peut arriver que la
végétation d'une seule espèce d'éléments, soit conjonctifs, soit
épithéliaux, prenne entièrement le dessus et fasse même disparaitre les autres parties moins vivaces. Le foyer primaire ainsi
que les métastases offrent alors l'aspect d'un blastome simple,

sarcomateux ou carcinomateux, et il n'existe plus aucun indice pouvant déceler la nature complexe de la néoformation originelle. Pareil fait peut s'observer d'ailleurs sur les productions tératoïdes de tout ordre.

La plupart des tumeurs mixtes du testicule sont simplement

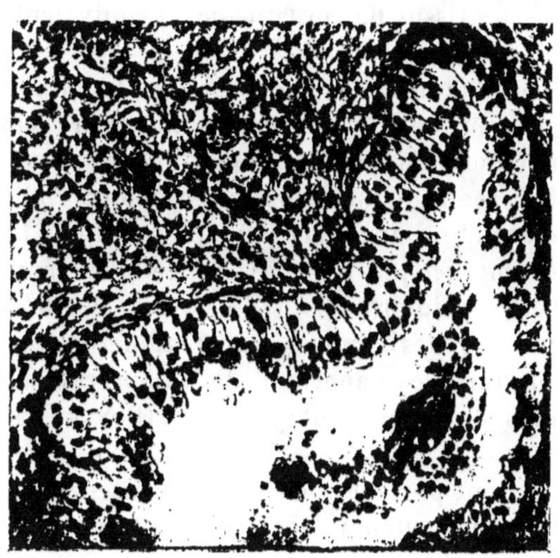

Fig. 212. — Tératome du testicule. Gr. 200/1.

Dans un stroma d'aspect sarcomateux, se voit un petit kyste dont le revêtement épithélial est formé de hautes cellules cylindriques à cytoplasme transparent.

tératoïdes et il n'en est qu'un petit nombre qui méritent la qualification de tératomes.

b. *Kystes dermoïdes.* — Habituellement congénitaux, ils figurent, comme ceux de l'ovaire, des sacs cutanés dans lesquels vient saillir une élevure présentant la composition d'une ébauche embryonnaire très incomplète.

Les tumeurs complexes des glandes génitales peuvent donner naissance à des néoplasmes malins, sarcomes et épithéliomes ; les premiers font irruption dans les veines et produisent des métastases tantôt complexes, tantôt purement sarcomateuses.

Dans quelques cas, elles deviennent le point de départ d'épithéliomes malins à type chorio-placentaire (SCHLAGENHAUFER).

B. ORIGINE. — La genèse de tumeurs contenant des dérivés des trois feuillets blastodermiques (tumeurs dites tridermiques) ne peut s'expliquer que par l'existence d'un germe contenant en puissance tous les tissus de l'organisme, et équivalent, ou à peu près, à un œuf fécondé.

Par suite, les tératomes ont été considérés longtemps comme résultant de l'inclusion d'un jumeau rudimentaire dans l'abdomen d'un sujet bien développé (*inlusion fœtale, fœtus in fœtu*), ou comme le produit d'une grossesse ovarique rudimentaire. On a cherché ensuite à expliquer leur présence par le développement *parthénogénétique* d'ovules, de cellules séminales, de cellules sexuelles primordiales (WALDEYER ; MATHIAS DUVAL, RÉPIN). La plupart des contemporains admettent qu'il s'agit d'une évolution tardive et anormale de *blastomères* isolés dès les premiers temps de la vie embryonnaire (BONNET, MARCHAND, WILMS).

Les opinions sont partagées en ce qui concerne les tumeurs tératoïdes. Certains auteurs leur assignent la même origine qu'aux tératomes ; d'autres pensent au contraire qu'elles ont leur point de départ dans une malformation locale, *régionale*, telle que la dislocation et l'isolement de portions des corps de Wolff ainsi que des sclérotomes et des myotomes avoisinants.

2° Tératomes des régions caudale et céphalique et des cavités viscérales. — La complication structurale atteint son maximum dans les tumeurs congénitales siégeant, soit aux extrémités de l'axe du corps (régions caudale et céphalique), soit à l'intérieur du crâne ou dans les cavités du tronc.

Il y a lieu de les examiner séparément, suivant qu'elles occupent l'un ou l'autre de ces trois sièges.

Comme celles des organes génitaux, elles se divisent en *tumeurs tératoïdes* et en *tératomes* proprement dits.

A. EXTRÉMITÉ CAUDALE. — Cette localisation est de beaucoup la plus fréquente.

a. *Tumeurs tératoïdes*. — La forme habituelle est représentée par les tumeurs mixtes de la région sacro-coccygienne, appendues à l'extrémité caudale sous la forme de masses arrondies,

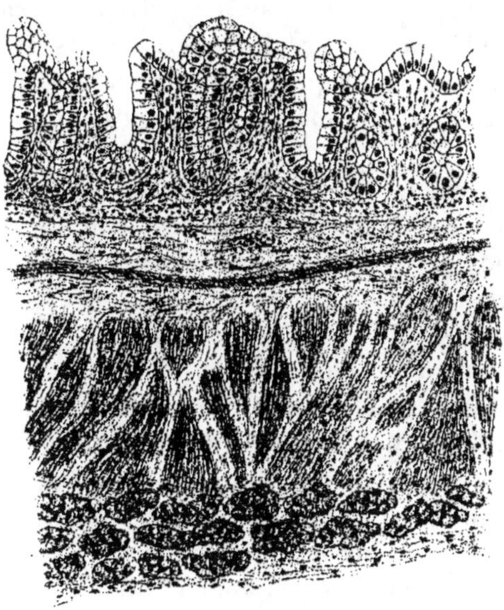

Fig. 213. — Entérocyste dans un tératome sacro-coccygien (DUPLAY et CAZIN).

bosselées, recouvertes par la peau, et parfois presque aussi volumineuses que le sujet qui en est porteur.

Sur la coupe, ces productions montrent à l'œil nu des portions solides et des portions cystiques.

L'analyse microscopique y met en évidence les tissus les plus variés : du tissu conjonctif sous toutes ses formes, de la graisse, du cartilage, de l'os, des fibres musculaires lisses et striées, de la névroglie. Les kystes sont pourvus d'un revêtement épithélial pavimenteux ou prismatique, simple ou stratifié, caliciforme ou cilié ; ces divers types épithéliaux se trouvent en continuité les uns avec les autres.

Certains de ces kystes présentent une composition régulière rappelant celle de la peau (kystes dermoïdes avec poils, glandes, etc.), du tractus digestif (kystes entéroïdes) ou des parois trachéo-bronchiques. Suivant les formes, le contenu est caséeux ou crémeux, muqueux, séreux, parfois hémorragique. Il en est d'autres qui ont la constitution de l'épendyme et possèdent une paroi névroglique. Il existe en outre des formations glandulaires ou adénomateuses, des tractus et des sphères épidermoïdes à globes concentriques, des amas de microcystes, les uns isolés, les autres en relation avec les épithéliums tapissant les kystes.

Le plus souvent toutes ces parties sont mélangées sans aucun ordre, et l'ensemble donne l'impression d'un véritable *pot-pourri histologique* (RINDFLEISCH), caractérisant les tumeurs dites *tératoïdes*.

b. *Tératomes.* — Mais il est des cas où l'on retrouve des parties fœtales nettement reconnaissables, telles que des membres entiers, des pièces squelettiques (os du crâne, maxillaire, bassin, os des extrémités), des tronçons d'intestin ou de bronche, des amas parenchymateux présentant la composition de la thyroïde, du poumon, du rein, etc., des dents, des yeux, ou des portions de cerveau plus ou moins rudimentaires.

Ce sont là les tératomes proprement dits.

B. EXTRÉMITÉ CÉPHALIQUE. — Les productions analogues de l'extrémité céphalique sont moins fréquentes.

a. *Tumeurs tératoïdes.* — Elles sont représentées :

α) Par les *polypes pilifères* bucco-pharyngiens, implantés sur le palais ou sur la base du crâne, d'où ils pendent dans la cavité buccale et même à l'extérieur lorsqu'ils ont de grandes dimensions. Ce sont des masses adipeuses recouvertes d'une enveloppe, soit cutanée et hérissée de poils, soit muqueuse ; ils peuvent contenir en outre des noyaux cartilagineux et osseux, du tissu musculaire, des parties glandulaires ou cystiques, etc.

β) Par les tumeurs complexes siégeant sur le crâne ou dans la cavité cranienne (au niveau de la pituitaire, de la pinéale, dans les ventricules), dans l'orbite ou dans la région cervicale.

b. *Tératomes.* — On trouve aussi de vrais tératomes renfermant des membres plus ou moins incomplets, de l'intestin, des rudiments d'yeux, et répondant vraisemblablement à des parasites peu développés (épignathes, etc.).

C. CAVITÉS DU TRONC. — Il existe enfin dans l'abdomen, indépendamment des glandes génitales), et dans le thorax, des formations de même ordre présentant l'aspect de tumeurs solides ou celui de kystes dermoïdes.

3° Origine des tératomes. — Comme nous l'avons déjà dit pour ceux des glandes génitales, les tératomes que nous venons de passer en revue répondent à des embryons rudimentaires et leur origine a été diversement interprétée.

α) Pour plusieurs auteurs, ils représentent les formes les plus dégradées des monstres doubles épipyges, épignathes, etc., et des inclusions fœtales. C'est la *théorie parasitaire* ou *bigerminale* (GEOFFROY SAINT-HILAIRE, CALBET, STOLPER, HENNIG, etc.).

β) Pour d'autres, au contraire, on doit séparer nettement des parasites les tumeurs complexes ne renfermant que des tissus ou des organes pouvant provenir des formations anatomiques normalement existantes dans la région intéressée.

Ces productions pathologiques auraient en effet leur point de départ dans des *anomalies régionales* du porteur, comme les tumeurs mixtes dont il a été question plus haut. C'est la *théorie autositaire* ou *unigerminale*, issue des travaux de MECKEL, et qui compte actuellement des défenseurs autorisés (BORST).

Ainsi l'on a mis en cause, pour les tumeurs sacro-coccygiennes, des anomalies portant sur les vertèbres et les protovertèbres caudales, l'extrémité de la chorde dorsale, l'intestin post-anal, les vestiges médullaires para-coccygiens ; sur la ligne primitive, le canal neurentérique, le nœud de Hensen.

De même, pour les tératomes de la tête et du cou, on a incriminé des malformations compliquées de l'involution buccale, du bourgeon hypophysaire ; des dédoublements partiels de l'extrémité antérieure du corps, etc.

γ) Enfin la théorie des *blastomères erratiques*, à évolution autonome, mentionnée ci-dessus pour les tératomes ovariques et testiculaires, a été également appliquée à ceux qui font l'objet du présent paragraphe.

Il faut bien avouer qu'en l'absence de données précises sur les phases de début de ces diverses anomalies, il paraît impossible d'établir une distinction nette entre les tumeurs complexes de provenance unigerminale et celles qui répondent à des diplogenèses rudimentaires.

TABLE DES MATIÈRES

PREMIÈRE PARTIE

ANATOMIE PATHOLOGIQUE GÉNÉRALE   11

LIVRE PREMIER

PRINCIPES D'ANATOMIE, DE PHYSIOLOGIE ET DE PATHOLOGIE GÉNÉRALES DE LA CELLULE ET DES TISSUS   12

LIVRE III

MODIFICATIONS PROGRESSIVES DES CELLULES ET DES TISSUS 150

LIVRE IV

TROUBLES DE LA CIRCULATION 200

LIVRE V

INFLAMMATION   279

ÉVREUX, IMPRIMERIE CH. HÉRISSEY, PAUL HÉRISSEY, SUCC^r

9 782329 431000